口腔黏膜病病例精粹 80 例

Essence of Oral Mucosal Disease: 80 Cases

主编：华　红　高　岩

北京大学医学出版社

KOUQIANG NIANMOBING BINGLI JINGCUI 80 LI

图书在版编目（CIP）数据

口腔黏膜病病例精粹80例 / 华红，高岩主编.—北京：北京大学医学出版社，2019.8
ISBN 978-7-5659-1982-4

Ⅰ. ①口… Ⅱ. ①华… ②高… Ⅲ. ①口腔粘膜疾病－诊疗－图解 Ⅳ. ①R781.5-64

中国版本图书馆CIP数据核字(2019)第066318号

口腔黏膜病病例精粹80例

主　　编：华　红　高　岩
出版发行：北京大学医学出版社
地　　址：（100191）北京市海淀区学院路38号　北京大学医学部院内
电　　话：发行部 010-82802230；图书邮购 010-82802495
网　　址：http: //www.pumpress.com.cn
E-mail：booksale@bjmu.edu.cn
印　　刷：北京圣彩虹制版印刷技术有限公司
经　　销：新华书店
责任编辑：药　蓉　冯智勇　刘陶陶　　**责任校对**：靳新强　　**责任印制**：李　啸
开　　本：889 mm × 1194 mm　1/16　　**印张**：21.25　　**字数**：658千字
版　　次：2019年8月第1版　2019年8月第1次印刷
书　　号：ISBN 978-7-5659-1982-4
定　　价：188.00元

本书由
北京大学医学出版基金
资助出版

作 者 名 单

主　　编：华　红　高　岩

副 主 编：闫志敏　刘晓松

编辑助理：李春蕾　魏　攀

编写人员（按姓名笔画排序）：

毛清华　浙江大学医学院附属口腔医院
方思月　北京中医药大学东直门医院
吕　欣　首都医科大学附属北京口腔医院
华　红　北京大学口腔医学院
刘宏伟　北京大学口腔医学院
刘　洋　北京大学口腔医学院
刘晓丹　北京大学第三医院
刘晓松　北京大学口腔医学院
闫志敏　北京大学口腔医学院
李　丹　河北医科大学口腔医院
李　金　北京大学口腔医学院
李春蕾　北京大学口腔医学院
李　娟　北京瑞泰口腔医院
何汶秀　北京大学口腔医学院
宋江园　华中科技大学同济医学院附属协和医院
金　鑫　北京中日友好医院
周迷迷　北京大学口腔医学院
周培茹　北京大学口腔医学院
周婷婷　北京瑞泰口腔医院
胡利君　北京大学口腔医学院
胡晓晟　北京大学口腔医学院
徐岩英　国家自然科学基金委员会
高　岩　北京大学口腔医学院
韩　莹　北京大学口腔医学院
穆长青　首都医科大学附属北京友谊医院
魏　攀　北京大学口腔医学院

序

口腔黏膜病是常见病，疾病种类繁多，临床表现各异。有时同一种临床表现可见于不同性质的疾病，有时口腔黏膜病是全身系统性疾病的一部分。凡此种种，使口腔黏膜疾病像万花筒一样复杂多变。如何透过现象看本质，找出其中的规律，做出明确的诊断，给予精准的治疗，这不是一件容易的事。

华红教授和高岩教授是我国知名的口腔黏膜病及口腔病理学专家。他们在临床、科研和教学第一线兢兢业业地耕耘了数十年，积累了丰富的临床、科研和教学经验。这次他们带领一批中青年专家学者，对北京大学口腔医学院近40年收集的口腔黏膜临床病例精心地挖掘、整理和筛选，结集出版此书。

展现在你面前的这本书，涵盖了各类口腔黏膜疾病，其中不乏罕见疑难病例。书中容纳了大量口腔黏膜病的临床和组织病理学图片，内容非常丰富。更值得赞赏的是其编写模式，以病案分析入手，有分析，有总结，条理清晰，实用性很强，使读者易于掌握。每个病例均介绍了其主要临床、病理特征，并附以必要的、新的诊断与治疗方法，通过展现从接诊患者到诊治完成全过程的诊疗思维流程图，启发和引导专业人员建立缜密的临床思维模式，授人以渔，无疑会对读者特别是年轻的口腔专业工作者产生更好的指导作用。

为此，谨将这本好书推荐给大家，希望读者像我一样喜欢她！

俞光岩

北京大学口腔医学院教授

中华口腔医学会会长

2018年5月

前　　言

口腔黏膜病学是研究口腔软组织疾病的学科。口腔黏膜病种类繁多，临床表现形式各异。不同的疾病有时有相似的临床表现，而同一疾病在不同患者中表现形式千差万别。如何在繁杂的临床现象中尽快找到病损的特征和诊断线索，从而做出正确的诊断，一直是困扰临床医师的难点或症结所在。口腔专业医师经过系统正规的培训后，往往能对常见病的诊断思路熟练掌握，但对于一些少见病、疑难病，因接触机会较少，往往缺乏系统全面的分析思路和方法。本书通过简明实用的病例分析结合诊疗体会，将国内外新的诊断与治疗方法以诊疗流程图方式介绍给读者，这对于年轻医师的业务成长具有事半功倍的效果。

本书的出版以培训口腔全科医师或专科医师对口腔黏膜病的规范正确诊治思路为目的，以提高国内同行对口腔黏膜病的诊治能力和水平为宗旨，通过对真实病例再现，模拟临床情景，展现从接诊病人到诊治完成全过程的诊疗思维，启发和引导口腔医师建立科学、规范、缜密、快速、精准的临床思维模式。本书的出版有助于全面提升临床医师对口腔黏膜疾病的实际诊疗能力。

本书的编写是对北京大学口腔医学院口腔黏膜科近40年临床典型病例和疑难病例的一次深入挖掘和整理。书中收集了大量口腔黏膜病的临床及组织病理学珍贵图片，其中不乏一些罕见疑难病例。该书最大的特点是内容丰富，实用性强；以病案分析入手，将临床与病理有机结合；图片与文字说明并重，使读者易于掌握。此外，本书重点突出每个病例临床诊断时的思考路径以及规范化的诊断与治疗流程，使得本书清晰明了，重点突出。希望本书成为口腔科医师临床工作中的一部有价值的参考书。

由于编者水平有限，本书的撰写一定有缺点和不足，恳请专家、同道以及读者们指正赐教。

华红、高岩教授

北京大学口腔医学院口腔黏膜科、口腔病理科

2018年5月

目　　录

第一章

口腔黏膜溃疡类疾病

病例 1　轻型复发性阿弗他溃疡

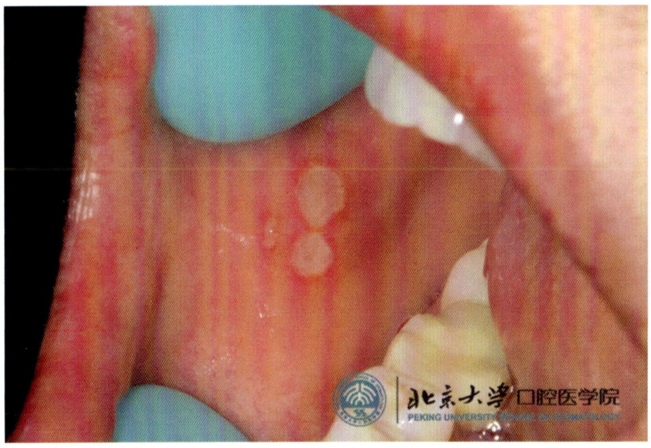

图 1-A　右颊黏膜可见 3 个溃疡，面积约 0.1 cm × 0.2 cm、0.6 cm × 0.6 cm、0.7 cm × 0.8 cm，周缘充血发红，中央凹陷，上覆黄色假膜

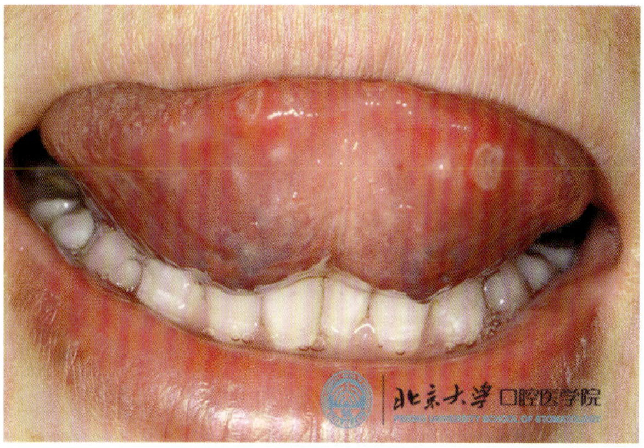

图 1-B　双侧舌尖及舌腹黏膜各见 2 个溃疡，面积约 0.4 cm × 0.3 mm、0.5 cm × 0.6 mm 大小，周缘充血发红，中央凹陷，上覆黄白色假膜

患者，女，28 岁。

[主诉] 口腔溃疡反复发作 9 年。

[现病史] 患者 9 年前开始出现口腔溃疡反复发作，好发于唇、颊、舌等部位，每次 1 ~ 2 个，持续 7 ~ 10 天，间歇期 1 ~ 2 个月，愈后无瘢痕。否认生殖器溃疡、皮肤病损，以及结膜炎、角膜炎等眼部病损，否认皮肤针刺反应现象。患者曾于其他医院就诊，临床诊断为"复发性口腔溃疡"，给予"西瓜霜"等外用药物涂擦患处，自述口腔溃疡仍反复发作且近期频繁。平日饮食喜辛辣，作息不规律，长期熬夜，肠胃无明显不适。否认吸烟、饮酒史。否认全身系统性疾病、传染性疾病等病史。否认发热、关节痛等伴随症状，否认食物过敏史等。

[临床检查] 右颊黏膜可见 3 个圆形或椭圆形溃疡，面积分别约 0.1 cm × 0.2 cm、0.6 cm × 0.6 cm、0.7 cm × 0.8 cm，中央凹陷，表面覆盖黄色假膜，周围充血明显，触痛明显。

双侧舌尖及舌腹黏膜可见两个面积分别为 0.4 cm × 0.3 cm 和 0.5 cm × 0.6 cm 大小的溃疡，中央凹陷，表面覆盖黄白色假膜，周围充血明显，触痛明显。

口腔卫生状况欠佳，菌斑软垢中量，牙石（++）。

[既往史] 无特殊情况。

[家族史] 无特殊情况。

[全身情况] 健康。

[临床初步印象] 轻型复发性阿弗他溃疡?

[可能的诊断]

1. 轻型复发性阿弗他溃疡 ?
2. 创伤性溃疡?
3. 克罗恩病?

4. 梅毒？

[辅助检查] 全血细胞分析：未见明显异常。

[最终诊断] 轻型复发性阿弗他溃疡。

[诊断依据]

1. 典型病史：口腔溃疡反复发作 9 年，有自限性及周期反复发作的特征。

2. 典型的口腔表现：口腔溃疡表现为中央凹陷（凹），表面覆盖灰白色或黄白色假膜（黄），周围充血发红（红），触痛明显（痛）。

3. 无生殖器溃疡、结膜炎、皮肤结节性红斑、关节疼痛等伴随疾病或症状。

4. 无全身系统性疾病。

5. 全血细胞分析等辅助检查：未见明显异常，必要时排查胃肠道疾患等以鉴别诊断。

[治疗原则及措施]

1. 积极寻找溃疡发生的相关诱因并加以控制。

2. 优先选择局部治疗，其中局部应用糖皮质激素已成为治疗复发性阿弗他溃疡的一线药物。对于症状较重及频繁复发的患者，可采取局部与全身联合用药的措施。

（1）局部药物选择：膏剂、散剂、膜剂等局部涂擦，以及含漱液含漱等。

（2）全身药物选择：对于频发患者可酌情短期应用糖皮质激素、免疫调节剂及中药等。

3. 对于精神紧张、工作压力大的患者，应加强心理疏导，缓解紧张情绪。

4. 本病例嘱患者建立良好生活习惯的同时，采用中成药（滋阴清热颗粒，北京大学口腔医院内部制剂）配合外用激素类药膏及漱口水治疗。

诊治难点与体会

复发性阿弗他溃疡（recurrent aphthous ulcer，RAU）又称复发性阿弗他口炎（recurrent aphthous stomatitis，RAS）、复发性口腔溃疡（recurrent oral ulcer，ROU），是最常见的口腔黏膜病，病因不明，发病可能与遗传、免疫、内分泌、感染等多种因素相关。临床中依据溃疡大小、发作频率、愈合时间、疼痛程度等分为轻型、重型和疱疹样复发性阿弗他溃疡 3 种类型。其中轻型复发性阿弗他溃疡（minor recurrent aphthous ulcer）是最常见的一型，约占复发性阿弗他溃疡的 80%，溃疡常持续 10 ~ 14 天，愈后不遗留瘢痕。由于多种疾病都可在口腔表现出类似溃疡的症状，临床诊疗中尚需与白塞病、创伤性溃疡、克罗恩病、梅毒等疾病相鉴别。白塞病是一种以血管炎为病理基础的自身免疫性疾病，主要表现为复发性口腔溃疡、生殖器溃疡、眼炎及皮肤损害，并可累及全身多个器官及系统如关节、肺、胃肠道及中枢神经系统等。该病的诊断主要依据临床表现，诊断可参考白塞病国际相关诊断标准（1989 年或 2014 年诊断标准）。创伤性溃疡多由机械性刺激所致。溃疡周围常可发现残冠、残根等刺激因素或者溃疡出现前有较为明确的外伤史。溃疡的外形与刺激物形状相一致。如去除刺激因素，溃疡短期内明显好转或痊愈。克罗恩病是一种慢性肉芽肿性炎症，除口腔黏膜的多发溃疡外，常伴有反复发作的腹痛、腹泻等胃肠道症状，因而采集病史时一定要询问胃肠道症状以及疾患是否与口腔溃疡发作有时间关联性。梅毒是由梅毒螺旋体引起的性传播疾病，当其口腔表现为溃疡样病损或“蜗牛爬样”溃疡时，需要做进一步血清学检查或微生物学检查来与复发性阿弗他溃疡相鉴别。因而，在临床工作中即使面对复发性阿弗他溃疡这一最常见的口腔黏膜疾病，口腔医师也需要提高警惕、全面考虑，必要时完善检查以明确诊断。

轻型阿弗他溃疡目前尚无特效的治疗方法，主要采取局部（含漱、涂擦药剂）与全身治疗（短期糖皮质激素、免疫调节剂、中医中药等）相结合的方法。治疗药物的选择及疗程因人而异。建议此类患者在药物治疗的同时，忌食辛辣刺激性食物，戒除烟酒，调节情绪，调理睡眠，适量运动，并保持良好的口腔卫生习惯等，以预防疾病发生。

临床诊疗流程图

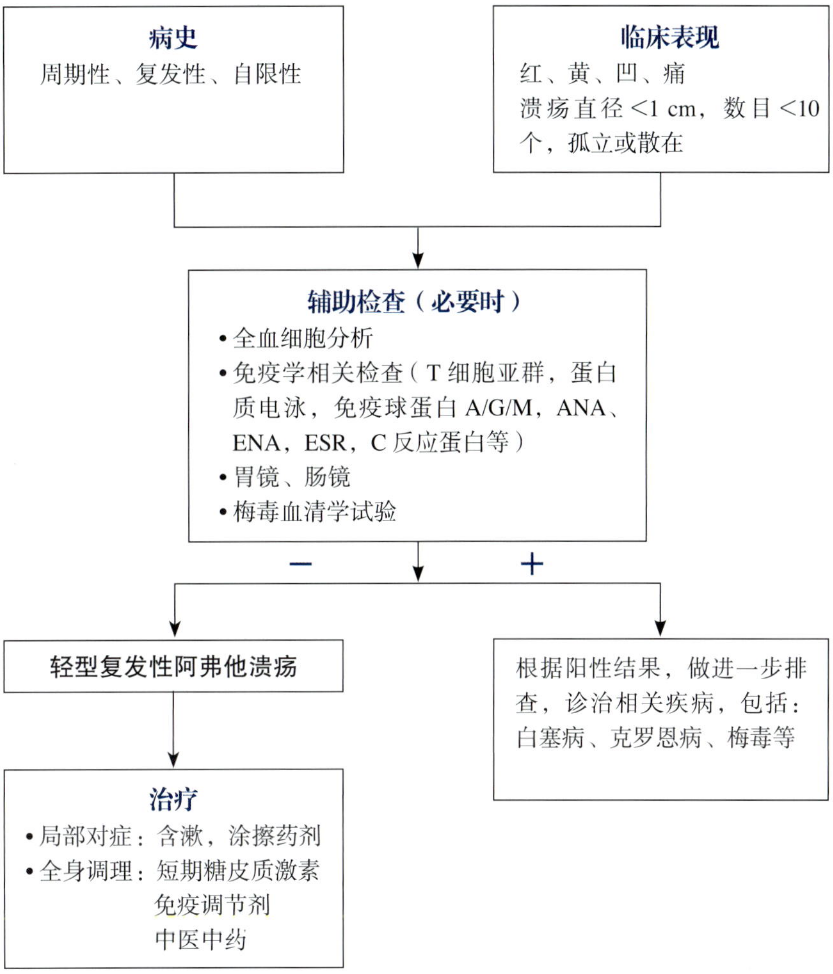

（毛清华　闫志敏）

参考文献

[1] TARAKJI B, GAZAL G, AL-MAWERI S A, et al. Guideline for the diagnosis and treatment of recurrent aphthous stomatitis for dental practitioners. J Int Oral Health, 2015, 7(5): 74-80.

[2] 中华口腔医学会口腔黏膜病专业委员会，中华口腔医学会中西医结合专业委员会. 复发性阿弗他溃疡诊疗指南(试行). 中华口腔医学杂志, 2012, 47(7): 402-404.

[3] BROCKLEHURST P, TICKLE M, GLENNY A M, et al. Systemic interventions for recurrent aphthous stomatitis (mouth ulcers). Cochrane Database Syst Rev, 2012, (9): D5411.

[4] PREETI L, MAGESH K, RAJKUMAR K, et al. Recurrent aphthous stomatitis. J Oral Maxillofac Pathol, 2011, 15(3): 252-256.

[5] SCULLY C, PORTER S. Oral mucosal disease: Recurrent aphthous stomatitis. Br J Oral Maxillofac Surg, 2008, 46(3): 198-206.

[6] EDGAR N R, SALEH D, MILLER R A. Recurrent aphthous stomatitis: A review. J Clin Aesthet Dermatol, 2017, 10(3): 26-36.

病例 2　疱疹样复发性阿弗他溃疡

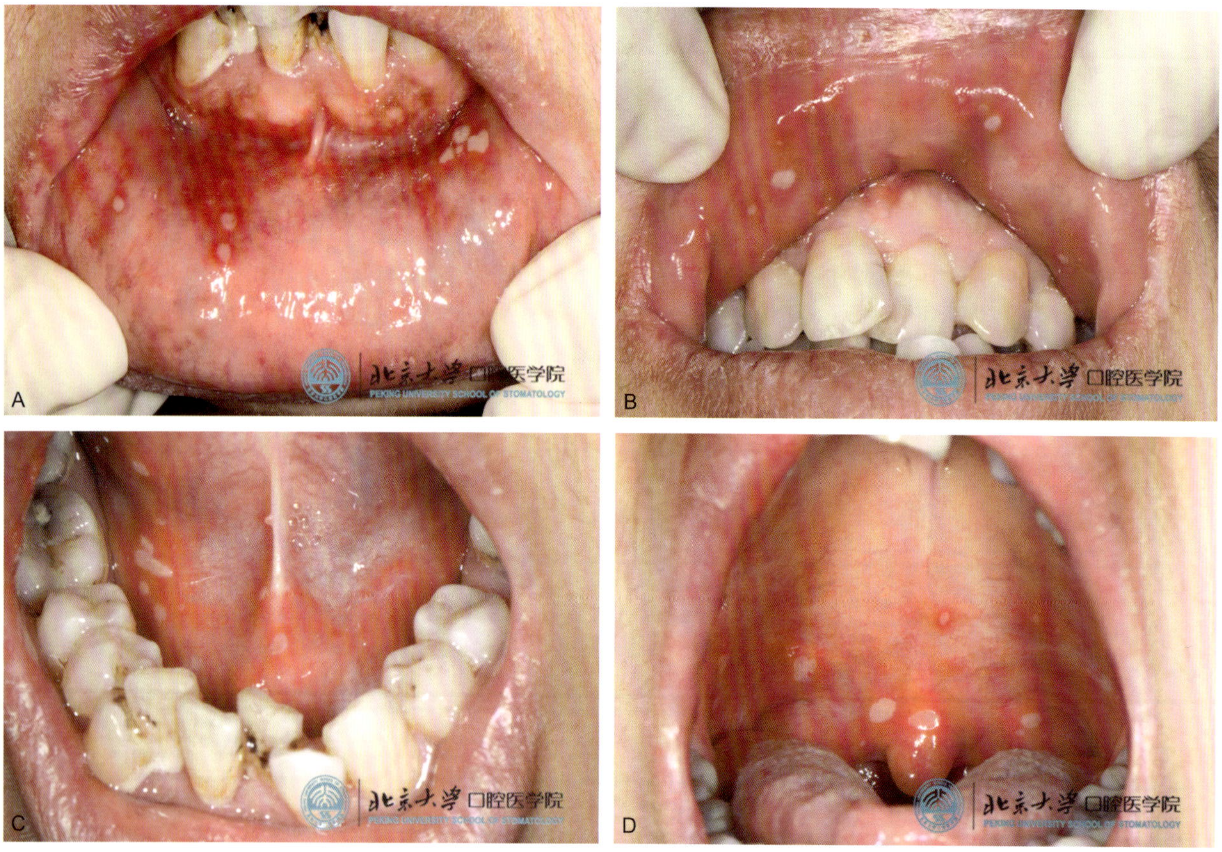

图 2A~D　图中可见上唇红、下唇红内侧、口底、腭黏膜分布数十处针尖到米粒大小的溃疡面，均为典型的“红、黄、凹、痛”表现

患者，女，48 岁。

[主诉] 口腔溃疡反复发作 4 ~ 5 年。

[现病史] 患者 4 ~ 5 年前开始出现口腔溃疡反复发作，好发于唇、舌等部位，每次 3 ~ 4 个，绿豆或黄豆粒大小，持续 6 ~ 7 天，间歇期 1 ~ 2 个月，愈后无瘢痕。此次口内溃疡发作，数目较多，持续 1 个月未愈合，疼痛明显，影响进食。于当地医院就诊，予口服药治疗未好转，具体药物不详。患者否认眼部、皮肤及生殖器病损，否认伴随乏力、发热等症状，否认消化系统等其他系统性疾病。

[临床检查] 上下唇唇红内侧黏膜、双侧舌腹、口底及软腭黏膜可见数十处针尖到米粒大小的溃疡面，部分融合；溃疡中央凹陷，周缘充血红晕明显，表面黄色假膜覆盖，触痛明显。口腔卫生差，菌斑软垢中量，牙石（++）。

[既往史] 无特殊情况。

[家族史] 无特殊情况。

[全身情况] 健康。

[临床初步印象] 疱疹样复发性阿弗他溃疡?

[可能的诊断]

1. 疱疹样复发性阿弗他溃疡?
2. 疱疹性龈口炎?

[辅助检查] 全血细胞分析:未见明显异常。

[最终诊断] 疱疹样复发性阿弗他溃疡。

[诊断依据]

1. 口腔溃疡反复发作 4 ~ 5 年。
2. 口腔溃疡数目多,呈“满天星”样,且有“红、黄、凹、痛”等典型临床特征。
3. 口腔溃疡有自限性,可自愈,有周期性反复发作的特征。
4. 口腔溃疡发生部位多位于非角化黏膜。
5. 无结节性红斑、痤疮样皮疹等皮肤病损,无生殖器溃疡,无结膜炎、葡萄膜炎等眼部病变。
6. 全血细胞分析结果基本正常。
7. 无发热史,无消化道疾病等系统性疾病史。

[治疗原则及措施]

1. 优先选择局部治疗,以消炎止痛、促进愈合、防止继发感染为原则,可选用 0.1% 乳酸依沙吖啶溶液、0.12% 醋酸氯己定溶液等局部含漱,另外可使用激素类软膏、苯佐卡因或利多卡因凝胶、溃疡散、西瓜霜喷剂等涂擦患处,以达到消炎、促进溃疡愈合的目的。

2. 对于发作频繁或者症状较重的患者,可配合全身用药治疗,可短期使用糖皮质激素、免疫调节剂等,或配合使用维生素类药物,以及中成药六味地黄丸、加味逍遥丸、其他清热解毒类中成药治疗。

3. 对于散在多发溃疡患者,可将地塞米松等加入生理盐水中含漱,或采用超声雾化吸入疗法。

4. 另有报道,低剂量激光治疗等物理疗法可减少渗出,促进溃疡愈合。

诊治难点与体会

疱疹样复发性阿弗他溃疡(herpetiform recurrent aphthous ulcer),也称口炎性口疮,占复发性阿弗他溃疡的 5% ~ 10%,其特点是溃疡小,1 ~ 2 mm,浅而多,数目可达十几个或几十个,周围充血明显,疼痛明显,可出现唾液分泌增多等不适症状。本病需要与急性疱疹性龈口炎等鉴别。根据患者的年龄、病史、口腔临床表现特征以及是否伴发皮肤损害可进行鉴别。

治疗原则为寻找疾病发作诱因,优先选择局部治疗。症状较重及复发频繁者,采用局部与全身联合用药的措施。本病目前尚缺乏明确病因,但口腔卫生欠佳、营养缺乏、创伤、精神紧张等因素均可诱发或加重本病。需警惕患者是否有胃肠道疾病及微量元素缺乏,如血清铁、叶酸、维生素 B_{12}、锌等缺乏也可导致本病的发生。如有明确诱因,需及时纠正。用药治疗需考虑患者的主观症状、发作频率以及对药物的反应。偶尔发作或持续时间较短的溃疡患者可只给予局部对症治疗;对于发作频繁、疼痛明显、溃疡持续时间较长的患者,治疗可选择局部对症与全身用药相结合的策略,短疗程使用糖皮质激素、免疫调节剂及中成药治疗通常有助于促进溃疡愈合,延长溃疡发作间歇期。

临床诊疗流程图

病史

- 反复口腔溃疡数年
- 溃疡发作前无感冒发热史
- 自限性、周期性
- 无其他系统性疾病

临床表现

- 口腔多处溃疡（> 10 个）
- 溃疡小而浅（1 ~ 2 mm），典型呈“满天星”状
- 溃疡主要分布在非角化黏膜
- 全身症状轻或无

↓

疱疹样复发性阿弗他溃疡

↓

治疗

- 激素类漱口水、氯己定等漱口液含漱
- 激素类软膏、溃疡散、西瓜霜喷剂、2% 盐酸利多卡因凝胶等局部涂擦
- 中成药、免疫调节剂等全身治疗
- 激光照射溃疡等物理疗法

（李　丹　华　红）

参考文献

[1] BABU D B G, CHAVVA S, WAGHRAY S, et al. Low level laser therapy to reduce recurrent oral ulcers in Behçet's disease. Case Reports in Dentistry, 2016, 2016: 1-4.

[2] 程斌, 李秉琦, 洪筠. 复发性阿弗他溃疡的药物治疗. 实用口腔医学杂志, 2000, 16(6): 482-483.

[3] TARAKJI B, GAZAL G, AL-MAWERI S A, et al. Guideline for the diagnosis and treatment of recurrent aphthous stomatitis for dental practitioners. J Int Oral Health, 2015, 7(5): 74-80.

[4] SCULLY C, GORSKY M, LOZADA-NUR F. The diagnosis and management of recurrent aphthous stomatitis: A consensus approach. J Am Dent Assoc, 2003, 134(2): 200-207.

[5] ABBASI F, RAOOF M, KHATAMI R, et al. Effectiveness of amlexanox and adcortyl for the treatment of recurrent aphthous ulcers. J Clin Exp Dent, 2016, 8(4): e368-e372.

[6] 周刚. 对《复发性阿弗他溃疡的诊疗指南》的解读. 中华口腔医学杂志, 2012, 47(7): 408-409.

[7] 中华口腔医学会口腔黏膜病专业委员会, 中华口腔医学会中西医结合专业委员会. 复发性阿弗他溃疡诊疗指南. 中华口腔医学杂志, 2012, 47(7): 402-404.

病例 3　重型复发性阿弗他溃疡

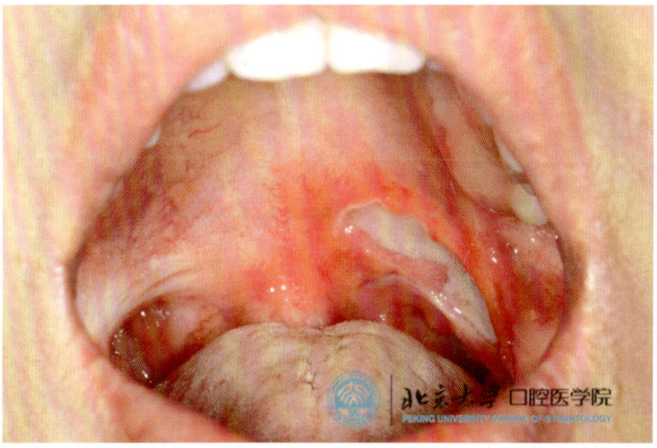

图 3-A （治疗前）软腭左侧可见一处深大溃疡，中央凹陷，表面覆盖灰白色假膜，周缘充血发红

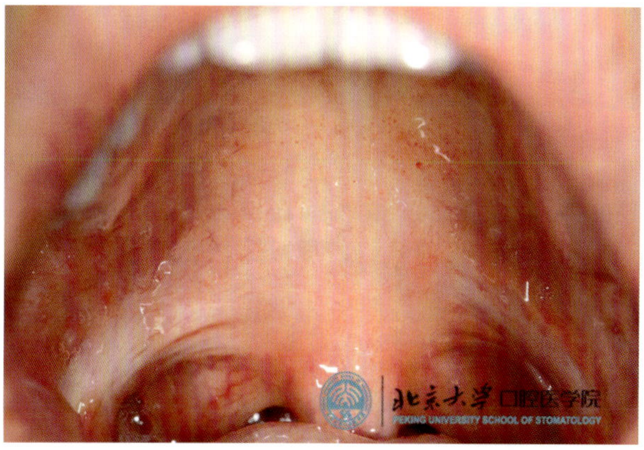

图 3-B （治疗后）软腭左侧可见溃疡愈合后灰白色瘢痕样组织

患者，女，28 岁。

[主诉] 口腔溃疡反复发作 10 余年，腭部溃疡再发 2 个月。

[现病史] 口腔溃疡反复发作 10 余年，好发于唇、颊、舌黏膜，每次 1 ~ 2 个，黄豆粒大小，愈合期 3 周左右，间歇期 1 ~ 2 个月，曾于其他医院就诊，诊断为“复发性口腔溃疡”，给予“口炎清颗粒”“西瓜霜喷剂”等药物，自觉无明显疗效。患者于 2 个月前自觉咽痛，软腭后部出现一个深大溃疡，疼痛明显，影响进食和讲话，伴低热，体温 37.3 ~ 37.5℃。经多次诊治不能确诊，曾给予“头孢类”抗生素输液治疗 3 ~ 4 天后有所好转，但溃疡一直未愈，疼痛明显。否认生殖器溃疡、结膜炎、皮肤红斑丘疹、关节疼痛。近 2 个月来睡眠尚可，工作压力大，精神状态不佳，体重减轻。既往无明显胃肠道疾病症状，无烟酒嗜好。

[临床检查] 软腭左侧可见一个深大溃疡，面积约 2.0 cm × 1.4 cm，中央凹陷，表面覆盖灰白色假膜，周围充血明显，触痛明显。44 对应的颊侧龈缘见一处溃疡面，面积约 0.2 cm × 0.2 cm，表面覆白色假膜，周围充血。下唇内侧、软腭右侧、右侧舌腭弓处可见溃疡愈合瘢痕。

38、48 阻生，36 牙合面龋坏。

口腔卫生状况欠佳，菌斑软垢中量，牙石（++）。

[既往史] 无特殊情况。

[家族史] 无特殊情况。

[全身情况] 健康。

[临床初步印象] 重型复发性阿弗他溃疡（腺周口疮）？

[可能的诊断]

1. 重型复发性阿弗他溃疡（腺周口疮）？
2. 创伤性溃疡？
3. 结核性溃疡？

4. 克罗恩病？

5. 鳞状细胞癌？

[辅助检查]

1. 全血细胞分析：未见明显异常。

2. 结核菌素试验（PPD）、γ-干扰素释放试验、X线胸片：均未见明显异常。

3. 胃镜：浅表性胃炎。

[最终诊断] 重型复发性阿弗他溃疡。

[诊断依据]

1. 病史：以往曾有口腔溃疡反复发作史，腭部溃疡再发2个月。

2. 口腔表现：软腭左侧可见一个深大溃疡，面积约 2.0 cm × 1.4 cm（>1 cm × 1 cm），中央凹陷（凹），表面覆盖灰白色假膜（黄），周围充血严重（红），触痛明显（痛）；下唇内侧、软腭右侧、右侧舌腭弓处可见溃疡愈合瘢痕。

3. 否认生殖器溃疡、结膜炎、皮肤红斑丘疹、关节疼痛。

4. 否认全身系统性疾病。

5. 辅助检查：全血细胞分析、结核菌素试验等相关检查，均未见明显异常。

[治疗原则及措施]

1. 原则：消除致病诱因、减轻症状、缩短病程、控制复发、缓解病情。

2. 局部和全身联合用药

（1）局部治疗：药物制剂涂擦、糖皮质激素局部封闭、超声雾化、激光治疗等。

（2）全身治疗：短期应用糖皮质激素、免疫调节剂以及中医中药等。

3. 在本病例中，我们在嘱患者去除局部刺激因素、建立良好生活习惯的同时，采用中成药（口咽康颗粒，北京大学口腔医院内部制剂）配合外用激素类、止痛类药膏及漱口水治疗。

诊治难点与体会

重型复发性阿弗他溃疡（major recurrent aphthous ulcer），又称复发性坏死性黏膜腺周围炎（periadenitis mucosa necrotic recurrence）或腺周口疮。它虽仅占复发性阿弗他溃疡的 8% ~ 10%，但因溃疡深大、愈合期长、愈后遗留瘢痕，严重影响患者生活质量。

鉴于多种类型的疾病都可在口腔表现出类似的溃疡病损，本病需与创伤性溃疡、结核性溃疡、克罗恩病、癌性溃疡（鳞状细胞癌）等疾病相鉴别。创伤性溃疡多由机械性刺激所致。溃疡周围常可发现残冠、残根等刺激因素或者溃疡出现前有明确的外伤史。溃疡的外形与刺激物形状相一致，如去除刺激，溃疡短期内明显好转或痊愈。结核性溃疡是由结核分枝杆菌引起的。典型的临床表现为溃疡深凹，边缘呈鼠噬状，形成潜掘状边缘，基底高低不平，呈粟粒样小结节，表面常覆脓性分泌物，可通过病原学检测或者病损活检明确诊断。克罗恩病是一种慢性肉芽肿性炎症，除口腔黏膜的多发性溃疡外，常伴有反复发作的腹痛、腹泻等胃肠道症状。口腔或肠道病损活体组织检查典型者可见非干酪性肉芽肿。因而采集病史时一定要询问患者是否伴发胃肠道疾患，必要时用肠镜检查等有助于诊断。癌性溃疡（鳞状细胞癌），典型呈菜花状，溃疡往往深大，溃疡周围及基底有硬结，触诊基底硬，好发于口腔危险区域，即舌缘舌腹、口角区内侧、软腭复合体，因而临床中对于发生在危险区域长期不愈的深大溃疡需仔细检查，必要时可行活体组织检查。口腔医师在临床工作中对于深大溃疡的鉴别可从患者年龄、溃疡好发部位、溃疡特征、有无周期性及自限性、全身情况等方面考虑，并根据临床初步印象对患者进行相应的辅助检查，包括血清学检查、PPD、γ-干扰素释放试验、X线胸片、腹部B超、肠镜等，必要时可选择病损处活体组织检查，以明确溃疡类型，指导后续治疗计划的制订。

重型复发性阿弗他溃疡目前在临床上尚无特效治疗方法，主要采用局部治疗（消炎、止痛、促愈合的措施，如选择各种含漱液，以及糖皮质激素局部封闭等手段）与全身治疗（短期使用糖皮质激素、免疫调节剂、中医中药等）相结合的方法，治疗药物的选择及疗程因人而异。在本病例中，“患者口内出现深大溃疡后，于当地医院行头孢类抗生素输液治疗 3～4 天，见效后停药，溃疡再次反复”，此种疗法在基层诊疗中很常用。虽然阿弗他溃疡是一种非特异性炎症，但不属于感染性疾病，因而在不合并感染的情况下，一般不推荐此种疗法。本病病因不清，有多种诱因诱发或加重疾病，因而临床尚无根治疗法且易复发。纠正不良的生活习惯，寻找可能的诱发因素，对预防本病的复发具有重要意义。建议此类患者在生活中忌食辛辣刺激性食物，调节情绪，调理睡眠，适量运动，并保持良好的口腔卫生习惯等，以预防疾病的发生。

临床诊疗流程图

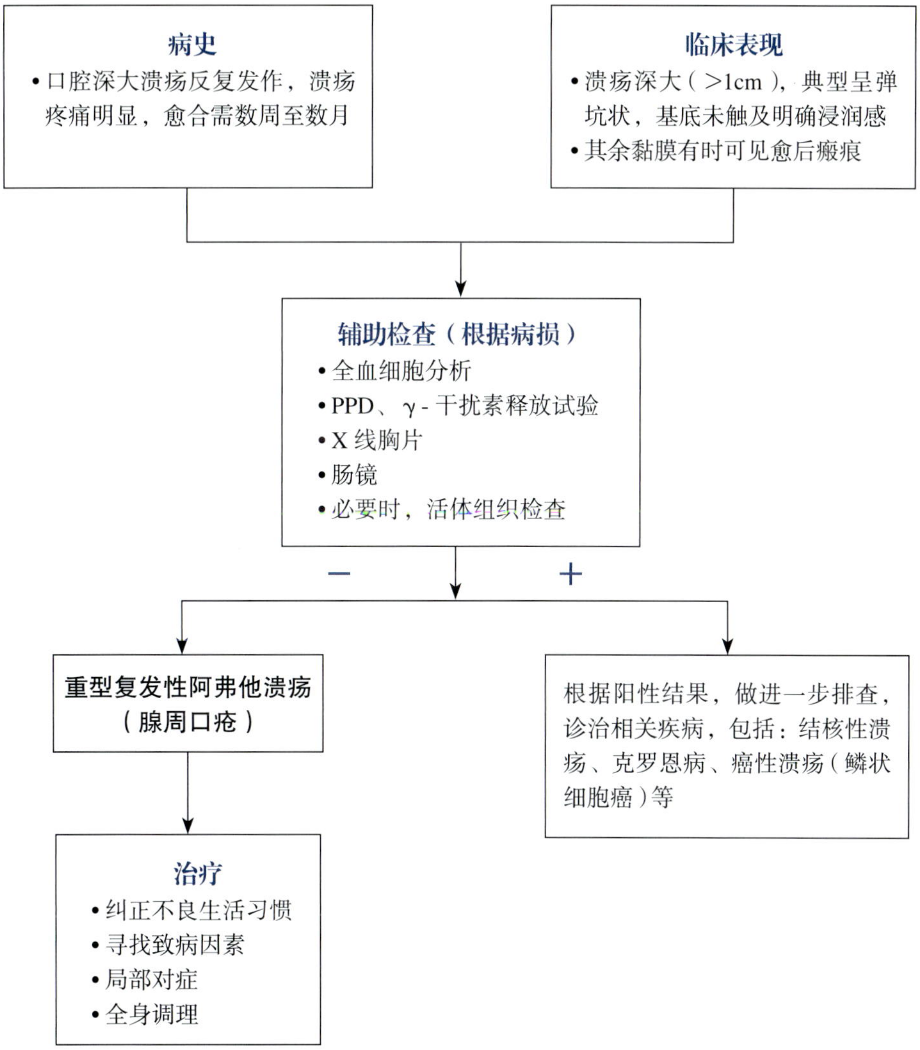

（毛清华　闫志敏）

参考文献

[1] TARAKJI B, GAZAL G, AL-MAWERI S A, et al. Guideline for the diagnosis and treatment of recurrent aphthous stomatitis for dental practitioners. J Int Oral Health, 2015, 7(5): 74-80.
[2] 中华口腔医学会口腔黏膜病专业委员会, 中华口腔医学会中西医结合专业委员会. 复发性阿弗他溃疡诊疗指南(试行). 中华口腔医学杂志, 2012, 47(7): 402-404.
[3] CHAVAN M, JAIN H, DIWAN N, et al. Recurrent aphthous stomatitis: A review. J Oral Pathol Med, 2012, 41(8): 577-583.
[4] PREETI L, MAGESH K, RAJKUMAR K, et al. Recurrent aphthous stomatitis. J Oral Maxillofac Pathol, 2011, 15(3): 252-256.
[5] SHIP J A, CHAVEZ E M, DOERR P A, et al. Recurrent aphthous stomatitis. Quintessence Int, 2000, 31(2): 95-112.
[6] JURGE S, KUFFER R, SCULLY C, et al. Mucosal disease series. Number Ⅵ. Recurrent aphthous stomatitis. Oral Dis, 2006, 12(1): 1-21.
[7] SCULLY C, PORTER S. Oral mucosal disease: recurrent aphthous stomatitis. Br J Oral Maxillofac Surg, 2008, 46(3): 198-206.
[8] BROCKLEHURST P, TICKLE M, GLENNY A M, et al. Systemic interventions for recurrent aphthous stomatitis (mouth ulcers). Cochrane Database Syst Rev, 2012, 9(9): CD005411.

病例 4　白塞病

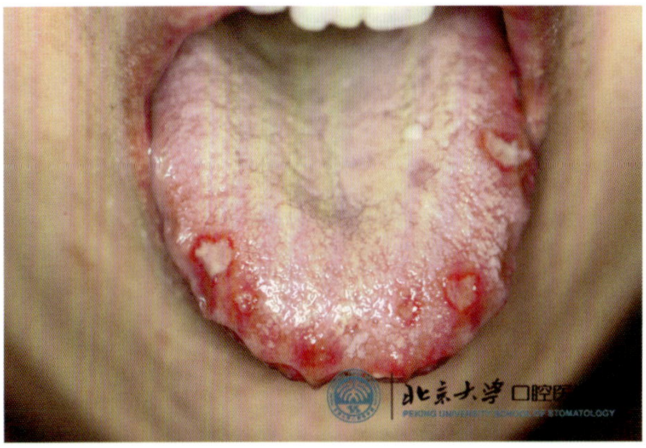

图 4-A　双侧舌缘见数个溃疡，被覆黄白色假膜

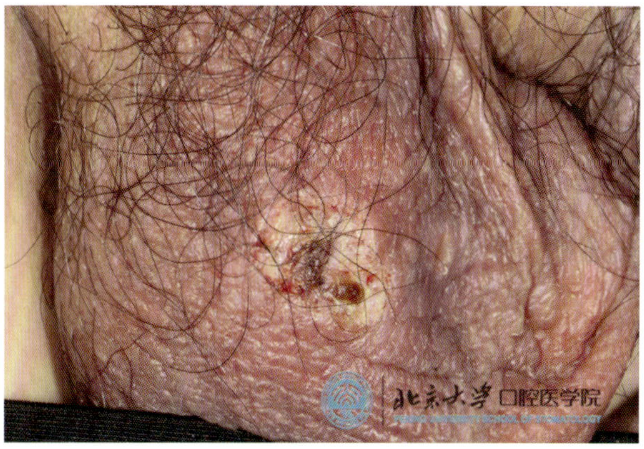

图 4-B　阴囊溃疡，被覆暗红色痂皮

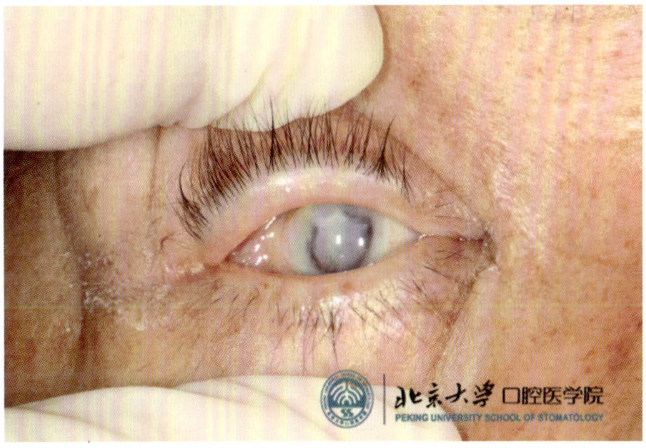

图 4-C　右眼视网膜脱落

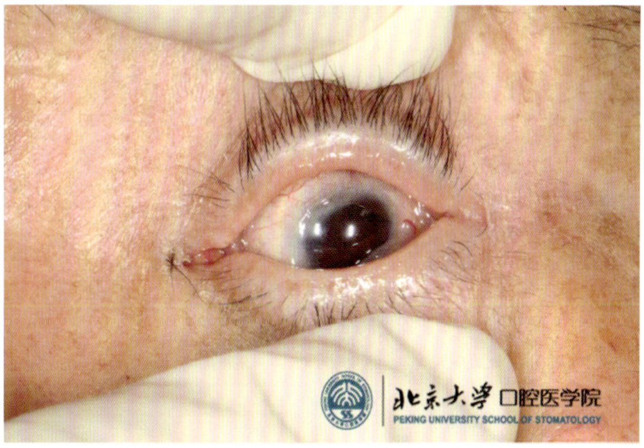

图 4-D　左眼视网膜无明显异常

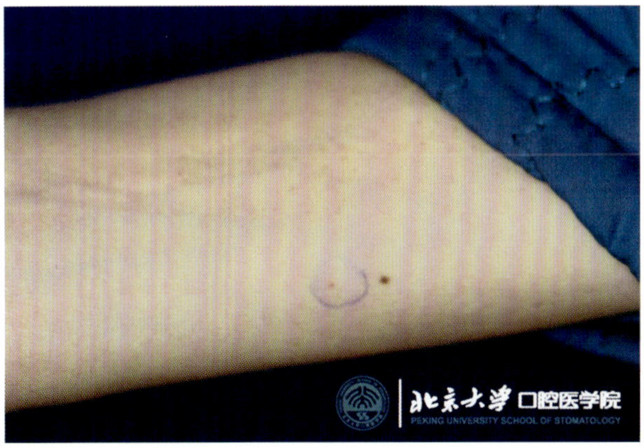

图 4-E　针刺反应阳性

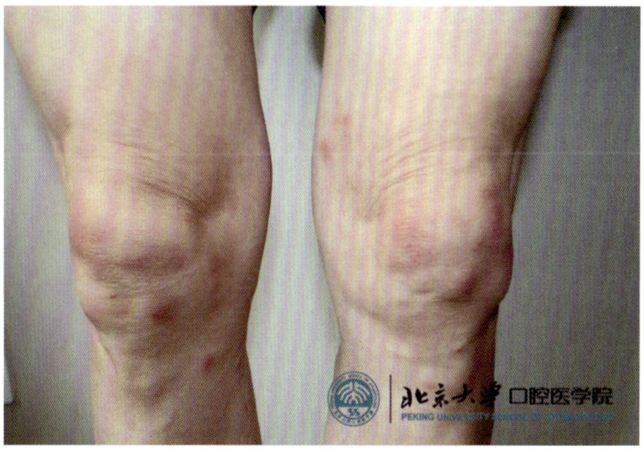

图 4-F　结节性红斑

患者，男，55 岁。

[主诉] 口腔溃疡反复发作 20 余年，加重 3 月余。

[现病史] 患者自 20 多年前开始出现口腔溃疡反复发作，2 ~ 3 次 / 年，好发于唇、舌等部位，一般 7 天左右溃疡愈合，近 3 个月以来溃疡加重，此起彼伏，几乎无间歇期，每次 3 ~ 4 个不等，疼痛明显，影响进食、说话等。患者曾于外院用药“中药（汤剂）和输液（具体药物不详）”，效果不佳。伴发生殖器溃疡，既往共发生 3 次，病损主要位于阴囊，曾于外院皮肤科治疗。20 年前因虹睫炎致右眼视网膜脱落。否认结节性红斑与痤疮样皮疹，皮肤针刺反应阳性。平时睡眠可，饮食可，胃肠道无不适，大便、小便正常，否认糖尿病、贫血及肝炎等系统性疾病。

[临床检查] 26 对应颊黏膜见一个 0.3 cm × 0.2 cm 溃疡，中央凹陷，被覆黄色假膜，周围黏膜充血发红；14 腭侧牙龈见 0.3 cm × 0.4 cm 和 0.2 cm × 0.2 cm 大小的两个溃疡，中央凹陷，表面有灰白色假膜，周围充血发红，稍肿胀，触痛明显；双侧舌缘见 4 个大小不等的溃疡，直径分别为 0.5 cm、0.1 cm、0.3 cm、0.5 cm，中央凹陷，被覆黄色假膜，周围黏膜充血发红。

其余口腔黏膜未见异常。

口腔卫生差，菌斑量中等，牙石（++）。

阴囊皮肤表面见一个 0.6 cm × 0.8 cm 的溃疡，表面见少量黄白色假膜及暗红色痂皮。

右手前臂见针刺反应阳性，约 0.1 cm × 0.1 cm 大小的红色斑丘疹。

双腿伸侧皮肤见结节性红斑病损，红斑中央可触及硬结。

[既往史] 视网膜脱落 20 余年。

[家族史] 无特殊情况。

[全身情况] 高血压 10 余年，服用利血平，血压控制在 120/80 mmHg。

[临床初步印象] 白塞病?

[可能的诊断]

1. 白塞病?
2. 多形红斑?
3. 赖特综合征?
4. 系统性红斑狼疮?

[辅助检查]

1. 实验室检查：全血细胞分析未见异常，红细胞沉降率（血沉）105 mm/h ↑（正常值：0 ~ 35 mm/h）。
2. 免疫学检查：血清抗可溶性抗原抗体（ENA）阴性，抗核抗体（ANA）阴性，抗内皮细胞抗体（AECA）阴性，抗髓过氧化物酶抗体（ANCA-MPC）0 U/ml（正常值：0 ~ 5 U/ml），抗蛋白酶 3 抗体（ANCA-PR3）0.14 U/ml（正常值 0 ~ 5 U/ml），人类白细胞抗原 B51（HLA-B51）（+）。

[临床诊断] 白塞病。

[诊断依据]

1. 反复发作的口腔溃疡。
2. 生殖器溃疡。
3. 虹睫炎，视网膜脱落。
4. 针刺反应阳性。
5. 辅助检查：红细胞沉降率升高，HLA-B51（+）免疫学检查无明显异常。
6. 伴发结节性红斑。

[治疗原则及措施]

本病目前尚无公认的有效根治方法，可通过治疗缓解症状，控制病情发展。

1. 局部对症治疗：口腔溃疡可局部用溃疡散、糖皮质激素膏剂、冰硼散、锡类散等；生殖器溃疡用1∶5000 高锰酸钾清洗后加用抗生素软膏；眼结膜、角膜炎可应用糖皮质激素眼膏或滴眼液，眼色素膜炎须应用散瞳剂以防止炎症后粘连，重症眼炎者可在球结膜下注射糖皮质激素。

2. 全身用药治疗：糖皮质激素是本病的主要治疗药物，需根据受累脏器病情严重程度酌情使用；重要脏器受累时常用免疫抑制剂联合糖皮质激素治疗，如硫唑嘌呤、环磷酰胺、环孢素 A 及甲氨蝶呤等；沙利度胺用于治疗严重的口腔、生殖器溃疡效果较好，宜从小剂量逐渐增大；生物制剂如 TNF-α 抑制剂、雷公藤制剂及抗血小板药物等也可用于治疗白塞病。

3. 手术治疗：一般不主张手术治疗，重要脏器受累时必要时可行手术治疗，如动脉瘤具有破裂风险者可考虑手术治疗，重症肠白塞病并发肠穿孔时可行急诊手术治疗，眼失明伴持续疼痛者可手术摘除眼球。

4. 中医治疗：中医认为本病与肝经湿热、脾胃湿热、肝阴虚、脾肾阳虚等有关，可施以清肝利湿法、清胃泻火法、补肾养阴法及湿补脾肾法等。

诊治难点与体会

白塞病（Behçet's disease，BD）是一种以血管炎为病理基础的自身免疫疾病，在东亚、中东和地中海地区发病率较高，好发年龄为 16～40 岁。男性患者血管、神经系统及眼受累较女性多且病情重。

本病全身各系统均可受累，临床主要表现为复发性口腔溃疡、生殖器溃疡、眼炎及皮肤损害，还可累及关节、肺、中枢神经系统及消化道系统等。确定诊断主要根据病史、临床表现。本病尚无特异性血清学指标及病理学特点。目前公认的 2014 年白塞病国际诊断标准为：①反复发作的口腔溃疡(≥3 次 / 年，2 分)，②生殖器溃疡（2 分），③眼损害（如虹膜炎、葡萄膜炎、视网膜血管炎等，2 分），④皮肤病变（如结节性红斑、痤疮样皮疹，1 分），⑤血管炎表现（1 分），⑥神经系统表现（1 分），⑦皮肤针刺试验（1 分）。诊断标准：评分≥ 4 分即可诊断为白塞病。皮肤针刺试验是非必需的，若该试验阳性，则加上额外的 1 分。

本病以某一系统症状为突出表现者易误诊为其他系统疾病。皮肤黏膜损害应与多形红斑、梅毒、斯约综合征、寻常性痤疮、单纯疱疹病毒感染、系统性红斑狼疮、周期性中性粒细胞减少症、艾滋病(AIDS) 等相鉴别；以关节症状为主要表现者，应注意与类风湿关节炎、赖特 (Reiter) 综合征、强直性脊柱炎相鉴别；胃肠道受累应与克罗恩病和溃疡性结肠炎相鉴别；神经系统损害应与感染性、变态反应性脑脊髓膜炎，脑脊髓肿瘤，多发性硬化，精神病相鉴别；生殖器溃疡需与附睾炎及附睾结核相鉴别。

本病目前尚无公认的有效治疗方法，治疗的目的在于控制现有症状，防治重要脏器损害，减缓疾病进展。治疗方案依临床表现及受累器官不同而不同。对于皮肤黏膜病变多采用专科局部治疗，难治性皮肤黏膜病变可使用糖皮质激素、沙利度胺等免疫抑制剂及生物制剂等。

白塞病一般预后良好，多数情况下不会危及生命，少数患者可能因中枢神经系统、心血管系统等受累致死。

临床诊疗流程图

病史

- 反复发作的口腔溃疡，一般≥ 3 次 / 年
- 可有生殖器溃疡
- 可有眼部损害如虹膜炎等
- 针刺反应阳性
- 可有皮肤病损
- 可伴发关节、消化道及肺部、神经系统等疾病

临床检查

- 口腔溃疡：几乎所有患者均有反复发作的口腔阿弗他溃疡，发生于任何部位，愈后可留或不留瘢痕
- 生殖器溃疡：与口腔溃疡相似，但出现次数少，溃疡深大，疼痛剧烈，愈合缓慢
- 眼部病变：可出现视物模糊、视力减退、眼球充血、畏光流泪等，最常见和最严重的为葡萄膜炎
- 皮肤病变：表现为结节性红斑、痤疮样皮疹、环形红斑等
- 还可有关节损害、神经系统损害、消化道损害、血管损害（如血栓性静脉炎、深静脉血栓）、肺部损害、肾损害等
- 白塞病最常见的首发症状为口腔溃疡和结节性红斑

↓

辅助检查

- 白塞病无特异性实验室检查结果异常
- 活动期可有红细胞沉降率升高、CRP 升高
- HLA-B51 阳性率为 57%~88%

↓

白塞病

↓

局部对症治疗

- 溃疡散等
- 局部糖皮质激素
- 散瞳剂等

全身用药治疗

- 糖皮质激素
- 免疫抑制剂
- 生物制剂等

手术治疗

- 一般不手术治疗
- 累及重要脏器时必要时手术

中医治疗

- 清肝利湿法、清胃泻火法、补肾养阴法及湿补脾肾法等

（李　金　周婷婷　刘晓松）

参考文献

[1] International Study Group for Behçet's Disease. Criteria for diagnosis of Behçet's disease. Lancet, 1990, 335(8697): 1078-1080.

[2] DAVATCHI F, ABDOLLAHI B S, SHAHRAM F, et al. Classification and diagnosis criteria for Behçet's disease.// Behçet's Syndrome. 2014: 189-198.

[3] DAVATCHI F, ASSAAD-KHALIL S, CALAMIA K T, et al. The International Criteria for Behçet's Disease (ICBD): a collaborative study of 27 countries on the sensitivity and specificity of the new criteria. Journal of the European Academy of Dermatology & Venereology, 2014, 28(3): 338-347.

[4] 李向培. 白塞病诊治指南(草案). 中华风湿病学杂志, 2003, 7(12): 762-764.

[5] 华红, 刘宏伟. 口腔黏膜病学. 北京: 北京大学医学出版社, 2014: 88-93.

[6] 王钱, 黄慈波. 白塞病的临床特点、诊断和治疗. 临床药物治疗杂志, 2011, 09(3): 38-41.

[7] 杨文铭. 白塞病的中医辨病辨证治疗研究. 山东中医药大学, 2012.

病例 5　热灼伤

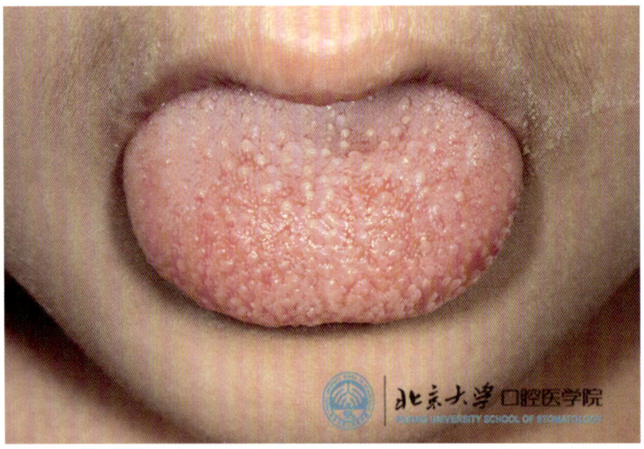

图 5-A　舌背前 1/2 黏膜充血发红，舌乳头肿大

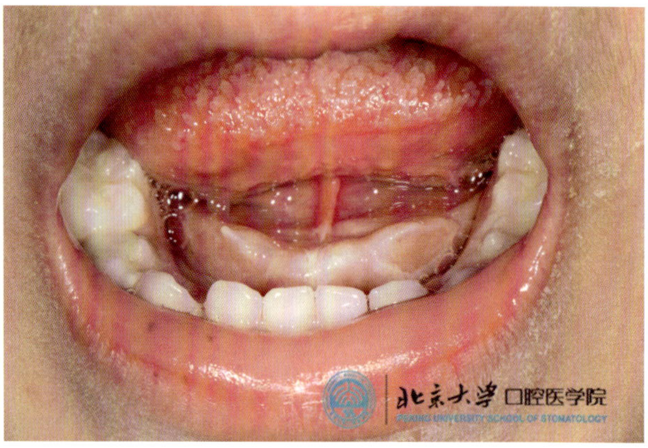

图 5-B　口底黏膜水肿，糜烂面表面覆盖黄白色假膜

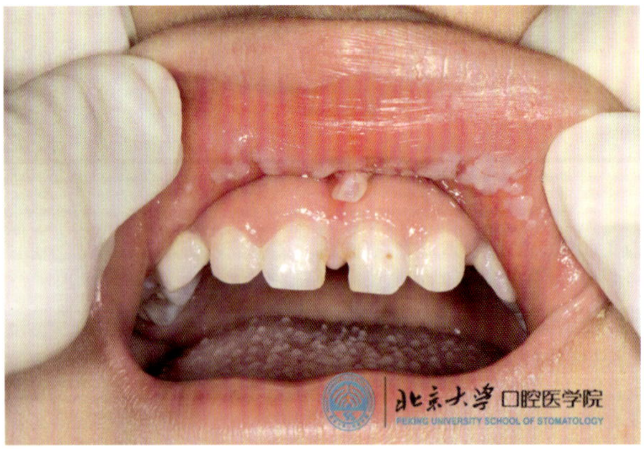

图 5-C　上唇内侧黏膜水肿，黏膜表面浅表上皮剥脱

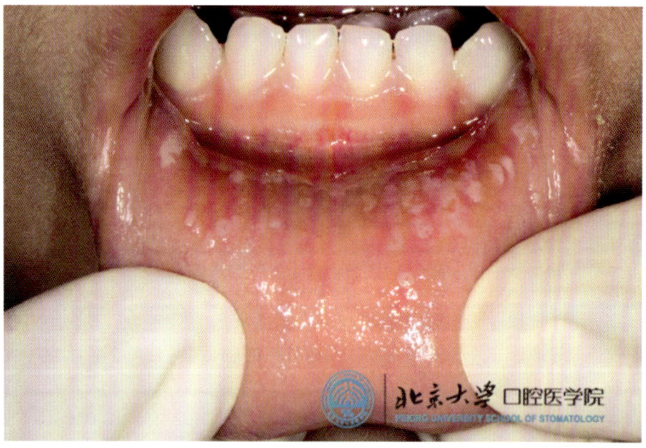

图 5-D　下唇内侧黏膜水肿及浅表上皮剥脱样表现

患者，男，5 岁。

[主诉] 口腔疼痛 1 日。

[现病史] 患儿 1 日前饮热水后出现上下唇、舌尖黏膜疼痛感，未做处理。现仍觉舌头麻木，疼痛不适，来诊。

[临床检查] 上下唇内侧黏膜水肿，黏膜表面浅表上皮剥脱；舌背前 1/2 舌乳头肿大伴舌背黏膜充血发红；舌腹及口底黏膜水肿，散在点片状糜烂面，表面覆盖黄白色假膜，触痛明显。

[既往史] 无特殊情况。

[家族史] 无特殊情况。

[全身情况] 健康。

[临床初步印象] 热灼伤?

[可能的诊断]

1. 热灼伤?

2. 化学灼伤?

3. 自伤性溃疡?

[辅助检查] 无。

[最终诊断] 热灼伤。

[诊断依据]

1. 明确病史，发病前一日喝较烫热水。

2. 双唇红内侧、舌背、舌腹及口底等口腔前部非角化黏膜呈广泛水肿，上皮呈剥脱样表现，表面覆盖黄白色假膜，周缘黏膜充血发红，符合热灼伤病损特点。

[治疗原则及措施]

1. 避免过烫饮食及其他机械化学刺激。

2. 局部使用消炎防腐类或止痛类的漱口液和（或）含片、凝胶等药物，以达消炎、止痛、促进愈合的目的。

3. 预防继发性感染。

诊治难点与体会

热灼伤是创伤性病损中较常见的一种，常有明确的饮（食）过烫食物或饮料史。儿童或老人等特殊人群因感觉灵敏度稍差，容易发生。根据病史及临床表现，不难做出诊断，一般不需要活体组织检查或其他实验室检查。在临床上应与化学性灼伤、自伤性病损等相鉴别。热灼伤与化学性灼伤均为急性病程，病损多表浅，疼痛明显，两者鉴别可根据确切的冷、热刺激或接触化学物质病史。自伤性病损好发于患多动症或孤独症的儿童，或性情好动的青少年。患儿常有咬唇、咬颊、咬舌等不良习惯，病损与自伤部位吻合。

治疗以局部消炎、止痛、促进愈合为主，可适当应用冰敷等，病损多于数天后愈合。

临床诊疗流程图

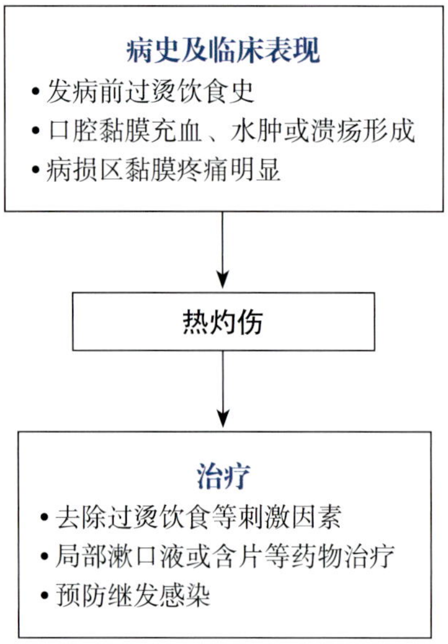

（李　丹　华　红）

参考文献

[1] 沈永琴，赵艳红．儿童创伤性溃疡60例临床分析．实用医学杂志，2008，(20)：3534-3535.
[2] THOMPSON L D. Oral traumatic ulcer. Ear Nose Throat J, 2011, 90(11): 518-534.
[3] 王津惠，张伟，冯永强，等．106例老年人口腔进食性损伤的临床分析．中华老年口腔医学杂志，2013，(01)：24-25.
[4] 王介忱．复方碘溶液治愈小儿口腔黏膜烫伤二例报告．中华口腔医学杂志，1981，16(2)：128.
[5] 华红，刘宏伟．口腔黏膜病学．北京：北京大学医学出版社，2014.

病例 6　化学灼伤

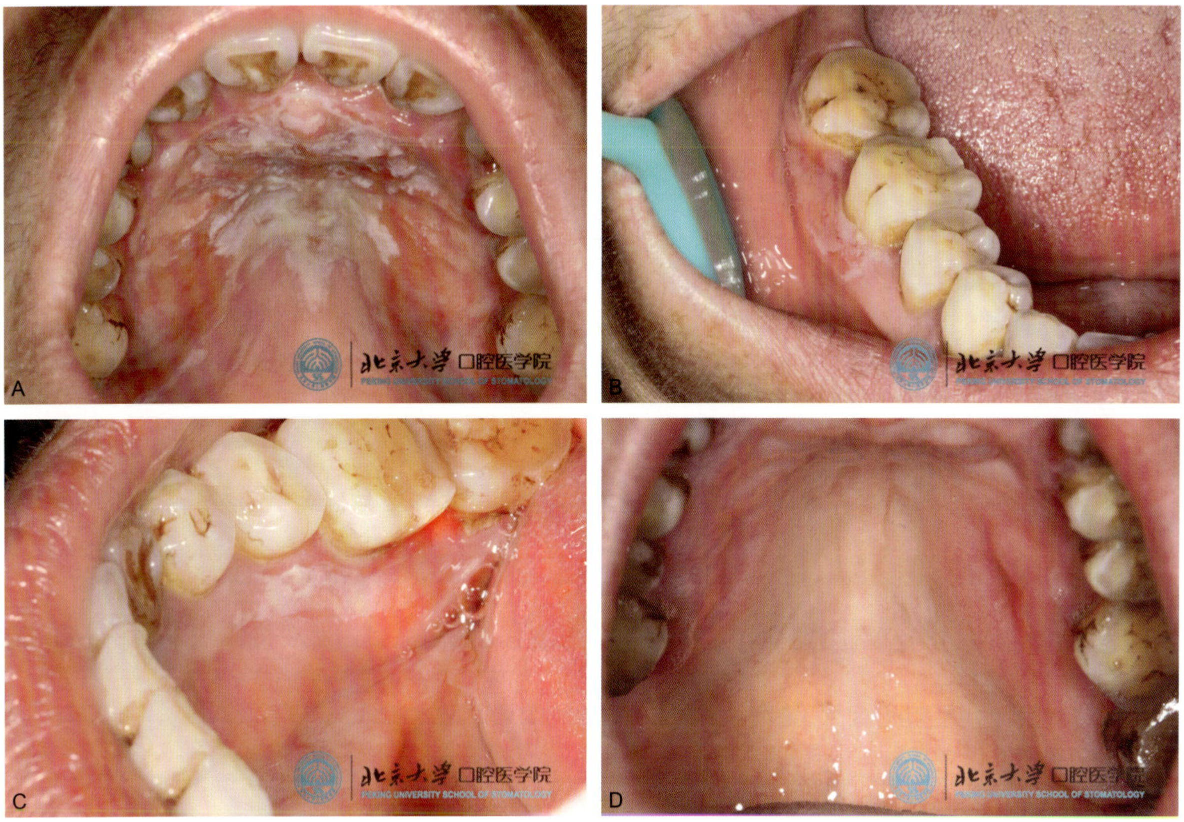

图 6　（治疗前）上腭黏膜 (A)，46、47 颊侧 (B)，以及 44、45、46、47 舌侧（C）牙龈广泛浅表糜烂或溃疡，表面覆大量灰白色假膜，基底黏膜充血；（治疗后）病损好转（D）

患者，女，51 岁。

[主诉] 腭黏膜破溃疼痛 2 天。

[现病史] 患者 2 天前因牙痛口含烈酒止痛，半小时后出现腭黏膜破溃发红，疼痛剧烈，未经诊疗，遂来诊。

[临床检查] 腭黏膜见广泛表浅的不规则糜烂或溃疡面，表面覆盖黄白色假膜，稍用力可擦去，基底黏膜充血明显。

44、45、46、47 颊舌侧牙龈见黄白色假膜，基底黏膜稍充血，未及糜烂。

[既往史] 无特殊情况。

[家族史] 无特殊情况。

[全身情况] 健康。

[诊断] 化学灼伤。

[诊断依据]

1. 明确的刺激因素（口含白酒止痛）。

2. 典型的临床表现（烈酒接触部位黏膜出现广泛的糜烂或浅溃疡，伴大量假膜形成，疼痛明显）。

3. 去除化学刺激并给予对症处理，病损愈合。

[治疗原则和措施]

1. 避免局部刺激。

2. 口腔局部对症治疗（可选用依沙吖啶液等含漱液漱口，局部涂擦具有止痛促愈合类的软膏、散剂等）。

诊治难点与体会

化学灼伤属于创伤性溃疡的一种，患者有明确的刺激因素，如强酸、强碱、口腔科操作使用的腐蚀性药物、其他（如阿司匹林、维生素C、烈酒）均可造成口腔黏膜化学灼伤性损害。本病为急性病程，口腔黏膜见大面积的、不规则的表浅糜烂面或溃疡面，表面被覆大量灰白色假膜。患者疼痛明显。去除局部刺激因素后，口腔局部对症治疗即可取得良好的效果（鉴别诊断要点见创伤性溃疡）。

（李春蕾　华　红）

参考文献

[1] SCULLY C, PORTER S. Oral mucosal disease: Recurrent aphthous stomatitis. Br J Oral Maxillofac Surg, 2008, 46(3): 198-206.

[2] AGUIRRE A, NUGENT C A. Images in clinical medicine: Oral manifestation of Crohn's disease. N Engl J Med, 2015, 373(13): 1250.

[3] DHANRAJANI P, CROPLEY P W. Oral eosinophilic or traumatic ulcer: A case report and brief review. Natl J Maxillofac Surg, 2015, 6(2): 237-240.

[4] International Study Group for Behçet's Disease. Criteria for diagnosis of Behçet's disease. Lancet, 1990, 335(8697): 1078-1080.

[5] BAYRAKTAR K, GURER G. Pulmonary tuberculosis presenting with oral aphthae. Eur J Rheumatol, 2015, 2(3): 117-119.

[6] MORTAZAVI H, SAFI Y, BAHARVAND M, et al. Diagnostic features of common oral ulcerative lesions: An updated decision tree. Int J Dent, 2016, 2016: 7278925.

病例 7　创伤性血疱

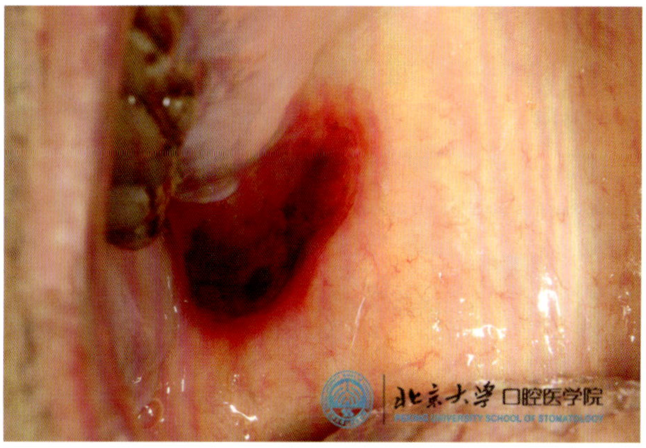

图 7 （右侧软硬腭交界处）暗红色半透明血疱

患者，男，68 岁。

[主诉] 上腭“起疱”1 天。

[现病史] 患者 1 天前进食烫食后发现上腭“起疱”，无疼痛。12 年前因“二尖瓣狭窄、闭锁不全”行“心脏瓣膜置换术”，之后一直服用阿司匹林，0.5 g 剂型每天服用 3/4 片。患者述自服用抗凝药以来口腔易摩擦部位反复出现血疱，以往体积小，绿豆至黄豆粒大小，2 ~ 3 天可自行好转，未曾诊治。1 天前再发，因体积较大，破溃后疼痛明显来诊。否认皮肤病损。

[临床检查] 右侧软硬腭交界处见一处直径约 1.5 cm 的半透明血疱，周缘黏膜呈鲜红色，疱壁破溃处见少量血性液体渗出；右颊黏膜可见血疱破溃后趋愈合病损；舌腹见小静脉曲张；口腔卫生状况差，菌斑软垢大量，牙石（+++）。

[既往史] 12 年前心脏瓣膜置换术。

[家族史] 无特殊情况。

[全身情况] 患糖尿病 1 年，现注射胰岛素治疗，控制空腹血糖为 5 ~ 6 mmol/L；高血压 3 年，服用缬沙坦、苯磺酸左旋氨氯地平（施慧达），血压控制在约 150/70 mmHg；患心房颤动 30 余年，服用地高辛、硝酸异山梨酯（消心痛）等，现病情稳定；“心脏瓣膜置换术”后服用阿司匹林至今。

[临床初步印象] 创伤性血疱？

[可能的诊断]

1. 创伤性血疱？
2. 血小板减少性紫癜？
3. 再生障碍性贫血？

[辅助检查] 全血细胞分析项目未见异常；凝血项目示凝血酶原 INR 值为 1.85 ↑（正常范围：0.8 ~ 1.5），其余项目未见异常。

[最终诊断] 创伤性血疱（与抗凝药物应用相关）。

[诊断依据]

1. 明确病史：自服用抗凝药后常发生血疱，发病前有进食烫食等创伤史。

2. 病损部位：咀嚼侧的软硬腭交界处以及颊黏膜部位，为进食创伤引起的黏膜血疱好发部位。

3. 病损特点：上腭病损呈半透明暗红色疱损，疱壁可见瘀点并自行破溃，为血疱典型临床表现，另外多个部位黏膜同时出现血疱，病情反复，考虑易诱发因素的存在。

4. 全身疾患及药物应用：患者长期服用抗凝药物，凝血酶原 INR 值异常。

[治疗原则及措施]

1. 局部使用依沙吖啶溶液含漱或涂抹口腔溃疡散膏等外用药促进病损愈合，防止感染。

2. 嘱患者注意进食需细嚼慢咽，避免进食较烫、较硬及干性食物，预防新病损的发生，服用抗凝药或凝血功能异常者尤其应注意。

3. 必要时与心内科医师协商抗凝药物使用种类及剂量。

诊治难点与体会

创伤性血疱（traumatic mucosal hematoma）是因进食过烫、过硬或干性食物，或者吞咽过快而擦伤口腔黏膜引起的黏膜血疱，也可以因外力挫伤或误咬颊、舌黏膜造成。因进食创伤引起的血疱易发生于咀嚼侧的软腭、舌腭弓、软硬腭交界处。血疱往往较大，直径可达 1 ~ 3 cm，疼痛不明显，但异物感明显。血疱初起时为鲜红色，之后变为紫黑色，疱壁薄，易破溃，破溃后疼痛明显。

创伤性血疱一般依据病史和临床表现即可做出诊断。对于黏膜血疱多发或反复出现的患者，需注意询问全身状况及长期用药史，警惕凝血功能异常以及出血性疾病。常见出凝血功能异常性疾病包括特发性血小板减少性紫癜（idiopathic thrombocytopenic purpura，ITP）、再生障碍性贫血（aplastic anemia，AA）等。ITP 是因免疫机制使血小板破坏增多的临床综合征，其外周血特点为血小板计数减少，可出现口腔黏膜血疱、牙龈自发性出血，以及皮肤瘀点、瘀斑，鼻出血，呼吸道感染，浅表淋巴结肿大等全身症状。AA 是一种骨髓造血功能衰竭症。患者骨髓造血功能低下，全血细胞减少，可出现贫血、出血及感染症候群，口腔也可出现大小不等的血疱及自发性出血情况，根据血常规与凝血功能等辅助检查以及特征性临床表现，与创伤性血疱进行鉴别。如一旦发现血液系统异常，应建议患者尽快于血液科诊治。

本病例为患者长期服用抗凝药。抗凝药是通过影响凝血因子，从而阻止血液凝固过程的药物，临床主要用于血栓栓塞性疾病的预防和治疗。心脏瓣膜病、非瓣膜性心房颤动、冠状动脉硬化性心脏病、脑卒中、高血压等都是口服抗凝药的适应证。常见抗凝药包括华法林、阿司匹林等。其中阿司匹林目前的应用人群越来越广，不仅用作解热镇痛药以及抗凝药物，也被越来越广泛地用于抗肿瘤、预防妊娠高血压综合征、预防糖尿病相关疾病等。然而阿司匹林也存在一系列不良反应，如可抑制血小板环氧化酶的合成，减少血栓素 A2 的合成，而降低血小板的聚集能力，从而诱发出血。服用抗凝药是一把“双刃剑”，既可以防止血栓形成，维护生命安全，也可能因用药不当引起凝血异常，增加全身系统性出血风险。建议患者服用抗凝药最好在内科医生的指导下进行，并且定期监测凝血功能，确保在安全状态下使用这把“双刃剑”。

创伤性血疱的治疗以止痛、防止感染、促进愈合为目的。未破溃的血疱可使用无菌注射器抽取疱内血液，或刺破疱壁放出血液；已破溃的疱壁可予依沙吖啶溶液含漱或局部涂抹激素类或止痛类软膏或局部涂擦口腔溃疡散等，以收敛伤口、止痛、促进愈合。服用抗凝药物者，需叮嘱患者平日培养良好的进食习惯，细嚼慢咽，避免过烫、过硬饮食，预防创伤性血疱的发生。

临床诊疗流程图

病史及辅助检查
- 明确的创伤史（进食过烫、过硬食物，或者咬颊、咬舌）
- 血常规检查不提示血液疾病

临床表现
- 鲜红色或紫黑色血疱，质地软，易破溃
- 部位：进食侧易摩擦部位

↓

创伤性血疱

↓

治疗
- 未破溃血疱可用无菌注射器抽取疱血，或刺破疱壁放出淤血
- 血疱较大，影响呼吸时需迅速刺破血疱
- 依沙吖啶溶液或复方氯己定溶液，口腔溃疡散或膏等外用
- 细嚼慢咽，避免过硬、过烫饮食

（李 丹 华 红）

参考文献

[1] 陶雪梅, 郭三兰, 朱光勋. 口服抗凝药与牙龈出血关系的研究进展. 临床口腔医学杂志, 2016, (09): 566-569.

[2] CARLA SANCHIS-Picó C M R G. Haemorrhagic lesions in oral mucosa as the presentation of idiopathic thrombocytopenic purpura. Acta Otorrinolaringol Esp, 2015, 66(4): e20-e21.

[3] 张敬宇. 出血性疾病的诊断思维. 临床荟萃, 2015, 30(10): 1092-1099.

[4] 周闻捷, 黄思源, 周骢. 特发性血小板减少性紫癜在口腔表现1例. 实用口腔医学杂志, 2014, (06): 882-883.

[5] 刘剩勇, 马晓海. 阿司匹林临床新用及常见不良反应. 中国医药指南, 2011(33): 37-39.

[6] BOUNDA -A, 郝智慧, 葛卫红, 等. 世界各地抗凝门诊简介及其对中国内地抗凝管理的启示. 中国临床药学杂志, 2010, (04): 257-262.

[7] 张瑜. 阿司匹林的新用途. 中国实用医药, 2010, 5(25): 193-194.

[8] 中国内科杂志编辑部. 规范应用阿司匹林治疗缺血性脑血管病的专家共识. 中华内科杂志, 2006, 45(1): 81-82.

[9] 华红, 刘宏伟. 口腔黏膜病学. 北京: 北京大学医学出版社, 2014.

[10] 陈谦明. 口腔黏膜病学. 4版. 北京: 人民卫生出版社, 2014.

病例 8　创伤性溃疡

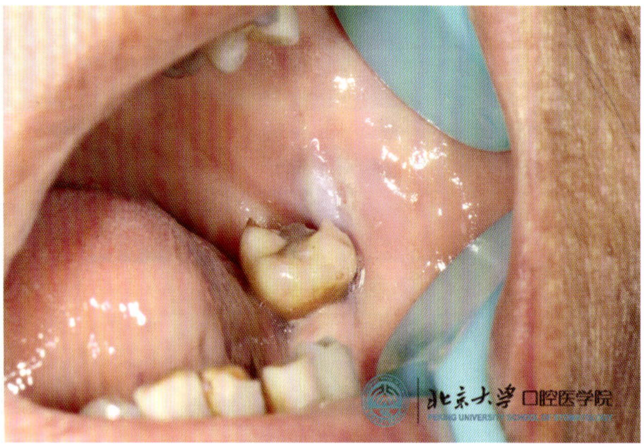

图 8-A　37 远中颊尖锐利，对应颊黏膜处见一个不规则溃疡，周围黏膜有角化

患者，女，88 岁。

[主诉] 左颊溃疡 3 周。

[现病史] 3 周来左颊溃疡，疼痛不明显，否认溃疡反复发作病史，否认低热、咳嗽、腹痛、腹泻等，目前未用药。

[临床检查] 37 远中颊尖锐利，对应颊黏膜处见大小约 0.4 cm × 0.6 cm 不规则溃疡，中央凹陷，周围黏膜角化水肿明显。

[既往史] 无特殊情况。

[家族史] 无特殊情况。

[全身情况] 健康。

[临床初步印象] 创伤性溃疡？

[可能的诊断]

1. 创伤性溃疡？
2. 复发性阿弗他溃疡？
3. 鳞状细胞癌？
4. 克罗恩病？
5. 结核性溃疡？

[辅助检查] 无。

[最终诊断] 创伤性溃疡。

[诊断依据]

1. 无溃疡反复发作病史。
2. 明确的局部刺激因素。
3. 有咬颊等不良习惯。

[治疗原则及措施]

1. 去除局部刺激因素：调磨尖锐牙尖，戒除不良习惯等。

2. 口腔局部对症治疗：如选用消炎防腐类的含漱液，局部涂擦糖皮质激素类软膏。

诊治难点与体会

创伤性溃疡（traumatic ulcer）是常见的口腔黏膜溃疡类疾病，患者通常有明确的局部刺激因素，如残根、残冠以及不良的咬唇、咬颊习惯等。结合病史，诊断易于建立。鉴别诊断的要点在于该病有较明确的创伤因素，锐利牙尖、残根、残冠、不良义齿等机械创伤因素。临床需要与复发性阿弗他溃疡、克罗恩病、结核性溃疡等鉴别，中老年人的创伤性溃疡还应注意与癌性溃疡相鉴别。鉴别要点见表 8-1。本例患者的治疗首先应去除局部不良刺激，局部治疗以消炎、止痛、促进愈合和预防继发感染为原则，刺激因素去除后，溃疡可痊愈或明显好转，预后一般较好。需注意，中老年人长期存在的创伤性因素可导致口腔黏膜上皮角化或诱发癌变，若溃疡治疗后未见明显好转，建议及时就诊，必要时需行活体组织检查明确诊断。

表 8-1　口腔溃疡病损的鉴别诊断要点

	病史	临床检查	辅助检查	治疗
复发性阿弗他溃疡	• 反复发作病史 • 可自愈	• 可见于口腔非角化黏膜部位 • 红、黄、凹、痛	• 无特殊	• 局部对症为主
创伤性溃疡	• 无特殊	• 明确的刺激因素，如尖锐牙尖、残根、残冠，或不合适的可摘义齿 • 溃疡的部位、大小、形状与刺激因素吻合 • 疼痛不明显	• 无特殊	• 去除局部刺激因素 • 局部对症
自伤性溃疡	• 多见于多动症儿童，患儿常有不自觉咬唇、咬颊等不良习惯	• 多见于唇、颊部 • 溃疡深大，边缘稍隆起，基底略硬 • 疼痛不明显	• 无特殊	• 纠正不良习惯 • 行为干预和治疗 • 局部对症
化学性灼伤	• 误服强酸、强碱、烈酒，或口腔科操作时使用腐蚀性药物 • 患者自行使用阿司匹林、维生素 C 或蜂胶等外敷于黏膜表面等	• 接触部位黏膜浅表溃疡或糜烂，表面覆盖黄白色假膜 • 疼痛明显	• 无特殊	• 避免局部刺激 • 局部对症
温度刺激伤	• 食用过热或过冷的食物史	• 接触部位浅表溃疡，表面覆盖黄白色假膜 • 疼痛明显	• 无特殊	• 避免局部刺激 • 局部对症
白塞病	• 反复发作的口腔溃疡 • 生殖器溃疡 • 眼部表现，如视物模糊、视力减退、眼球充血、异物感 • 皮肤表现，如结节性红斑	• 可见于口腔非角化黏膜部位 • 溃疡表现与复发性口腔溃疡类似	• 针刺试验 • 红细胞沉降率 • C 反应蛋白 • 抗中性粒细胞胞质抗体	• 糖皮质激素 • 免疫抑制剂 • 非甾体类抗炎药 • 局部对症
鳞状细胞癌	• 长期不愈 • 进展性加重	• 多见于舌缘、舌腹、口角区内侧、软腭复合体等部位 • 深大溃疡，呈菜花状，周围及基底有硬结，边缘不整齐，触诊硬	• 组织活检	• 手术治疗

续表

	病史	临床检查	辅助检查	治疗
结核性溃疡	• 无复发史，长期不愈 • 结核病史 • 呼吸道症状，午后低热等	• 多见于唇、前庭沟、舌等部位 • 溃疡深凹，潜掘性边缘，呈鼠噬状，基底高低不平，呈粟粒状小结节，表面覆盖污秽脓性分泌物，底部有红色肉芽组织	• 结核菌素试验 • γ-干扰素释放试验 • 全血细胞分析 • 胸部 X 线片 • 组织病理为结核结节，中心为干酪样坏死	• 抗结核治疗 • 对症抗感染治疗
克罗恩病	• 发热、贫血、乏力及体重减轻 • 消化道表现，如慢性腹泻、腹痛等	• 面部或唇肿胀，或口腔黏膜鹅卵石样改变，溃疡多呈线性，累及龈颊沟，周围出现肉芽肿样团块	• 全血细胞分析 • 小肠造影 • 消化道 CT, MRI • 超声或内镜检查 • 组织病理表现为非干酪性肉芽肿	• 药物治疗 • 手术治疗 • 局部对症

（李春蕾 华 红）

参考文献

[1] SCULLY C, PORTER S. Oral mucosal disease: Recurrent aphthous stomatitis. Br J Oral Maxillofac Surg, 2008, 46(3): 198-206.

[2] AGUIRRE A, NUGENT C A. Images in clinical medicine: Oral manifestation of Crohn's disease. N Engl J Med, 2015, 373(13): 1250.

[3] DHANRAJANI P, CROPLEY P W. Oral eosinophilic or traumatic ulcer: A case report and brief review. Natl J Maxillofac Surg, 2015, 6(2): 237-240.

[4] International Study Group for Behçet's Disease. Criteria for diagnosis of Behçet's disease. Lancet, 1990, 335(8697): 1078-1080.

[5] BAYRAKTAR K, GURER G. Pulmonary tuberculosis presenting with oral aphthae. Eur J Rheumatol, 2015, 2(3): 117-119.

[6] MORTAZAVI H, SAFI Y, BAHARVAND M, et al. Diagnostic features of common oral ulcerative lesions: An updated decision tree. Int J Dent, 2016, 2016: 7278925.

病例 9　自伤性溃疡

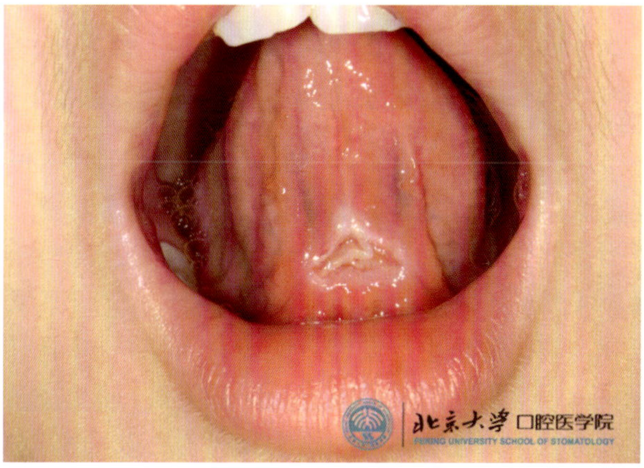

图 9-A　舌系带处不规则溃疡，边缘稍隆起，表面覆黄色假膜，周围黏膜充血不明显，水肿明显

患者，男，10 岁。

[主诉] 口底溃疡 2 个月。

[现病史] 2 个月来，口底溃疡，疼痛明显，影响进食，伴进食刺激痛和自发痛，自行使用“溃疡膏”后好转，但始终未愈。家长诉患儿好动，有反复伸舌等习惯。患儿足月顺产，否认相关系统性疾病史。

[临床检查] 口底舌系带处见 0.3 cm × 1.0 cm 大小不规则溃疡，边缘稍隆起，表面覆盖黄白色假膜，周围黏膜充血不明显，水肿明显，触诊质地略硬，触痛不明显。

下前牙萌出完全，牙尖略锐利，病损部位及大小与牙尖相对应。

其余黏膜未见明显异常。

[既往史] 无特殊情况。

[家族史] 无特殊情况。

[全身情况] 健康。

[临床初步印象] 自伤性溃疡?

[可能的诊断]

1. 自伤性溃疡?
2. 复发性阿弗他溃疡 ?
3. 克罗恩病?
4. 结核性溃疡?

[辅助检查] 无。

[最终诊断] 自伤性溃疡。

[诊断依据]

1. 无溃疡反复发作病史。
2. 明确的不良习惯。

3. 溃疡与自伤部位吻合。

[治疗原则及措施]

1. 戒除不良习惯。
2. 口腔局部对症治疗。
3. 必要时行心理测评与心理干预。

诊治难点与体会

自伤性溃疡（factitial ulcer）属于创伤性溃疡的一种，常见于男性少年和儿童。本病的发生同患者的自伤性行为密切相关，好发的部位多在磨牙和前牙咬嚼直接伤及的部位，其形状与自伤的部位相吻合；长期慢性溃疡，基底略硬或有肉芽组织生成，疼痛可不明显（鉴别诊断要点见创伤性溃疡）。本病患者大多数会隐瞒自己的不良行为，部分患者因在就诊时出现咬唇、咬颊、咬舌，或在牙科诊椅上不停扭动等行为而被发现。有些患者可存在某些行为方面的异常表现，如夜间惊哭、盗汗、精神不振、多动等。因此需要临床医生细致观察和询问，防止出现漏诊或误诊。治疗原则同创伤性溃疡，纠正患者的不良行为对于疾病的预后至关重要。医生需向患儿及其家长解释不良行为的破坏作用，并积极寻找诱发此情况的因素；建议患儿停止自伤行为或通过训练纠正不良行为，鼓励家长积极干预，帮助患儿戒除不良习惯；必要时可在心理医生的帮助下，进行心理干预或药物治疗，帮助患者矫正不良行为。溃疡局部处理可采用消炎、止痛、促愈合等措施，以减轻症状，促进溃疡愈合。

（李春蕾 华 红）

参考文献

[1] SCULLY C, PORTER S. Oral mucosal disease: Recurrent aphthous stomatitis. Br J Oral Maxillofac Surg, 2008, 46(3): 198-206.

[2] AGUIRRE A, NUGENT C A. Images in clinical medicine: Oral manifestation of Crohn's disease. N Engl J Med, 2015, 373(13): 1250.

[3] DHANRAJANI P, CROPLEY P W. Oral eosinophilic or traumatic ulcer: A case report and brief review. Natl J Maxillofac Surg, 2015, 6(2): 237-240.

[4] International Study Group for Behçet's Disease. Criteria for diagnosis of Behçet's disease. Lancet, 1990, 335(8697): 1078-1080.

[5] BAYRAKTAR K, GURER G. Pulmonary tuberculosis presenting with oral aphthae. Eur J Rheumatol, 2015, 2(3): 117-119.

[6] MORTAZAVI H, SAFI Y, BAHARVAND M, et al. Diagnostic features of common oral ulcerative lesions: An updated decision tree. Int J Dent, 2016, 2016: 7278925.

[7] 唐国瑶, 许国祺. 口腔黏膜自伤性溃疡的临床研究. 临床口腔医学杂志, 2002, 18(5): 385-387.

病例 10　压疮性溃疡

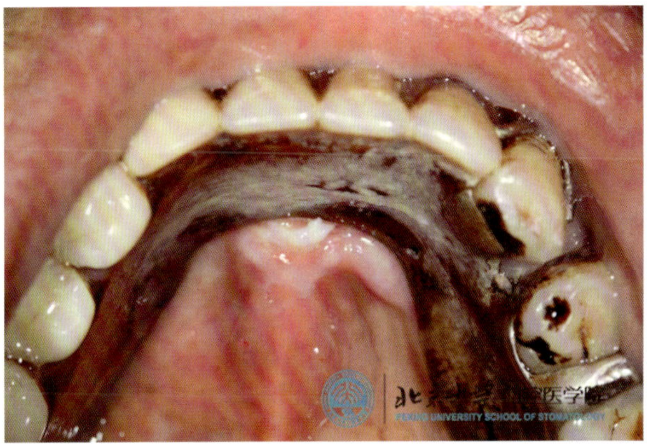

图 10-A　口底溃疡与下颌义齿边缘对应

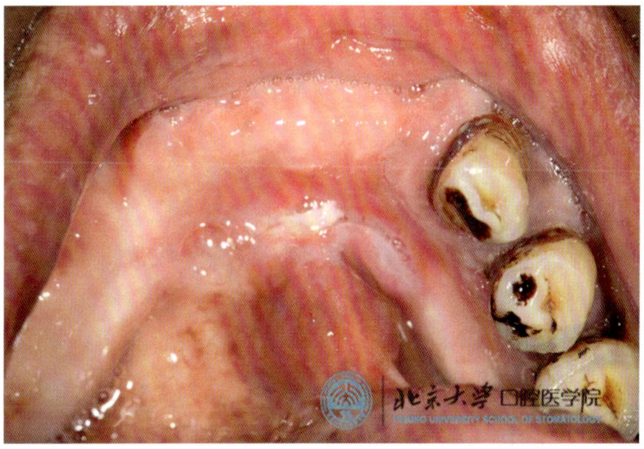

图 10-B　摘下下颌义齿后口底溃疡表现

患者，男，62 岁。

[主诉] 口底肿痛 4 周。

[现病史] 患者 4 周来出现口底肿痛，影响进食。自用头孢类抗生素与甲硝唑等药物治疗，略好转。否认创伤史。否认面部及颌下区肿胀史。外院诊断为“口底肿物”，予以西吡氯铵含漱液，无明显好转。吸烟 50 年，10 支 / 天。10 年前行上颌总义齿修复及下颌可摘局部义齿修复配戴至今，现自觉义齿配戴时不适。否认夜间配戴义齿习惯。否认系统性疾病史。

[临床检查] 下颌 35 ~ 42 缺失，可摘局部义齿修复。

舌系带处与下颌可摘局部义齿边缘对应处可见溃疡面，约 0.5 cm × 0.5 cm，表面覆灰白色假膜，周围充血发红，水肿明显，触质软，有疼痛。颏下区未触及淋巴结；双侧下颌下可及数个淋巴结，较大者直径约 0.5 cm，可活动，边界清，柔软，无明显压痛。

挤压双侧下颌下腺可见清亮液体流出。

[既往史] 无。

[家族史] 无特殊情况。

[全身情况] 健康。

[临床初步印象] 压疮性溃疡?

[可能的诊断]

1. 压疮性溃疡?
2. 复发性阿弗他溃疡?
3. 结核性溃疡?
4. 鳞状细胞癌?

[辅助检查] 全血细胞分析、肝肾功能、电解质、X 线胸片检查等，均未见异常。

[最终诊断] 压疮性溃疡。

[诊断依据]

1. 口底肿痛4周。
2. 口底溃疡与下颌可摘局部义齿边缘对应。
3. 去除刺激因素后明显好转：本例患者停止义齿配戴后2周溃疡病损愈合。

[治疗原则及措施]

1. 去除刺激因素，本例患者建议修理或更换义齿。
2. 口腔局部对症治疗。

诊治难点与体会

压疮性溃疡（decubital ulcer）是由于持久性的机械刺激引起的口腔黏膜创伤性溃疡，多见于老年人。病损表现为与局部刺激因素部位外形相符，初期为充血、肿胀、疼痛，后期可出现溃疡，可伴组织增生，长期不愈有癌变风险。临床上此类溃疡需与重型复发性阿弗他溃疡、结核性溃疡、癌性溃疡鉴别。重型复发性阿弗他溃疡患者有口腔溃疡反复发作病史，无对应的持续性机械刺激；结核性溃疡表现为深凹陷的溃疡，边缘成鼠噬状，基底高低不平，表面常覆污秽分泌物，活检及病原菌培养有助于诊断；鳞状细胞癌，临床常呈溃疡形式，溃疡深大，可呈菜花样，边缘不整齐，基底硬，溃疡持续不愈，进展性加重，病理检查可明确诊断。治疗上首要的措施为去除刺激因素，局部对症治疗为主。若2～4周仍不愈合，需考虑活体组织检查以明确诊断。

（胡晓晟 闫志敏）

参考文献

[1] 华红，刘宏伟. 口腔黏膜病学. 北京：北京大学医学出版社，2014：94-97.

病例 11　化学治疗诱发的口腔黏膜炎

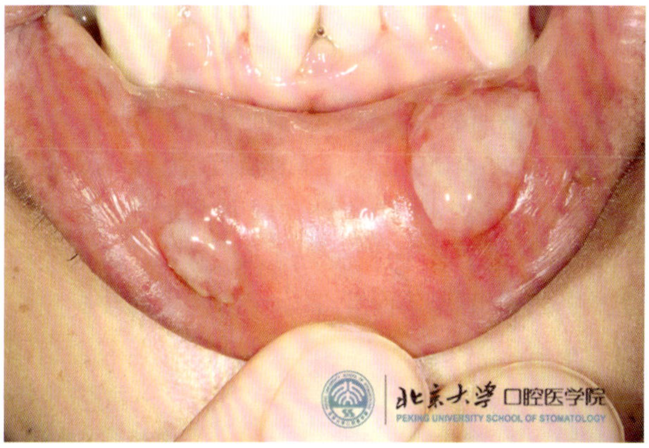

图 11-A　下唇内侧黏膜见两处不规则的糜烂面，上覆黄白色假膜，周围黏膜充血发红

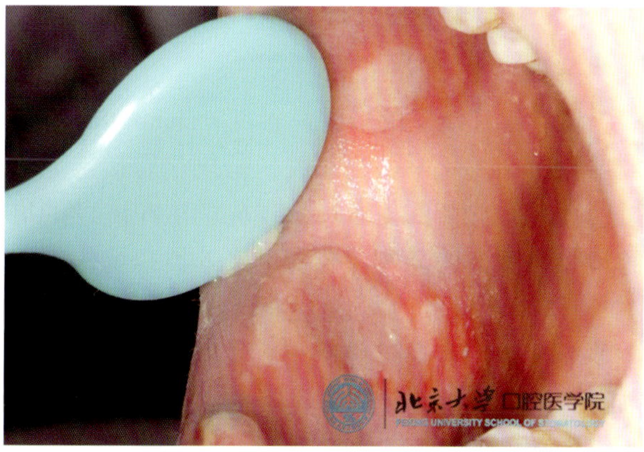

图 11-B　右颊黏膜见多处片状糜烂面，上覆黄白色假膜，周围黏膜充血发红

患者，男，32 岁。

[主诉] 口内糜烂 1 个多月。

[现病史] 患者 1 个多月前因“右小腿硬纤维瘤”行肿瘤摘除术后服用甲氨蝶呤（5 mg/d，5 次 / 周）至今，并配合保肝药（双环醇片、甘草酸二铵，现肝功能指标正常）。化疗开始后患者口内即出现片状糜烂，一直未愈，疼痛明显，影响进食。患者曾于外院就诊，未行治疗。患者平日饮食无特别偏好，睡眠可，肠胃无明显不适，大便、小便正常。否认吸烟、饮酒史。

[临床检查] 下唇内侧黏膜见两处面积分别约 0.5 cm × 0.6 cm、1.2 cm × 1.5 cm 的糜烂面。右颊黏膜见两处面积分别约 0.5 cm × 0.7 cm、2.0 cm × 1.5 cm 的糜烂面，上覆黄白色假膜，周围黏膜充血发红，触痛明显。其余口内黏膜未见明显异常。口腔卫生状况一般，菌斑、软垢中量，牙石（+ ~ ++）。

[既往史] 右小腿硬纤维瘤。

[家族史] 无特殊情况。

[全身情况] 右小腿硬纤维瘤术后。

[临床初步印象] 化学治疗诱发的口腔黏膜炎？

[可能的诊断]

1. 化学治疗诱发的口腔黏膜炎？
2. 过敏性口炎？
3. 感染性口炎？

[辅助检查] 全血细胞分析：血红蛋白 110 g/L ↓，血细胞比容（红细胞压积）0.38 ↓。

[最终诊断] 化学治疗诱发的口腔黏膜炎。

[诊断依据]

1. 病史：服用甲氨蝶呤 1 个月后口内开始出现广泛糜烂，疼痛明显。
2. 口腔表现：下唇及右颊黏膜见片状糜烂面伴黄白色假膜。

[治疗原则及措施]

1. 口腔局部对症治疗：糖皮质激素含漱液。
2. 预防真菌感染：碳酸氢钠片 3 mg + 100 ml 水，每次 10 ml，一天 3 次含漱。
3. 建议血液科就诊，排查贫血并做相应诊治。
4. 全身支持治疗：调节情绪、睡眠，忌食辛辣刺激性食物等。

诊治难点与体会

化学治疗诱发的口腔黏膜炎（chemotherapy-induced oral mucositis），又称化疗性口腔黏膜炎，与治疗癌症所用的化学药物相关，是化疗后最常见的不良反应，20% ~ 40% 接受常规化疗的患者以及 80% 接受高剂量化疗的患者可出现化学治疗诱发的口腔黏膜炎。据文献及临床统计，可引发化学治疗诱发的口腔黏膜炎的药物主要有以下 6 类：烷化剂（如环磷酰胺）、蒽环类药物（如多柔比星）、抗代谢药（如甲氨蝶呤）、抗肿瘤抗生素（如放线菌素 D）、紫杉醇类、长春碱类等。化学治疗诱发的口腔黏膜炎主要表现为口腔黏膜广泛充血发红伴糜烂，疼痛剧烈，严重者可继发细菌、真菌感染。世界卫生组织（WHO）对口腔黏膜炎进行了分级评估（表 11-1）。2014 年，美国国家肿瘤支持治疗协会的黏膜炎研究组 / 国际社会口腔肿瘤学（MASCC/ISOO）口腔黏膜炎临床实践指南更新（表 11-2），据此可指导医师制订相应的治疗计划。

表 11-1 化学治疗诱发的口腔黏膜炎分级

分级	黏膜反应
0	口腔黏膜无异常
Ⅰ	口腔黏膜有 1 ~ 2 个 <1.0 cm 的溃疡，出现红斑、疼痛
Ⅱ	口腔黏膜有 1 个 >1.0 cm 的溃疡和数个小溃疡，但患者能进食
Ⅲ	口腔黏膜有 2 个 >1.0 cm 的溃疡和数个小溃疡，仅能进流质饮食
Ⅳ	口腔黏膜有 2 个以上 >1.0 cm 的溃疡或融合溃疡，不能进食

表 11-2 国家肿瘤支持治疗协会的黏膜炎研究组 / 国际社会口腔肿瘤学 (MASCC/ISOO) 口腔黏膜炎临床实践指南更新（2014 年）

预防 / 治疗方法	推荐等级
静脉推注氟尿嘧啶化疗患者推荐使用前 30 分钟口腔冷却疗法预防口腔黏膜炎	Ⅱ
接受高剂量化疗和全身放疗，随后自体干细胞移植的恶性血液肿瘤患者使用重组人角化细胞生长因子 (KGF-1 / 帕利夫明，预处理前 1、2、3 天和移植后 1、2、3 天，每天 60 μg/kg) 预防口腔黏膜炎	Ⅱ
无论是否联合全身放疗，造血干细胞移植前高剂量化疗推荐低剂量激光治疗（波长 650 nm，功率 40 mW，组织剂量 2 J/cm^2）预防口腔黏膜炎	Ⅱ
造血干细胞移植发生口腔黏膜炎而疼痛，推荐患者自控泵吗啡镇痛治疗	Ⅱ
头颈部癌中剂量放疗（＜ 50 Gy），无同步化疗，推荐苄达明漱口液预防口腔黏膜炎	Ⅰ

在临床接诊中，如遇到口腔广泛充血伴糜烂的患者，需详细询问病史，对于有明确化疗史的患者，应追问症状发生的时间、进程及患者目前的全身情况、手术史、用药史等，特征性的化疗药物服用史将有助于医师诊断。

鉴别诊断：本病应与多形红斑（青壮年患者为主；起病急骤，常在春季、秋季发病，病程多较短，有一定的自限性；口腔黏膜广泛充血、发红、水肿，大面积糜烂，表面大量渗出，形成厚假膜，易出血，疼痛明显；可伴有皮肤病损，特征性表现为皮肤靶形红斑）和药物过敏性口炎（有明确的用药史，并与本病有明确的时间关联和因果关系；口腔黏膜出现红肿、红斑、起疱及大面积糜烂等病损，若有固定药疹有助于鉴别诊断；停用可疑药物后病损愈合）相鉴别。

治疗方面应考虑患者的全身基础情况。本病例患者以局部对症治疗为主，但对于Ⅲ、Ⅳ级口腔黏膜炎患者，可配合静脉补液或肠外营养支持。其他可选择的治疗方法还包括活性氧簇抑制剂、冷却治疗（即在化疗前、治疗期间和治疗后 6 小时分别含冰棒或冰水 30 分钟，以促使口腔黏膜的血管收缩和减缓血液流速）、生长因子、低强度激光治疗等，绝大多数治疗仍是以缓解局部症状为主。因此，对于本病，预防尤为重要，包括化疗前进行全面的口腔检查，保持良好的口腔卫生，化疗前、中、后口含冰棒或冰水，调整饮食结构等。一旦出现化疗后相关症状，建议立即就医，及时规范治疗，避免症状进一步加重。

（毛清华　闫志敏　华　红）

参考文献

[1] BEGONYA C-L, JOSÉ V B-S. Treatment of oral mucositis due to chemotherapy. J Clin Exp Dent. 2016, 8(2): 201-209.

[2] NAIDU M U, RAMANA G V, RANI P U, et al. Chemotherapy-induced and/or radiation therapy-induced oral mucositis-complicating the treatment of cancer. Neoplasia, 2004, 6(5): 423-431.

[3] SOOK-BIN W, STEPHEN T, MICHAEL M, et al. A longitudinal study of oral ulcerative mucositis in bone marrow transplant recipients. Cancer, 1993, 72(5):1612-1617.

[4] KARAGOZOGLU S, FILIZ U M. Chemotherapy: The effect of oral cryotherapy on the development of mucositis. J Clin Nurs, 2005, 14(6):754-765.

[5] LALLA R V, BOWEN J, BARASCH A, et al. MASCC/ISOO clinical practice guidelines for the management of mucositis secondary to cancer therapy. Cancer, 2014, 120(10):1453-1461.

[6] 王娴. 化学治疗所致口腔黏膜炎的防治与进展. 上海护理, 2007, 7(1): 46-51.

[7] LALLA RV, BOWEN J, BARASCH A, et al. Mucositis Guidelines Leadership Group of the Multinational Association of Supportive Care in Cancer and International Society of Oral Oncology (MASCC/ISOO). MASCC/ISOO clinical practice guidelines for the management of mucositis secondary to cancer therapy. Cancer, 2014, 120(10): 1453-1461.

病例 12　放射性口腔黏膜炎

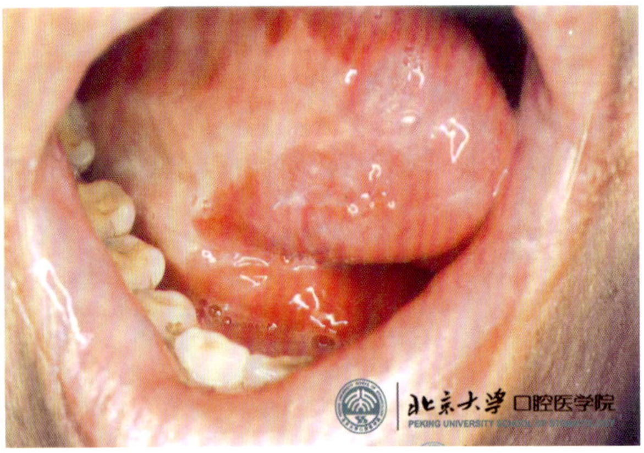

图 12-A （治疗前）右舌腹大面积糜烂面，表面覆黄色假膜，舌缘、口底黏膜充血发红，伴水肿

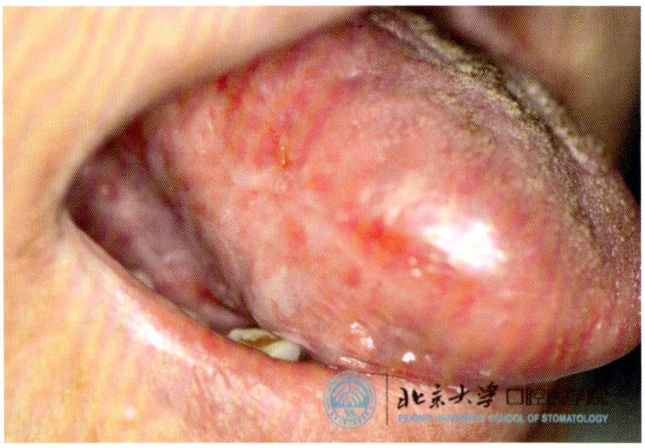

图 12-B （治疗后）右舌腹糜烂面愈合，定期复查时病情稳定

患者，男，69 岁。

[主诉] 口腔黏膜糜烂 1 个月

[现病史] 患者 2006 年 2 月因“左侧舌缘溃疡 8 个月”就诊我科，疑为“舌癌”转外科行手术切除，术后行局部放射治疗，共 25 次，总剂量 5000 Gy。自放疗第 2 周始，出现口腔糜烂，疼痛影响进食。曾于外院使用氯己定（洗必泰）漱口水治疗，效果欠佳，特来我院诊治。患者否认其他系统性疾病，否认化学药物治疗史及过敏史。

[临床检查] 右侧舌缘广泛充血、发红，伴大面积表浅糜烂面，表面被覆黄白色假膜，周围黏膜水肿明显。

[既往史] 口腔癌。

[家族史] 无特殊情况。

[全身情况] 口腔癌术后。

[临床初步印象] 放射性口腔黏膜炎？

[可能的诊断]

1. 放射性口腔黏膜炎？
2. 过敏性口炎？
3. 化学治疗诱发的口腔黏膜炎？
4. 细菌性口炎？

[辅助检查] 无。

[最终诊断] 放射性口腔黏膜炎。

[诊断依据]

1. 口腔黏膜糜烂 1 个月。
2. 明确的放疗史，且口腔黏膜糜烂与疼痛发生于放疗过程中。

3. 右侧舌缘充血、发红，伴大面积糜烂，疼痛明显，表面被覆假膜。

4. 患者否认化学药物治疗史及过敏史。

[治疗原则及措施]

1. 放射性口腔黏膜炎是放疗后的并发症。该病以预防为主，治疗目的在于减轻症状，促进愈合，防治继发感染。

2. 口腔局部对症治疗：①饭前可局部涂擦利多卡因凝胶等局部麻醉药物缓解疼痛；②局部还可使用口腔溃疡散、溃疡贴膜、重组人表皮生长因子等以消炎、促进病损愈合；③ 3% 碳酸氢钠溶液漱口以预防口腔真菌感染的发生。

3. 给予患者高热量、高蛋白质饮食等支持治疗，影响进食者可进流食或半流食，不能进食者应给予肠外营养或经肠营养支持。

诊治难点与体会

放射性口腔黏膜炎（radiation oral mucositis）即放射性口炎（radiation stomatitis），是放射线引起的急慢性口腔黏膜损伤，临床常见于头颈部肿瘤接受放疗的患者，故又称为放射治疗诱发性口腔黏膜炎（radiotherapy-induced oral mucositis，RTOM）。1979 年 WHO 根据病情严重程度将其分为 0 ~ Ⅳ级：0 级，患者无症状和体征；Ⅰ级，口腔黏膜有无痛性糜烂、水肿，或仅有轻微疼痛；Ⅱ级，口腔黏膜充血、发红、水肿或糜烂，疼痛但不影响进食；Ⅲ级，口腔黏膜充血、发红、水肿或糜烂，疼痛严重并影响进食；Ⅳ级，口腔黏膜疼痛影响进食，需肠外营养或经肠营养支持。

根据病程和临床表现，RTOM 又可分为急性放射性口炎和慢性放射性口炎。放射线照射后短时间内的黏膜变化为“急性损害”，临床主要有口腔黏膜充血、红肿、糜烂、溃疡、假膜、疼痛等表现；照射后 6 个月以上出现的症状及变化为“慢性损害”，通常表现为唾液腺受破坏引起的口腔干燥、味觉异常等，也可并发口腔念珠菌感染等。

RTOM 诊断主要依据病史和临床表现，即明确的放射线治疗史以及出现的特征性的口腔黏膜急、慢性损害。

本病需与化疗性口腔黏膜炎、过敏性口炎、细菌性口炎等鉴别，慢性损害中口干症状需与干燥综合征等鉴别。RTOM 通常有明确的放射线治疗史，而化学治疗诱发的口腔黏膜炎是与癌症化疗药物治疗相关的口腔黏膜炎，是化疗后的常见不良反应，两者可根据病史进行鉴别。接触性过敏性口炎可由口内金属材料、唇膏、含漱剂等的接触引起，通常无放射线暴露史；追问病史可有明确的局部接触史或过敏史，去除可能的过敏原病损好转，斑贴试验有助于诊断此病。药物引起的过敏反应通常发病前有明确的用药史，停用可疑致敏药物后病损愈合，全血细胞分析嗜酸性粒细胞计数可升高。细菌性口炎临床以形成大量的假膜为特征，也称为膜性口炎；全血细胞分析可见白细胞总数升高，病损处取材细菌涂片或培养可见大量细菌；治疗需结合细菌培养结果，可局部或全身使用抗生素治疗。慢性放射性损害往往需要与各种原因引起的口干相鉴别，腮腺造影、眼科相关检查，以及抗核抗体、ENA 谱或类风湿因子、红细胞沉降率、免疫球蛋白等指标有助于鉴别。

放射性口炎以预防为主，对于头颈部肿瘤术后接受放疗的患者，放疗前需进行系统的口腔检查，并采取拔除患牙、拆除不良修复体、更换金属充填材料、牙周系统治疗等预防措施。放疗期间可采取生理盐水、碳酸氢钠溶液含漱等措施预防口腔黏膜炎的发生。

急性放射性口炎的治疗以局部对症治疗为主，可采取消炎、止痛、促进愈合、防治继发感染等各种措施，可使用口腔溃疡膏、溃疡贴膜、重组人表皮生长因子等，或使用弱激光治疗以消炎、促进病损愈合。慢性放射性口炎主要针对口干症状以及继发的真菌感染进行治疗，局部可采用碳酸氢钠溶液含漱以及制霉菌素片含化等措施防治口腔真菌感染。对于疼痛严重影响进食的患者可饭前使用利多卡因凝胶涂擦患处，缓解疼痛。除用药治疗，需叮嘱患者注意维持口腔卫生，食用高热量、高蛋白质饮食，不能进食者需给予肠外营养或经肠营养等进行支持治疗。

临床诊疗流程图

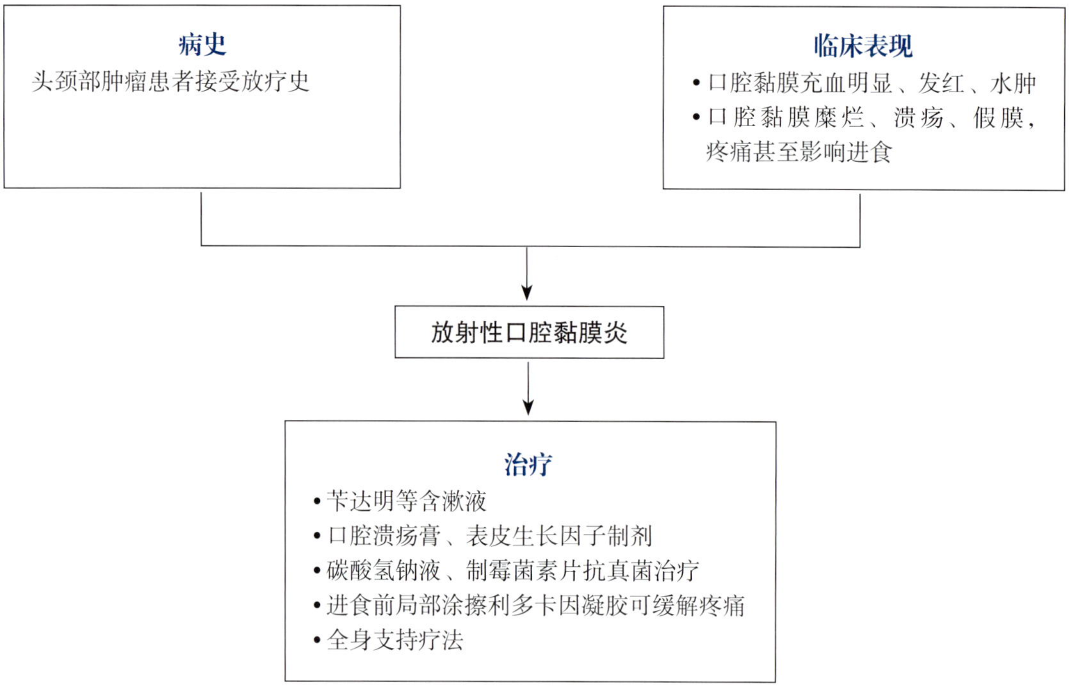

（李　丹　华　红）

参考文献

[1] NAIDU M U R, RAMANA G V, RANI P U, et al. Chemotherapy-induced and/or radiation therapy-induced oral mucositis-complicating the treatment of cancer. Neoplasia, 2004, 6(5): 423-431.

[2] 周映伽，黄杰，沈红梅. 放射性口腔炎的治疗进展. 肿瘤基础与临床，2012, 25(2): 183-184.

[3] LALLA R V, BOWEN J, BARASCH A, et al. MASCC/ISOO clinical practice guidelines for the management of mucositis secondary to cancer therapy. Cancer, 2014,120(10): 1453-1461.

[4] 邱敏，魏娇，王甲一，等. 放射性口炎治疗的研究进展. 中华口腔医学杂志，2015, 50(10): 593-597.

[5] MALLICK S, BENSON R, RATH G K. Radiation induced oral mucositis: A review of current literature on prevention and management. European Archives of Oto-Rhino-Laryngology, 2016, 273(9): 2285-2293.

[6] ELAD S, ZADIK Y. Chronic oral mucositis after radiotherapy to the head and neck: A new insight. Supportive Care in Cancer, 2016, 24(11): 4825-4830.

[7] 华红，刘宏伟. 口腔黏膜病学. 北京：北京大学医学出版社，2014.

第二章

口腔黏膜白色或红色病损

病例 13　口腔白色水肿

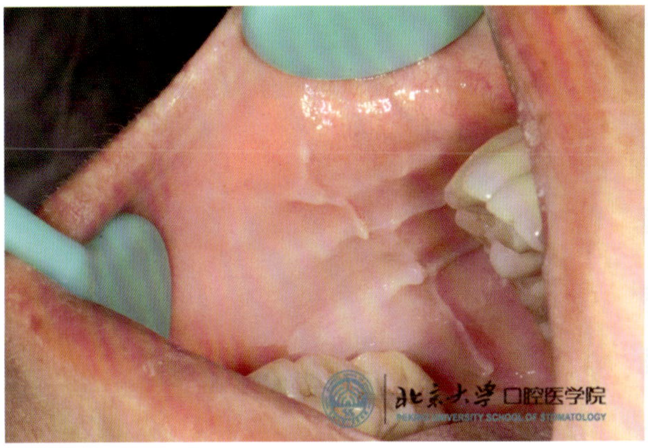

图 13-A　右颊咬合线区黏膜广泛水肿，黏膜呈白色面纱状

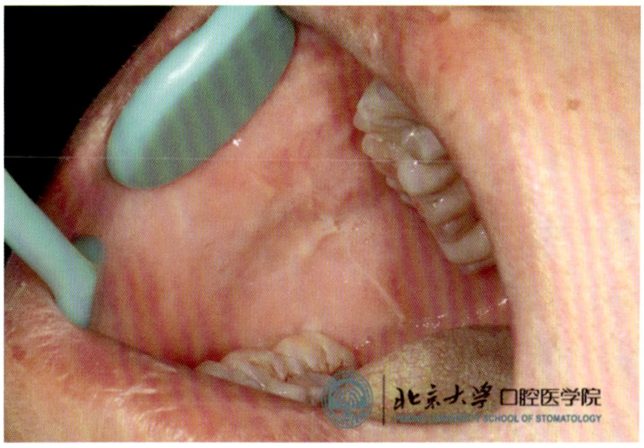

图 13-B　去除刺激因素 4 周后右颊白色水肿变浅

患者，女，42 岁。

[主诉] 发现右颊发白 2 个月。

[现病史] 2 个月来发现右颊黏膜发白，略发涩，否认疼痛。患者有右侧偏侧咀嚼习惯，常有咬颊习惯。否认烟酒嗜好。

[临床检查] 右颊黏膜咬合线区域广泛水肿、发白，呈半透明面纱样，咬合线明显，拉伸颊黏膜可见白色病损变浅或消失。未见充血和糜烂。

[既往史] 无特殊情况。

[家族史] 无特殊情况。

[全身情况] 健康。

[临床初步印象] 口腔白色水肿?

[可能的诊断]

1. 口腔白色水肿?
2. 口腔白色角化症?
3. 口腔白色海绵状斑痣?

[辅助检查]

1. 全血细胞分析、凝血检查未见异常。

2. 活体组织检查：上皮增厚，上皮细胞内水肿，出现空泡性变，胞核固缩或消失，符合口腔白色水肿。

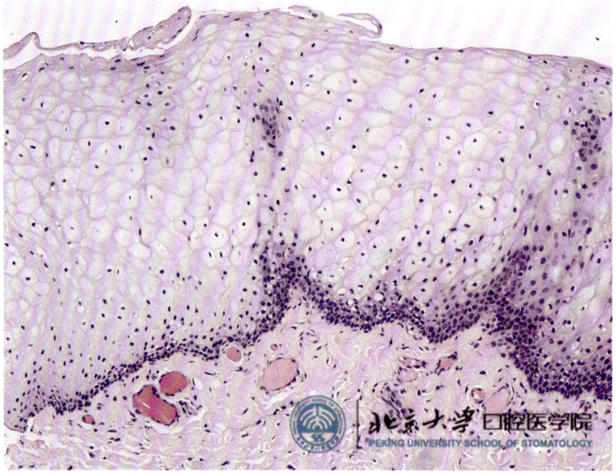

图 13-C 口腔白色水肿组织病理学表现（HE 染色）

[最终诊断] 口腔白色水肿。

[诊断依据]

1. 口腔黏膜广泛水肿，呈灰白色半透明面纱样斑片，拉伸颊黏膜可见白色病损变浅。
2. 有咬颊的不良习惯。
3. 活体组织检查符合口腔白色水肿。
4. 去除刺激因素后病损减轻。

[治疗原则及措施]

1. 建议双侧咀嚼，避免咬颊及进食辛辣或过烫食物。
2. 局部对症治疗，可以使用 0.1% 依沙吖啶液等含漱。

诊治难点与体会

口腔白色水肿（oral leukoedema）病因尚不清楚，一般认为是口腔黏膜在物理或化学刺激下出现的继发反应。病损多见于双颊及舌缘，表现为灰白色或乳白色半透明面纱样斑片，边界不清，扪之柔软，无压痛，检查时牵拉口腔黏膜，斑片可暂时性变浅或消失，停止牵拉时病损再次出现。组织病理学表现为上皮增厚，上皮细胞内水肿，出现空泡性变，胞核固缩或消失，基底层无明显改变。

不同原因诱发的口腔黏膜水肿病损发生的部位与特征有所不同。烟、酒等化学刺激导致的口腔白色水肿多为全口弥漫性改变；与咬合、锐利牙尖等物理刺激有关的口腔白色水肿发生在与局部刺激因素对应的部位，有时会伴有咬痕、上皮剥脱等改变。

口腔白色水肿需与口腔白色角化症、口腔白色海绵状斑痣相鉴别。口腔白色角化症与长期的机械与化学刺激有关，表现为边界不清的斑块或斑片，不可擦去，牵拉黏膜不能使病损消失。患者可有干涩、粗糙等感觉。组织病理学主要表现为上皮表层过角化及棘层增厚。吸烟者起初可有口腔白色水肿表现，久之可形成口腔白色角化症，去除刺激因素后病损可逐渐变浅或消失。口腔白色海绵状斑痣是一种常染色体显性遗传疾病，有家族聚集性，青春期患者多见。典型表现为口腔黏膜增厚发白，较为柔软，有水波样皱褶，多见于双颊，双侧舌缘以及上下唇内侧黏膜也可以广泛发生，偶有累及鼻腔、食管以及肛周黏膜。病理表现为上皮明显增厚及角化不全，棘细胞增大，层次增多，上皮细胞呈不同程度的水肿和空泡性变，棘细胞胞质间可见细胞核周围聚集的嗜伊红染色物质。诊断需结合病史、家族史、临床表现、病理表现及基因检测才能明确。

口腔白色水肿无明显不适症状。临床无须治疗，若有可疑刺激因素，应及时去除局部刺激。本病预后良好，无癌变风险。

临床诊疗流程图

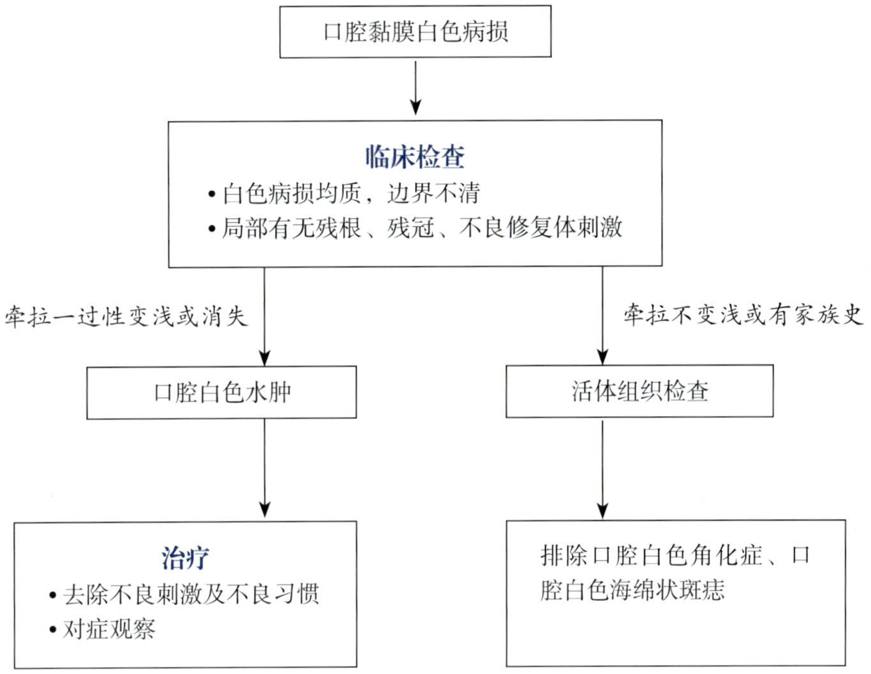

（胡晓晟　刘　洋）

参考文献

[1] 华红, 刘宏伟. 口腔黏膜病学. 北京: 北京大学医学出版社, 2014: 123-125.

[2] GLICK M. Burket's Oral Medicine. 12th ed. Shelton, Connecticut: People's Medical Publishing House, 2015.

[3] MARTIN J L. Leukoedema: A review of the literature. Journal of the national medical association, 84(11): 938-940.

病例 14　口腔白色角化症

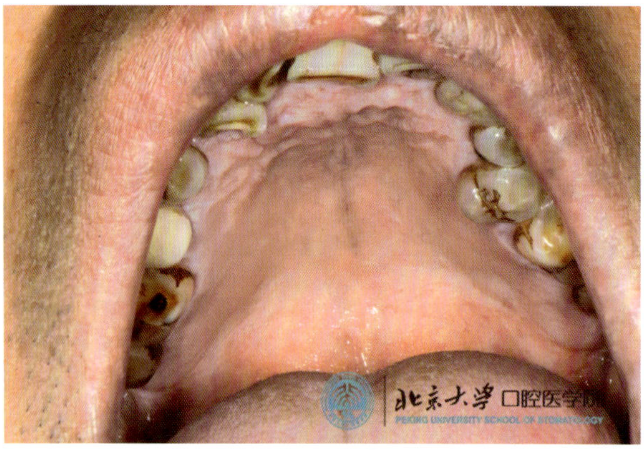

图 14-A　上腭前部白色角化斑片

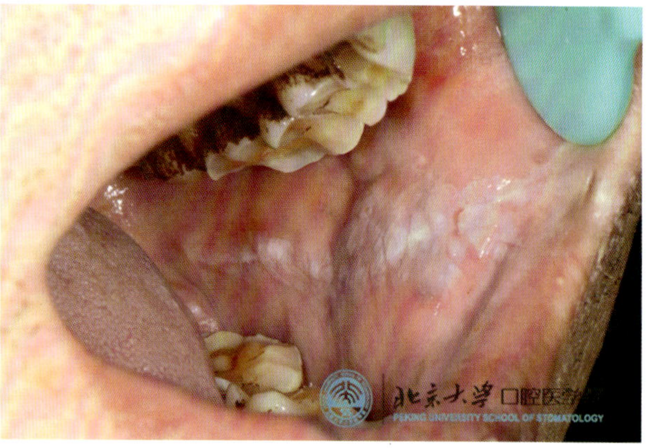

图 14-B　左颊黏膜咬合线处灰白色斑片

患者，男，53 岁。

[主诉] 发现左颊白色斑块 1 个月。

[现病史] 1 个月前左颊黏膜出现白色斑块，自觉粗糙，进食刺激性食物不适，未经治疗。否认皮肤、指甲等病损。平日睡眠、饮食可，工作压力不大。吸烟 20 余年，10 支 / 天。饮酒 20 余年。

[临床检查] 左颊黏膜咬合线处可见灰白色斑片，略高出黏膜表面，边界不清，表面柔软光滑，基底柔软。口镜牵拉颜色无明显改变。

左颊黏膜近 27 处可见灰白色斑块，约 1 cm × 1 cm 大小，表面光滑，基底柔软。

硬腭前部可见白色角化病损，表面粗糙。口腔卫生欠佳，牙面广泛色素沉着。

[既往史] 无特殊情况。

[家族史] 无特殊情况。

[全身情况] 高血压十几年，服药后血压控制在 120/80 mmHg。糖尿病 2 年，服药后空腹血糖维持在 6 ~ 7 mmol/L。

[临床初步印象] 口腔白色角化症?

[可能的诊断]

1. 口腔白色角化症?
2. 口腔白斑病?
3. 口腔扁平苔藓?
4. 颊白线?

[辅助检查] 左颊病损处黏膜活体组织检查：符合口腔白色角化症。

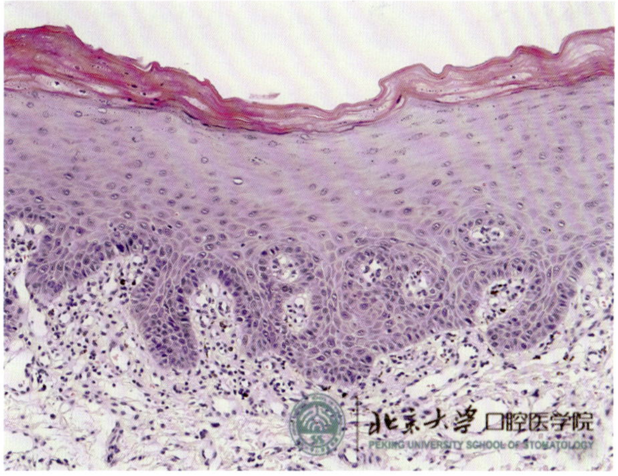

图 14-C　口腔白色角化症组织病理学表现（HE 染色）

[最终诊断] 口腔白色角化症。

[诊断依据]

1. 吸烟史。

2. 白色病损发生在咬合线位置上下，其他不受摩擦部位未见病损。

3. 活体组织检查：上皮单纯性增生，表面过度角化，棘层增生，固有层内散在炎症细胞浸润，符合口腔白色角化症。

[治疗原则及措施]

1. 口腔卫生宣教。

2. 去除口腔不良刺激物，如拔除口腔内残根、残冠，纠正不良生活习惯，如戒烟、戒酒。

3. 随访观察，每 3 ~ 6 个月复查一次，病情加重时应及时就诊。角化严重者可局部使用维 A 酸类药物治疗。

诊治难点与体会

口腔白色角化症（oral leukokeratosis），是长期机械或化学刺激造成的口腔黏膜局部白色角化斑块或斑片。病损位置一般位于咬合线处或者和刺激物有位置对应关系的区域。残根、残冠、不良修复体或烟草以及食物的温度刺激等为本病常见的发病诱因。口腔白色角化症在去除局部刺激因素后，病损可以逐渐减轻或者消失。

本病的确定诊断主要根据病史与临床表现，如患者口腔存在不良修复体、残根、残冠等刺激因素或者患者有长期吸烟史等，结合患者病损发生的部位及临床特征即可诊断。

口腔白色角化症易与口腔白斑病、扁平苔藓、颊白线等相混淆。口腔白斑病主要表现为质地紧密、界线清楚的白色斑块，病损周围一般无明显刺激因素，或是采用戒烟、调磨牙尖等去除可疑刺激的措施后病损仍然不消失。口腔扁平苔藓临床表现为白色丘疹组成的白色条纹，可伴发基底黏膜充血、发红或糜烂，部分患者还可伴发皮损。必要时可行活体组织检查辅助鉴别本病与口腔白斑病、扁平苔藓。

颊白线位于双颊咬合线处，为连续的白色或灰白色线条，与牙列外形相吻合，水平向延伸，多由咀嚼时牙齿持续性刺激所致。

口腔白色角化症在临床确诊后，治疗以解释病情、去除刺激因素、观察为主。角化严重者可局部对症使用维 A 酸类药物治疗。

本病一般预后良好，通常在去除刺激因素 2～4 周后，白色病损颜色即可变浅，范围可变小甚至消失。

临床诊疗流程图

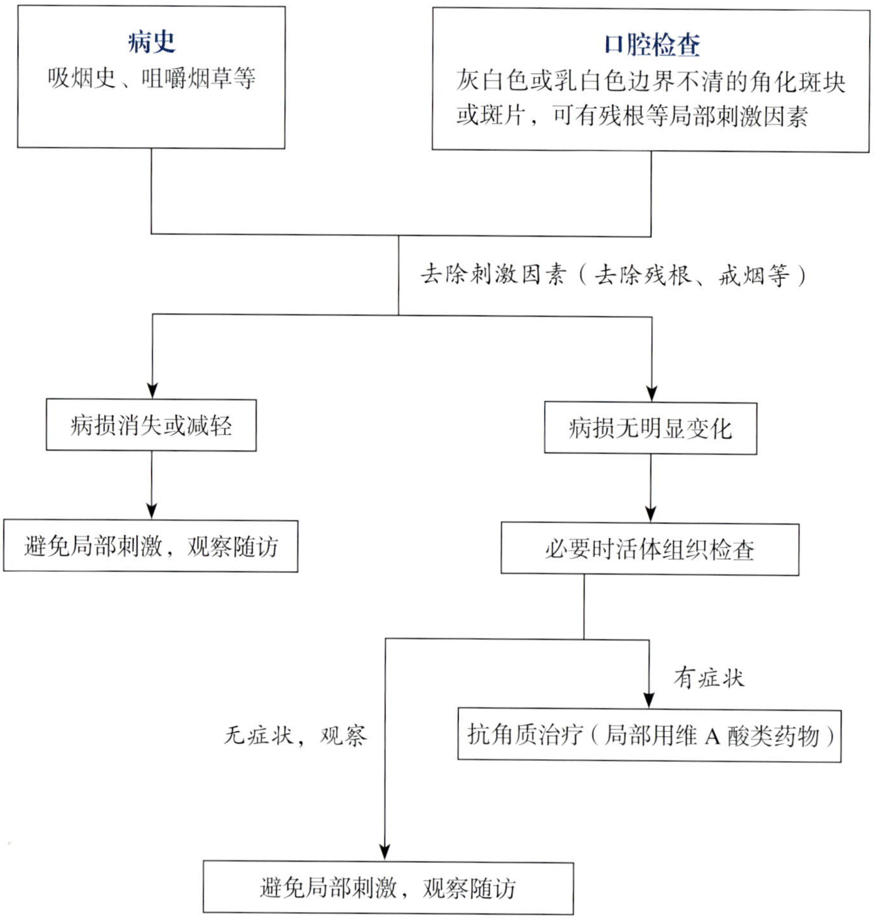

（刘 洋 李 金）

参考文献

[1] 华红，刘宏伟. 口腔黏膜病学. 北京：北京大学医学出版社，2014：123-125.

病例 15　网纹型口腔扁平苔藓（非糜烂型）

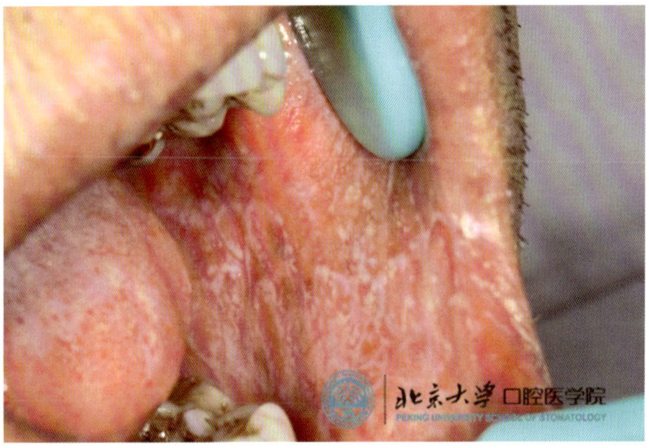

图 15-A　左颊白色角化网纹病损

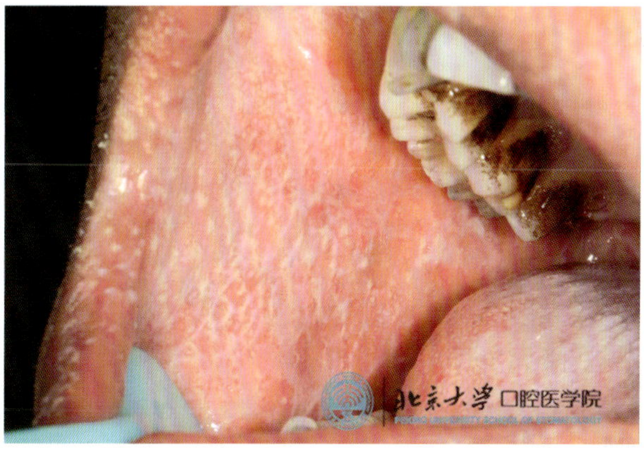

图 15-B　右颊白色角化网纹病损

患者，男，58 岁。

[主诉] 口腔黏膜出现白色网纹 1 个月。

[现病史] 1 个月前舌背出现白色网纹，进食刺激性食物有疼痛，无自发疼痛，未经治疗。否认皮肤、指甲以及生殖器病损。吸烟史 30 年，每天 20 支，戒烟 1 个月。否认全身系统性疾病，否认特殊用药史。

[临床检查] 双颊及舌背黏膜可见广泛白色角化纹，稍高于黏膜表面，相互交织呈网状。全口黏膜未见明显充血、糜烂。口腔卫生状况差，牙石（+++），色素（+++）。口腔内无金属充填体及修复体。

[既往史] 无特殊情况。

[家族史] 无特殊情况。

[全身情况] 健康。

[临床初步印象] 口腔扁平苔藓？

[可能的诊断]

1. 网纹型口腔扁平苔藓（非糜烂型）？
2. 口腔苔藓样损害？
3. 盘状红斑狼疮？
4. 口腔白斑病？

[辅助检查]

1. 活体组织检查：上皮过度角化、基底细胞液化变性，固有层见密集的淋巴细胞浸润带，符合扁平苔藓。

2. 全血细胞分析、凝血功能、肝肾功能、血糖检查均正常，胆固醇 6.03 mmol/L ↑。

[最终诊断] 网纹型口腔扁平苔藓（非糜烂型）。

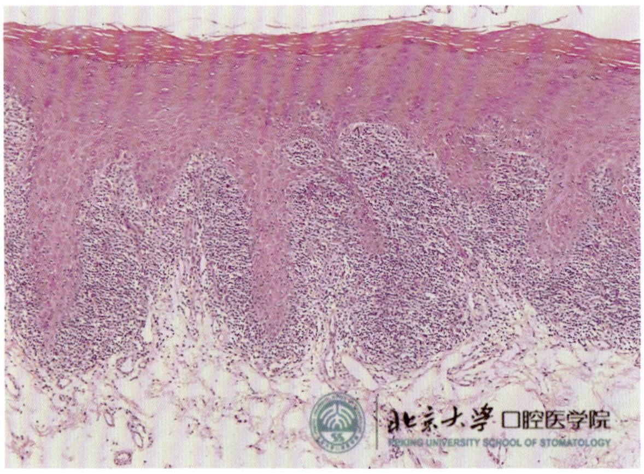

图 15-C 扁平苔藓组织病理学表现（HE 染色）

［诊断依据］

1. 双颊对称的白色角化条纹病损，呈网状排列，基底黏膜未见明显充血、糜烂。

2. 无特殊用药史。

3. 口内无金属充填体与修复体。

4. 活体组织检查显示上皮过度角化，基底细胞液化变性，基底膜下方固有层中可见淋巴细胞带状浸润。

［治疗原则及措施］

1. 口腔卫生宣教。

2. 去除口腔内不良刺激因素，纠正吸烟、饮酒等不良习惯。

3. 调节情绪，保持良好的心理状态。

4. 无症状的网纹型扁平苔藓可不用药物治疗，根据病情不同，每年复查 2～4 次。

5. 有症状的扁平苔藓患者，有充血、疼痛症状时以对症治疗为主，可局部使用激素或免疫抑制类药物，如糖皮质激素类软膏等；角化程度高的病损可局部使用维 A 酸类制剂。

6. 如合并有系统性疾病，如糖尿病、甲状腺疾患，患者应积极转诊到相关科室进行诊断和治疗。

诊治难点与体会

口腔扁平苔藓（oral lichen planus，OLP）是一种细胞免疫介导的慢性炎症性疾病，目前病因和发病机制尚不明确，可能与遗传因素、免疫因素、精神心理因素相关。除口腔黏膜外，皮肤、指甲、生殖器黏膜也可出现病损。

OLP 的诊断需结合临床和（或）活体组织检查。扁平苔藓典型的组织病理学表现为上皮过度角化不全，基底细胞液化变性及基底膜下方固有层中大量淋巴细胞呈带状浸润。1978 年 WHO 提出 OLP 的组织学诊断标准，强调以淋巴细胞为主的带状浸润和基底细胞液化变性。2003 年 WHO 更新了组织学诊断标准，增加了需除外上皮异常增生的条款。具有典型临床表现和典型组织学表现才能确诊为口腔扁平苔藓。临床或组织病理表现不典型的，或有上皮异常增生的病例应诊断为口腔苔藓样损害。

OLP 应与苔藓样损害相鉴别。接触性苔藓样损害多与黏膜接触金属充填体或修复材料有关；药物性苔藓样损害与服用某种药物有关，如非甾体类抗炎药、血管紧张素转换酶抑制药等，停止使用药物后，口腔病损可减轻或消退；移植物抗宿主病的患者口腔也可出现苔藓样损害，考虑与骨髓移植后机体免疫反应异常相关。通过仔细询问病史及临床检查可鉴别两种疾病。此外，唇红处 OLP 还需与盘状红斑狼疮相鉴别，后者的病损常向皮肤侧扩展，使唇红缘界线不清。病理表现也有所不同，后者镜下可表现为固有层胶原纤维玻璃样变、水肿、断裂，毛细血管扩张，血管周围可见密集的淋巴细胞浸润。斑块型 OLP 需与口腔白斑病相鉴别。在临床表现上扁平苔藓为灰白色，可伴有舌乳头萎缩，病损微凹，质地软；而口腔白斑病呈白色或白垩色斑块，边界清楚，表面粗糙，可有裂隙。白斑病的病理表现为上皮过度正角化，无基底细胞液化变性，基底膜清晰，有时可见上皮异常增生。

OLP 临床分为糜烂型、非糜烂型，对于无症状的非糜烂型 OLP 可不用治疗。对于有症状的非糜烂型 OLP 患者以缓解症状、预防进展为目标，局部可使用糖皮质激素等；对于角化程度严重的病损，可采用维 A 酸制剂。

扁平苔藓患者因有潜在的恶变风险，建议依病情严重程度每年复查 2 ~ 4 次，有糜烂或增生时及时就诊。

（胡晓晟　华　红）

参考文献

[1] SUGERMAN P B, SAVAGE N W. Oral lichen planus: Causes, diagnosis and management. Aust Dent J, 2002, 47(4): 290-297.

[2] MOLLAOGLU N. Oral lichen planus: A review. Br J Oral Maxillofac Surg, 2000, 38(4): 370-377.

[3] CHAN E S, THORNHILL M, ZAKRZEWSKA J. Interventions for treating oral lichen planus. Cochrane Database Syst Rev. 2000, (2): CD001168.

[4] 中华口腔医学会口腔黏膜病专业委员会, 中华口腔医学会中西医结合专业委员会. 口腔扁平苔藓诊疗指南(试行). 中华口腔医学杂志, 2012, 47(7): 399-401.

[5] 高岩, 罗海燕. 癌变口腔扁平苔藓的组织病理学诊断分析. 中华口腔医学杂志, 2016, 51(12): 717-721.

[6] VAN DER MEIJ E H, VAN DER WAAL I. Lack of clinicopathologic correlation in the diagnosis of oral lichen planus based on the presently available diagnostic criteria and suggestions for modifications. J Oral Pathol Med, 2003, 32(9): 507-512.

病例 16　糜烂型口腔扁平苔藓

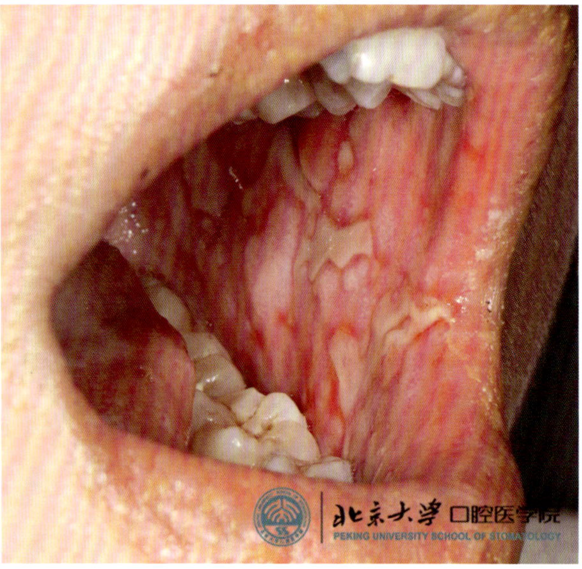

图 16-A　左颊多处片状糜烂面，周围可见白色角化条纹

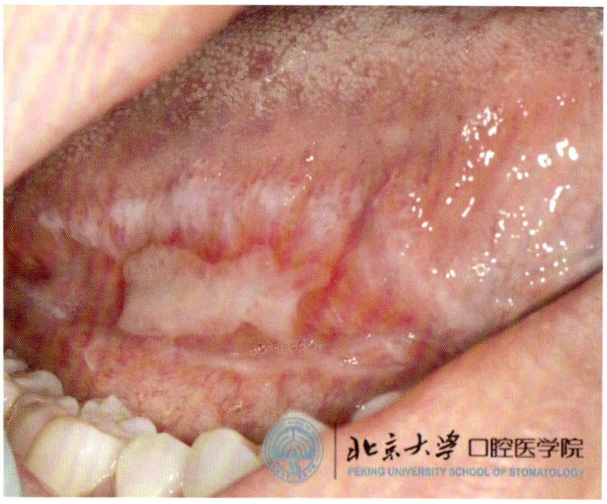

图 16-B　右舌腹中部片状糜烂面，约 2 cm × 1 cm，基底充血、发红，周围可见白色角化条纹

患者，女，56 岁。

[主诉] 口腔糜烂 3 个月，加重 1 个月。

[现病史] 3 个月前开始出现双颊黏膜糜烂，于当地医院就诊，临床诊断为扁平苔藓，否认皮肤及指甲等病损，服用“甲泼尼龙”16 mg/d，效果不明显，7 天后停药。近 1 个月来病情加重，双颊、腭、双舌腹多处黏膜糜烂，疼痛影响进食。否认高血压、糖尿病等全身系统性疾病，吸烟 20 余年，每日 20 支，饮白酒 20 余年，每日 2 两。否认其他药物使用史。否认咀嚼槟榔病史等。

[临床检查] 双颊、双舌腹以及腭黏膜多处不规则的片状糜烂面，表面渗出较多，有黄白色假膜被覆，基底黏膜充血，间杂白色角化条纹病损。

舌背中后部可见大面积白色角化斑纹状病损，不突出于黏膜表面。

患者开口受限，开口度一指半。口腔卫生差，牙石、软垢大量。口内未见修复体及充填材料。

[既往史] 无特殊情况。

[家族史] 无特殊情况。

[全身情况] 健康。

[临床初步印象] 糜烂型口腔扁平苔藓？

[可能的诊断]

1. 口腔扁平苔藓？
2. 苔藓样损害？

3. 副肿瘤性天疱疮？

4. 多形红斑？

5. 天疱疮？

[辅助检查]

1. 舌背活体组织检查：鳞状上皮增殖，表面过度不全角化，锯齿状上皮钉突，基底细胞液化变性及淋巴细胞浸润带明显，符合扁平苔藓病理表现。

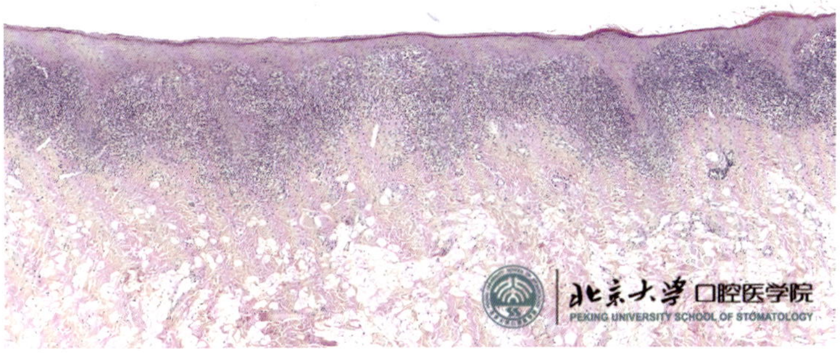

图 16-C　扁平苔藓组织病理学表现（HE 染色）

2. 血清桥粒芯蛋白 1（Dsg1）抗体（–），桥粒芯蛋白 3（Dsg3）抗体（–），BP180 抗体（–）。

3. 鼠膀胱间接免疫荧光（–）。

4. 红细胞沉降率（ESR）44 mm/h ↑，IgA 4.41，补体 C4 为 0.423，C 反应蛋白（CRP）11.1 mg/L ↑，ANA 为 1∶320 ↑，胸部 CT 检查未见明显异常，腹部 B 超检查为轻中度脂肪肝。

[最终诊断] 糜烂型口腔扁平苔藓。

[诊断依据]

1. 口腔黏膜大面积糜烂面，表面渗出较多，舌背可见白色斑片病损，双侧舌腹可见白色角化条纹。

2. 血清 Dsg1 抗体（–），Dsg3 抗体（–），BP180 抗体（–），鼠膀胱间接免疫荧光（–），胸部 CT、腹部 B 超检查未见明显异常，排除了寻常型天疱疮、黏膜良性类天疱疮以及副肿瘤性天疱疮等疱性疾病的可能性。

3. 无其他药物使用史，口内未见修复体及充填材料，排除苔藓样损害。

4. 舌背活体组织检查显示符合扁平苔藓改变。

[治疗原则及措施]

1. 去除口腔内不良刺激因素；纠正吸烟、饮酒等不良习惯；告知饮食禁忌；调节情绪，保持良好的精神状态等。

2. 糜烂病损的处置：以控制疼痛和促进糜烂愈合为目的。局部使用糖皮质激素涂抹或局部封闭，严重者可局部使用钙调磷酸酶抑制剂如他克莫司软膏；局部可配合使用激光治疗等物理疗法。

3. 严重病例可酌情系统使用糖皮质激素或其他免疫抑制剂，或使用中医中药等。

4. 告知疾病相关注意事项，嘱定期复查，不适及时随诊，对于长期糜烂的患者，要注意防止其癌变的发生。

5. 积极预防和治疗真菌感染。

诊治难点与体会

糜烂型口腔扁平苔藓属于口腔扁平苔藓（oral lichen planus, OLP）中较重的一种类型，患者刺激痛等症状明显，患者的生活质量受到严重影响。糜烂型 OLP 应注意与多形红斑、疱性疾病等相鉴别。多形红斑起病较急，口腔黏膜以糜烂、渗出、充血、水肿为特征，皮肤可有水疱、红斑、丘疹等，特征性皮损为靶形红斑。病情往往有自限性。疱性疾病多有口腔黏膜或皮肤起疱病史，通过组织病理学及免疫学检查可明确诊断。

糜烂型 OLP 的治疗，需控制疼痛症状，促进糜烂愈合，预防癌变。对于小面积糜烂，可采用局部糖皮质激素涂抹或封闭；对于大面积糜烂或局部使用糖皮质激素疗效不佳的，可考虑局部使用钙调磷酸酶抑制剂如他克莫司软膏，系统使用小剂量糖皮质激素（15 ~ 30 mg/d）或其他免疫抑制剂，如硫唑嘌呤、羟氯喹等。治疗过程中需预防和积极治疗合并的真菌感染。物理治疗如激光治疗、中医中药等也可酌情考虑使用。国内外的研究表明糜烂型扁平苔藓较其他类型发生癌变的风险更大。此类患者需定期观察随访，以便及时发现可疑病损，早期进行干预。

临床诊疗流程图

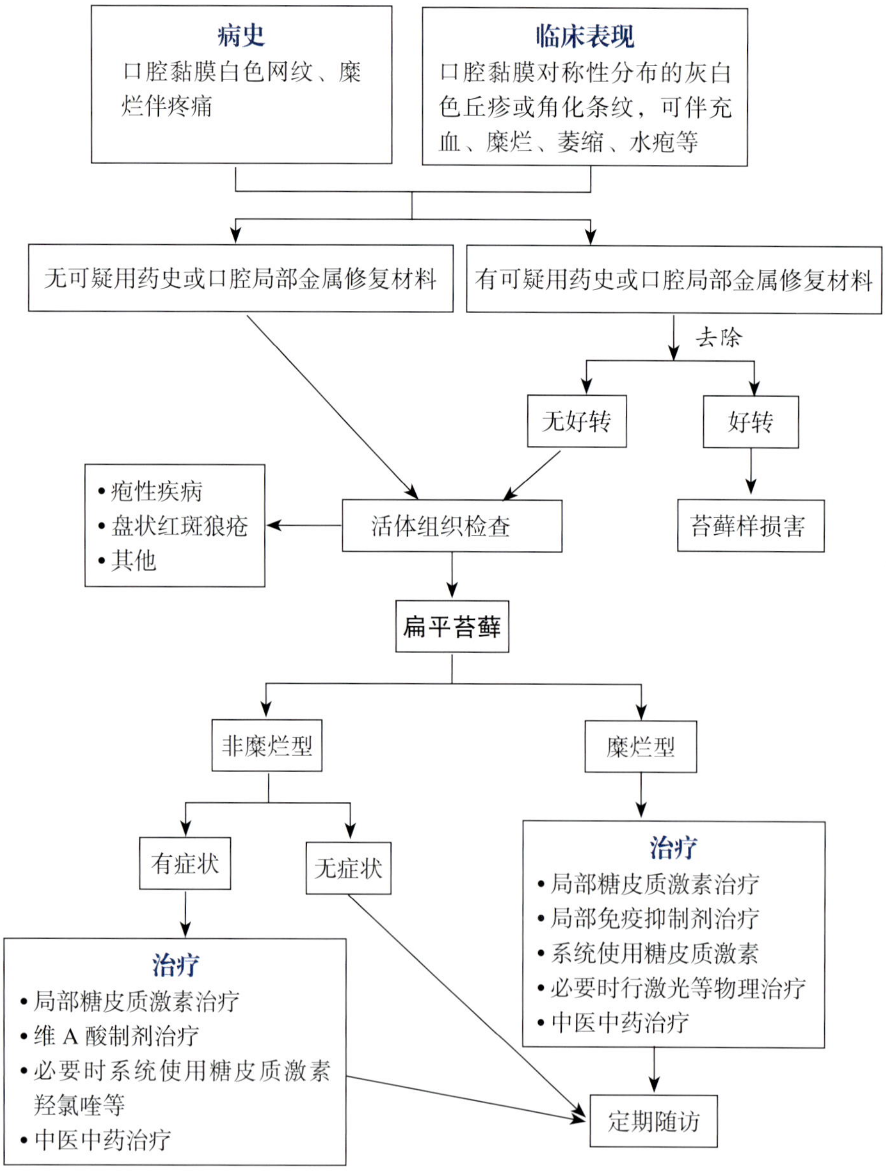

（胡晓晟　刘　洋）

参考文献

[1] SHEN Z Y, LIU W, ZHU L K, et al. A retrospective clinicopathological study on oral lichen planus and malignant transformation: Analysis of 518 cases. Med Oral Patol Oral Cir Bucal, 2012, 17(6): e943-e947.

[2] SUGERMAN P B, SAVAGE N W. Oral lichen planus: Causes, diagnosis and management. Aust Dent J, 2002, 47(4): 290-297.

[3] MOLLAOGLU N. Oral lichen planus: A review. Br J Oral Maxillofac Surg, 2000, 38(4): 370-377.

[4] CHAN E S, THORNHILL M, ZAKRZEWSKA J. Interventions for treating oral lichen planus. Cochrane Database Syst Rev, 2000, (2): CD001168.

[5] FITZPATRICK S G, HIRSCH S A, GORDON S C. The malignant transformation of oral lichen planus and oral lichenoid lesions: A systematic review. J Am Dent Assoc, 2014, 145(1): 45-56.

[6] AGHA-HOSSEINI F, SHEYKHBAHAEI N, SADRZADEH-AFSHAR M S. Evaluation of potential risk factors that contribute to malignant transformation of oral lichen planus: A literature review. J Contemp Dent Pract, 2016, 17(8): 692-701.

[7] 中华口腔医学会口腔黏膜病专业委员会, 中华口腔医学会中西医结合专业委员会. 口腔扁平苔藓诊疗指南（试行）. 中华口腔医学杂志, 2012, 47(7): 399-401.

[8] 高岩, 罗海燕. 癌变口腔扁平苔藓的组织病理学诊断分析. 中华口腔医学杂志, 2016, 51(12): 717-721.

病例 17　充填体相关的苔藓样损害

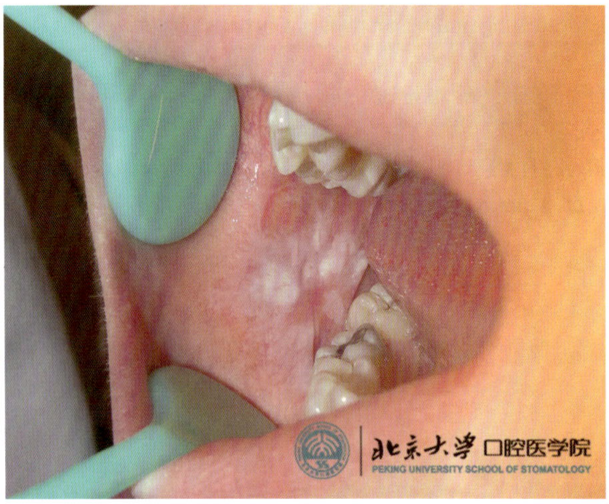

图 17-A　初次就诊时右下 6 咬合面大面积银汞充填体，其所对颊黏膜可见大面积白色角化网纹

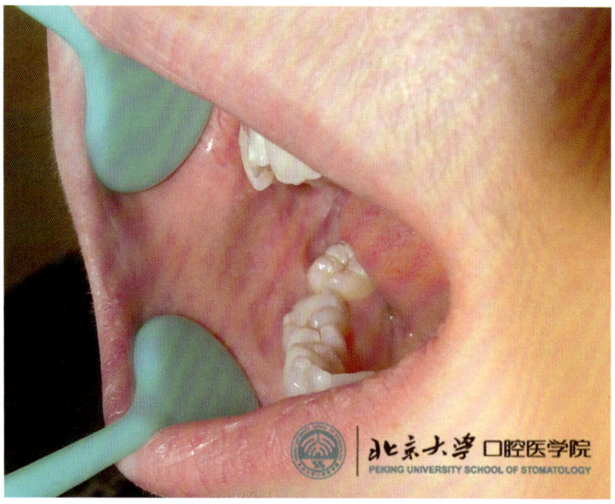

图 17-B　更换右下 6 银汞充填体为树脂 1 个月后复诊，右颊白色角化网纹明显变淡

患者，女，21 岁。

[主诉] 右颊进食刺激痛 2 年余。

[现病史] 患者 2 年来右颊黏膜进食刺激痛，病情时好时坏，否认皮肤病损。曾在当地医院就诊，未明确诊断及规律治疗。否认烟酒嗜好。否认糖尿病、高血压、肝炎等全身系统性疾病。

[临床检查] 右颊黏膜后部可见 4 cm × 3 cm 白色角化斑条纹，中央可见约 0.5 cm × 0.5 cm 糜烂面，上覆黄白色假膜。

36 相对颊黏膜可见约 1 cm × 0.5 cm 白色角化条纹。

16、17、46、36、37 咬合面银汞充填体。

[既往史] 5 年前行后牙龋齿充填治疗。

[家族史] 无特殊情况。

[全身情况] 健康。

[临床初步印象] 充填体相关的苔藓样损害？

[可能的诊断]

1. 充填体相关的苔藓样损害？
2. 口腔扁平苔藓？
3. 口腔白斑病？

[辅助检查]

1. 斑贴试验：白降汞可疑过敏。

2. 实验室检查：全血细胞分析、肝肾功能检查未见明显异常。

3. 活体组织检查：鳞状上皮过度角化，角化层明显增厚，棘层增生，上皮细胞无异型性，基底细胞未见明显液化变性，固有层慢性炎症细胞浸润略呈带状，分布较散在，累及血管周围；与深部结缔组织分界不清，符合苔藓样损害。

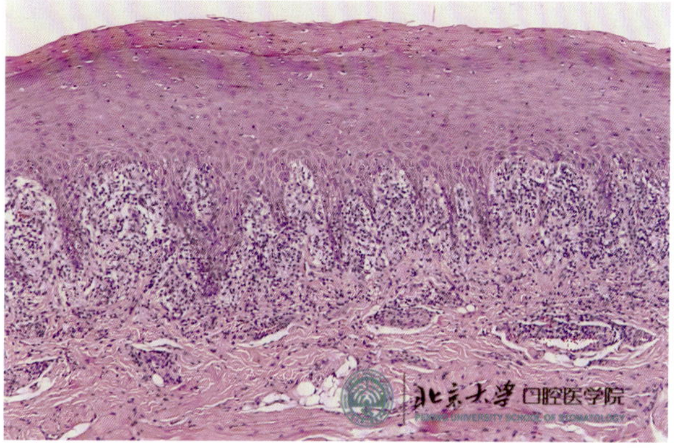

图 17-C　充填体相关苔藓样损害组织病理学表现（HE 染色）

[最终诊断] 充填体相关的苔藓样损害。

[诊断依据]

1. 双颊白纹与银汞充填体紧密接触。
2. 银汞充填体修复的时间早于白纹病损。
3. 斑贴试验白降汞阳性。
4. 更换银汞后白色角化条纹明显好转。

[治疗原则及措施]

1. 主要是找到并更换可疑充填体，嘱患者替换可疑银汞为树脂 1 个月后复查，患者诉明显好转，临床检查白色角化条纹明显变淡。
2. 其余治疗原则基本同扁平苔藓。

诊治难点与体会

口腔苔藓样损害（oral lichenois lesions，OLL）或苔藓样反应（lichenoid reaction）是一种临床表现、病理表现与口腔扁平苔藓相类似的病变。1973 年 Pinkus 首次描述了扁平苔藓和苔藓样损害等病损的病理表现。口腔苔藓样损害通常有诱发因素，如牙科材料、全身药物、移植后的反应等。文献中一般是根据病因将其分类，主要包括：①口腔接触性苔藓样损害，②口腔药物性苔藓样损害，③慢性移植物抗宿主病性苔藓样损害。其中，Isaac 认为还应包括第 4 类，即类似扁平苔藓样改变。类似扁平苔藓样改变缺乏扁平苔藓的典型特征，如仅有牙龈出现红斑，而口腔其他部位没有扁平苔藓的典型表现，或者表现为单侧病损等。

Lind 于 1986 年首次将与银汞充填体有关的临床病损定义为苔藓样损害。口腔接触性苔藓样损害的病因很多，包括牙科材料、口香糖、食品添加剂以及口腔内的微生物等。而常见的且研究比较多的引起口腔接触性苔藓样损害的为牙科材料。牙科材料中的银汞合金、非贵金属全冠、树脂，甚至是金合金等都有可能会引起过敏，其中最常见的为银汞合金和非贵金属全冠。充填体相关的苔藓样损害即为接触性苔藓样损害中的一种。

Issa等的研究显示银汞相关的口腔接触性苔藓样损害患者以女性多见，年龄分布为23到79岁不等。患者可能会有烧灼感、发涩、刺激性疼痛等。主诉与口腔扁平苔藓无明显差异，但是个别患者可能会出现金属异味。临床类型可为白色角化网纹、白色角化斑块、萎缩和（或）糜烂，以白色角化网纹类型多见，但是也有报道以糜烂型多见。病损可累及颊黏膜、舌体黏膜、牙龈、唇内侧黏膜、上腭、口底黏膜等，以颊黏膜及舌侧缘、舌腹好发，且病损常常与银汞充填体紧密接触，所以病损一般为单侧的、非对称性的。这与口腔扁平苔藓是不一样的，在一定程度上有助于两者的鉴别诊断。也有文献报道充填体相关的苔藓样损害会出现对称性病损。但总体来说，皮肤病损较少出现。由于充填体相关苔藓样损害是一种慢性疾病，患者发现病损及就诊的时间与病损实际出现的时间可能并不一致，而且银汞充填体等牙科材料充填的时间也比较久远，患者也不一定能够记忆清楚。所以文献中关于病损出现距离银汞充填体充填的时间很少有报道。一般认为病损出现距离银汞充填体充填的时间为数年。

目前充填体相关的苔藓样损害的诊断标准尚未统一。国内外学者在做研究时，其入选标准包括以下几个方面：临床表现、病理表现、病损与充填体的位置关系、替换银汞后的效果、有无银汞以及斑贴试验，常常是综合其中的2条或者3条来作为纳入标准。最常用的为结合临床表现和病理表现作为诊断标准，而替代充填材料后病损愈合则为确定性诊断。诊断时可根据病损是单侧还是双侧，病损与充填体接触关系等加以考虑。典型的扁平苔藓病理上表现为带状淋巴细胞浸润，基底细胞液化变性，没有嗜酸性粒细胞与中性粒细胞浸润；而充填体相关的苔藓样损害为临床上与银汞充填体接触的病损，病理上慢性炎症细胞浸润，有嗜酸性粒细胞、中性粒细胞等，还可出现大量的浆细胞浸润及血管周围浸润，从临床和病理两方面可以区分两者，临床和（或）病理不典型的则诊断为苔藓样损害。

当怀疑为充填体相关的苔藓样损害时应结合斑贴试验的结果及病损与充填体的位置关系进行充填体的替换。替换后病损的愈合时间较短，一般为1周至3个月。其愈合率受多种因素影响，包括病损的累及部位、病损与银汞充填体的位置关系以及斑贴试验的结果等。文献中报道的替换银汞后病损的愈合率为48%～95%。这与不同的研究设计、疗效判断标准以及替换后的材料都有很大的关系。斑贴试验在预测替换银汞的疗效方面尚存争议。部分学者认为斑贴试验对替换银汞的效果并没有预测作用，而有学者则认为斑贴试验阳性的患者较斑贴试验阴性的患者其替换后效果更好，但是其预测效果有限。有研究显示口腔接触性苔藓样损害有一定的癌变率，甚至其癌变风险较口腔扁平苔藓高，所以在去掉银汞充填体后病损即使临床愈合，也应每年定期随访。

临床诊疗流程图

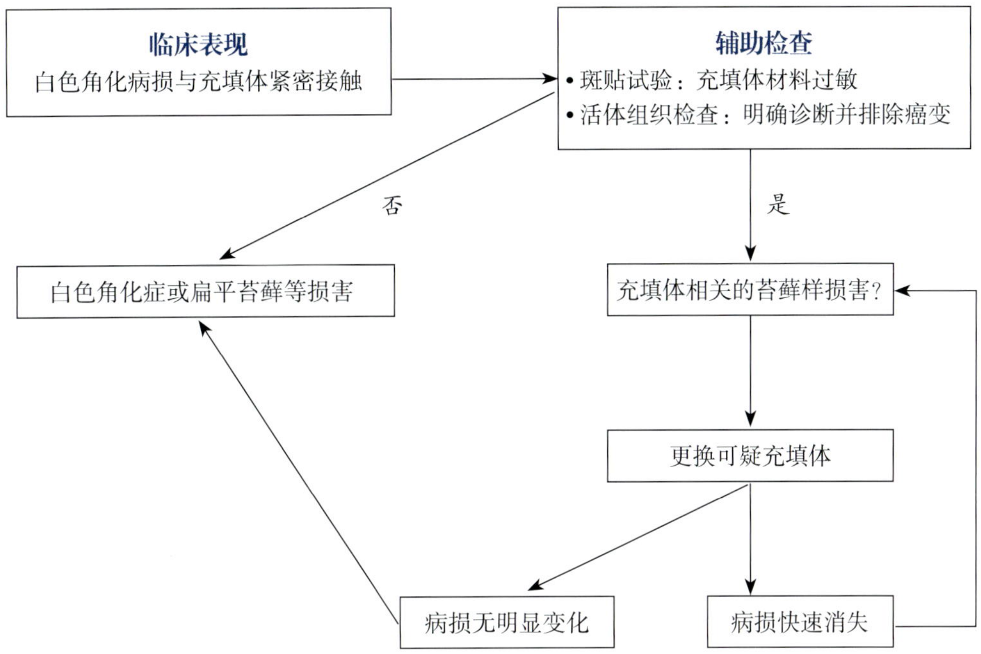

（宋江园 刘宏伟）

参考文献

[1] PINKUS H. Lichenoid tissue reactions: A speculative review of the clinical spectrum of epidermal basal cell damage with special reference to erythema dyschromicum perstans. Arch Dermatol, 1973, 107: 840-846.

[2] AL-HASHIMI I, SCHIFTER M, LOCKHART P B, et al. Oral lichen planus and oral lichenoid lesions: Diagnostic and therapeutic considerations. Oral Surg Oral Med Oral Pathol Oral Radiol Endod, 2007, 103 (S25): e1-e12.

[3] ISMAIL S B, KUMAR S K, ZAIN R B. Oral lichen planus and lichenoid reactions: Etiopathogenesis, diagnosis, management and malignant transformation. J Oral Sci, 2007, 49: 89-106.

[4] VAN DER WAAL I. Oral lichen planus and oral lichenoid lesions: A critical appraisal with emphasis on the diagnostic aspects. Med Oral Patol Oral Cir Bucal, 2009, 14: E310-E314.

[5] LIND P O, HURLEN B, LYBERG T, et al. Amalgam-related oral lichenoid reaction. Scand J Dent Res, 1986, 94: 448-451.

[6] ISSA Y, BRUNTON P A, GLENNY A M, et al. Healing of oral lichenoid lesions after replacing amalgam restorations: A systematic review. Oral Surg Oral Med Oral Pathol Oral Radiol Endod, 2004, 98: 553-565.

[7] DUNSCHE A, KASTEL I, TERHEYDEN H, et al. Oral lichenoid reactions associated with amalgam: Improvement after amalgam removal. Br J Dermatol, 2003, 148:70-76.

[8] OSTMAN P O, ANNEROTH G, SKOGLUND A. Amalgam-associated oral lichenoid reactions: Clinical and histologic changes after removal of amalgam fillings. Oral Surg Oral Med Oral Pathol Oral Radiol Endod, 1996, 81: 459-465.

[9] THORNHILL M H, PEMBERTON M N, SIMMONS R K, et al. Amalgam-contact hypersensitivity lesions and oral lichen planus. Oral Surg Oral Med Oral Pathol Oral Radiol Endod, 2003, 95: 291-299.

[10] HENRIKSSON E, MATTSSON U, HAKANSSON J. Healing of lichenoid reactions following removal of amalgam: A clinical follow-up. J Clin Periodontol, 1995, 22: 287-294.

[11] BRATEL J, HAKEBERG M, JONTELL M. Effect of replacement of dental amalgam on oral lichenoid reactions. J Dent, 1996, 24: 41-45.

[12] MCPARLAND H, WARNAKULASURIYA S. Oral lichenoid contact lesions to mercury and dental amalgam—a review. J

Biomed Biotechnol, 2012, 2012: 589569.

[13] COBOS-FUENTES M J, MARTINEZ-SAHUQUILLO-MARQUEZ A, GALLARDO-CASTILLO I, et al. Oral lichenoid lesions related to contact with dental materials: A literature review. Med Oral Patol Oral Cir Bucal, 2009, 14: e514-e520.

[14] BOLEWSKA J, REIBEL J. T lymphocytes, Langerhans cells and HLA-DR expression on keratinocytes in oral lesions associated with amalgam restorations. J Oral Pathol Med, 1989, 18: 525-528.

[15] ISSA Y, DUXBURY A J, MACFARLANE T V, et al. Oral lichenoid lesions related to dental restorative materials. Br Dent J, 2005, 198: 361-366; discussion 549; quiz 372.

[16] MONTEBUGNOLI L, VENTURI M, GISSI D B, et al. Clinical and histologic healing of lichenoid oral lesions following amalgam removal: A prospective study. Oral Surg Oral Med Oral Pathol Oral Radiol, 2012, 113: 766-772.

[17] VAN DER MEIJ E H, SCHEPMAN K P, VAN DER WAAL I. The possible premalignant character of oral lichen planus and oral lichenoid lesions: A prospective study. Oral Surg Oral Med Oral Pathol Oral Radiol Endod, 2003, 96: 164-171.

[18] LARSSON A, WARFVINGE G. Oral lichenoid contact reactions may occasionally transform into malignancy. Eur J Cancer Prev, 2005, 14: 525-529.

病例 18　药物相关的苔藓样损害

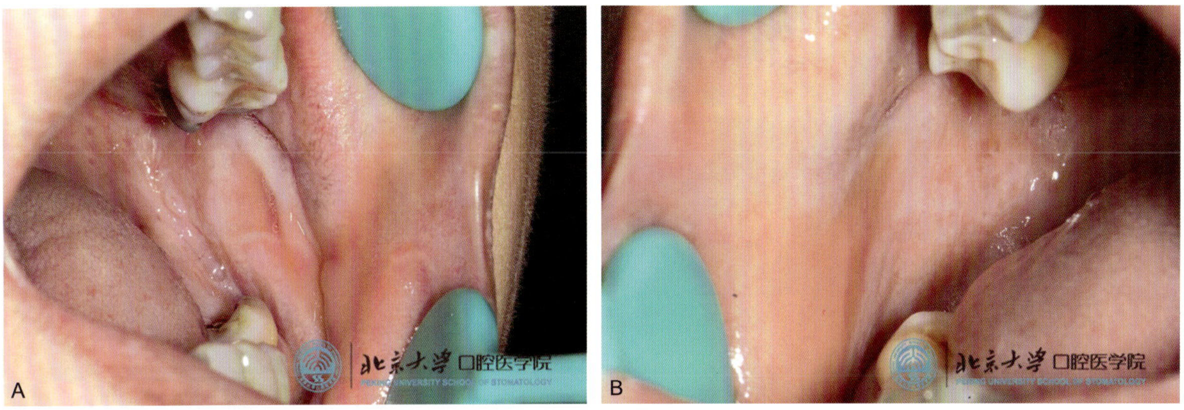

图 18-A、B　治疗前双颊黏膜表现，可见白色花纹状病损，基底黏膜略充血

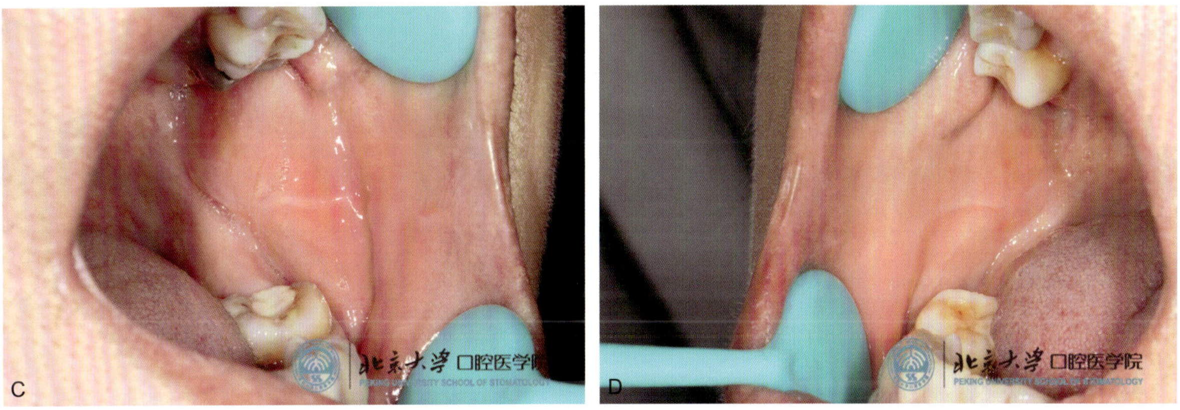

图 18-C、D　治疗后双颊黏膜表现，白色斑纹状病损基本消失

患者，女，46 岁。

[主诉] 口腔黏膜进刺激性食物疼痛 3 个月。

[现病史] 3 个月以来出现口腔黏膜进刺激性食物疼痛。2015 年 1 月曾于外院行子宫内膜癌手术，术后用中药调理 5 个月至今。否认肝炎、糖尿病及甲状腺疾病等系统性疾病。否认皮肤、指甲病损。睡眠、饮食可，否认不良嗜好。

[临床检查] 双颊后部黏膜可见白色角化斑纹，3 cm × 3 cm 大小，基底黏膜充血，未见明显充血、糜烂。

双侧舌缘及舌腹后部可见白色角化斑纹，2 cm × 2.5 cm 大小，未见充血、糜烂。

其余口腔黏膜未见明显异常。

[既往史] 子宫内膜癌。

[家族史] 无特殊情况。

[全身情况] 子宫内膜癌术后半年。

[临床初步印象] 药物相关的苔藓样损害？

[可能的诊断]

1. 药物相关的苔藓样损害？

2. 口腔扁平苔藓？

[辅助检查]

1. 全血细胞分析：未见明显异常。

2. 活体组织检查:（左颊）上皮轻度过度不全角化，基底细胞液化变性，上皮钉突变细，固有层淋巴细胞浸润略呈带状，但细胞较稀疏，分布较散在，与深部结缔组织分界不清，符合苔藓样损害表现。

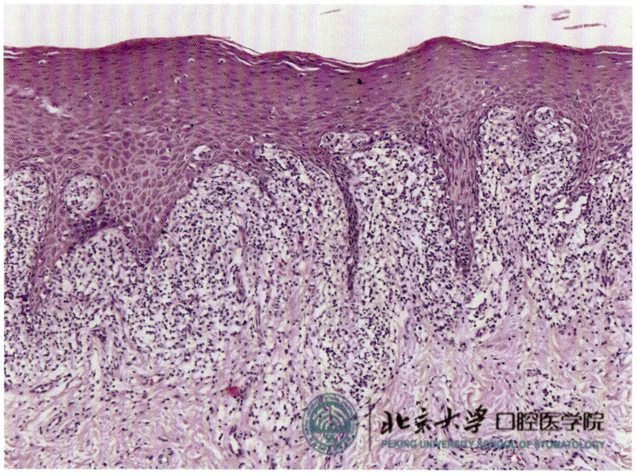

图 18-E 药物相关的苔藓样损害组织病理学表现（HE 染色）

3. 停用中药半年后复查：症状明显减轻，双侧舌腹可见散在极浅淡白色条纹，未见充血糜烂；余口腔黏膜未见明显异常。

[最终诊断] 药物相关的苔藓样损害。

[诊断依据]

1. 有较为明确的诱因，如发病前有服用中药 5 个月的用药史，发病时间与服药时间有因果关系。

2. 停用中药后口腔病损逐渐恢复。

[治疗原则及措施]

1. 对该例药物相关的口腔苔藓样损害的患者，消除病因，停止服用可疑药物为主要的治疗原则。

2. 临床上还可以采取与真性口腔扁平苔藓类似的治疗方法：局部糖皮质激素治疗仍是目前最有效的手段，对疗效不明显者，可全身短期应用糖皮质激素药物，如泼尼松 20 ~ 30 mg/d，服用 1 ~ 3 周，或使用其他免疫抑制剂。

诊治难点与体会

口腔苔藓样损害 (oral lichenoid lesions，OLL) 又称苔藓样反应 (lichenoid reaction) 或扁平苔藓样损害 (lichen planus-like lesions)，是一种与口腔扁平苔藓相类似的病变，两者在临床及组织病理学等方面有诸多相似之处，无论是临床还是病理表现，两者鉴别均非常困难，也有学者将其定义为诱因明确的口腔扁平苔藓的亚型。常见可诱导发生 OLL 的病因包括牙科用金属修复材料，服用某些药物、调味品等。OLL 也可以是某些系统性疾病的并发症或表征，如系统性红斑狼疮、移植物抗宿主病、多形红斑及感染。本病在临床上应注意与口腔扁平苔藓（OLP）仔细鉴别。与 OLP 相比，OLL 患病人群无性别倾向，发病部位一般较为局限，常单侧发病，且无明显自发痛等症状，一般有较为明确的诱因，如药物、牙科材料、文唇、移植物抗宿主病等。OLP 与 OLL 鉴别最重要的一点是，OLL 患者当发病诱因（如药物）去除后损害逐渐消退，当再次接触该病因时，病损复发。组织病理学上，OLL 主要表现为固有层的淋巴细胞浸润，而不是典型的带样浸润。

本病的治疗，可根据不同的诱因，采取不同的治疗策略。与银汞相关的口腔苔藓样损害，在去除相关银汞充填体后，损害均可有显著好转甚至痊愈。而对于药物或系统性疾病相关的口腔苔藓样损害，除了停止服药及治疗潜在的系统性疾病外，临床上还可以采取与 OLP 类似的治疗方法，以使疾病得到有效控制。局部可选用糖皮质激素类药物；对疗效不明显者，可采用短期全身应用糖皮质激素药物或其他免疫抑制剂等。

临床诊疗流程图

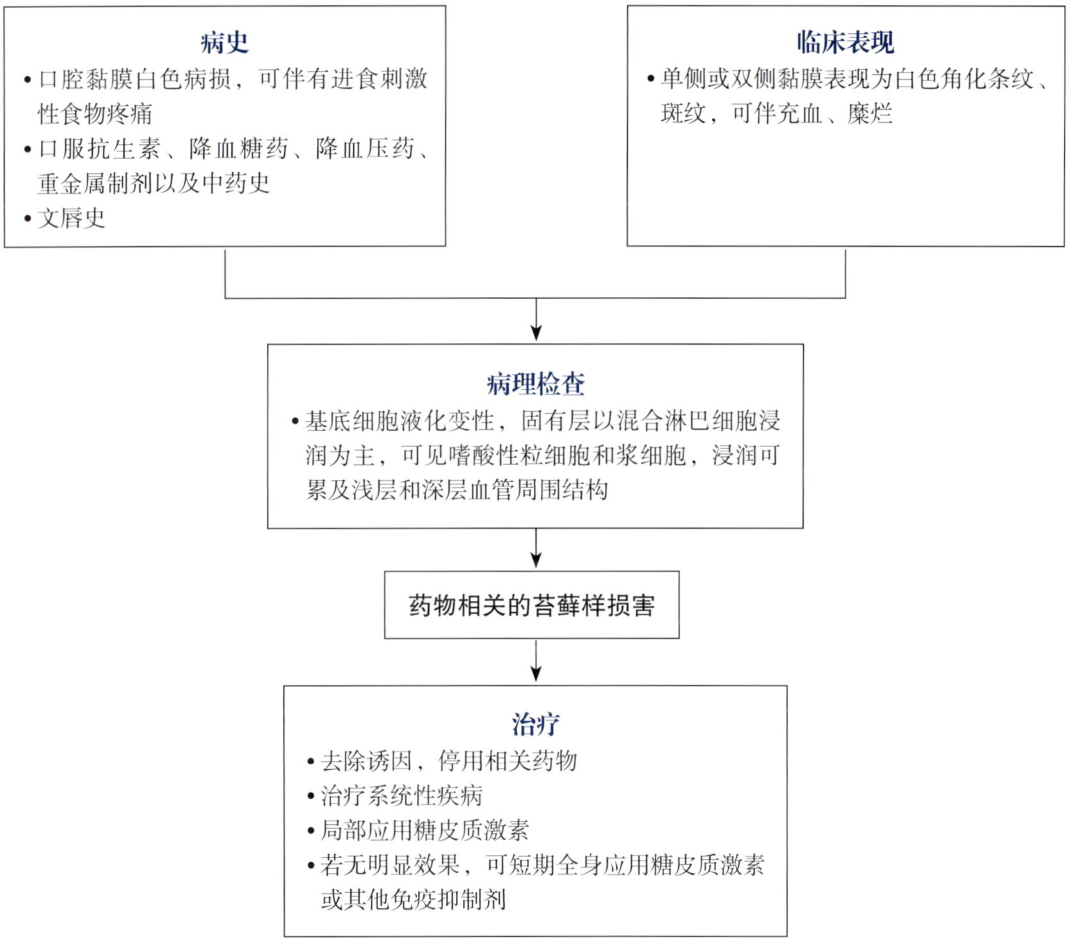

（穆长青　华　红）

参考文献

[1] 徐晓东. 60例口腔黏膜苔藓样反应的临床分析. 临床口腔医学杂志, 2010, (08): 504-505.
[2] 庄庆, 李峥, 华红. 苔藓样变2例诊治报告及文献复习. 现代医院, 2007, (10): 48-49.
[3] 李峥, 华红, 高岩. 口腔苔藓样病变. 现代口腔医学杂志, 2006, (01): 85-88.
[4] TREISTER N S, COOKEF J R, ANTIN J, et al. Clinical evaluation of oral chronic graft-versus-host disease. Biol Blood Marrow Transplant, 2008, 14(1): 110-115.
[5] 王晓萍, 齿科金属材料致敏性的比较及其与临床症状的相关性分析. 上海: 复旦大学, 2013, 13-50.

病例 19　移植物抗宿主病的口腔表征

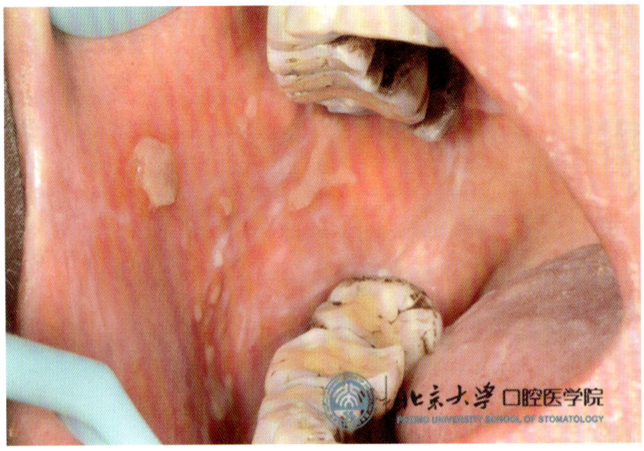

图 19-A　右颊黏膜糜烂、充血及白色角化纹病损

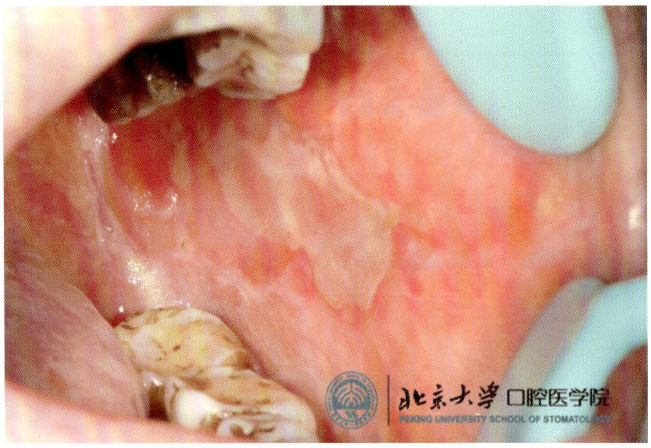

图 19-B　左颊黏膜糜烂、充血及白色角化纹病损

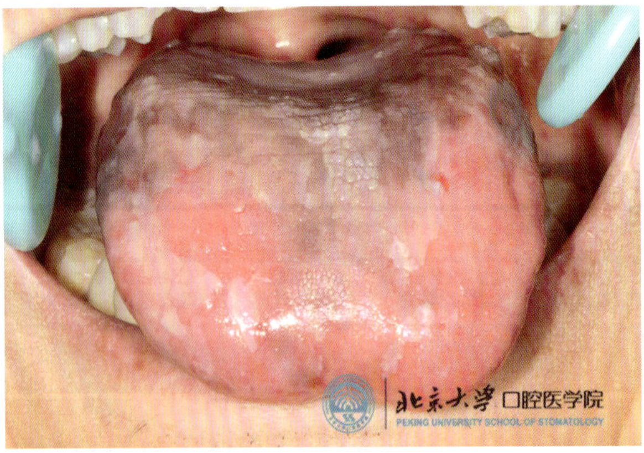

图 19-C　舌背白色角化斑块、斑片及色素沉着病损

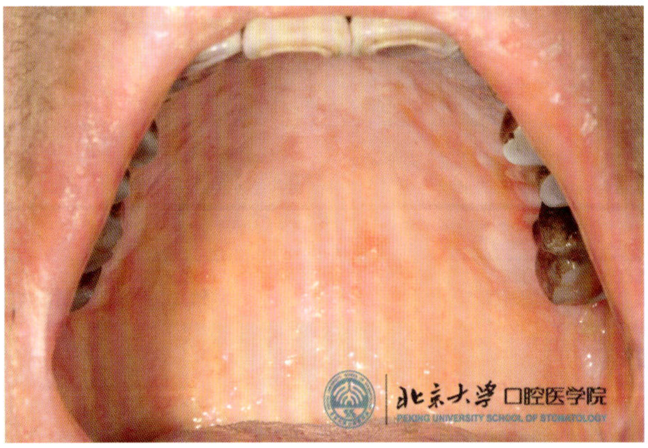

图 19-D　硬腭黏膜糜烂、充血及白色角化斑纹病损

患者，男，59 岁。

[主诉] 口内发白伴反复糜烂半年。

[现病史] 患者 1 年前因骨髓增生异常综合征于外院行骨髓移植，供体为姐姐，移植前配合化疗。近半年来口内黏膜出现白色病损，伴糜烂、疼痛，影响进食。生殖器处亦有糜烂、疼痛，眼结膜充血发红，并有畏光现象。后在血液科就诊，诊治为“移植物抗宿主病”，给予口服泼尼松（60 mg/d）及环孢素 A（55 mg/d）、伏立康唑等治疗，后病情好转并于血液科定期复查，目前全身情况良好。吸烟 5 年，4～5 支 / 天。

[临床检查] 双颊黏膜充血发红明显，散在点片样糜烂，上覆淡黄色假膜，触痛明显。腭部黏膜白色角化纹，局部充血发红，可见散在点状糜烂。

舌背广泛舌乳头萎缩，可见白色角化斑纹。中部可见约 2 cm × 0.5 cm 白色角化斑块，高出黏膜表面，边界清，表面可见龟裂纹。

口腔卫生状况差，牙石（++），色素（+++）。

[既往史] 骨髓增生异常综合征。

[家族史] 无特殊情况。

[全身情况] 骨髓移植术后。

[临床初步印象] 移植物抗宿主病?

[可能的诊断]

1. 移植物抗宿主病?
2. 口腔扁平苔藓?
3. 副肿瘤性天疱疮?
4. 口腔苔藓样损害?

[辅助检查]

1. 唾液念珠菌培养：阴性。
2. 舌背白色角化斑块区活检：镜下见上皮过度角化，粒层明显，棘层轻度增厚。符合口腔白斑，上皮单纯增生。

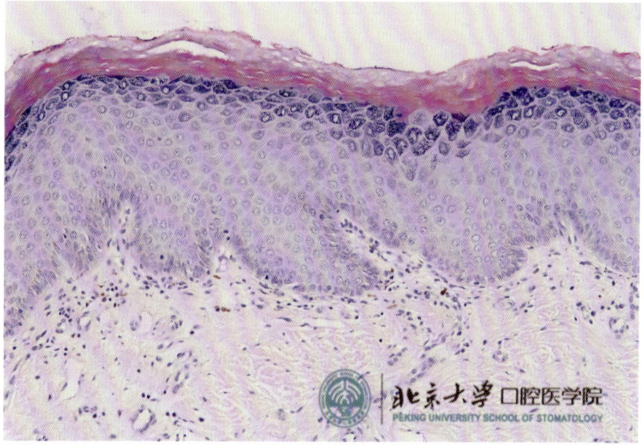

图 19-E　舌背病损的组织病理学表现（HE 染色）

[最终诊断] 移植物抗宿主病。

[诊断依据]

1. 1 年前骨髓移植。
2. 口腔黏膜反复糜烂半年。
3. 同时伴有生殖器周围糜烂、疼痛及眼结膜充血发红等表现。
4. 活体组织检查：上皮过度角化，粒层明显，棘层轻度增厚，符合上皮单纯增生白斑的镜下表现。

[治疗原则及措施]

1. 局部治疗为主（糖皮质激素含漱液或乳膏、凝胶制剂或止痛剂、消炎防腐剂等）。
2. 建议牙周系统治疗，保持口腔卫生。
3. 建议戒烟。
4. 血液科治疗（泼尼松、环孢素 A）并定期复查，必要时进一步咨询血液科。
5. 预防及治疗口干等症状。
6. 预防口腔念珠菌感染及定期监测口腔病损的变化。

诊治难点与体会

移植物抗宿主病（graft-versus-host disease, GVHD）是造血干细胞移植的主要并发症，30%～70%的患者可发生。主要病因是植入的异体组织器官具有大量的免疫活性细胞，被宿主的组织相容性抗原激活，从而产生对宿主组织细胞的免疫应答，导致宿主全身性的组织损伤。GVHD 主要的口腔表现为口腔白斑或苔藓样损害，唾液腺萎缩及功能障碍，黏液囊肿，张口受限或口腔糜烂、溃疡等。诊断主要根据病史、症状和体征，活体组织检查可作为辅助诊断方法。按照病损的类型和面积可分为无症状、轻度、中度和重度，对于有口腔症状的患者，治疗主要采取糖皮质激素局部对症治疗，他克莫司及环孢素的局部使用也为可选方案，治疗中还需预防口腔念珠菌感染等可能的并发症。

临床诊疗流程图

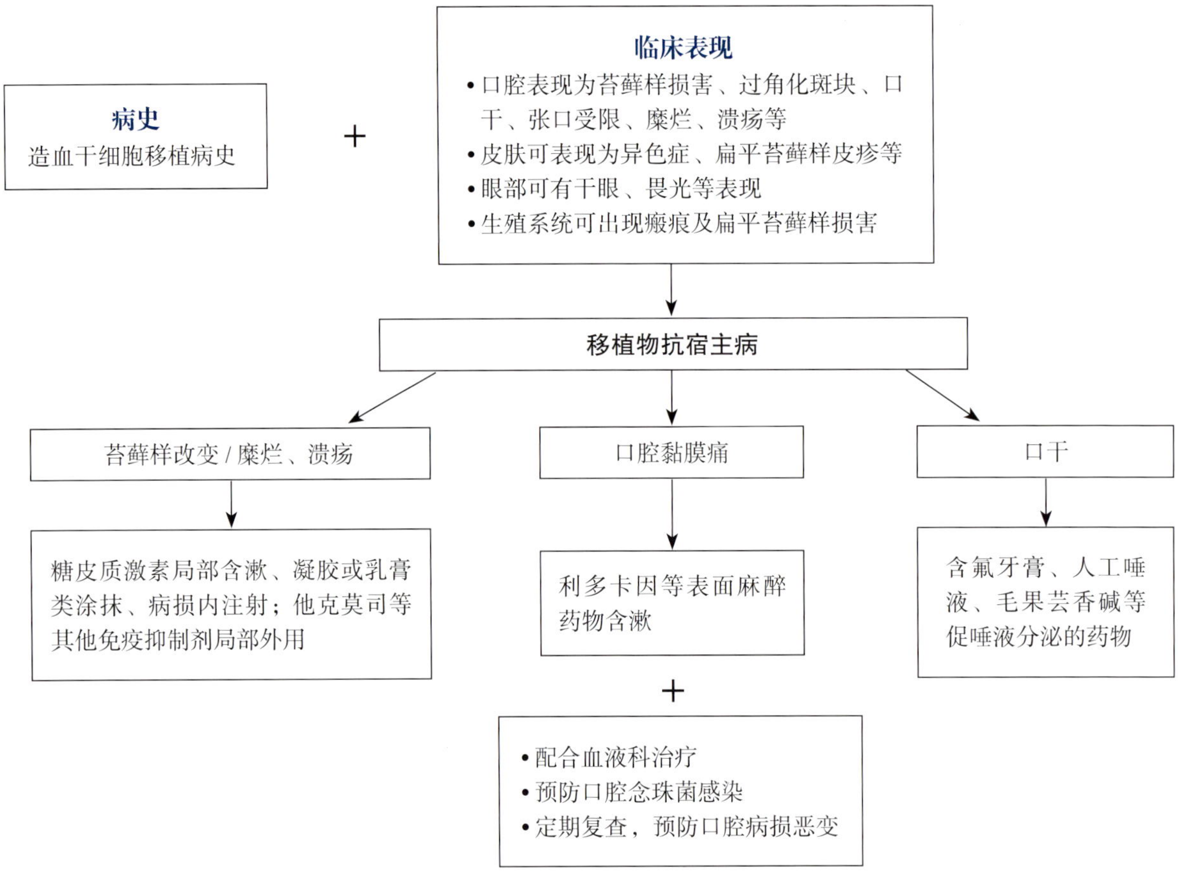

（胡晓晟　华　红）

参考文献

[1] 华红，刘宏伟. 口腔黏膜病学. 北京: 北京大学医学出版社, 2014: 272-275.

[2] SHULMAN H M, CARDONA D M, GREENSON J K, et al. National institutes of health consensus development project on criteria for clinical trials in chronic graft-versus-host disease: Ⅱ. The 2014 pathology working group report. Biol Blood Marrow Tr, 2015, 21: 589-603.

[3] PACZESNY S, HAKIM F T, PIDALA J, et al. National institutes of health consensus development project on criteria for clinical trials in chronic graft-versus-host disease: Ⅲ. The 2014 biomarker working group report. Biol Blood Marrow Tr, 2015, 21: 780-792.

[4] LEE S J, WOLFF D, KITKO C, et al. National institutes of health consensus development project on criteria for clinical trials in chronic graft-versus-host disease: Ⅳ. The 2014 response criteria working group report. Biol Blood Marrow Tr, 2015, 21: 984-999.

[5] CARPENTER P A, KITKO C L, ELAD S, et al. National institutes of health consensus development project on criteria for clinical trials in chronic graft-versus-host disease: Ⅴ. The 2014 ancillary therapy and supportive care working group report. Biol Blood Marrow Tr, 2015, 21: 1167-1187.

[6] JAGASIA M H, GREINIX H T, ARORA M, et al. National institutes of health consensus development project on criteria for clinical trials in chronic graft-versus-host disease: Ⅰ. The 2014 diagnosis and staging working group report. Biol Blood Marrow Tr, 2015, 21: 389-401.

病例 20　硬化萎缩性苔藓

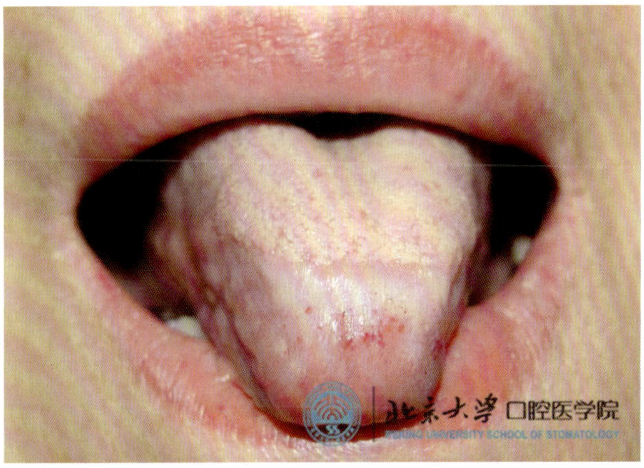

图 20-A　舌背前 1/2 瓷白色角化萎缩性斑块，面积 2 cm × 3 cm，斑块表面可见散在红色斑点

患者，女，53 岁。

[主诉] 舌尖出现白色斑块 10 天。

[现病史] 10 天前发现舌尖出现白色斑块，否认疼痛不适。再诉 2 个月前曾发现舌尖部“红点”，于当地医院诊断为“口腔炎”，给予维生素 B_6 治疗，自觉无明显效果。否认吸烟史及咀嚼槟榔史，偶饮酒。否认创伤史，否认全身系统性疾病。

[临床检查] 舌背前 1/2 可见瓷白色角化萎缩性斑块，面积 2 cm × 3 cm，界线较清晰，病损区伴丝状乳头萎缩，斑块表面可见红色斑点，触诊质地稍韧。

余口腔黏膜未见明显异常，牙龈未见白色斑块样病损，未见明显附着丧失。

口腔卫生较差，牙石（++）。

[既往史] 无特殊情况。

[家族史] 无特殊情况。

[全身情况] 健康。

[临床初步印象] 硬化萎缩性苔藓？

[可能的诊断]

1. 硬化萎缩性苔藓？
2. 口腔扁平苔藓？
3. 口腔白斑病？
4. 局限性硬皮病？
5. 口腔黏膜下纤维性变？

[辅助检查]

1. 全血细胞分析及凝血检查无明显异常。
2. 生化及甲状腺功能检查均未见异常。

3. 皮肤科转诊：外阴等身体其他部位皮肤黏膜未见明确硬化萎缩性苔藓样病损。

4. 活体组织检查：上皮萎缩，基底细胞液化变性，固有层弥漫炎症细胞浸润，可见广泛伴水肿的纤维增多和玻璃样变，符合硬化萎缩性苔藓。

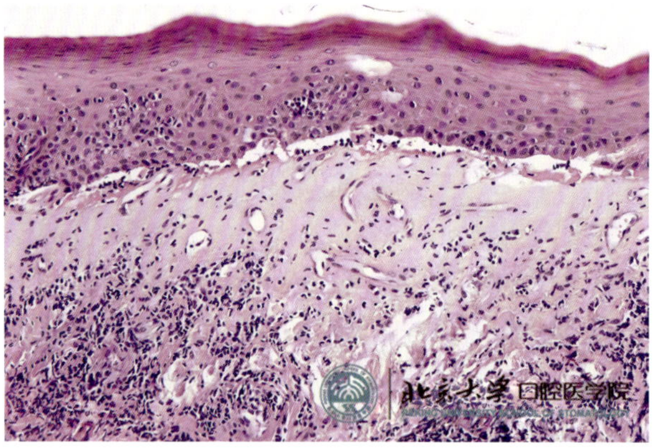

图 20-B　硬化萎缩性苔藓的组织病理学表现（HE 染色）

[最终诊断] 硬化萎缩性苔藓。

[诊断依据]

1. 舌背前 1/2 可见瓷白色角化斑块，面积 2 cm × 3 cm，斑块表面可见散在红色斑点。

2. 舌背活体组织检查：上皮萎缩，基底细胞液化变性，固有层弥漫炎症细胞浸润，可见广泛伴水肿的纤维增多和玻璃样变。

[治疗原则及措施]

1. 口腔硬化萎缩性苔藓无症状者一般不需要治疗。

2. 病情严重或病变范围广泛者如需治疗，可借鉴口腔皮肤及口腔外黏膜硬化萎缩性苔藓的治疗方法，皮肤科治疗皮肤硬化萎缩性苔藓，推荐药物为局部应用糖皮质激素或者钙调磷酸酶抑制剂。

3. 建议定期随访。

诊治难点与体会

硬化萎缩性苔藓（lichen sclerosus et atrophicus, LSA），又称硬化性苔藓，是一种慢性炎症性疾病。本病为一种独立疾病，和扁平苔藓没有直接关系。本病病因不清，可能的原因包括感染、创伤、遗传易感性、激素水平变化以及与某些免疫疾病例如甲状腺疾病、白癜风、斑秃等可能相关。本病多发于青春前期以及绝经期后的女性，主要累及生殖器黏膜及皮肤。口腔黏膜发病罕见，迄今，全球范围内文献报道的仅有 23 例经组织病理学确诊的 LSA，其中女性 17 例，男性 6 例；10 例患者伴发皮肤病损，4 例患者伴发外阴病损。

口腔 LSA 可以发生在口腔黏膜的任何部位，临床经常表现为瓷白色萎缩性斑块，可能导致糜烂或瘀斑。伴痒或疼痛，也可能无症状。病损累及牙龈时，可能导致附着丧失。LSA 特征性的组织病理学表现为上皮萎缩，可出现基底细胞液化变性，上皮下带状透明样变，固有层可出现淋巴细胞和组织细胞带状浸润。

LSA 在临床上需要和以下疾病鉴别：①口腔扁平苔藓、口腔白斑病以及局限性硬皮病。口腔扁平苔藓除了表现为口腔的白色斑块外，还可出现条纹、水疱、充血、糜烂等病损，活体组织检查典型表现为基底细胞液化变性，固有层淋巴细胞浸润带，上皮下无带状透明样变。②口腔白斑病，白色斑块一般突起于黏膜表面，而 LSA 为萎缩型斑块，口腔白斑病典型的组织病理学表现为上皮增生，固有层散在的淋巴细胞浸润，无带状浸润，亦无上皮下带状透明样变。③局限性硬皮病的典型组织病理学表现在真皮层以及皮下脂肪层，表皮层可能正常，真皮层胶原束肿胀，强嗜酸性，伴脂肪细胞萎缩，随后出现纤维化，导致真皮层增厚。④口腔黏膜下纤维性变，和咀嚼槟榔关系密切，临床表现为多发于双颊、软腭以及舌腹部的白色纤维条索样病损，触诊硬，患者一般开口受限，组织病理学表现主要是结缔组织发生纤维性变。

无症状的 LSA 可以不治疗，病情严重或病变范围广泛者也可以局部使用糖皮质激素或者钙调磷酸酶抑制剂。生殖器以外的 LSA 首选丙酸氯倍他索（一线用药），每天 1 次。由于口腔黏膜 LSA 罕见报道，所以极易被误诊为口腔黏膜白斑病、口腔扁平苔藓等，组织病理学检查有助于口腔 LSA 的鉴别诊断。同时，首诊于口腔科并确诊的 LSA 患者，应建议到皮肤科排除皮肤以及生殖器黏膜病损。口腔 LSA 目前未见癌变报道，但外阴 LSA 有发生基底细胞癌和黑色素瘤的报道。对于症状缓解不明显者，建议患者每 3 个月随访 1 次。

（刘　洋　华　红）

参考文献

[1] POWELL J J, WOJNAROWSKA F. Lichen sclerosus. Lancet, 1999, 353: 1777-1783.

[2] YANG L, HONG H, YAN G. Oral lichen sclerosus et atrophicus—literature review and two clinical cases. Chin J Dent Res, 2013, 16(2): 157-160.

[3] JIMÉNEZ Y, BAGÁN J V, MILIÁN M A, et al. Lichen sclerosus et atrophicus manifesting with localized loss of periodontal attachment. Oral Dis, 2002, 8: 310-313.

[4] MENDONÇA E F, RIBEIRO-ROTTA R F, SILVA M A, et al. Lichen sclerosus et atrophicus of the oral mucosa. J Oral Pathol Med, 2004, 33: 637-640.

[5] NEILL S M, TATNALL F M, COX N H, British Association of Dermatologists. Guidelines for the management of lichen sclerosus. Br J Dermatol, 2002, 147: 640-649.

[6] KIM C Y, KIM J G, OH C W. Treatment of oral lichen sclerosus with 1% pimecrolimus cream. Ann Dermatol, 2010, 22: 326-329.

病例 21　扁平苔藓样类天疱疮

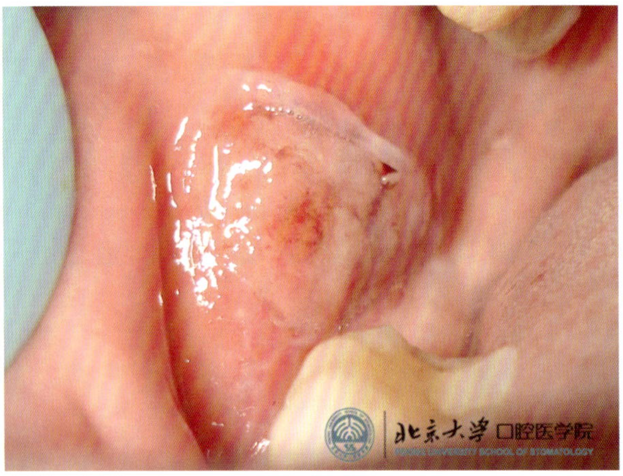

图 21-A　右颊疱样病损，可见部分疱壁，基底白色网纹

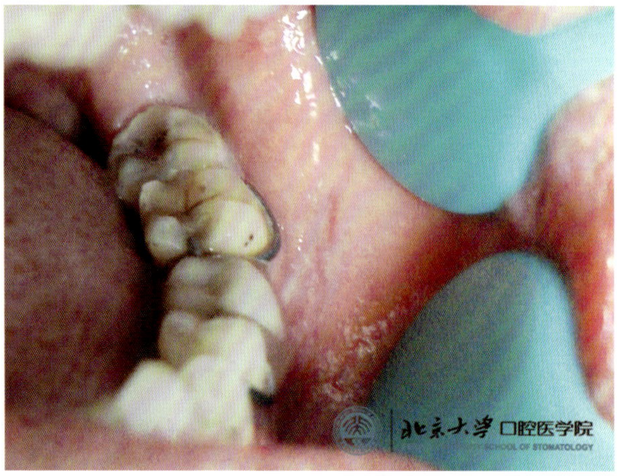

图 21-B　36、37 所对颊龈沟处白色条纹样病损

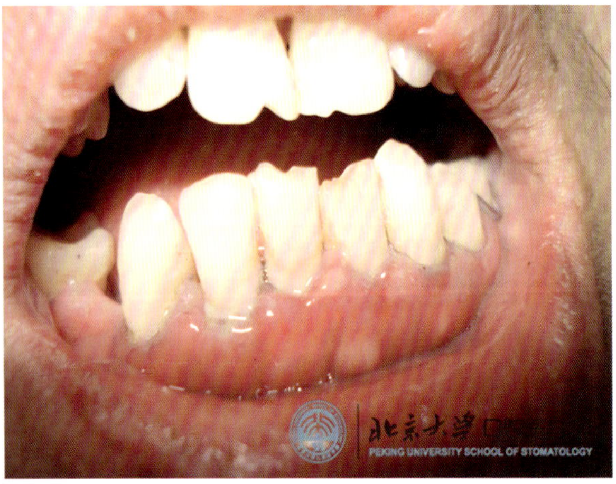

图 21-C　下前牙牙龈乳头白色网纹，伴糜烂

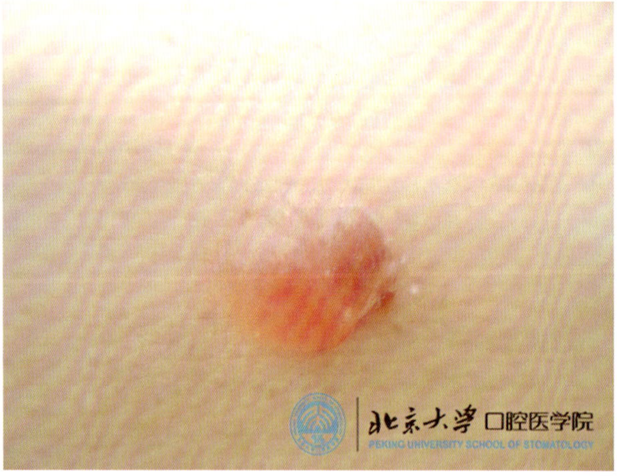

图 21-D　前胸疱样病损，疱壁紧张

患者，女，64 岁。

[主诉] 口腔黏膜反复起疱 10 个月。

[现病史] 10 个月前患者口腔黏膜反复起疱，初始位于腭黏膜，后出现于颊黏膜和牙龈，疼痛剧烈，刷牙及进食时容易起疱。半年前患者前胸及后背可见黄豆粒大小的红色疱，分别于多家医院诊断为天疱疮和扁平苔藓，服用抗生素后无明显好转，服用泼尼松 3 天，剂量不详，曾于皮肤科病理活检，诊断为“扁平苔藓”。

[临床检查] 左侧下后牙区所对前庭沟黏膜可见白色网状病损，基底充血。下前牙区对应的牙龈

乳头可见网状白纹，部分糜烂。右颊黏膜中后份可见一个直径约 1 cm 的疱样病损破溃，边界清楚，周围充血，未及尼氏征与棘层松解现象。疱壁基底细胞吉姆萨染色未见天疱疮细胞。唾液真菌镜检（–），口腔卫生差，牙石（++）。

前胸后背可见紫红色扁平丘疹，边界尚清，且有多个直径约 8 mm 的疱样病损，疱壁紧张，周围依稀可见网状白色条纹。

[既往史] 无特殊情况。

[家族史] 无特殊情况。

[全身情况] 健康。

[临床初步印象] 扁平苔藓样类天疱疮？

[可能的诊断]

1. 扁平苔藓样类天疱疮？
2. 天疱疮？
3. 类天疱疮？
4. 糜烂型扁平苔藓？

[辅助检查]

1. 活体组织检查:（牙龈）上皮全层剥脱，上皮下疱形成，基底层细胞液化变性，固有层炎症细胞浸润呈带状，符合扁平苔藓样类天疱疮。

2. 直接免疫荧光 (DIF) 检查：基底膜带 IgG 呈线状沉积。

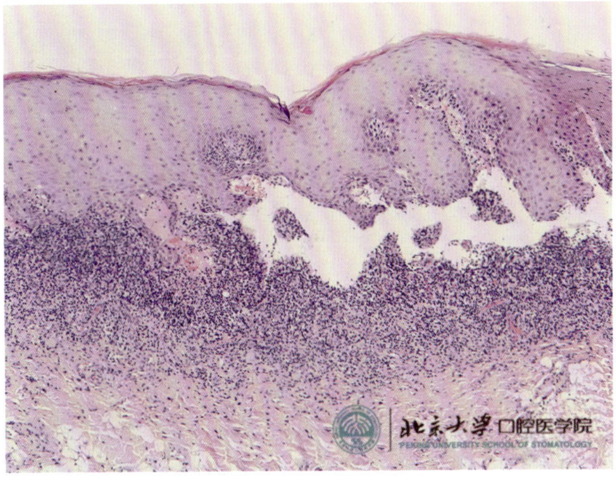

图 21-E　扁平苔藓样类天疱疮（HE 染色）

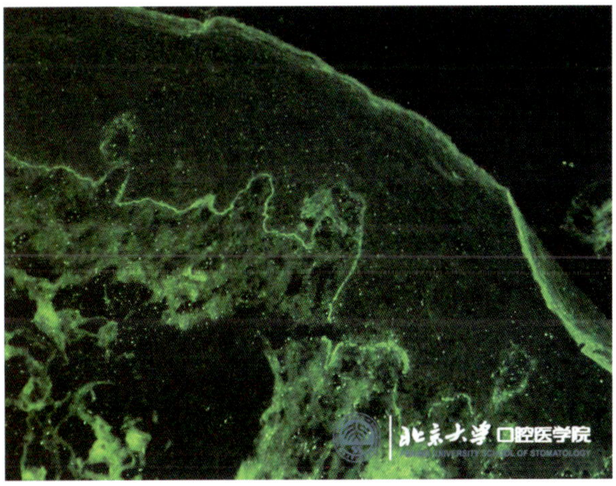

图 21-F　扁平苔藓样类天疱疮 DIF 表现（荧光染色）

3. 酶联免疫吸附测定（ELISA）: Dsg1、Dsg3 抗体阴性；BP180 抗体阳性，抗体滴度 28.5 IU/ml。

[最终诊断] 扁平苔藓样类天疱疮。

[诊断依据]

1. 曾在皮肤科病理诊断为扁平苔藓，口腔黏膜及皮肤均有发疱史。

2. 左侧下后牙区所对前庭沟黏膜可见白色网状病损，基底充血。下前牙区对应的牙龈乳头可见网状白纹，部分糜烂。右颊黏膜中后份可见一个直径约 1 cm 的疱样病损破溃，边界清楚，周围充血，未及尼氏征与棘层松解现象。吉姆萨染色未见天疱疮细胞。

3. 前胸后背可见紫红色扁平丘疹，边界尚清，且有多个直径 5 ~ 8 mm 的疱样病损，疱壁紧张，周围依稀可见网状白色条纹。

4. 口腔病损活体组织检查：上皮下疱形成，结缔组织浅层血管周围可见中度致密淋巴细胞浸润。
5. 直接免疫荧光检查发现，在基底膜区有 IgG 呈线状沉积。
6. 免疫学相关检查 Dsg1、Dsg3 抗体均无异常，BP 180 抗体阳性。

[治疗原则与措施]

首选糖皮质激素，绝大多数患者效果明显。一般采用中小剂量的泼尼松或泼尼松龙 10 ~ 40 mg/d，即可控制症状，水疱通常先消退，随后扁平苔藓皮损消退。也可用灰黄霉素 500 mg/d 进行治疗，或用四环素、烟酰胺等治疗。病情严重者可加用免疫抑制剂如硫唑嘌呤等。该病全身症状相对较轻，预后较好。

诊治难点与体会

扁平苔藓样类天疱疮（lichen planus pemphigoid，LPP）是一种少见的自身免疫性疱病，可同时具有扁平苔藓和类天疱疮的典型特征，但循环抗体却是针对一种独特的抗原分子，是一种独立的自身免疫性大疱性皮肤黏膜疾病。口腔黏膜病损常表现为紧张性大疱的同时伴有网状细小白色条纹损害。水疱分布散在，破溃形成溃疡面，或紧张性小水疱围绕于扁平苔藓样白色条纹和斑块周围。皮肤上以水疱为主要损害，可发生在扁平苔藓的损害之上，也可发生在正常皮肤上；可先于扁平苔藓皮损发生，但多数在泛发性扁平苔藓之后突然出现。水疱透明，疱壁紧张，尼氏征常为阴性。

本病目前虽无公认的诊断标准，但从口腔和皮肤病损的临床表现、组织病理学特征和免疫荧光检查等几方面基本可以明确诊断。组织病理学表现根据病损的部位有所不同。丘疹、斑块病损组织病理表现为典型的扁平苔藓样特征，即上皮角化过度，颗粒层增厚，棘细胞层不规则增厚或萎缩，基底细胞空泡性变或液化变性，结缔组织浅层淋巴细胞带状浸润，可见胶样小体。而水疱病损组织病理表现为上皮下疱，疱内可见单核细胞与嗜酸性粒细胞，结缔组织浅层血管周围可见中度致密淋巴细胞、组织细胞和嗜酸性粒细胞浸润，其上方基底细胞因无液化变性而多完整无损。直接免疫荧光检查可见疱性与非疱性病损区基底膜带均有 IgG、C3 呈线状沉积，外观正常的黏膜皮肤的基底膜带也有 IgG 和 C3 呈线状沉积。间接免疫荧光检查时，约 50% 的患者血清中可检测到循环 IgG 自身抗体，多沉积于盐裂皮肤的上皮侧。

扁平苔藓样类天疱疮在临床和组织病理学上均缺乏特异性，因此极易与天疱疮、类天疱疮、糜烂型扁平苔藓等有水疱、条纹等损害的疾病相混淆。类天疱疮无扁平苔藓样损害，水疱发生在正常皮肤或红斑基础上，组织病理学检查为上皮下疱，无扁平苔藓样组织学特征。免疫电镜检查其免疫球蛋白沉积的部位，基底膜带抗原分子量等均与类天疱疮样扁平苔藓有不同之处。而天疱疮组织病理学通常表现为棘层松解，上皮内疱形成。酶联免疫吸附测定法可见 Dsg1、Dsg3 抗体的异常。糜烂型扁平苔藓组织病理学检查无上皮下疱等特征。因此，诊断扁平苔藓样类天疱疮时，需同时符合扁平苔藓和类天疱疮的表现，并满足相应的组织病理学和免疫荧光特征。在用酶联免疫吸附测定法筛查时，虽然大部分患者表现出 BP180 抗体阳性，但很多文献表示类天疱疮的基底膜带抗原多是 230 kD，少数是 180 kD。扁平苔藓样类天疱疮除了有 180 kD 抗原分子外，尚有一种 200 kD 抗原，有学者认为 200 kD 抗原可能是扁平苔藓样类天疱疮的独特抗原。

该病的治疗首选糖皮质激素，大多数患者对激素敏感，病情严重者可加用免疫抑制剂如硫唑嘌呤、环孢素等。该病全身症状相对较轻，预后较好。

临床诊疗流程图

病史

- 口内发疱史
- 口内黏膜糜烂、疼痛
- 皮肤水疱、丘疹史

临床表现

- 口内黏膜有水疱病损，同时伴有散在网状或条纹样损害，伴或不伴糜烂。尼氏征阴性，吉姆萨染色无天疱疮细胞
- 皮肤表现为扁平苔藓样损害，伴有张力性小水疱

↓

完善检查

- 直接免疫荧光：疱性与非疱性病损区基底膜带均有 IgG、C3 呈线状沉积
- 间接免疫荧光：盐裂皮肤的上皮侧有 IgG 自身抗体沉积
- 酶联免疫吸附测定：Dsg1、Dsg3 抗体均无异常，BP180 抗体可阳性

↓

病理检查

- 条纹、丘疹部位显示为典型扁平苔藓样特征，而水疱病损区则显示为上皮下疱

↓

扁平苔藓样类天疱疮

↓

治疗

- 首选口服糖皮质激素，病情严重者可加用免疫抑制剂如硫唑嘌呤、环孢素等，注意激素用量，防治并发症

（方思月　华　红）

参考文献

[1] 陈谦明，李秉琦. 类天疱疮样扁平苔藓及副肿瘤性天疱疮. 中华口腔医学杂志，1999，34(5): 317-319.

[2] ARBACHE S T, NOGUEIRA T G, DELGADO T, et al. Immunofluorescence testing in the diagnosis of autoimmune blistering diseases: Overview of 10-year experience. An Bras Dermatol, 2014, 89(6):885-889.

[3] WASHIO K, NAKAMURA A, FUKUDA S, et al. A case of lichen planus pemphigoides successfully treated with a combination of cyclosporine A and prednisolone. Case Report in Dermatology, 2013, 5(1): 84-87.

[4] ZILLIKENS D, CAUX F, MASCARO J M, et al. Autoantibodies in lichen planus pemphigoides react with a novel epitope within the C-terminal NC16A domain of BP180. J Invest Dermatol, 1999, 113(1): 117-121.

[5] KABUTO M, FUJIMOTO N. YAMAGUCHI A, et al. Evaluation of mononuclear cells in lichen planus pemphigoides. Acta Derm Venereol, 2016, 96(2): 276-278.

[6] 乔民. 类天疱疮样扁平苔藓1例. 皮肤病与性病，2006，28(4): 51.

[7] 王红蕾，肖汀，姜奕，等. 类天疱疮样扁平苔藓1例. 中国麻风皮肤病杂志，2012，28(10): 736-737.

病例 22　口腔白斑病

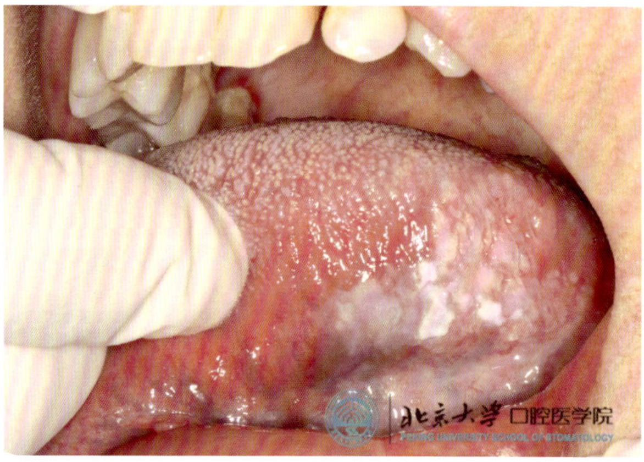

图 22-A　左侧舌缘后部面积约 2 cm × 1.5 cm 白色斑块，表面不平，边界清晰

患者，女，47 岁。

[主诉] 左舌缘发白 3 个多月。

[现病史] 3 个月前，患者发现左侧舌缘白色病变，表面不平，自述有轻微疼痛不适，外院治疗，具体治疗方法不详。无吸烟、饮酒习惯，否认用药史。

[临床检查] 左侧舌缘后部可见面积约 2 cm × 1.5 cm 大小白色斑块，表面不平，触诊质韧，边界清，不能擦去。余黏膜未见明显异常。口腔内无明显残根、残冠。

口腔卫生差，牙石（++）。

[既往史] 无特殊情况。

[家族史] 无特殊情况。

[全身情况] 健康。

[临床初步印象] 口腔白斑病?

[可能的诊断]

1. 口腔白斑病?
2. 创伤性损害?
3. 白色角化症?

[辅助检查] 左舌缘活体组织检查:（左侧舌缘）白斑，上皮单纯增生。

[最终诊断] 口腔白斑病。

[诊断依据]

1. 左侧舌缘白色病损 3 个多月。
2. 左侧舌缘后部 2 cm × 1.5 cm 大小白色斑块，表面不平，触诊质韧，边界清，不能擦去。
3. 无吸烟、饮酒以及用药史。口腔内无明显的残根、残冠等刺激因素。
4. 活体组织检查：白斑，上皮单纯增生。

[治疗原则及措施]

1. 口腔卫生宣教。

2. 去除口腔不良刺激以及纠正不良口腔习惯，例如戒烟、戒酒、戒除刺激性食物，拔除口腔内残根、残冠等。

3. 药物治疗，可以使用维生素 A、维 A 酸制剂、维生素 E、β- 胡萝卜素以及番茄红素等治疗。

4. 非药物治疗可以采用激光疗法、光动力疗法（photodynamic therapy，PDT）以及手术治疗等。

5. 随访：建议 3 个月随访一次，病损发生变化及时就诊。

诊治难点与体会

口腔白斑病（oral leukoplakia，OLK）是发生于口腔黏膜以白色病损为主的损害，不能被擦去，临床和组织病理学上不能诊断为其他可定义的损害。临床分为均质型和非均质型（颗粒型、疣状型、溃疡型）。口腔白斑病在人群中患病率为 0.2% ~ 3.6%，属于口腔黏膜潜在恶性疾患。口腔白斑病的诊断根据病史和临床检查，明确诊断须结合活体组织学检查，根据上皮增生程度分为单纯增生，轻、中、重度异常增生。

口腔黏膜表现为白色斑块样病损的疾病较多，需要和以下疾病鉴别：①白色角化症。白色角化症可以发现明显的局部刺激因素，例如残根、残冠、锐利牙尖等。去除局部刺激因素以后，白色角化病损可以减轻或消失，且白色角化基本上是良性病变。②白色水肿。白色水肿多发生在颊黏膜，上下唇内侧黏膜以及双侧舌缘也可见，和局部刺激因素有关。白色水肿的病损表现为黏膜增厚发白、柔软。当牵拉时，白色病损减轻或消失，可以作为临床检查鉴别的要点。③念珠菌性白斑，多发于口角联合区、颊黏膜、上腭以及舌部。患者可能伴随其他全身性疾病，例如维生素缺乏、免疫功能低下、血糖升高。念珠菌性白斑可没有临床症状，病理学有特殊表现，上皮浅层可见微小脓肿，PAS 染色可见菌丝深入上皮。抗真菌治疗以后，斑块样病损可以消失。

目前白斑没有有效的治疗方法，无论外科手术还是药物治疗都有一定副作用，并且不能避免复发。目前白斑的治疗方法包括口服维生素 A、维生素 E、β- 胡萝卜素、番茄红素，局部使用维 A 酸类，激光疗法，手术切除以及光动力疗法等。

新的系统综述评价了白斑治疗的效果和副作用。全身使用维生素 A 以及全身使用 β- 胡萝卜素对白斑向恶性转化没有明显的抑制作用，但是可以达到临床缓解。推荐局部使用维 A 酸类制剂，口服维生素 A、番茄红素或 β- 胡萝卜素。光动力疗法近年来用于治疗口腔黏膜白斑病，尤其是伴随异常增生者，疗效明显，但长期疗效尚不确定，需观察随访。

尽管目前没有研究证实长期的随访可以减少口腔黏膜白斑的癌变率，但临床医生仍然遵循定期随访的原则，无论患者是否手术切除，3 ~ 6 个月随访一次，随访持续终生。随访过程中临床表现发生改变时，需要高度怀疑癌变。

临床诊疗流程图

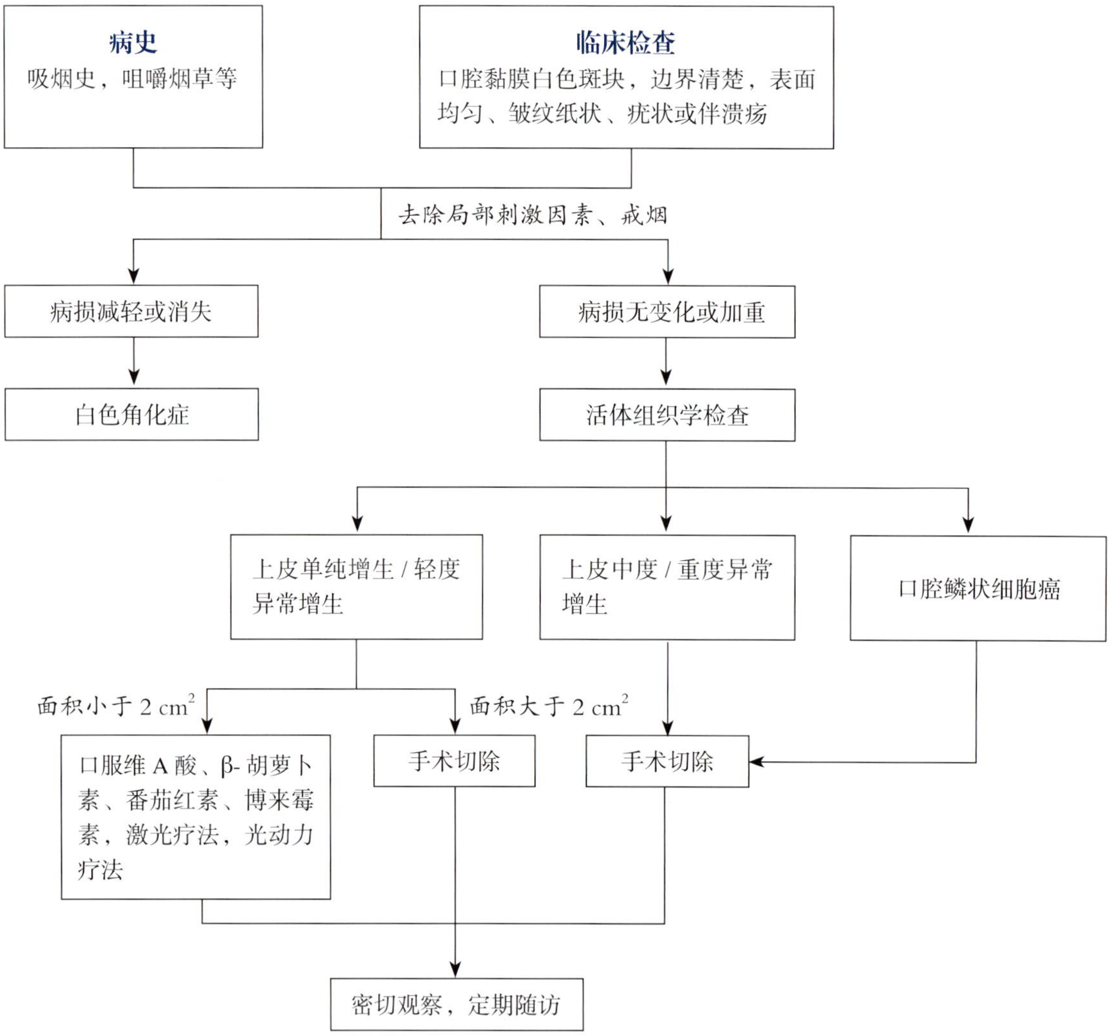

（刘 洋 李 金 华 红）

参考文献

[1] WARNAKULASURIYA S, JOHNSON N W, VAN DER WAAL I. Nomenclature and classification of potentially malignant disorders of the oral mucosa. J Oral Pathol Med, 2007, 36: 575-580.

[2] ABIDULLAH M, KIRAN G, GADDIKERI K. Leukoplakia—review of a potentially malignant disorder. J Clin Diagn Res, 2014, 8(8): ZE01-ZE04.

[3] WARNAKULASURIYA S. Histological grading of oral epithelial dysplasia: Revisited. J Pathol, 2001, 194(3): 294-297.

[4] SITHEEQUE M A, SAMARANAYAKE L P. Chronic hyperplastic candidosis/candidiasis (candidal leukoplakia). Crit Rev Oral Biol Med, 2003, 14(4): 253-267.

[5] LODI G, SARDELLA A, BEZ C, et al. Interventions for treating oral leukoplakia. Cochrane Database Syst Rev, 2006, 18(4): CD001829.

[6] VAN DER WAAL I. Oral potentially malignant disorders: Is malignant transformation predictable and preventable? Med Oral Patol Oral Cir Bucal. 2014, 19(4): e386-e390.

病例 23　口腔白斑病癌变

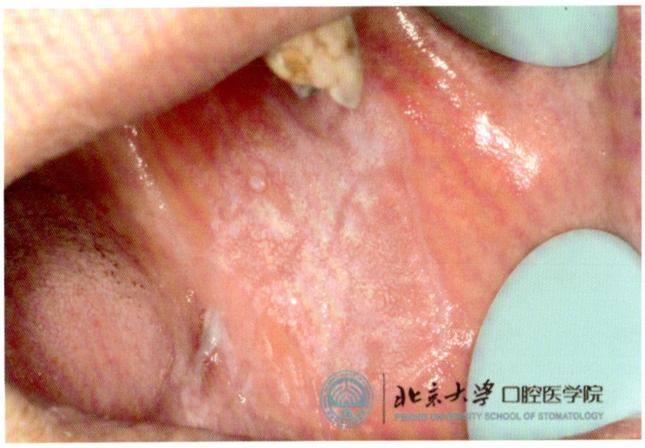

图 23-A　左颊黏膜可见界线清楚的白色角化斑块

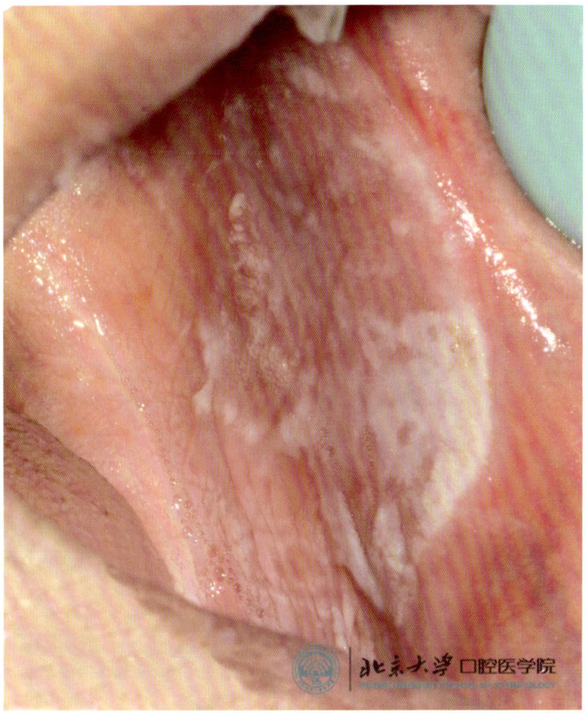

图 23-B　左颊黏膜后方可见一个 1.5 cm × 1.5 cm 大小的肿物，触基底硬，周围白色斑块状病损粗糙，明显高起于黏膜表面，表面呈龟背状

患者，男，71 岁。

[主诉] 发现左颊黏膜肿物半年。

[现病史] 1 年前，患者因“左颊白色病损”就诊于黏膜科，临床诊断“口腔白斑病”。后于左颊病损处取活检，左颊组织病理学报告:(左颊部) 白斑，上皮轻度异常增生，PAS (–)。唾液念珠菌培养：白念珠菌 (+) > 200 cfu/ml。诊断为“口腔白斑病、口腔念珠菌病”，给予制霉菌素片含化，碳酸氢钠液以及西吡氯铵漱口水含漱，番茄红素口服，建议 3 个月定期随访。近半年来左颊病损处发现一个小米粒大小的肿物，渐增大，症状无明显加重。上、下总义齿修复，自觉义齿不合适，刺激左颊黏膜。自述义齿清洁不佳，夜间经常不摘义齿。否认吸烟，偶有少量饮酒，1 ~ 2 次 / 月，白酒 1 ~ 2 两 / 次。

[临床检查] 左颊黏膜翼颌韧带前方可见一个 1.5 cm × 1.5 cm 大小肿物，突出于黏膜表面，触基底硬，周围可见白色斑块状病损，表面粗糙。

下颌牙列缺失，23 — 27 缺失，14 — 17 缺失。余黏膜未见明显异常。

[既往史] 无特殊情况。

[家族史] 无特殊情况。

[全身情况] 健康。

[临床初步印象] 鳞状细胞癌（口腔白斑病癌变）？

[可能的诊断]

1. 鳞状细胞癌？
2. 口腔白斑病？
3. 念珠菌性白斑？

[辅助检查]

1. 查空腹血糖 6.54 mmol/L，HIV 抗体（–），梅毒快速血清反应素试验（RPR）(–)，抗梅毒螺旋体抗体（TP）(–)。

2. 唾液念珠菌培养：白念珠菌（+）> 200 cfu/ml。颌面外科收入院行左颊肿物扩大切除术 + 人工皮植入术。术后活体组织检查显示左颊符合疣状白斑，上皮中至重度异常增生，不排除早期癌变。

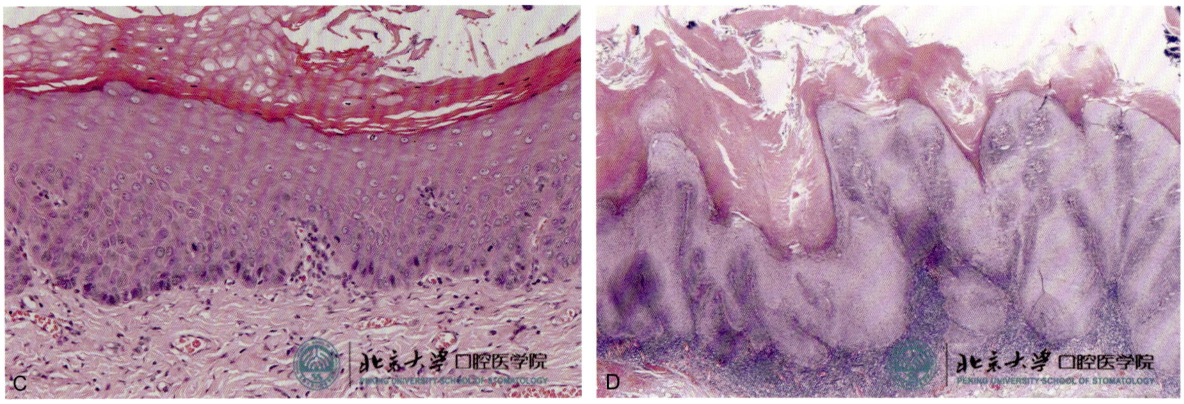

图 23-C,D 口腔白斑病癌变的组织病理学表现（HE 染色）

[最终诊断]

1. 口腔鳞状细胞癌
2. 口腔白斑病
3. 口腔念珠菌病

[诊断依据]

1. 1 年前发现左颊黏膜白色斑块，病理显示为白斑，上皮轻度异常增生，过碘酸希夫染色（PAS 染色）(–)。

2. 本次就诊临床检查见左颊黏膜原病损后部出现肿物，触基底硬。

3. 左颊再次活体组织检查：左颊符合疣状白斑，上皮中至重度异常增生，不排除早期癌变。

4. 唾液念珠菌培养：白念珠菌（+）> 200 cfu/ml。

[治疗原则及措施]

1. 口腔卫生宣教。

2. 去除口腔不良刺激以及纠正不良口腔习惯，例如戒烟、戒酒、戒除刺激性食物，拔除口腔内残根、残冠等。

3. 已发生癌变的白斑组织行手术治疗。

4. 口腔内伴口腔念珠菌病以及病毒感染时，需积极治疗口腔合并感染。

5. 随访：原则上建议 1 ~ 3 个月随访一次，病损发生变化随时就诊。

诊治难点与体会

口腔白斑病（oral leukoplakia，OLK）属口腔潜在恶性疾患（oral potentially malignant disorder，OPMD），其癌变率为 0.13% ~ 34%。性别、年龄、吸烟、感染因素、白斑部位、临床类型、异常增生程度等都与癌变有一定的关系。颊黏膜是白斑发生最多的部位，但是癌变常发生在舌部以及舌和口底联合处。

有很多因素可导致白斑发生癌变：①伴有上皮异常增生者，程度越重越易癌变。②疣状型、颗粒型、溃疡型及伴有念珠菌感染、HPV 感染者。有研究认为感染是口腔黏膜白斑癌变的危险因素。白斑伴随口腔念珠菌感染时有更高的癌变率尤其是在有吸烟、饮酒以及咀嚼槟榔的习惯人群中易发生。在部分口腔黏膜白斑和口腔鳞状细胞癌患者中可检测到 HPV16，在鳞状细胞癌患者中 HPV 的检出率高于口腔黏膜白斑病。③舌缘、舌腹、口底及口角等部位是恶变易发生部位。④病程长者易癌变。⑤不吸烟者，尤其是不吸烟的女性，更易癌变。⑥白斑病损面积大于 2 cm^2 的患者更易癌变。

目前尚无单一的检测方法可预测白斑的癌变风险。脱落细胞学检查、Velscope 自体荧光成像检查、甲苯胺蓝染色等无创筛查技术可用于口腔潜在恶性疾患的早期诊断。此外，血液、唾液以及组织中的生物标记物，如病损组织细胞中 DNA 倍体的变化，p53、p16INK4a 和 Ki-67 的异常表达，与口腔黏膜白斑的癌变均有一定相关性。口腔活体组织学检查仍然是目前预测癌变风险最重要和可靠的指标。

尽管目前没有研究证实长期的随访可以减少口腔黏膜白斑的癌变率，但临床医生仍需遵循对白斑患者定期随访的原则，无论患者是否手术切除，根据上皮异常增生的程度进行定期随访（1 到 6 个月不等），随访持续终生。随访过程中如发现临床表现发生改变时，如出现糜烂等情况，需要高度怀疑癌变的可能性，临床应及时采取相应的诊疗措施，以做到早发现、早诊断、早干预。

（刘 洋 华 红）

参考文献

[1] WARNAKULASURIYA S, ARIYAWARDANA A. Malignant transformation of oral leukoplakia: A systematic review of observational studies. J Oral Pathol Med, 2016, 45(3): 155-166.

[2] DILHARI A, WEERASEKERA M M, SIRIWARDHANA A, et al. Candida infection in oral leukoplakia: An unperceived public health problem. Acta Odontol Scand, 2016, 74(7): 565-569.

[3] SZARKA K, TAR I, FEHÉR E, et al. Progressive increase of human papilloma virus carriage rates in potentially malignant and malignant oral disorders with increasing malignant potential. Oral Microbiol Immunol, 2009, 24(4): 314-318.

[4] NASSER W, FLECHTENMACHER C, HOLZINGER D, et al. Aberrant expression of p53, p16INK4a and Ki-67 as basic biomarker for malignant progression of oral leukoplakias. J Oral Pathol Med, 2011, 40: 629-635.

[5] VAN DER WAAL I. Oral potentially malignant disorders: Is malignant transformation predictable and preventable? Med Oral Patol Oral Cir Bucal. 2014, 19(4): e386-e390.

病例 24　口腔红斑病

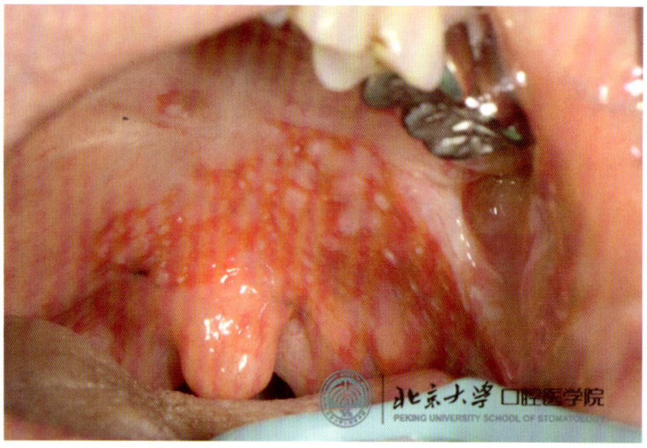

图 24-A　左侧腭黏膜红白色相间病损

患者，女，70 岁。

[主诉] 腭黏膜红白色病损 6 年。

[现病史] 6 年前无明显诱因腭黏膜出现红白相间样病损，伴烧灼感、刺激痛，曾就诊于当地口腔医院，临床诊断为“扁平苔藓”，未取活检，用中药治疗 5 个月，无明显好转。近 1 年来上腭烧灼感加重，曾局部注射激素，口服中药治疗，无效。吸烟 25 年，20 支 / 天，戒烟 1 年，偶尔饮酒，每次 2 两白酒。

[临床检查] 左侧腭黏膜中后份见一处约 4 cm × 3 cm 的红白色相间病损，以红色斑块为主，病损表面可见点状或片状溃疡面，表面略凹陷，其间可见白色斑块状病损，略突起于黏膜表面。

[既往史] 无特殊情况。

[家族史] 无特殊情况。

[全身情况] 发现胃溃疡 1 年，未用药。

[临床初步印象] 口腔红斑病？

[可能的诊断]

1. 口腔红斑病？
2. 糜烂型扁平苔藓？
3. 口腔白斑病（非均质型）？
4. 口腔念珠菌病？
5. 血管瘤？

[辅助检查]

1. 活体组织检查：（腭）黏膜上皮基底细胞增生，核质比例增大，局部占据上皮厚度 2/3 以上，符合红斑伴上皮中至重度异常增生。

[最终诊断] 口腔红斑病。

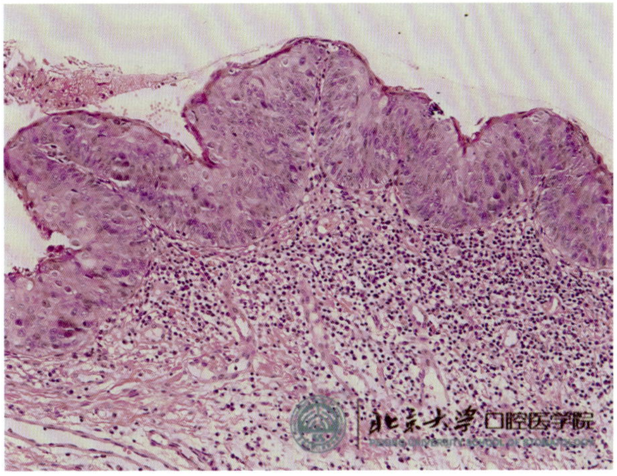

图 24-B　口腔红斑病组织病理学表现（HE 染色）

[诊断依据]

1. 患者上腭红白色病损 6 年。

2. 吸烟 25 年，20 支 / 天，戒烟 1 年，偶尔饮酒，每次 2 两白酒。

3. 口腔表现：左侧腭中后份见一处约 4 cm × 3 cm 的红白色相间病损，病损以红色斑块为主，病损表面可见点状或片状溃疡面，表面略凹陷，其间可见白色斑块状病损，略突起于黏膜表面。

4. 活体组织学检查:（腭）黏膜上皮中至重度异常增生。

[治疗原则及措施]

1. 及时去除局部刺激因素：戒烟酒。

2. 根据上皮异常增生程度不同，采取严密观察、光动力疗法（轻度、中度异常增生），或手术治疗等方法（重度异常增生或癌变）。本病例建议光动力疗法或手术切除。

诊治难点与体会

口腔红斑病（oral erythroplakia）又称凯拉增生性红斑、红色增殖性病损。1978 年 WHO 将其定义为“口腔黏膜上出现的鲜红色斑片，呈天鹅绒样，临床及组织病理学上不能诊断为其他疾病者”。口腔红斑病属于癌前病变的一种。2005 年以后 WHO 将口腔癌前病变和癌前状态统称为口腔潜在恶性疾患（oral potentially malignant disorders, OPMD）。口腔红斑病病因不明。目前认为口腔红斑病的发生与烟酒摄入、感染以及在此过程中发生的遗传学改变有关。

口腔红斑病临床可分为 3 型：均质型、间杂型和颗粒型。均质型病变较软，表面光滑、发亮，呈边界清楚的鲜红色天鹅绒样，多见于颊、腭等处黏膜。间杂型红斑在红色病损中间间杂白色角化病变，红白色相间，以舌腹、口底等部位多见，又称红白斑。颗粒型红斑表面有红色颗粒，稍高于黏膜表面，此型往往是原位癌或早期浸润癌。本例患者左侧上腭中后份病损属间杂型表现。

口腔红斑病的诊断需要依靠临床和组织病理学表现，最终诊断须有活体组织检查结果的支持。临床上红斑需要与糜烂型扁平苔藓、口腔念珠菌病、口腔结核、口腔白斑病等相鉴别。糜烂型扁平苔藓以中年女性多见，病损多呈对称分布，临床可见白色网纹或斑块，可伴有充血、糜烂病损。活体组织学检查可见上皮角化不全，基底细胞液化变性，固有层淋巴细胞带状浸润。均质型红斑还应与义齿性口炎相鉴别。后者在义齿的组织面可以找到念珠菌菌丝，抗真菌治疗有效。颗粒型红斑应与口腔结核的颗粒增生病变相鉴别，组织病理学变化以及结核相关的辅助检查（X 线检查、结核菌素试验、病损区分泌物的抗酸染色、结核分枝杆菌分离培养等病原学检查）有助于鉴别。口腔白斑病为稍高于黏膜的白色斑块，非均质型的颗粒状病损往往需要与红斑相鉴别。活体组织学检查显示上皮增生，粒层明显，棘层增厚，上皮钉突增大，有时可见到上皮异常增生。口腔红斑病为鲜红色的病损上出现白色斑点。活体组织学检查：上皮萎缩，上皮异常增生，多为原位癌或浸润癌。

临床上遇到口腔红斑样病损，应首先给予抗感染治疗，如经治疗 1～2 周后仍无好转则应及时取活检明确诊断。确诊后应去除可疑刺激因素（烟、酒、不良修复体、残根、残冠等），根据异常增生程度采取不同的治疗措施，如手术、光动力疗法，因口腔红斑病恶变倾向大，且有些病损可能已经发生癌变，治疗不宜过于保守。

临床诊疗流程图

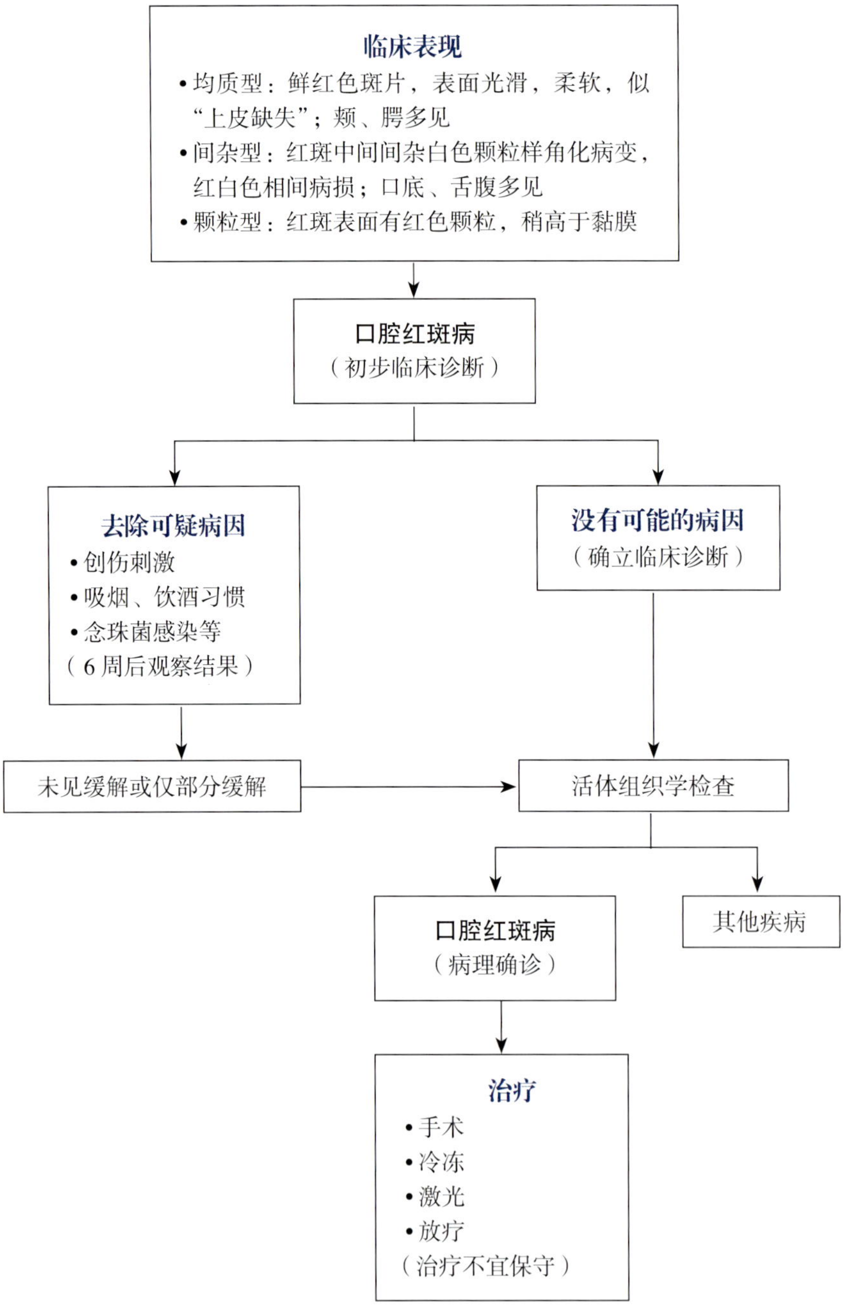

（周培茹　刘晓松）

参考文献

[1] DIZ P, GORSKY M, JOHNSON N W, et al. Oral leukoplakia and erythroplakia: A protocol for diagnosis and management [J/OL]. EAOM—Diagnostic and therapeutic protocols: Oral leukoplakia and erythroplakia. http://www.kcl.ac.uk/dentistry/about/acad/oral-leukoplakia-and-erythroplakia. pdf

[2] REICHART P A, PHILIPSEN H P. Oral erythroplakia—a review. Oral Oncology, 2005, 41(6): 551-561.

[3] JONTELL M, HOLMSTRUP P. Red and white lesions of the oral mucosa//Glick M. Burket's Oral Medicine. 12th ed. Shelton, Connecticut: People's Medical Publishing House-USA, 2015: 100-104.

[4] MASHBERG A, GARFINKEL L. Early diagnosis of oral cancer: The erythroplastic lesion in high risk sites. CA Cancer J Clin, 1978, 28(5): 297-303.

[5] SEOANE J, VARELA-CENTELLES PI, DIZ D P, et al. Experimental intervention study about recognition of erythroplakia by undergraduate dental students. Int Dent J, 1999, 49(5): 275-278.

[6] SHAFER W G, WALDRON C A. Erythroplakia of the oral cavity. Cancer, 1975, 36(3): 1021-1028.

病例 25　盘状红斑狼疮

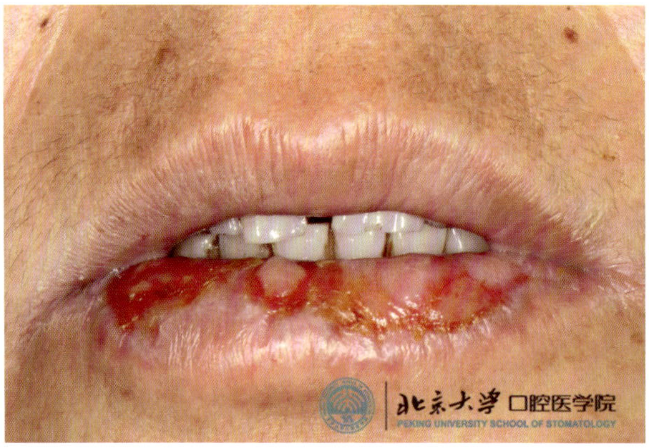

图 25-A　下唇唇红处可见盘状病损区，表面可见两处充血发红的点状糜烂面，周缘见白色放射状短条纹

患者，男，51 岁。

[主诉] 下唇反复溃烂 4 年。

[现病史] 4 年来患者下唇反复溃烂伴疼痛，且病损面积缓慢增大，未曾诊治。患者自述平日户外活动多，日晒多。平日饮食无特别偏好，睡眠、肠胃可。吸烟 30 余年，10 支 / 天；偶饮酒。

[临床检查] 下唇唇红从右侧口角至左侧口角可见病损，唇红黏膜舌面见病损区，否认皮肤病损及长期系统用药史。0.5 cm × 0.3 cm 大小糜烂面两块，上覆灰白色假膜，周缘见放射状短条纹。皮肤黏膜界线不清。口内黏膜未见明显异常。

口腔卫生状况差，牙石（+++）。

面部皮肤鼻翼两侧未见明显毛细血管扩张。

[既往史] 无特殊情况。

[家族史] 无特殊情况。

[全身情况] 健康。

[临床初步印象] 盘状红斑狼疮？

[可能的诊断]

1. 盘状红斑狼疮？
2. 多形红斑？
3. 扁平苔藓？
4. 慢性唇炎？

[辅助检查]

1. 实验室检查：全血细胞分析、凝血检查、生化检查（肝肾功能、血糖）、抗核抗体（ANA）、抗可溶性抗原抗体（ENA）、类风湿因子（RF）、IgA、IgG、IgM、抗链球菌素“O”、C 反应蛋白（CRP）、乙肝五项、丙肝抗体，均未见明显异常。

甲状腺功能：总 T_3 0.59 mg/dl（偏低），余正常。

甲状腺 B 超：甲状腺右叶低回声提示甲状腺炎，双侧颈部多发淋巴结肿大。

2. 活体组织检查:（下唇红）上皮萎缩，基底细胞液化变性，上皮基底层及固有层浅层见较多胶样小体；固有层大量慢性炎症细胞浸润，血管内皮肿胀，符合盘状红斑狼疮。

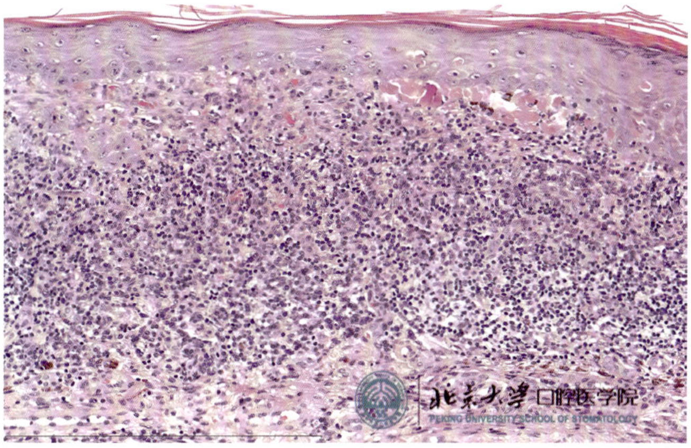

图 25-B　盘状红斑狼疮组织病理学表现（HE 染色）

[最终诊断] 盘状红斑狼疮。

[诊断依据]

1. 口腔表现：下唇唇红黏膜见盘状病损，充血糜烂，伴周缘放射状细纹，唇红缘边界不清。

2. 组织病理学表现：上皮萎缩，基底细胞液化变性，固有层炎症细胞浸润，血管内皮肿胀，符合盘状红斑狼疮。

[治疗原则及措施]

1. 避免日晒、风吹及寒冷刺激。
2. 局部用药（湿敷 + 药膏涂擦）。
3. 全身治疗（免疫调节剂或抑制剂）。
4. 唇部护理。
5. 忌食辛辣刺激性食物。
6. 必要时，完善免疫相关检查。

诊治难点与体会

盘状红斑狼疮（discoid lupus erythematosus，DLE），是累及皮肤黏膜的一种慢性自身免疫性疾病，分为局限型和播散型，以持久性红斑、中央萎缩凹下呈盘状为典型临床特征，亦属于口腔潜在恶性疾患。文献报道其癌变率为 0.5% ~ 4.83%。本病病因不明，可能与遗传、感染、紫外线、性激素和药物等因素有关。

患者多因唇部黏膜糜烂、结痂、刺痛不适就诊，临床表现与扁平苔藓、慢性唇炎、多形红斑等有相似之处，需与之鉴别。口腔扁平苔藓表现为不规则的白色网纹或斑块，中央可有充血、糜烂，口内病损常对称分布，一般发生于唇红部的病损不越过唇红缘（而 DLE 发生于唇红部时，病损常越过唇红缘，累及口周皮肤）；此外，皮肤扁平苔藓典型表现为四肢伸侧或躯干的暗紫色多角形扁平丘疹，不同于盘状红斑狼疮皮肤表现（头面部、耳廓等部位红斑、毛囊角质栓、鳞屑等）。慢性唇炎通常易于诊断，但是好发于下唇的慢性糜烂型唇炎与盘状红斑狼疮仍有相似之处，但慢性唇炎病损一般不越过唇红缘，且无皮肤受累。多形红斑一般为急性病程，临床以糜烂、渗出为主要特征，皮肤典型损害为靶形红斑。盘状红斑狼疮的最终确诊，仍需借助活体组织检查。此外，实验室检查（全血细胞分析、红细胞沉降率、ANA 谱、ENA 谱等）有助于判定其活动性以及与系统性红斑狼疮的关系，以指导后续的治疗。

当前，对于盘状红斑狼疮尚无根治性疗法。患者确诊为盘状红斑狼疮之后，日常生活中应注意避光。对于有症状的患者，病情较轻者可行局部对症治疗，病情较重者则需局部联合全身用药进行治疗。唇部糜烂、结痂严重的患者，局部治疗尤为重要，可采用局部湿敷后涂擦糖皮质激素类药膏（如地塞米松软膏、氯倍他索乳膏）/ 免疫抑制剂（如他克莫司软膏）等，以消炎和促进病损愈合。病情严重者，可配合全身药物治疗，首选羟氯喹（一线药物，属于氨基喹啉类，研究证实其有效率达 50% ~ 85%）；对于难治性或反复发作盘状红斑狼疮患者，也可选择沙利度胺（二线药物），使用时应注意药物的不良反应；其他免疫抑制剂类药物（糖皮质激素类、细胞毒类、咪唑核苷类、单克隆抗体）也可用于治疗盘状红斑狼疮。除药物治疗外，光化学疗法、光动力学疗法、激光疗法、冷冻疗法等也可用于盘状红斑狼疮的治疗。总的来说，上述治疗方法多为病例报告，尚缺乏大样本随机对照试验（RCT）来证实其疗效。

临床诊疗流程图

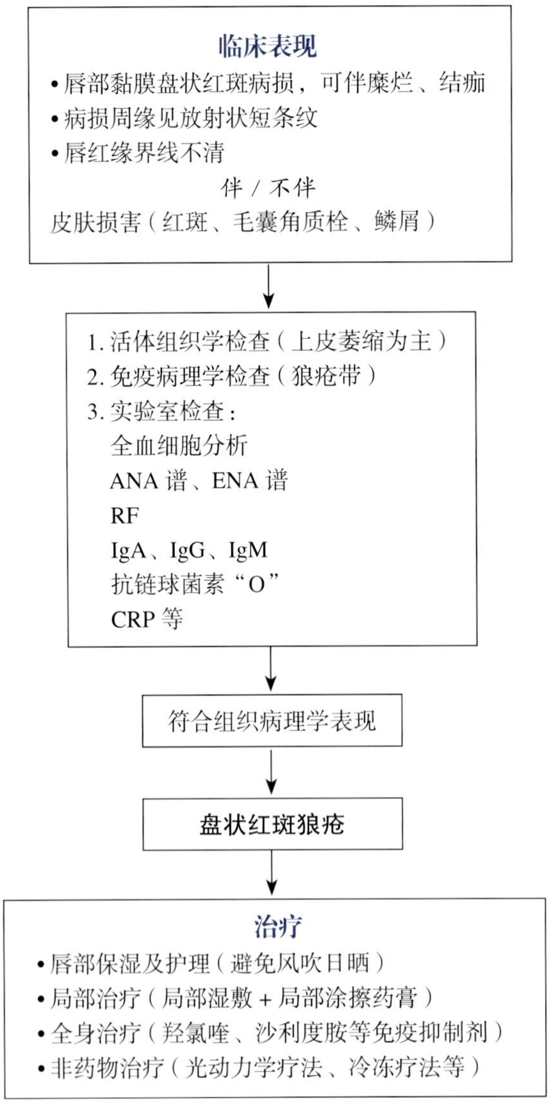

（毛清华　闫志敏）

参考文献

[1] 中华医学会风湿病学分会. 系统性红斑狼疮诊治指南(2003). 现代实用医学, 2003, 15(12): 764-769.
[2] 范瑞强, 赖梅生, 张文娟, 等. 系统性红斑狼疮诊疗指南. 中国中医药现代远程教育, 2011, 9(11): 146-148.
[3] KUHN A. LANDMANN A, WENZEL J. Advances in the treatment of cutaneous lupus erythematosus. Lupus, 2016, 25: 830–837.
[4] KUHN A, OCHSENDORF F, BONSMANN G. Treatment of cutaneous lupus erythematosus. Lupus, 2010, 19(9): 1125-1136.
[5] SHAPERA E A. KIM P D. Squamous cell cancer arising in an African American male cheek from discoid lupus: A rare case and review of the literature. Case Reports in Surgery 2016.
[6] ENZO E, GIUSEPPE S. Dermoscopy in general dermatology: A practical overview. Dermatol Ther (Heidelb), 2016.
[7] 罗小波, 林琳, 江潞, 等. 盘状红斑狼疮治疗的研究进展. 国际口腔医学杂志, 2014, (06): 685-690.

病例 26　黏膜良性淋巴组织增生症

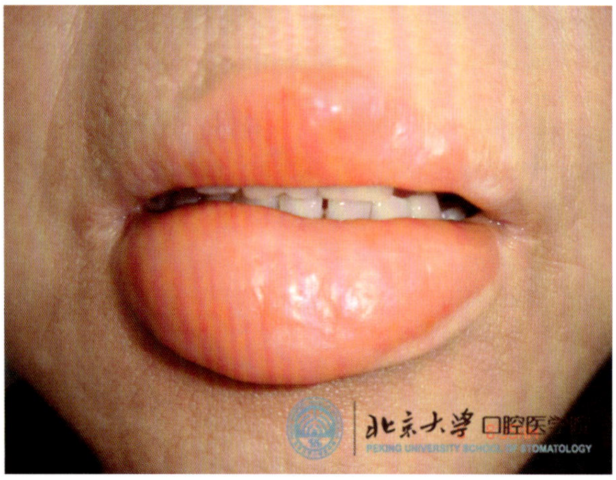

图 26-A　双唇红黏膜干燥，下唇肿胀，以右侧为著，唇红皮肤界线不清

患者，女，50 岁。

[主诉] 下唇肿胀、瘙痒感 30 余年。

[现病史] 患者 30 余年来下唇反复肿胀，同时伴明显瘙痒感，严重时局部流“黄水”及结痂。曾在当地医院诊治，局部注射激素类药物及配合中药治疗，症状好转。5～6 年前开始，出现下唇反复糜烂，春夏季较重。

[临床检查] 上下唇肿胀，尤以下唇右侧为著。触右侧基底稍硬。唇红黏膜色红，唇红黏膜表面干燥，上唇唇红黏膜表面可见结节状增生，表面光亮。唇红皮肤界线不清。

口内黏膜未见明显异常。

[既往史] 无特殊情况。

[家族史] 无特殊情况。

[全身情况] 健康。

[临床初步印象] 黏膜良性淋巴组织增生症?

[可能的诊断]

1. 黏膜良性淋巴组织增生症?
2. 盘状红斑狼疮?
3. 腺性唇炎?
4. 光线性唇炎?
5. 肉芽肿性唇炎?

[辅助检查] 活体组织检查：黏膜固有层见大量淋巴细胞浸润并形成淋巴滤泡；部分表面上皮细胞具有较明显的非典型性，累及上皮厚度的 2/3 以上，符合黏膜良性淋巴组织增生症伴局部上皮中至重度异常增生，建议随诊。

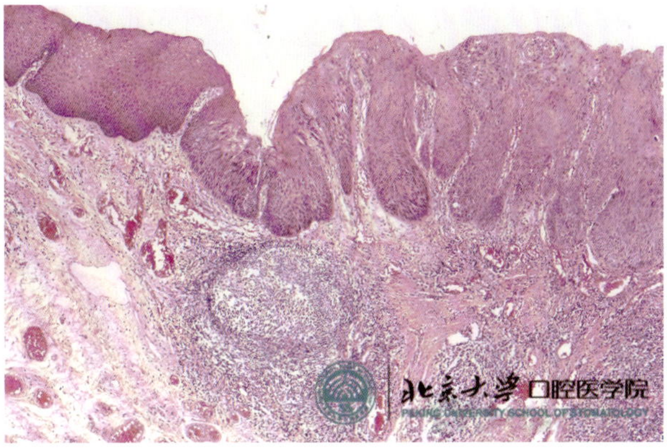

图 26-B　黏膜良性淋巴组织增生症组织病理学表现（HE 染色）

[最终诊断] 黏膜良性淋巴组织增生症。

[诊断依据]

1. 患者 30 余年来下唇反复肿胀，同时伴明显瘙痒感，严重时局部流“黄水”及结痂。

2. 下唇明显肿胀，尤以右侧为著，触右侧基底稍硬。唇红黏膜色红，上唇红黏膜表面可见结节状增生，唇红皮肤界线不清。

3. 活体组织检查：黏膜固有层淋巴细胞浸润并形成淋巴滤泡，局部上皮中至重度异常增生。

[治疗原则及措施]

1. 局部对症治疗：0.1% 乳酸依沙吖啶溶液湿敷，每日 3 次，局部涂抹抗炎或糖皮质激素类软膏，如复方盐酸金霉素软膏、他克莫司软膏，另可局部行糖皮质激素封闭治疗。

2. 全身糖皮质激素治疗（泼尼松，15mg/d），症状好转后逐渐减量至停药。

3. 嘱患者避免日光曝晒，定期随诊复查，必要时手术切除增生组织。

诊治难点与体会

黏膜良性淋巴组织增生症（benign lymphoadenosis of oral mucosa，BLOM），是一种少见的口腔黏膜病。主要症状为长期的口腔黏膜瘙痒、肿胀、糜烂出血，常见于唇、颊、舌、牙龈或腭等部位，以中下唇最好发。该病具有癌变倾向，有研究报道称 BLOM 癌变率可高达 10%。因此，BLOM 被认为是一种口腔潜在恶性疾患。发生于唇部的 BLOM 称为良性淋巴组织增生性唇炎（cheilitis of benign lymphoplasis），也称瘙痒性唇炎或淋巴滤泡性唇炎等。唇部病损初为干燥、脱屑，继之产生糜烂，表面可有淡黄色痂皮覆盖，伴有唇局限性肿胀，局部有阵发性剧烈瘙痒感。患者长期以手搓唇部或牙咬唇部缓解瘙痒，可造成唇红组织增生。BLOM 的典型组织病理学表现为上皮下层和固有层广泛炎症细胞浸润，并形成具有生发中心的淋巴样滤泡。该病具有癌变倾向，临床须定期随诊。

目前 BLOM 并无确切的诊断标准，临床上易与盘状红斑狼疮、扁平苔藓、腺性唇炎、光化性唇炎、肉芽肿性唇炎等唇部疾病相混淆。腺性唇炎以唇腺增生肥大、下唇肿胀为特征，唇黏膜表面可见针尖大小的紫红色中央凹陷的唇腺导管开口，翻转下唇并挤压时可见有黏液性或脓性分泌物溢出，并且常可扪及多发粟粒样小结节。活体组织检查有助于两者鉴别。光化性唇炎、日光性唇炎，是由过度日光照射引起的。该病往往有明显的季节性，春末起病，夏季加重，秋季可减轻或消退，多见于常年受日光照射的户外工作者。该病表现为唇红黏膜广泛糜烂或干燥脱屑。慢性光化性唇炎病损组织病理学表现可见固有层胶原纤维嗜碱性改变（称为日光性弹性变）。而 BLOM 病损一般较为局限，依据日光照射史、临床表现以及组织病理学表现可以鉴别。肉芽肿性唇炎典型表现为唇部无痛性肿胀。严重者，唇红部呈现出瓦楞状纵行裂沟，局部触诊可及垫褥感。盘状红斑狼疮唇部病损呈圆形或椭圆形盘状凹陷性红斑，表面可有片状糜烂，周缘见短小的放射状白色条纹围绕，长期慢性病损可致唇部色素脱失，超出唇红缘，导致唇红黏膜与皮肤界线不清。除典型临床表现外，还可根据活体组织检查或免疫病理检查（典型“狼疮带”）进行鉴别。

BLOM 治疗可局部对症与全身用药治疗相结合。该病对放射线敏感，0.1% 乳酸依沙吖啶溶液湿敷可去除痂皮，并涂抹抗炎或糖皮质激素类软膏，或局部注射糖皮质激素。如病情严重者可予低剂量糖皮质激素口服治疗，病情控制后缓慢减量至停药，或可局部使用核素 ^{32}P 贴敷治疗。如肿胀顽固不消退者，可行外科手术切除整形，但文献报道切除后仍有复发风险。除用药治疗外，需嘱患者避免日光照射。本病须定期随访，以防止其恶性变。

临床诊疗流程图

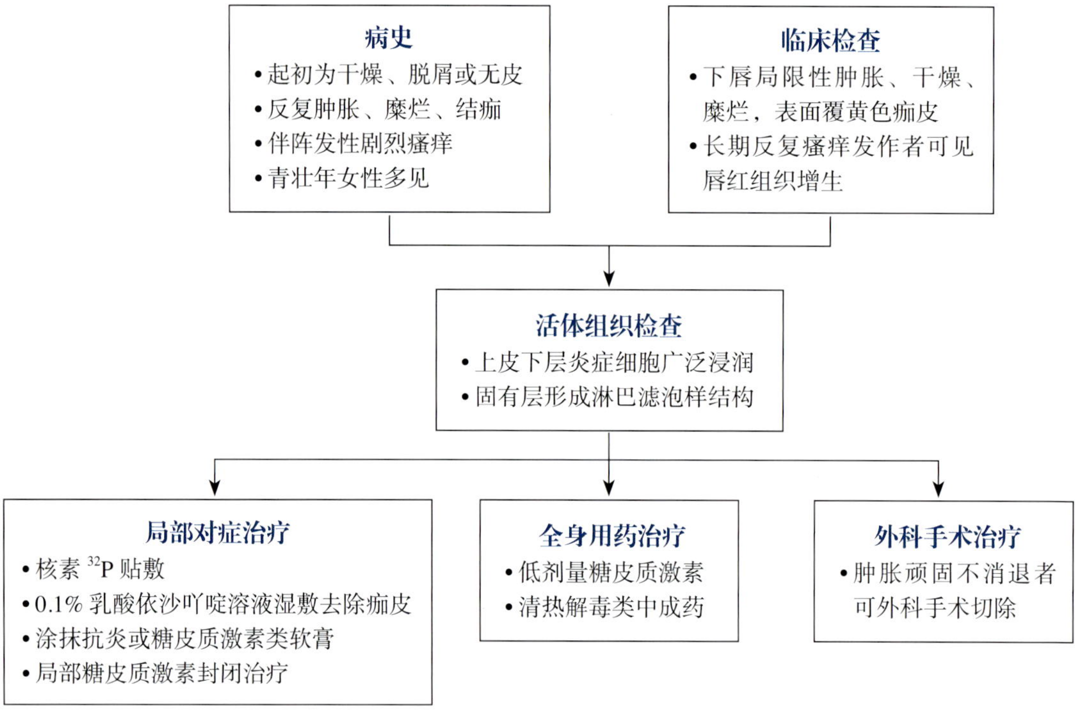

（李　丹　华　红）

参考文献

[1] LI S X, LI Q, YANG Y Q, et al. Immunohistochemistry of lymphocytes in benign lymphoadenosis of oral mucosa. Genet Mol Res, 2015, 14(2): 7163-7171.

[2] ANJOMSHOAA I, BULFORD L A, DYM H, et al. Florid follicular lymphoid hyperplasia of the hard palatal mucosa managed with intralesional steroids: A case report and review of the literature. Journal of Oral and Maxillofacial Surgery, 2013, 71(7): 1202-1208.

[3] 李曙霞, 于世凤. 口腔黏膜良性淋巴组织增生病淋巴细胞性质的研究. 现代口腔医学杂志, 2007, 21(4): 340-342.

[4] LI S X, YU S F, SUN K H. Characteristics of benign lymphoadenosis of oral mucosa. World Journal of Gastroenterology, 2005, 11(29): 4536-4540.

[5] 陈作良, 官玉芹, 陈宏柏. 微波辐射治疗下唇良性淋巴组织增生性唇炎的探讨. 临床口腔医学杂志, 2003, (03): 176-177.

[6] 程斌, 陈小华. 口腔黏膜良性淋巴组织增生症的临床病理和免疫组化分析. 口腔医学纵横, 1998, (02): 99-101.

[7] 平昭, 黄向红, 王凤光. 对口腔黏膜良性淋巴组织增生病的再认识. 中国农村医学, 1996, (12): 37-39.

[8] 黄华, 韩桃娟, 陈有祥. 14例口腔黏膜良性淋巴组织增生症的临床与病理分析. 实用口腔医学杂志, 1991, (02): 92-94.

[9] 徐美英, 朱道瑛. ~(90)锶治疗唇部良性淋巴组织增生病. 实用口腔医学杂志, 1990, (01): 65-81.

[10] 陈谦明. 口腔黏膜病学. 4版. 北京: 人民卫生出版社, 2014.

病例 27　口腔黏膜下纤维性变

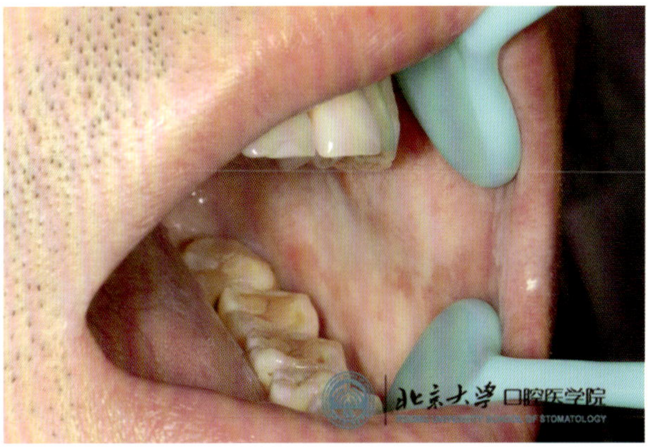

图 27-A　左颊黏膜色苍白

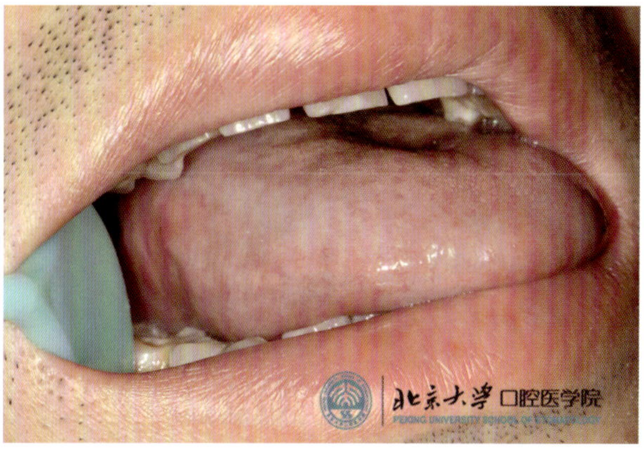

图 27-B　右侧舌缘黏膜色苍白，舌体运动受限

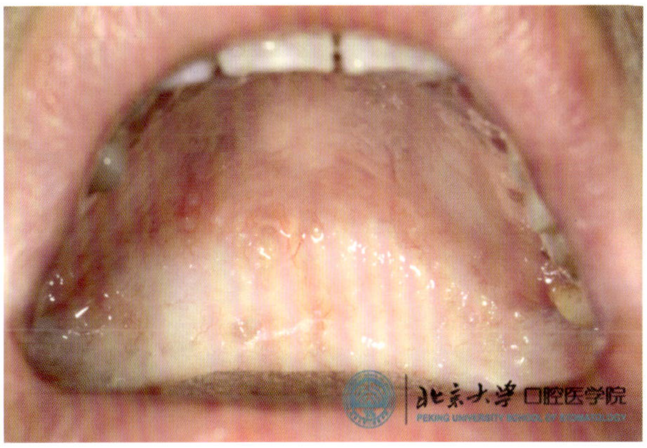

图 27-C　上腭黏膜色苍白，中后 1/3 可见散在的腭腺开口

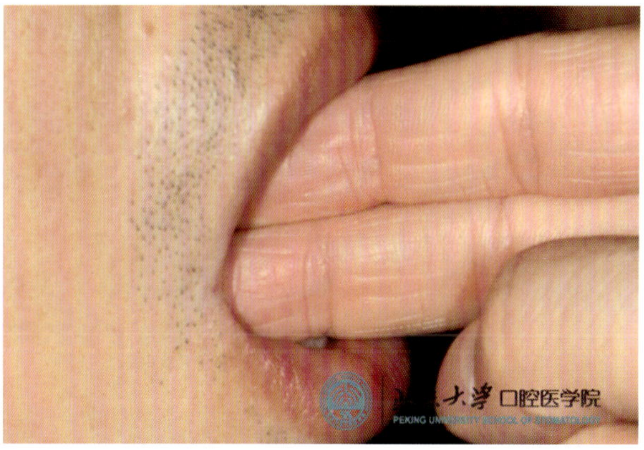

图 27-D　张口受限，约两横指

患者，男，33 岁。

[主诉] 双颊紧涩伴进食刺激痛半年。

[现病史] 半年前患者发现双颊紧涩伴进食刺激痛，无皮肤病损，无瘙痒，无指（趾）甲异常。自述 1 年前开始咀嚼槟榔（槟榔干，10～20 g/d），两个月前停用。吸烟 4 年（3～4 支 / 天），饮酒 4 年（每次半斤白酒）。平日饮食无特别偏好，作息规律。

[临床检查] 双颊黏膜与双唇内侧黏膜色苍白，组织弹性差，其中双颊黏膜触诊可及纤维条索样改变。

舌背、双舌缘、双舌腹黏膜色苍白，舌背乳头萎缩，舌运动受限。

硬腭黏膜色苍白，中后 1/3 可见散在的腭腺导管开口，软腭及近舌腭弓黏膜色苍白，组织弹性差，触诊疼痛。

口腔卫生状况差，菌斑大量，牙石（+++）。

张口受限，张口度约两指。

[既往史] 无特殊情况。

[家族史] 无特殊情况。

[全身情况] 健康。

[临床初步印象] 口腔黏膜下纤维性变?

[可能的诊断]

1. 口腔黏膜下纤维性变?
2. 扁平苔藓?
3. 口腔白斑病?
4. 白色角化症?

[辅助检查]

1. 活体组织检查：上皮萎缩变薄，固有层结缔组织胶原纤维增多，细胞成分减少，局部炎症细胞浸润，符合口腔黏膜下纤维性变。

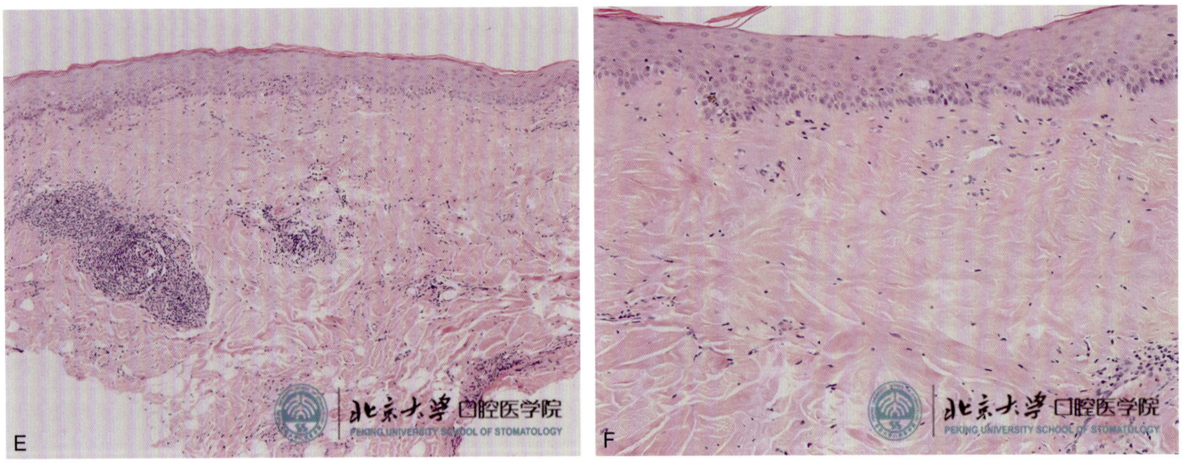

图 27-E，F 口腔黏膜下纤维性变的组织病理学表现（HE 染色）

2. 实验室检查：全血细胞分析、肝肾功能等，均未见异常。

[最终诊断] 口腔黏膜下纤维性变。

[诊断依据]

1. 病史：咀嚼槟榔 1 年。

2. 口腔表现：双颊、双唇、舌、腭黏膜色苍白，组织弹性差，部分可扪及纤维条索样改变；舌体运动障碍，张口受限。

3. 活体组织检查表现：上皮萎缩变薄，固有层结缔组织胶原纤维增多，细胞成分减少，符合口腔黏膜下纤维性变。

[治疗原则及措施]

1. 去除致病危险因素：忌食槟榔，戒烟酒等。

2. 物理治疗：开口训练。

3. 药物治疗：可根据病情选用糖皮质激素（如曲安奈德）、酶类（如胶原酶）、抗氧化剂（如番茄红素）、改善微循环的血管扩张药物（如己酮可可碱）、中药治疗（活血化瘀类药物，如丹参、积雪苷、当归等)。

4. 严重时，手术切除纤维条索，改善重度张口受限。

5. 在本病例中，我们建议患者忌食槟榔，口服丹参滴丸、积雪苷胶囊等活血化瘀药物，局部涂擦积雪苷软膏，并配合适度开口训练。

诊治难点与体会

口腔黏膜下纤维性变（oral submucous fibrosis，OSF）属于口腔黏膜潜在恶性疾患（OPMD），有研究报道其癌变率为 7% ~ 13%。尽管本病的发生与多种因素相关，但多数患者具有咀嚼槟榔的习惯。其他的诱因还包括自身免疫因素、基因易感性、微量元素缺乏等。口腔黏膜下纤维性变在临床中常表现为口腔黏膜多个部位颜色苍白、组织弹性差，可扪及纤维条索样改变，致使患者张口受限或舌体运动障碍而就诊。尽管大部分口腔黏膜下纤维性变临床表现比较典型,加上明显的槟榔咀嚼史,容易诊断,但本病的确诊仍需结合活体组织检查。本病在临床上需与口腔白斑、扁平苔藓、白色角化症等白色病损相鉴别。口腔白斑病通常表现为口腔黏膜的白色或灰白色斑块，边界清楚，高出黏膜表面，触诊无条索，且口腔白斑病通常不会造成张口受限、牙关紧闭、吞咽困难等严重后果。口腔白斑活体组织检查主要表现为上皮过度正角化或过度不全角化，颗粒层明显，棘层增厚，上皮钉突较大，而且依据上皮增殖与紊乱的程度，可分为上皮单纯性增生和上皮异常增生。斑块型扁平苔藓病损触诊质软，无条索，且口腔其他部位也可见白色网纹状病损，可伴充血、糜烂。上皮过度角化不全，基底细胞液化变性及基底膜下方固有层中大量淋巴细胞呈带状浸润是扁平苔藓的典型组织病理学表现。白色角化症以口腔黏膜的白色、灰白色斑块为特征，表面平滑，质地尚柔软，无纤维条索样病损，多不会导致张口受限或吞咽困难。通常可在病损局部找到明显的机械或理化刺激因素。去除刺激后病损减轻或完全消失。口腔黏膜下纤维性变典型的组织病理学表现以结缔组织胶原纤维变性为主要特征。

本病尚无统一的治疗方法，目前可选用的治疗方法包括物理治疗、药物治疗、手术治疗 3 个部分，其中药物及物理治疗的联合应用较广泛（表 27-1）。目前临床工作中常以开口度（maximal interincisal opening，MIO）作为口腔黏膜下纤维性变严重程度的分级标准，进而辅助指导治疗计划的制订与疗效评定。

表 27-1　口腔黏膜下纤维性变的治疗方案

治疗方式	具体方法 / 药物	
物理治疗	开口训练 物理微波加热	
药物治疗	糖皮质激素	氢化可的松（短效） 曲安奈德（中效） 倍他米松、地塞米松（长效）
	酶类	胶原酶、透明质酸酶、胰凝乳蛋白酶
	改善微循环的血管扩张药物	己酮可可碱、丁洛地尔、布酚宁、茶色素
	抗氧化剂	维生素 E、β- 胡萝卜素、番茄红素
	维生素、微量元素	维生素 A、维生素 B、维生素 C、Zn、Mg
	中医中药	丹参、积雪苷等
手术治疗	切除纤维条索，皮瓣移植，咀嚼肌切开术	

临床诊疗流程图

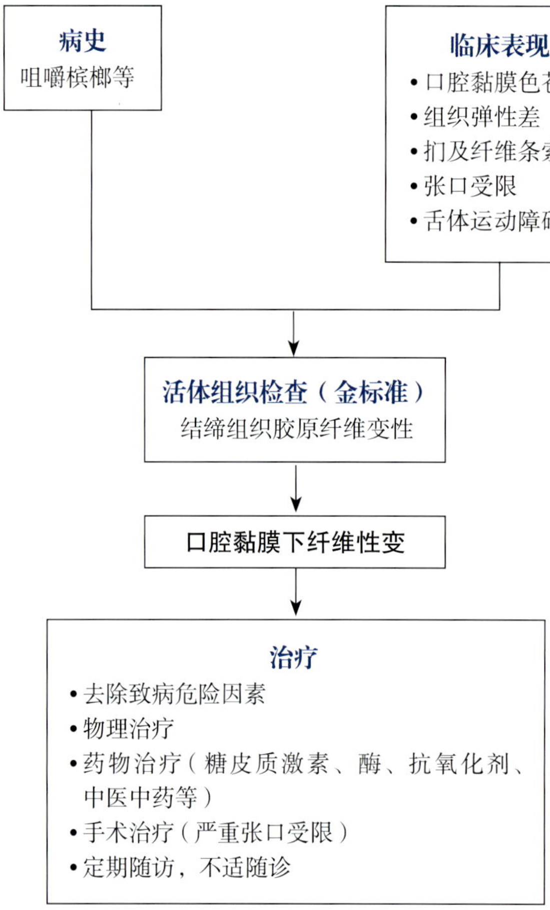

（毛清华　闫志敏）

参考文献

[1] ARAKERI G, BRENNAN P A. Oral submucous fibrosis: An overview of the aetiology, pathogenesis, classification, and principles of management. Br J Oral Maxillofac Surg, 2013, 51(7): 587-593.

[2] JIANG X, HU J. Drug treatment of oral submucous fibrosis: A review of the literature. J Oral Maxillofac Surg, 2009, 67(7): 1510-1515.

[3] PINDBORG J J, POULSEN H E, ZACHARIAH J. Oral epithelial changes in thirty Indians with oral cancer and submucous fibrosis. Cancer, 1967, 20(7): 1141-1146.

[4] HAMNER J R, LOONEY P D, CHUSED T M. Submucous fibrosis. Oral Surg Oral Med Oral Pathol, 1974, 37(3): 412-421.

[5] 李宏权, 刘伟, 周增同. 丹酚B防治肿瘤研究进展. 临床口腔医学杂志, 2016, 32(5): 315-318.

[6] KAMATH V V. Surgical interventions in oral submucous fibrosis: A systematic analysis of the literature. J Maxillofac Oral Surg, 2015, 14(3): 521-531.

[7] AWAN K H, PATIL S, HABIB S R, et al. Evaluation of medicinal interventions for the management of oral submucous fibrosis: A systematic review of the literature. J Contemp Dent Pract, 2014, 15(6): 812-817.

第三章

口腔黏膜感染性疾病

病例 28　单纯疱疹

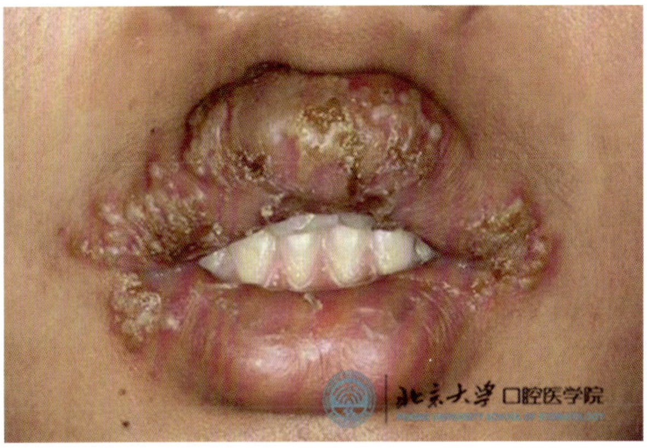

图 28-A　治疗前上唇红、唇周皮肤及口角成簇存在小水疱，部分破溃，表面被覆黄色痂皮

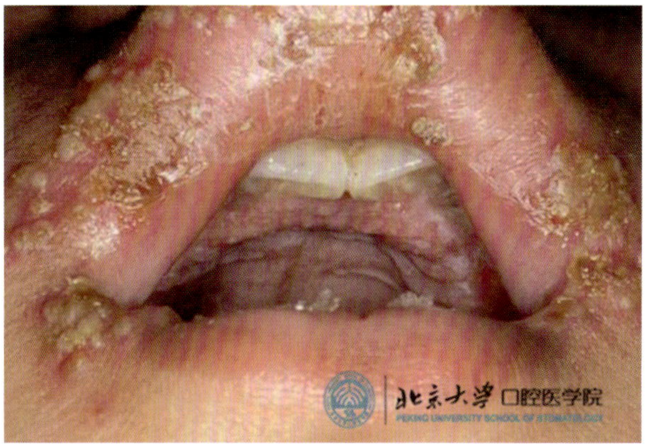

图 28-B　治疗前硬腭及上颌腭侧牙龈可见多处小溃疡，部分融合成片，表面被覆黄白色假膜

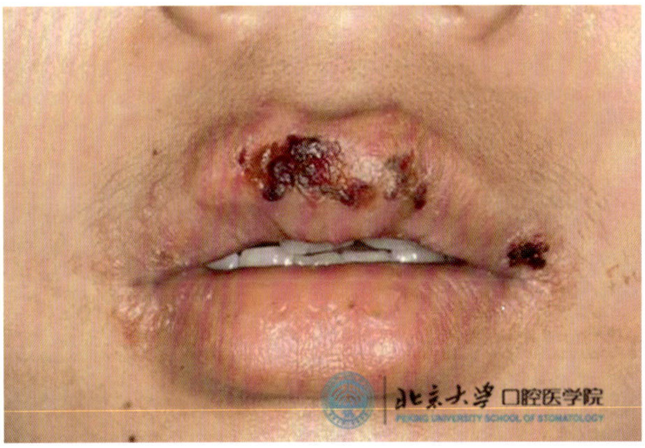

图 28-C　治疗后 1 周上唇多数水疱愈合，仅在上唇红中央及左侧口角见糜烂面，表面被覆褐色痂皮

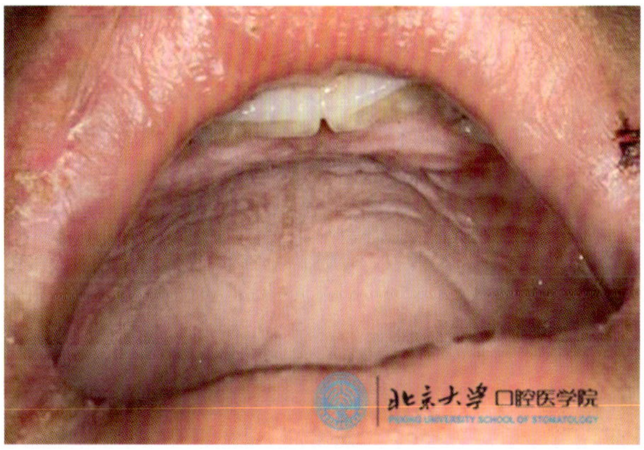

图 28-D　治疗 1 周后硬腭及上颌腭侧牙龈溃疡面愈合

患者，男，13 岁

[主诉] 口内及上唇溃疡疼痛 2 天。

[现病史] 两日前因劳累感冒、体温 38.7 ℃，后出现口内及上唇黏膜明显红肿、干燥、脱屑，伴双唇黏膜破溃，自述黏膜破溃前曾有起疱史。否认反复发作史，发病后未曾治疗。否认皮肤病损。

[临床检查] 上下唇红黏膜干燥、脱屑，伴皲裂。双侧口角可见成簇小水疱，部分破溃结痂。上下唇内侧黏膜及硬腭后部有成簇小溃疡，部分融合成片，被覆黄白色假膜。

[辅助检查] 全血细胞分析：白细胞 $5.01 \times 10^9/L$（$4 \times 10^9/L \sim 9.5 \times 10^9/L$），淋巴细胞绝对值 $4.86 \times 10^9/L$（$0.8 \times 10^9/L \sim 4.0 \times 10^9/L$）↑；淋巴细胞百分比 50.51% ↑（17% ~ 50%）。

[既往史] 无特殊情况。

[家族史] 无特殊情况。

[全身情况] 健康。

[临床初步印象] 单纯疱疹?

[可能诊断]

1. 单纯疱疹?
2. 疱疹样复发性阿弗他溃疡?
3. 多形红斑?
4. 唇部感染?

[诊断依据]

1. 典型临床表现;
2. 全血细胞分析:白细胞正常,淋巴细胞绝对值及百分比升高。

[最终诊断] 单纯疱疹。

[治疗原则及措施] 该病具有自限性,一般 10～14 天可自愈。单纯疱疹治疗目的主要是缩短疗程、减轻症状、促进愈合。

1. 抗病毒治疗:可选用阿昔洛韦或中药清热解毒类药物,本病例给予中药双黄连口服液每次 10 ml,每日 2 次,连用 5～7 天。

2. 支持治疗:可给予复合维生素 B 及维生素 C,医嘱必要时应卧床休息、补充液体以维持体液平衡。

3. 局部对症治疗:可选用消炎防腐、止痛、促愈合类药物。本病例给予阿昔洛韦软膏、盐酸金霉素眼膏、口腔溃疡散、0.1% 依沙吖啶液等以消除继发感染、促进病损愈合。

诊治难点与体会

单纯疱疹(herps simplex)是一种临床常见感染性疾病,由单纯疱疹病毒(herpes simplex virus, HSV)感染引起。临床分为原发性和复发性两型。原发性疱疹性龈口炎(primary herpetic gingivostomatitis)以 6 岁以下儿童多见,成人也可有发作。部分患者可伴有发热、头痛、肌肉酸痛等全身症状,典型临床表现为口内黏膜成簇小水疱或小溃疡病损,病损部分融合成片,以及好发于硬腭、角化龈等角化黏膜表面是其特征性表现,可因继发感染表面出现较厚假膜,并引起全身反应如发热及颌下淋巴结肿大等。复发性单纯疱疹常由各种诱因如发热、劳累、月经、胃肠功能紊乱等刺激引起,有 20%～40% 的原发 HSV 感染后可复发,病损常在同一部位多次反复发作。复发性单纯疱疹常无全身症状。疹前局部皮肤有灼热、轻度瘙痒及感觉异常等前驱症状。最常累及部位为唇红黏膜、口周皮肤,以及腭黏膜,复发性单纯疱疹一般多见于成人,儿童少见。根据急性病程、典型的口腔病损不难做出准确诊断。实验室检查对诊断有一定的参考价值,如疱疹涂片、单纯疱疹病毒的分离培养等,但临床最常用的辅助检查仍然为血细胞分析,单纯疱疹病毒感染如果无继发细菌感染,一般白细胞总数不升高,但淋巴细胞可能升高。全血细胞分析化验有助于了解有无继发感染及一般全身状况。本病应与疱疹样复发性阿弗他溃疡、疱疹性咽峡炎、多形红斑、带状疱疹鉴别。鉴别要点如下:

1. 疱疹样复发性阿弗他溃疡:

(1)有口腔溃疡反复发作史。

(2)全身反应轻或无。

(3)损害无疱疹期,病损多散在分布无成簇性,角化差的黏膜多见。

(4)无口周皮肤损害、无牙龈的广泛充血或疱疹。

(5)成人多见。

2. 疱疹性咽峡炎：

（1）全身反应轻，儿童多见，有流行病史。

（2）病损分布于口腔后部如软腭、悬雍垂等处，牙龈不受累。

3. 多形红斑：

（1）可有可疑过敏原接触史。

（2）急性病程，口腔损害以广泛糜烂渗出为主，唇红黏膜更为明显。

（3）牙龈弥漫性炎症少见。

（4）中青年多见。

（5）皮肤病损多出现在面部、手背皮肤，典型损害为靶形红斑。

4. 带状疱疹：

（1）成人多见，无反复发作史，愈合后不复发。

（2）全身反应较重，疼痛剧烈。

（3）疱疹受累面积较大，典型表现为成簇性、沿着三叉神经的分支排列成带状。

（4）口内黏膜及口外皮肤均有病损，单侧分布不越过中线。

该病虽具有自限性，但多数未治疗病例病损恢复缓慢，缓解期可超过 10 天，因此临床多给予药物干预治疗，以减轻症状，促进愈合。常用的治疗手段包括抗病毒治疗、全身支持疗法、对症处理和防止继发感染。成人可选用阿昔洛韦等抗病毒药，对于儿童患者可选择中药清热解毒类药物如蓝芩口服液、双黄连口服液等治疗，同时补充维生素 B 和维生素 C，局部使用 0.1% 依沙吖啶液湿敷或含漱。对于继发感染出现全身症状者，可结合病情及实验室检查合理选择抗生素治疗。

原发性疱疹感染愈合后，HSV 可存在于发生部位的神经节中，在某些因素的刺激下可再次发生病毒感染，出现复发性疱疹性口炎（recurrent herpetic stomatitis）表现。复发患者多表现为唇疱疹，口内疱疹较为少见。复发性唇疱疹患者全身反应较轻，可仅给予局部抗病毒药物治疗，对于继发感染者同时给予外用抗生素软膏治疗。复发性口内疱疹患者治疗原则及措施同原发性疱疹性龈口炎，但对于反复发生口内疱疹的成人应注意检查体液免疫及细胞免疫功能，以除外全身感染（如艾滋病）或其他系统性疾病。

临床诊疗流程图

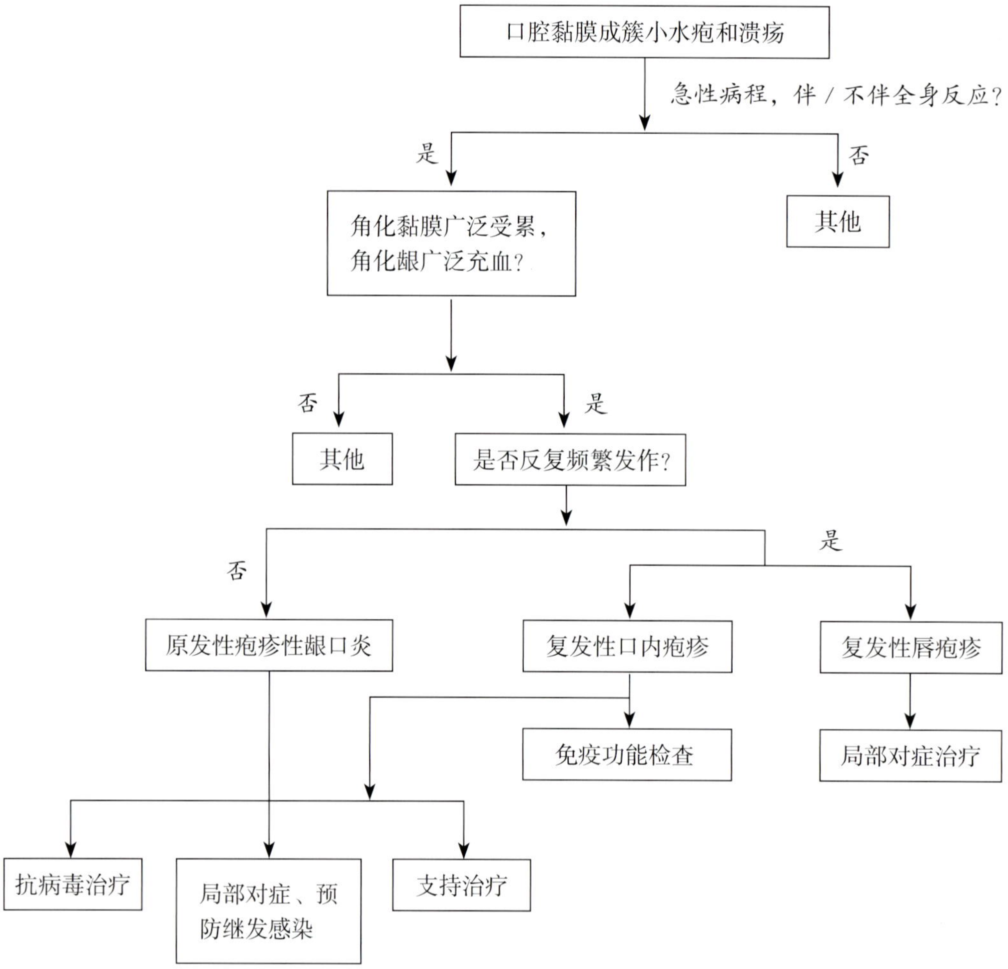

（魏 攀 华 红）

参考文献

[1] 华红，刘宏伟. 口腔黏膜病学. 北京：北京大学医学出版社. 2014.

[2] TSATSOS M, MACGREGOR C, Athanasiadis I. et al. Herpes simplex virus keratitis: an update of the pathogenesis and current treatment with oral and topical antiviral agents. Clin Exp Ophthalmol, 2016, 44(9): 824-837.

[3] BHATT U K, ABDUL KARIM M N, Prydal JI. et al. Oral antivirals for preventing recurrent herpes simplex keratitis in people with corneal grafts. Cochrane Database Syst Rev, 2016, 11: CD007824.

病例 29　三叉神经带状疱疹

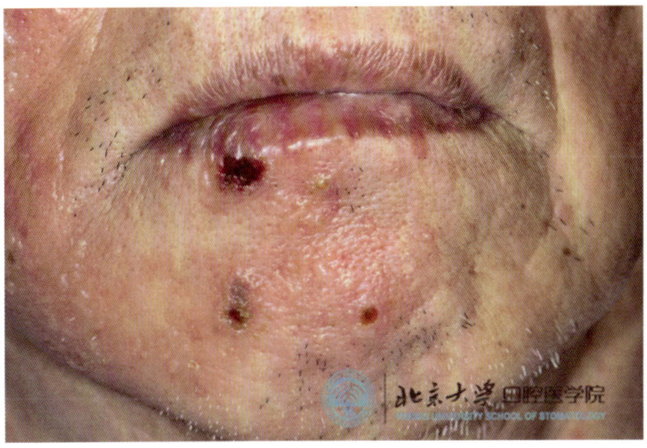

图 29-A （治疗前）右下唇黏膜及唇周皮肤有多个水疱，部分破溃结痂。病损集中在面部中线右侧

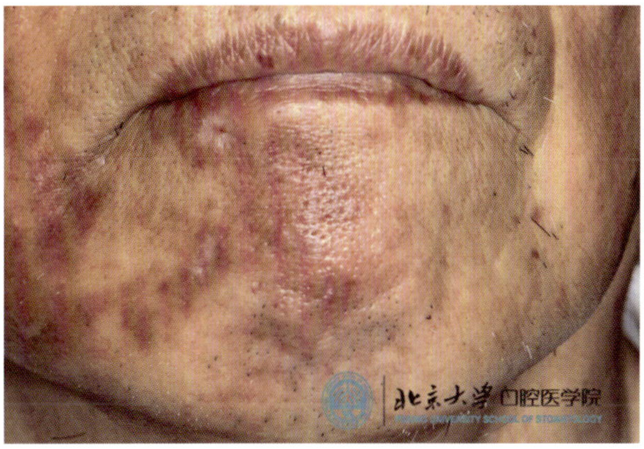

图 29-B （治疗后）右下唇周皮肤见色素沉着

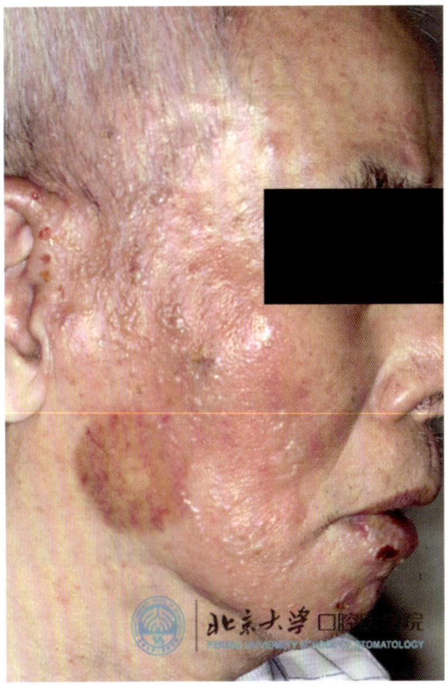

图 29-C （治疗前）右侧颊部、颞部及耳前区有较多水疱，病损未超过中线

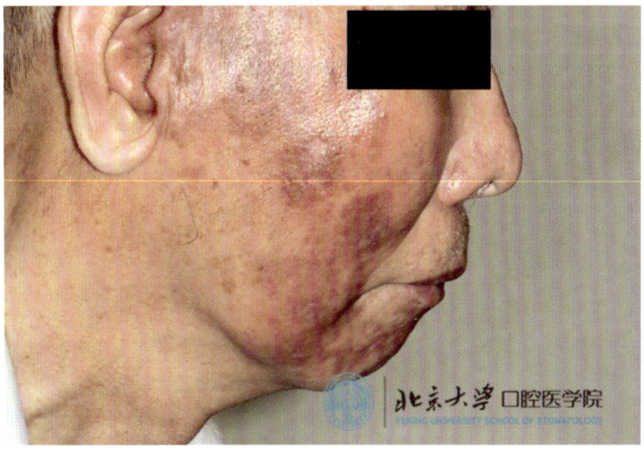

图 29-D （治疗后）右侧颊部、颞部及耳前区见色素沉着

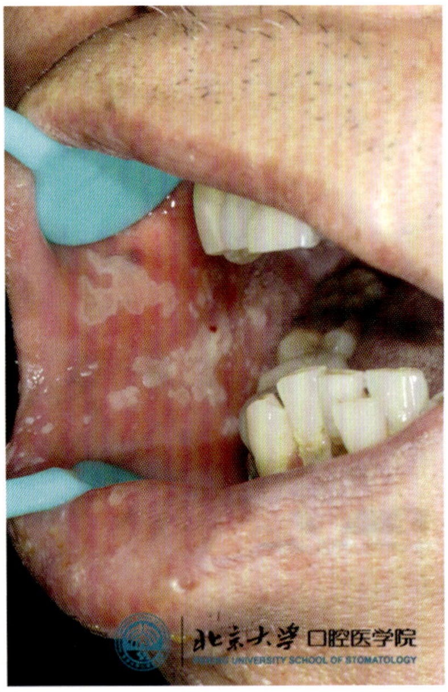

图 29-E （治疗前）右颊黏膜及右下唇黏膜出现糜烂，表面有黄白色假膜

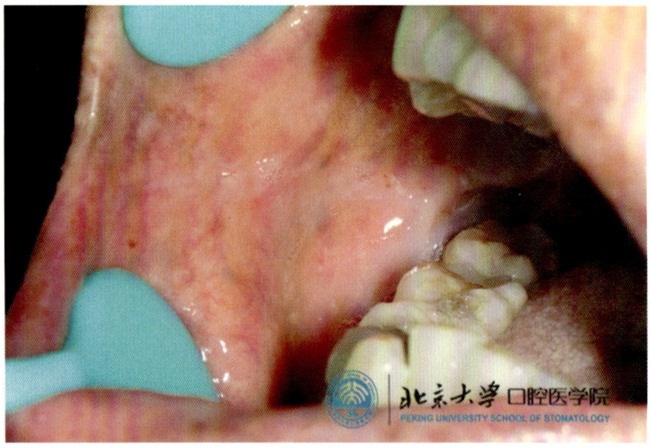

图 29-F （治疗后）右颊及右下唇黏膜糜烂愈合

患者，男，78 岁。

[主诉] 口腔溃疡伴面部水疱 5 日。

[现病史] 患者 5 日前开始出现全身发热（38.5℃），伴右侧口腔内黏膜糜烂疼痛。3 天前右侧面颊部、耳前区出现水疱，伴针刺样疼痛。自发病来否认发散性疼痛、扳机痛等。否认躯干四肢及面部发疱史。否认药物过敏史。否认面部麻痹、耳鸣、听力及味觉下降等病史。

[临床检查] 口腔右颊黏膜、右下唇内侧黏膜多处成簇糜烂面，部份融合成片，表面被覆黄白色假膜。右下唇唇周皮肤、右侧面部、颞部及耳前区皮肤散在较多水疱，部分破溃结痂。口腔及皮肤病损均未越过中线。

[辅助检查] 全血细胞分析：WBC 10.1×10^9/L ↑（4×10^9/L ~ 9×10^9/L），RBC 5.60×10^{12}/L ↑（4.0×10^{12}/L ~ 5.5×10^{12}/L），HGB 170 g/L ↑（120 ~ 160 g/L），单核细胞百分比 12.20% ↑（3% ~ 10%），嗜酸性粒细胞百分比 0.10% ↓（0.5% ~ 5%），单核细胞绝对值 1.23×10^9/L ↑（0.3×10^9/L ~ 0.8×10^9/L），嗜酸性粒细胞绝对值 0.01×10^9/L ↓（0.05×10^9/L ~ 0.50×10^9/L）。

[既往史] 无特殊情况。

[家族史] 无特殊情况。

[全身情况] 健康。

[临床初步印象] 三叉神经带状疱疹？

[可能的诊断]

1. 三叉神经带状疱疹？
2. 多形红斑？
3. 皮肤黏膜细菌感染？
4. 单纯疱疹？
5. 疱疹性咽峡炎？

[最终诊断] 带状疱疹（三叉神经）。

[诊断依据] 带状疱疹依据典型的症状及体征即可做出诊断。其典型表现为单侧皮肤黏膜的簇集性水疱和溃疡。其他临床诊断要点包括：

1. 发疹前有全身不适、乏力等全身症状；
2. 患处有神经痛，皮肤、黏膜感觉敏感等；
3. 病损沿单侧三叉神经分布，不越过中线；
4. 病程有自限性，2～3 周，愈合后可有色素改变或瘢痕。

[治疗原则及措施] 带状疱疹的治疗目标是缓解急性期疼痛，限制皮肤及黏膜病损的扩散，缩短病程。治疗方案包括：

1. 抗病毒治疗：大量循证医学的研究结果显示，对带状疱疹最重要的治疗就是早期、足量的系统抗病毒治疗，可选择的抗病毒药物包括阿昔洛韦、伐昔洛韦、泛昔洛韦等。给予本病例患者阿昔洛韦每日 5 次，每次 400mg，口服 7 天，进行全身抗病毒治疗。

2. 糖皮质激素疗法：在带状疱疹急性发作早期系统应用糖皮质激素可以抑制炎症反应，缓解急性疼痛，但对疹后神经痛并无明显效果，且必须联合抗病毒药物同时应用。由于中老年人系统应用糖皮质激素时可能并发青光眼、糖尿病及高血压等并发症，因此对于带状疱疹患者是否能够口服激素必须权衡利弊。综合考虑本病例患者年龄、全身状况及急性期症状未给予系统性糖皮质激素治疗，应以抗病毒治疗为主。

3. 局部治疗：口腔黏膜局部治疗以缩短病程，缓解急性疼痛，促进病损愈合为主要原则。皮肤病损建议及时到皮肤科就诊。

4. 支持治疗：医嘱患者多饮水，给予维生素 C 等适当的支持治疗。

诊治难点与体会

带状疱疹是一种由水痘 - 带状疱疹病毒（varicella-zoster virus，VZV）感染引起的皮肤黏膜疾病，主要影响中老年人，约 50% 的带状疱疹发生在 60 岁以上的人群。随着年龄增长带状疱疹的年发生率逐渐增高，其原因可能与老年人细胞免疫功能逐渐减退有关。此外，艾滋病患者、长期服用免疫抑制剂的患者亦是带状疱疹的好发人群。发生于口颌面部的带状疱疹多沿三叉神经分支走行分布。急性期典型症状为口颌面部单侧皮肤黏膜的簇集疱疹，皮肤黏膜病损出现前可有持续 4 天 至 2 周的前驱症状，患者可表现为发热、病损区疼痛或感觉异常。疱疹持续的时间与年龄有关，年龄越大疱疹持续时间越长。一般来说颌面部疱疹持续时间较躯干等其他部位要短，7～10 天后病损可结痂脱落。

发生于三叉神经分布区域的带状疱疹最常见的并发症为带状疱疹后遗神经痛（postherpetic neuralgia, PHN）。目前对于 PHN 尚无明确的定义，一般认为急性带状疱疹临床治愈后疼痛持续超过 1 个月的患者即可诊断。PHN 的发生率随患者年龄增长而上升，平均发病年龄为 67 岁。除年龄因素外，PHN 发生的危险因素还包括带状疱疹急性期剧烈疼痛、疱疹发生前出现疼痛性前驱症状、急性期发热超过 38℃等。发生 PHN 的患者在临床上要积极干预，以免产生严重并发症。此外，相对少见的并发症还包括带状疱疹累及三叉神经眼支时，可引起单侧眼部视力下降甚至失明等严重并发症；带状疱疹累及面神经膝状神经节时，出现耳痛、眩晕、听力异常、味觉异常等，即拉姆齐 - 亨特综合征（Ramsay Hunt syndrome）。

依据其病史及典型的临床表现并不难做出带状疱疹的诊断。临床上本病需与成人单纯疱疹、多形红斑、疱疹性咽峡炎等疾病鉴别，鉴别要点如下：

1. 成人单纯疱疹

（1）急性发作，全身反应轻。

（2）反复发作，往往有劳累、感冒等诱因。

（3）损害为成簇的小水疱。

（4）唇疱疹为唇红、唇红缘及唇周皮肤好发，部位相对固定。

（5）口内疱疹以牙龈、硬腭好发。免疫缺陷者则疱疹泛发。

2. 疱疹性咽峡炎

（1）全身反应轻，儿童多见，有流行病史。

（2）病损分布于口腔后部，如软腭、悬雍垂等处，牙龈不受累。

3. 手足口病

（1）儿童多见，有局部或小范围流行趋势。

（2）口腔疱疹及溃疡多在舌、颊及硬腭，很少侵犯牙龈。

（3）普通型有轻度全身症状，重型全身症状重。

（4）手掌、足底、臀、臂等处皮肤可见水疱、丘疹。

4. 多形红斑

（1）可有可疑过敏原接触史。

（2）急性病程，口腔损害以广泛糜烂渗出为主，唇红黏膜更为明显。

（3）牙龈弥漫性炎症少见。

（4）中青年多见。

（5）皮肤病损在面部、手背、手掌多见，特征性病损为靶形红斑。

（6）可有反复发作史。

口腔带状疱疹治疗原则及相关措施包括支持治疗、局部对症治疗及抗病毒治疗。建议采用早期、足量的系统抗病毒治疗（最好于疱疹发生72h内），可选抗病毒药物包括阿昔洛韦（每天5次，每200 mg，服用7天）、伐昔洛韦（每天2次，每次300mg，服用7天）及泛昔洛韦（每天3次，每次250 mg，服用7天），后两种药物与阿昔洛韦相比，能明显减少带状疱疹急性疼痛和PHN发生率及持续时间，且用法更为简单。对于发生于眼部、耳部的带状疱疹应建议患者尽早到专科门诊就诊。带状疱疹呈自限性，预后一般良好；愈后一般可获得终身免疫，仅偶有复发。但对于出现带状疱疹后神经痛的患者治疗方法较多，其中包括内服及外用药物治疗（如抗抑郁、抗惊厥、镇痛药物）、神经阻滞及损毁治疗、物理治疗、心理治疗及针灸治疗等方法，由于其发生机制不清，疗效尚不理想。但对于发生PHN的患者临床要积极干预，以免产生严重并发症。

临床诊疗流程图

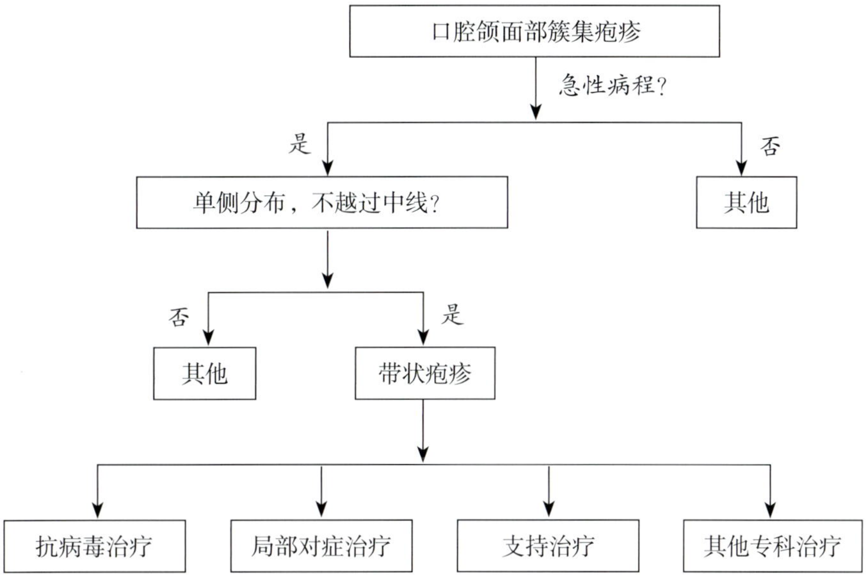

（魏　攀　华　红）

参考文献

[1] TYRING S K. Management of herpes zoster and postherpetic neuralgia. J Am Acad Dermatol, 2007, 57(6 Suppl): S136-S142.

[2] KATZ J, COOPER E M, WALTHER R R, et al. Acute pain in herpes zoster and its impact on health-related quality of life. Clin Infect Dis, 2004, 39(3): 342-348.

[3] 林志森, 杨勇, 李若瑜. 带状疱疹及后遗神经痛. 临床皮肤科杂志, 2010, 39(6): 393-395.

[4] KOST R G, STRAUS S E. Postherpetic neuralgia－pathogenesis, treatment and prevention. N Engl J Med, 1996, 335(1): 32-42.

[5] HIGA K, DAN K, MANABE H, et al. Factors influencing the duration of treatment of acute herpetic pain with sympathetic nerve block: importance of severity of herpes zoster assessed by the maximum antibody titers to varicella-zoster virus in otherwise healthy patients. Pain, 1988, 32(2): 147-157.

[6] GNANN J W JR, WHITLEY R J. Clinical practice. Herpes zoster. N Engl J Med, 2002, 347(5): 340-346.

病例 30　手足口病

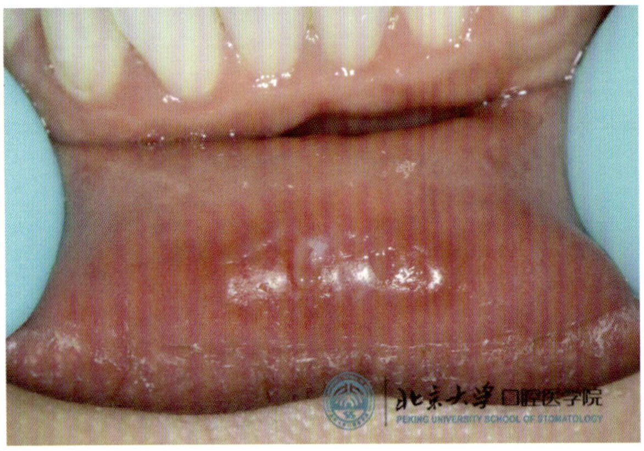

图 30-A　下唇黏膜内侧中央见约 0.3 cm × 0.2 cm 的小水疱周缘有约 1 cm × 0.6 cm 的黏膜红斑

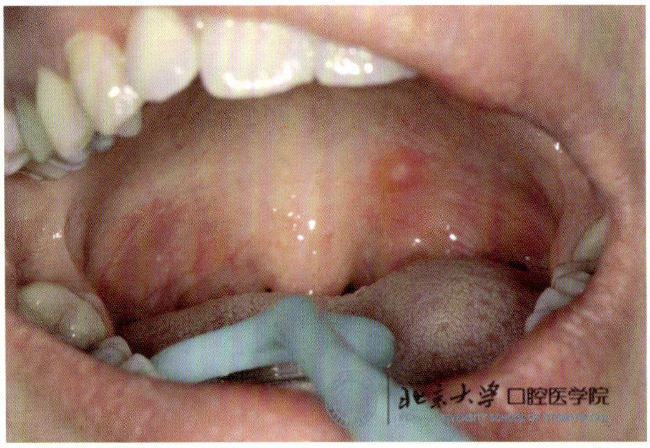

图 30-B　左侧软腭见直径 0.2 cm 左右的圆形溃疡及周缘见直径 0.4 cm 左右黏膜红斑

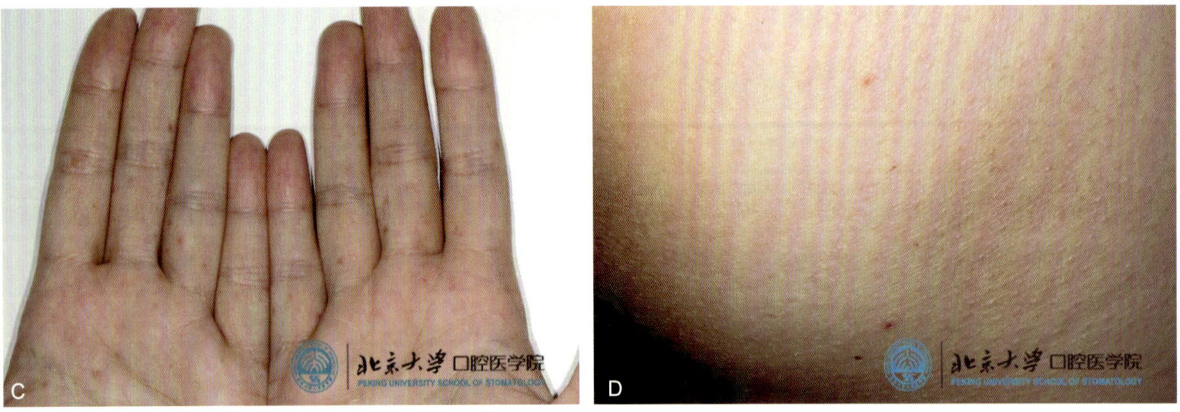

图 30-C/D　臀部及手掌皮肤散在多处小丘疹

患者，女，33 岁。

[主诉] 口内黏膜起疱溃疡 3 天。

[现病史] 患者 3 天前开始出现口内黏膜起疱、溃疡，疼痛明显，伴皮肤起疹，3 天来未用药治疗，症状无明显变化。否认口内反复溃疡病史；否认发热史、畏寒、肌肉酸痛等全身症状。

[既往史] 无特殊情况。

[家族史] 无特殊情况。

[全身情况] 健康。

[临床检查] 下唇黏膜内侧中央可见数个大小约 0.3 cm × 0.2 cm 的小水疱，部分破溃，周缘见大小约 1 cm × 0.6 cm 的黏膜充血红斑；左侧软腭见直径 0.2 cm 左右的圆形溃疡及周缘见直径 0.4 cm 左右

的黏膜红斑；25 所对颊黏膜直径 0.3 cm 圆形溃疡，周缘黏膜红斑；臀部及手掌皮肤散在多处红斑及丘疹。

[辅助检查] 全血细胞分析检查均未见明显异常。

[临床初步印象] 手足口病？

[可能的诊断]

1. 手足口病？
2. 疱疹性龈口炎？
2. 疱疹样复发性阿弗他溃疡？
3. 口蹄疫？

[最终诊断] 手足口病。

[诊断依据]

1. 口腔多部位出现疱疹及溃疡；
2. 手掌及臀部皮肤多发散在红斑及丘疹；
3. 成人普通型手足口病全身反应较轻。

[治疗原则与措施] 本例患者为成人普通型手足口病患者，可门诊治疗，不需特殊治疗。治疗原则与措施如下：

1. 局部对症治疗：消炎促愈合，缓解疼痛症状。可给予中药制剂养阴生肌散涂擦溃疡，以及 0.1% 依沙吖啶或氯己定溶液口内含漱。

2. 支持治疗：给予复合维生素 B、维生素 C 等，同时交代患者注意休息，多饮水补充体液，如有加重随时就诊。若因吞咽困难导致进水不足，可选择静脉补液。

3. 注意避免交叉感染：保持良好的个人卫生习惯，勤洗手，避免与患者密切接触。

4. 抗病毒治疗：目前尚无特效抗肠道病毒药物，手足口病患者不建议使用阿昔洛韦、更昔洛韦等药物治疗。对于普通型症状较轻的患者可给予板蓝根、双黄连口服液等中药抗病毒。

诊治难点与体会

手足口病（hand, foot and mouth disease, HFMD）可由多种病毒感染引起，最常见的致病病原体为柯萨奇病毒 A16 型（Coxsackievirus A16, CoxA16），其次为肠道病毒 71 型（Enterovirus 71, EV71）。该病好发于 10 岁以下儿童，偶见成人患者。病毒可通过与患者密切接触、空气以及粪便传播，因此在幼儿园等易感儿童聚集区可出现爆发流行。患者常在接触病毒 3 ~ 6 天后，手、足及口腔出现水疱及丘疹，少数患者也可出现臀部及腹股沟病损，部分患者可伴有发热、不适等全身症状。对于首诊于口腔科的患者，在临床问诊及检查时，应注意追问全身症状及病史，并注意检查是否有手、足等部位皮肤病损，多数情况下，根据典型的临床症状和体征即可确诊。在少数不能明确诊断或全身病情严重的情况下，可对口腔咽喉、气道分泌物、疱疹液、粪便进行病原学检查，检测是否存在 CoxA16 、EV71 等肠道病毒。

本病通常需与疱疹性龈口炎等疾病相鉴别，鉴别诊断要点如下：

1. 疱疹性龈口炎：鉴别要点见前述章节。

2. 疱疹样复发性阿弗他溃疡：是复发性阿弗他溃疡（recurrent apthous ulcer，RAU）的一型，病损特点具有复发性、周期性、自愈性；典型临床表现为“红、黄、凹、痛”，口内溃疡直径小、数量多，呈“满天星”样；溃疡彼此不融合；不伴有皮肤病损及全身系统症状。

3. 口蹄疫：为牲畜病，人群中发病极少，成人多见，往往有动物及乳制品接触及应用史。

多数手足口病患者全身情况较轻，预后较好。多数患者可在 7 ~ 10 天后自行缓解。临床治疗以缓解症状为主，可给予抗病毒药物，局部使用消炎、止痛、促愈合药物，保证饮水补充体液，必要时静脉补液。尽管手足口病患者发生并发症的概率较小，但当出现脑膜炎、脑炎、脑脊髓炎、肺水肿、循环障碍等迅速进展的全身并发症时应及时住院治疗。有研究报道，EV71 感染者较 CoxA16 感染发病者更容易出现全身并发症。

由于肠道病毒的传染性较强，对于学龄儿童患者应注意隔离，同时建议患者及其家属注意手卫生，尤其是便后手清洁及消毒；对经常碰触物体（包括儿童玩具）的表面彻底消毒；避免与患者使用相同餐具、饮具等，从而避免交叉感染播散。此外，目前国内已有针对 EV71 的疫苗用于预防此型病毒引起的手足口病，适龄儿童可选择接种。

临床诊疗流程图

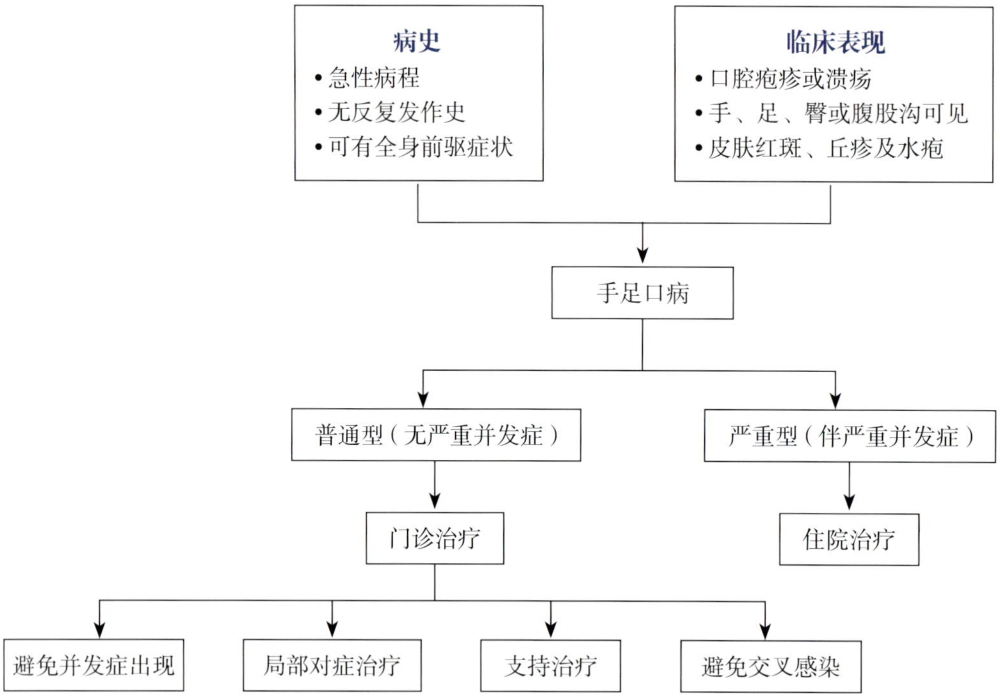

（魏 攀 华 红）

参考文献

[1] REPASS G L, PALMER W C, STANCAMPIANO F. Hand, foot, and mouth disease: Identifying and managing an acute viral syndrome. Cleve Clin J Med, 2014, 81 (9): 537-543.

[2] KAMINSKA K, MARTINETTI G, LUCCHINI R, et al. Coxsackie virus A6 and hand, foot, and mouth disease: Three case reports of familial child-to-immunocompetent adult transmission and a literature review. Case Reports in Dermatology, 2013, 5 (2): 203-209.

[3] OOI, M H, WONG, S C, LEWTHWAITE, P, et al. Clinical features, diagnosis, and management of enterovirus 71. Lancet Neurology, 2010, 9 (11): 1097-1105.

[4] SARMA, N. Hand, foot and mouth disease: current scenario and Indian perspective. Indian Journal of Dermatology, Venereology, and Leprology, 2013, 79 (2): 165-175.

[5] MAO Q Y, WANG Y, BIAN L, et al. EV71 vaccine, a new tool to control outbreaks of hand, foot and mouth disease (HFMD). Expert Review of Vaccines. 2016, 15 (5): 599-606.

病例 31　慢性红斑型念珠菌病

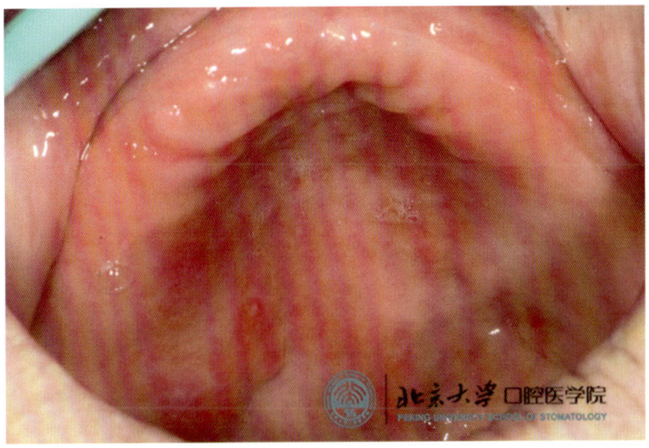

图 31-A　上颌全口义齿覆盖的腭黏膜见广泛充血发红，表面有细小的红色颗粒状增生

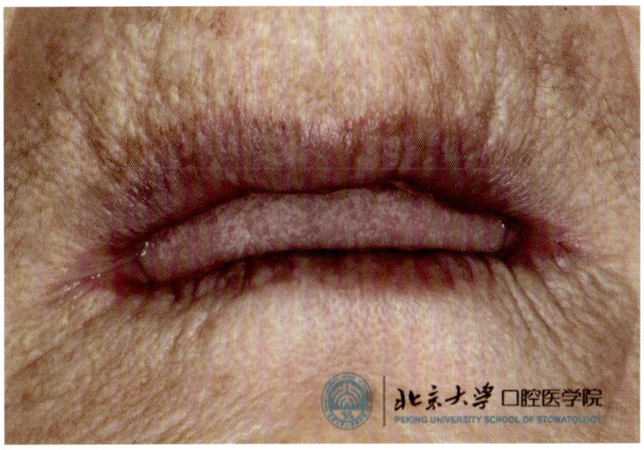

图 31-B　双侧口角潮湿，发红

患者，女，79 岁。

[主诉] 口内黏膜发红 1 天。

[现病史] 1 天前于修复科镶牙时发现腭黏膜发红，否认烧灼痛等不适症状。患者义齿修复 10 余年，饭后清洗义齿，夜间有摘除义齿的习惯。否认皮肤、指趾甲病损，否认义齿材料过敏，否认义齿有压痛等不适症状，否认贫血、糖尿病等系统性疾病，否认长期服用抗生素等用药史。

[临床检查] 上下颌牙列缺失，全口义齿修复，上颌义齿覆盖的腭黏膜广泛充血发红，表面有细小的红色颗粒状增生，无明显触痛；义齿组织面 10%KOH 涂片镜检：见大量念珠菌菌丝。

双口角见约 0.4 cm × 0.4 cm 充血发红区，未见皲裂及糜烂。

[既往史] 无特殊情况。

[家族史] 无特殊情况。

[全身情况] 高血压 10 余年，服用硝苯地平现血压控制于 135/75 mmHg。

[临床初步印象] 慢性红斑型念珠菌病？

[可能的诊断]

1. 红斑型念珠菌病（义齿性口炎）？
2. 球菌性口炎？
3. 口腔红斑病？
4. 接触性过敏性口炎？

[辅助检查]

1. 上颌义齿组织面 10%KOH 涂片镜检：见大量念珠菌菌丝。
2. 唾液念珠菌培养：白念珠菌 >200 cfu/ml。
3. 斑贴试验：阴性。

[最终诊断] 义齿性口炎。

[诊断依据]

1. 患者口内无明显不适症状，镶牙时发现口内黏膜发红。

2. 临床检查：上颌义齿覆盖区的腭黏膜广泛充血发红，表面有细小的红色颗粒状增生，无明显触痛；双口角充血发红，未见皲裂及糜烂。

3. 否认糖尿病等系统性疾病，否认长期服用抗生素等用药史。

4. 否认义齿材料过敏，否认义齿有压痛等不适症状。

5. 上颌义齿组织面 10%KOH 涂片镜检：见大量念珠菌菌丝。

6. 唾液念珠菌培养：白念珠菌 >200cfu/ml。

7. 斑贴试验：均为阴性。

[治疗原则及措施]

1. 抗真菌药物控制念珠菌感染，如制霉菌素片含服、口服氟康唑胶囊等。

2. 注意义齿清洁，夜间正确摘戴义齿。

3. 改善口腔环境使之偏碱性，可用 2% ~ 4% 碳酸氢钠溶液漱口。

4. 义齿性口炎合并口角炎，可用局部抗真菌药物治疗，如咪康唑、克霉唑等局部涂抹。

诊治难点与体会

义齿性口炎（candida-associated denture stomatitis, denture-induced stomatitis，denture sore mouth），属口腔念珠菌病（oral candidosis，oral candidiasis，oral moniliasis）临床常见类型，是由口腔念珠菌引起的口腔黏膜真菌感染。口腔念珠菌病临床可分为假膜型、急性红斑型、慢性红斑型、慢性增殖型，其中义齿性口炎属慢性红斑型念珠菌病。有研究显示 24% 的可摘义齿佩戴者可发生义齿性口炎。临床上以义齿承托区黏膜广泛发红，形成鲜红色界线清楚的斑点或斑片为特点，义齿性口炎常伴有口角炎。

Newton 1962 年将义齿性口炎又分为以下三型：Ⅰ型主要表现为上腭黏膜针尖大小充血，或有出血点，或为局限性的小范围红斑。该型主要由局部创伤或牙托材料过敏引起，与念珠菌感染关系不大。Ⅱ型表现为广泛的较均一的红斑，整个基托相应黏膜区均发红。患者可无任何症状，也可伴有口干、烧灼痛等症状。该型与念珠菌感染有关。Ⅲ型表现为在义齿承托区黏膜红斑的基础上，黏膜表面有颗粒形成。患者有口干或烧灼感。该型与念珠菌感染及义齿不合适有关。如果颗粒增生明显，应归为增殖型念珠菌病。

义齿性口炎的诊断主要根据临床表现，同时需要结合实验室检查（如涂片镜检，唾液念珠菌培养等方法）以明确诊断。义齿性口炎应与球菌性口炎、口腔红斑病等鉴别。球菌性口炎黏膜充血水肿明显，有成片的灰黄色假膜，表面光滑致密，且易被拭去，遗留糜烂面有渗血。区域淋巴结肿大，可伴有全身反应。全血细胞分析可见白细胞、中性粒细胞绝对值偏高。口腔红斑病发生于上腭时，需要与义齿性口炎进行鉴别，发生于上腭的口腔红斑病，多为均质型，病变较软，表面呈鲜红色天鹅绒样改变，边界清楚，病损固定，病损区涂片无念珠菌菌丝，抗真菌治疗无效，组织病理上可见上皮异常增生，甚至原位癌或浸润癌。除此之外，各型义齿性口炎之间也需要鉴别诊断如红斑的基础上出现颗粒状增生，应及时活检，以明确诊断。

义齿性口炎的治疗原则同口腔念珠菌病，可采用抗真菌药物控制感染，同时改善口腔环境使之偏碱性不利于念珠菌生长。同时，义齿清洁对于治疗效果的保证及防止复发至关重要，应叮嘱患者夜间摘下义齿，并浸泡在 2% ~ 4% 的碳酸氢钠液中。合并口角炎患者可局部涂抹抗真菌类软膏。长期义齿性口炎患者可出现腭黏膜增生，有癌变风险，应给予足够重视，积极治疗，密切随访，防止癌变。

临床诊疗流程图

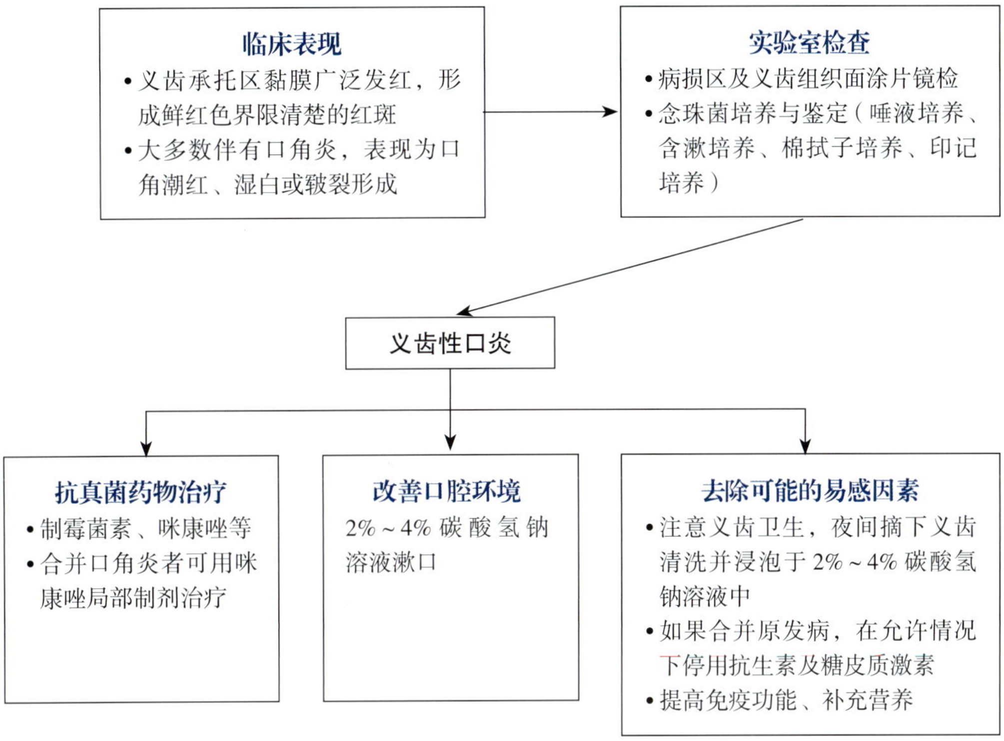

（周培茹　刘晓松）

参考文献

[1] SALERNO C, PASCALE M, CONTALDO M, et al. Candida-associated denture stomatitis. Med Oral Patol Oral Cir Bucal, 2011, 16(2): e139-143.

[2] WEBB B C, THOMAS C J, WILLCOX M D P, et al. Candida-associated denture stomatitis. Aetiology and management: A review: Part1. Factors influencing distribution of candida species in the oral cavity. Australian Dental Journal, 1998, 43(1): 45-50.

[3] WEBB B C, THOMAS C J, WILLCOX M D, et al. Candida-associated denture stoma titis. Aetiology and management: A review. Part 2. Oral diseases caused by candida species. Australian Dental Journal, 1998, 43(3): 160-166.

[4] WEBB B C, THOMAS C J, WILLCOX M D, et al. Candida-associated denture stomatitis. Aetiology and management: A review. Part 3. Treatment of oral candidosis. Australian Dental Journal, 1998, 43(4): 244-249.

[5] DANGI Y S, SONI M L, NAMDEO K P. Oral candidiasis: A review. International Journal of Pharmacy & Pharmaceutical Sciences, 2010, 2(4): 36-41.

[6] BUDTZJØRGENSEN, E. Ecology of Candida-associated denture stomatitis. Microbial Ecology in Health & Disease, 2009, 12(3): 170-185.

[7] AINKITTIVONG A, ANEKSUK V, LANGLAIS R P. Oral mucosal lesions in denture wearers. Gerodontology, 2010, 27(1): 26-32.

病例 32　慢性黏膜皮肤念珠菌病

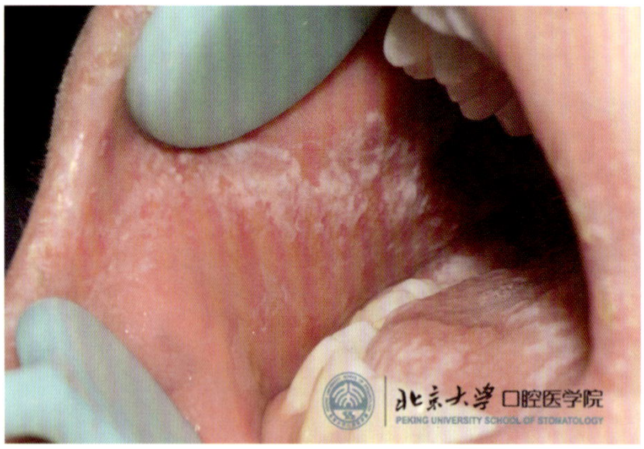

图 32-A　右颊黏膜见白色斑块状病损及白色凝乳状假膜，基底黏膜充血发红

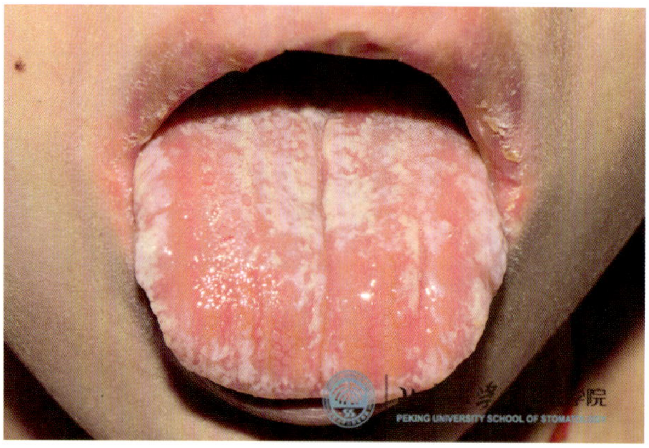

图 32-B　舌背有白色斑块状病损及沟纹，表面有凝乳状假膜，基底黏膜充血发红

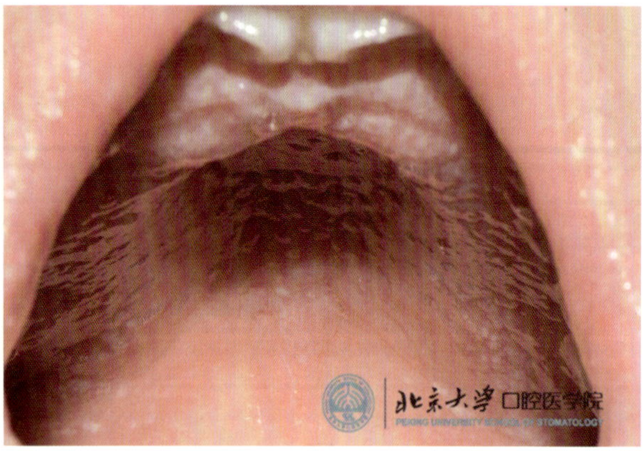

图 32-C　腭黏膜有白色斑块状病损、表面假膜可擦去，基底黏膜充血发红

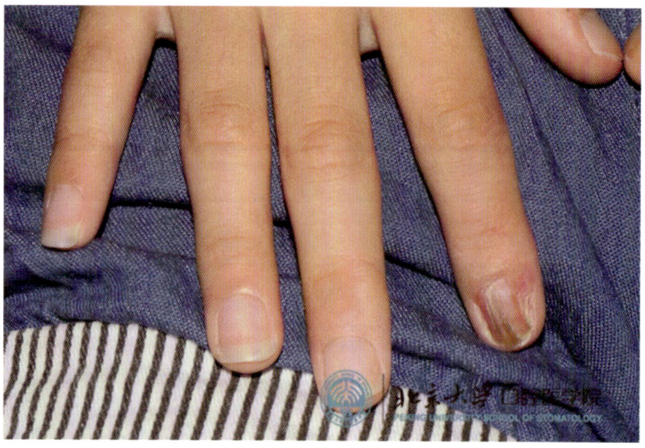

图 32-D　右手食指指甲萎缩、变形、变色

患者，女，12 岁。

[主诉] 口腔反复出现“白膜”5 年。

[现病史] 5 年来，患儿口腔反复出现“白膜”，无明显疼痛。曾于当地医院诊断为“口腔真菌感染”，给予“酮康唑”口服，治疗 1 周后白膜减轻，停药即复发。3 年前，无明确诱因患儿右手食指指甲出现变形，无红肿、脱落，未给予特殊治疗。否认头皮及其他皮肤、黏膜异常。

[临床检查] 上下唇内侧黏膜、双颊黏膜、舌背、双侧舌腹及腭黏膜均可见广泛分布的白色斑块状病损，表面有白色凝乳状假膜被覆，与基底黏膜黏着紧密，不易擦除，腭黏膜表面可见明显结节样增生；舌背见结节样增生及多条深 2～3mm 的沟纹，沟底见完整上皮覆盖；右手食指指甲有萎缩、变形、变色。

[既往史] 体质弱，经常罹患上呼吸道感染。

[家族史] 父亲曾有相似口腔病损和病史，未明确诊断，已于6年前因“口腔癌”去世。

[全身情况] 体弱。

[临床初步印象] 慢性黏膜皮肤念珠菌病?

[可能的诊断]

1. 慢性黏膜皮肤念珠菌病?
2. 假膜型口腔念珠菌病（鹅口疮）?
3. 念珠菌性白斑病?

[辅助检查]

1. 舌背白色假膜10%KOH涂片镜检：见大量念珠菌菌丝。
2. 唾液念珠菌培养鉴定：白念珠菌（+）>200cfu/ml。
3. 活体组织检查：病变区上皮明显增厚伴水肿，上皮细胞间见以中性粒细胞为主的浸润，并形成微小脓肿；PAS染色检出角化层呈直角侵入的菌丝，固有层有大量炎症细胞浸润。符合慢性增殖型念珠菌病，PAS(+)。
4. 实验室检查：红细胞沉降率（血沉）、CRP、IgG轻度增高，白蛋白、补体C3、C4及NK%轻度降低，甲状腺超声（甲状腺实质回声减低、欠均匀，血流增多，符合甲低）及功能检查（FT4降低，TSH升高）显示甲状腺功能减退，抗中性粒细胞胞浆抗体胞浆型及抗蛋白酶3阳性；全血细胞分析、血生化的其他检查项目及HIV抗体、抗核抗体（ANA）谱、贫血相关项目及T淋巴细胞亚群总数、辅助性T细胞亚群、抑制性T细胞亚群、CD4/CD8比值、B淋巴细胞亚群均未见异常。

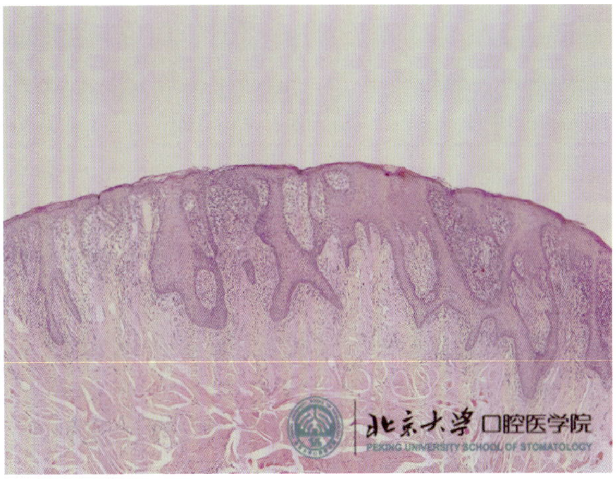

32-E 上皮明显增生伴水肿，表面角化不全，上皮细胞间可见炎症细胞浸润，主要是中性粒细胞，并形成微小脓肿；棘层增生，上皮钉突钝圆或呈球状；固有层见淋巴细胞、浆细胞浸润（HE染色）

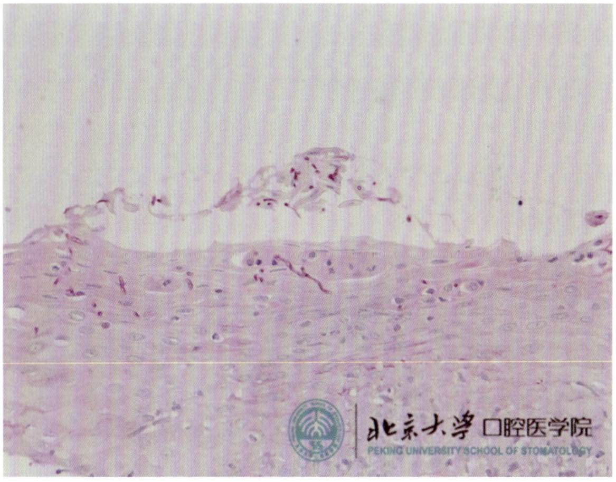

32-F 角化层呈直角侵入的菌丝（PAS染色）

[最终诊断]

1. 慢性黏膜皮肤念珠菌病
2. 甲状腺功能减退症

[诊断依据]

1. 口腔反复出现白膜5年，右手食指指甲萎缩、变形3年；
2. 患儿体质弱，平时易患感冒、发热、肺炎，其父亲有相似口腔病损和病史；

3. 口腔黏膜广泛分布白色斑块病损，表面有白色凝乳状假膜，舌背及上腭出现结节样增生；

4. 白色假膜 10%KOH 涂片镜检：大量念珠菌菌丝；唾液念珠菌培养鉴定：白念珠菌（+）>200 cfu/ml；

5. 伴发甲状腺功能减退症；

6. 组织病理学表现：病变区上皮明显增生伴水肿，上皮细胞间有以中性粒细胞为主的浸润，并形成微小脓肿；PAS 染色检出角化层呈直角侵入的菌丝。

[治疗原则及措施]

1. 抗真菌治疗：氟康唑为一线用药，伊曲康唑、伏立康唑和泊沙康唑可视临床需要选择应用；克霉唑或制霉菌素局部应用可作为辅助治疗；治疗周期相比普通口腔念珠菌感染患者需延长，一般治疗 3 个月可明显缓解口腔白色增生性斑块病损及黏膜灼痛感，但颗粒样或结节状增生、沟纹病损的恢复需更长时间；因而，治疗期间需注意定期监测药物的毒副作用及可能发生的耐药反应。

2. 治疗基础疾病及支持治疗：有内分泌疾病者需及时治疗，加强营养，提高机体抵抗力。

3. 免疫治疗：对免疫功能降低或缺陷者，可采用转移因子、胸腺素、左旋咪唑、淋巴因子及单核因子类制剂或西咪替丁等可提高机体细胞免疫功能的药物。

诊治难点与体会

慢性黏膜皮肤念珠菌病（chronic mucocutaneous candidiasis，CMC）是与念珠菌感染相关的一组少见的特殊类型的综合征，典型表现为皮肤、指 / 趾甲和黏膜的长期不愈或反复发作的念珠菌病，绝大多数由白念珠菌引起，患者多伴有内分泌系统疾患或免疫缺陷。患者常从婴儿期开始发病，也可发生于新生儿期或成年。发病机制目前认为主要是由免疫缺陷引起，为 T 淋巴细胞（Th1、Th17）功能缺陷所致，某些患者与遗传因素有关。CMC 尚无公认且明确的分型标准，目前，临床应用最广泛的是 Wells 和 Higgs 于 1972 年提出的分类法；其根据发病时间早晚及病情严重程度，将 CMC 分为家族性早发型（与常染色体显性 / 隐性遗传有关；婴儿期或新生儿阶段发病；口腔均被侵犯，皮肤病变轻微或不出现病变；无内分泌疾病）、弥漫型（发病时间同早发型；病情重且病变广泛，口腔、咽喉、胃肠道、指甲、面部皮肤、头皮等部位均可被侵犯；易合并细菌和病毒感染，可伴发铁质和维生素缺乏）、多发性内分泌型［至少 50%CMC 的患者属此型，与遗传因素有关；儿童期发病，多为女孩；以口腔和指甲轻型病变为主；伴有内分泌疾病；CMC、甲状旁腺功能低下和原发性慢性肾上腺皮质功能减退症 3 种疾病中有 2 种存在时被称为自身免疫多内分泌腺病 - 念珠菌病 - 外胚层发育不全综合征（autoimmune polyendocrinopathy- candidiasis- ectodermal dystrophy，APECED），自身免疫调节因子 (autoimmune regulator，AIRE) 为其致病基因，基因缺陷定位于 21q22.3］以及迟发型（无遗传因素；多发生于年龄较大者；口腔病变为主，可合并贫血或铁质缺乏症；中老年患者多伴有胸腺瘤）。

确定诊断需结合病史、临床表现、实验室检查和活体组织检查。基本的实验室检查包括：真菌学检查（口腔黏膜脱落细胞 10%KOH 涂片镜检、唾液或含漱液念珠菌培养鉴定）、全血细胞分析、生化、HIV 抗体检测，免疫球蛋白（IgG、IgA、IgM、IgE）定量及淋巴细胞亚群（T 淋巴细胞亚群总数、辅助性 T 细胞亚群、抑制性 T 细胞亚群、CD4/CD8 比值、B 淋巴细胞亚群、自然杀伤细胞）百分比及计数；再根据可能的临床分型进一步针对内分泌指标（血清电解质、甲状腺功能、甲状旁腺素、皮质醇等）和免疫学指标（念珠菌抗原刺激淋巴细胞的增殖反应）检测，怀疑 APECED 时需进行基因检测。CMC 典型组织病理表现可见上皮增生明显，中性粒细胞浸润形成微脓肿，PAS 染色可检出角化层呈直角侵入的菌丝。

CMC 在临床上需与假膜型念珠菌口炎（以新生儿最多见，成人患者多有易感因素存在，如 HIV 感染者、长期使用激素者等，病情轻、易治愈）和念珠菌性白斑病（病损多对称位于口角内侧三角区，为固着紧密的白色角质斑块，确诊需活检，通常无内分泌和免疫功能异常）进行鉴别。

CMC 治疗以抗真菌治疗为主，为避免停药后复发，需长期规范应用常规抗真菌药物，一般治疗 3 个月可明显缓解口腔白色增生性斑块病损及黏膜灼痛感，但颗粒样或结节状增生、沟纹病损的恢复需更长时间；因而，治疗期间需注意定期监测药物的毒副作用及可能发生的耐药问题；同时积极纠正全身系统性疾病，如内分泌疾病、免疫功能低下等。CMC 一般预后良好，若继发于原发性免疫缺损（如遗传性胸腺发育不全、高 IgE 综合征等），其预后通常较差。

临床诊疗流程图

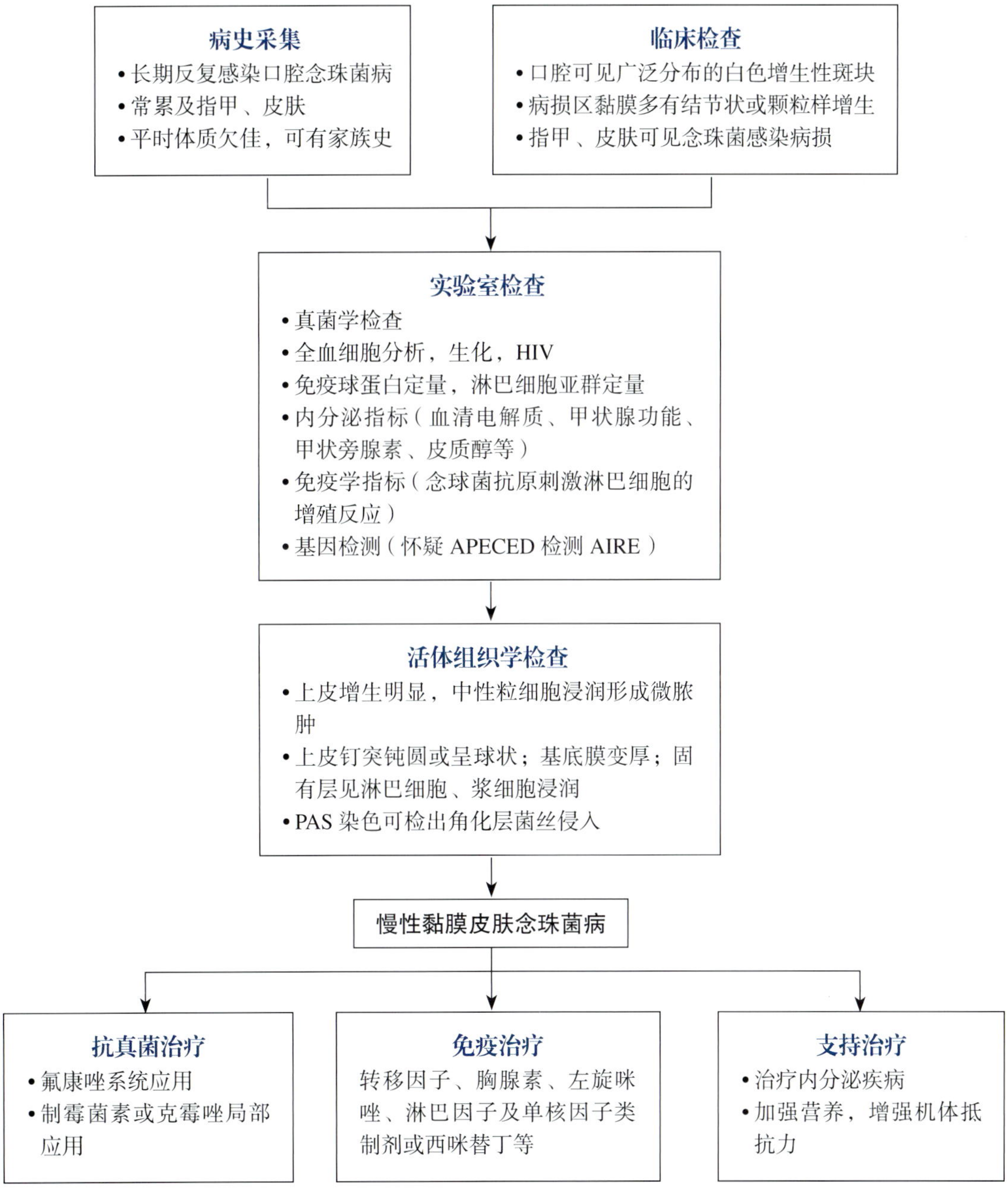

（吕　欣　刘晓松）

参考文献

[1] LIU X, HUA H. Oral manifestation of chronic mucocutaneous candidiasis: seven case reports. Journal of Oral Pathology & Medicine, 2007, 36(9): 528-532.

[2] Elliot HASMKHPoPDfTBSD, Institute RJFA. 45. Chronic Mucocutaneous Candidiasis: John Wiley & Sons, Ltd, 2015.

[3] KIRKPATRICK C H. Chronic mucocutaneous candidiasis. European Journal of Clinical Microbiology & Infectious Diseases, 1989, 8(5): 448-456.

[4] Veerdonk FLVD, Netea MG. Treatment options for chronic mucocutaneous candidiasis. Journal of Infection, 2016, 72: S56-S60.

[5] PUEL A, CYPOWYJ S, BUSTAMANTE J, et al. Chronic mucocutaneous candidiasis in humans with inborn errors of interleukin-17 immunity. science, 2011, 332(6025): 65-68.

[6] KAI K, WOLFF A S B, PODKRAJŠEK K T, et al. Chronic mucocutaneous candidiasis in APECED or thymoma patients correlates with autoimmunity to Th17-associated cytokines. Journal of Experimental Medicine, 2010, 207(2): 299-308.

[7] EYERICH K, FOERSTER S S, SEIDL H, et al. Patients with chronic mucocutaneous candidiasis exhibit reduced production of Th17-associated cytokines IL-17 and IL-22. Journal of Investigative Dermatology, 2008, 128(128): 2640-2645.

[8] FIVD V, PLANTINGA T S, HOISCHEN A, et al. STAT1 mutations in autosomal dominant chronic mucocutaneous candidiasis. New England Journal of Medicine, 2011, 365(1): 54-61.

[9] 刘宣玲,华红. 慢性皮肤黏膜念珠菌病. 北京口腔医学, 2006, 14(1): 67-69.

病例 33　美丽筒线虫感染

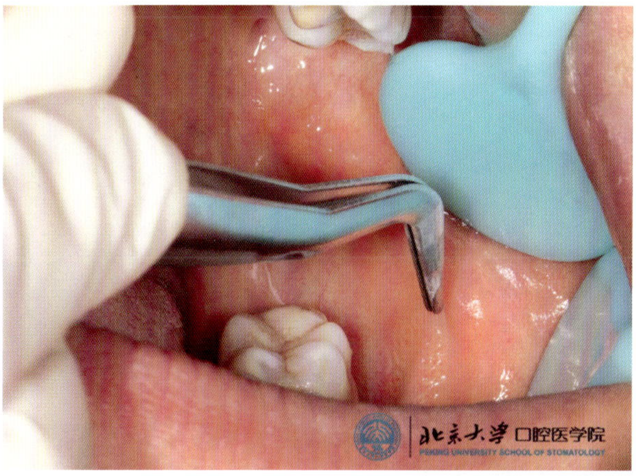

图 33-A　左下 7 对应颊黏膜处可见丝线状虫体

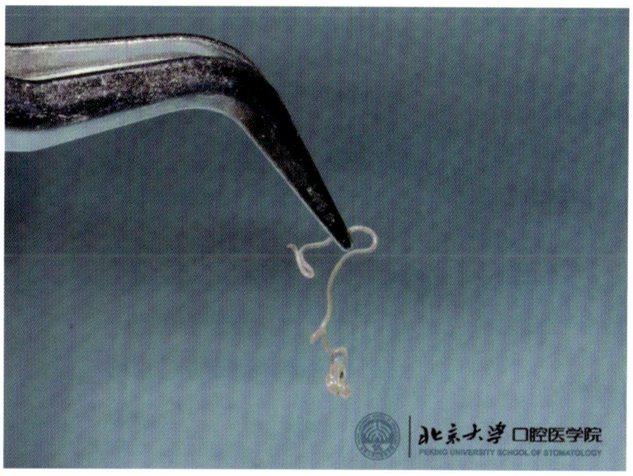

图 33-B　局麻下取出虫体

患者，女，30 岁。

[主诉] 口腔黏膜虫爬样感 2 年。

[现病史] 2 年来患者发现口腔黏膜下偶尔出现线性“异物”，自觉在黏膜下移动，似虫爬感。10 日前刷牙时发现有线状“异物”在下前牙牙龈移动，遂自行用手指将其取出丢弃。8 日前患者发现上颌后牙腭侧牙龈黏膜下再次出现似虫爬感，呈迂曲状，可移动至口腔黏膜其他部位，来我科就诊。追问病史，患者来自山西农村，自述有直接饮用自来水及食用未烹饪蔬菜等饮食习惯。否认河道、水田等湿地滞留史，否认疫区滞留史，否认牲畜养殖史。否认其他地区居住史。

[临床检查] 37 对应龈颊沟及颊黏膜下可见疑似丝线状虫体，呈回旋迂曲状，表面稍隆起，高于周围黏膜。动态观察示虫体于黏膜下蠕动及变换位置。

余口腔黏膜检查未见异常。

口腔卫生状况不良，牙石（++）。

[既往史] 贫血。

[家族史] 无特殊情况。

[全身情况] 甲状腺结节？

[临床初步印象] 寄生虫感染。

[可能的诊断]

1. 寄生虫感染？
2. 感觉异常？
3. 灼口综合征？

4. 口腔念珠菌病?

[辅助检查]

1. 全血细胞分析检查未见明显异常。

2. 2% 丁卡因表面麻醉下，于 37 对应龈颊沟处取出一条长约 4 cm 的线状活虫体，呈盘柱状，做伸展迂曲运动，标本置于 75% 的酒精中。

3. 标本送至北京协和医学院病原学系进行标本分析和病原学鉴定，结论如下：该虫体为一条美丽筒线虫雌性成虫根据虫体大小、颜色、形态、镜下口孔特征、虫体前端皮突特点、虫体内部结构、尾部特征，结合患者流行病学史，以及虫体在患者体内的寄生特征综合判断，送检样品符合美丽筒线虫雌性成虫的形态特征。

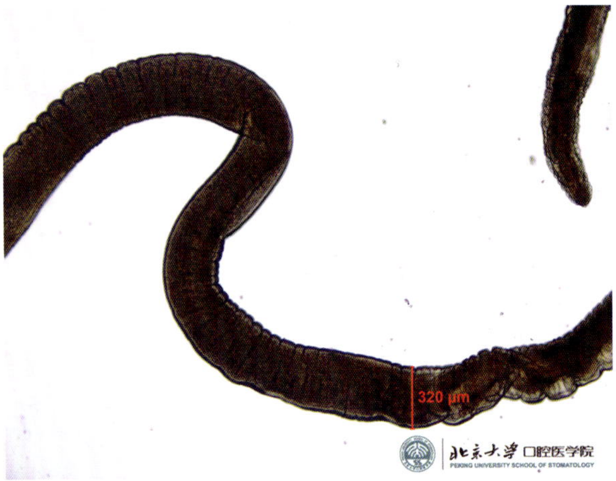

图 33-C 100× 虫体中部

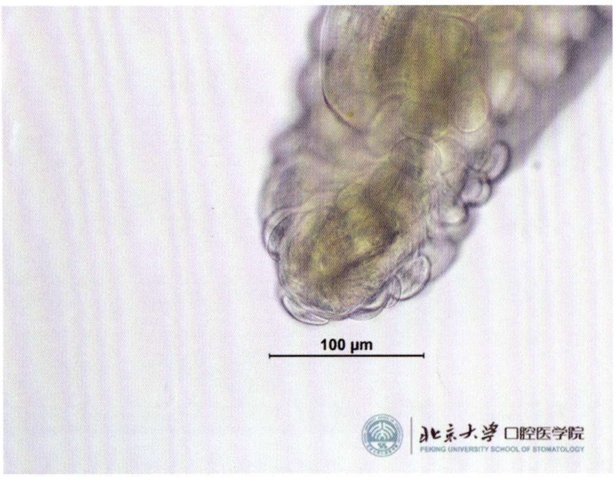

图 33-D 400× 口孔

[最终诊断]

美丽筒线虫感染。

[诊断依据]

1. 患者有直接饮用自来水及食用未烹饪蔬菜等饮食习惯，具有相应流行病学史；

2. 口腔黏膜下发现线虫体移动特征；

3. 经镜下形态学鉴定为美丽筒线虫。

[治疗原则及措施]

1. 去除可见虫体。

2. 必要时可服用阿苯达唑，400mg/d，连续 3 日。

3. 饮食卫生习惯指导：自来水烧开后放凉饮用，蔬菜应清洗干净后食用。

诊治难点与体会

美丽筒线虫（*Gongylonema pulchrum*）属虫媒动物源性寄生虫，发育过程需要如金龟子、蜚蠊（蟑螂）、螳螂、蝗虫等昆虫作为中间宿主，自然感染终宿主有牛、羊、马、骆驼等反刍动物以及猪、狗、鼠等哺乳动物，其中牛、羊、猪为其专性宿主。

人为美丽筒线虫的偶然宿主，在世界范围内偶有报道，感染病例较为罕见。人类感染多因误食有美丽筒线虫感染期幼虫寄生的中间宿主，或因饮用本虫感染期幼虫污染的生水或食用被污染的蔬菜而感染此虫。其成虫寄生于终宿主的口腔、食管黏膜或黏膜下层，成虫在人体寄生通常存活 1～2 年，长者可达 10 年。

美丽筒线虫感染患者后可出现程度不同的临床症状，多与虫体寄生部位有关，可有局部轻微刺激症状，如烧灼感、干涩、黏膜瘙痒、异物爬行感等，部分患者可在口腔黏膜下浅层发现活虫体；寄生于食道黏膜的患者症状较为严重，可出现吐血、胸痛、吞咽困难、舌头麻木及僵直等。感染患者一般无明显全身症状，个别案例出现外周血嗜酸性粒细胞数目上升。

该病因其较特殊的主诉症状、临床表现以及出现具有时段性，故而易被误诊为口腔念珠菌病、灼口综合征、感觉异常、口腔黏膜炎，甚至精神异常等。口腔科医师在诊断该病时需结合患者所述病史，进行认真细致的口腔检查，如发现可疑虫体，应进行相关的病原学鉴定以明确诊断。

目前该病的治疗方法主要是取出虫体。取虫前可涂擦局部麻醉剂、消毒剂等以助虫体取出。虫体取出后需局部消毒，也可同时服用阿苯达唑，400 mg/d，连续 3 日。该病一般预后良好，文献中报道除个别案例有色素沉着外，目前尚未有不良反应的报道。

本病重在预防，预防美丽筒线虫感染需注意个人卫生和饮食习惯，避免直接饮用生水、生肉，改变食用凉拌菜习惯，同时消除和禁食蜚蠊等昆虫。

临床诊疗流程图

病史

- 口腔发现虫体
- 口腔内有烧灼感、干涩、黏膜瘙痒、异物爬行感
- 吐血、胸痛、吞咽困难、舌头麻木及僵直、不能说话等症状
- 有饮用生水或生吃蔬菜、昆虫等饮食习惯
- 其他可致摄入虫卵病史

临床表现

- 口腔黏膜下发现虫体
- 可伴充血发红，甚至溃疡
- 一般无全身症状

↓

完善检查

- 血常规及血生化：一般正常，个别出现嗜酸性粒细胞升高的情况
- 视情况可行食管镜、胃镜、肠镜等检查明确病损范围

↓

病原学检查

经形态学镜下观察明确寄生虫种类

↓

寄生虫感染

↓

治疗

- 局部消毒，局麻下取出可视虫体
- 必要时可服用阿苯达唑（400 mg/d），服用 3 天
- 饮食及个人卫生习惯指导

（刘晓丹　闫志敏）

参考文献

[1] 陈兴保, 吴观陵, 孙新. 现代人体寄生虫病学. 北京: 人民军医出版社, 2003: 498-501.
[2] HARUKI K F H, SAITO S, KAMIYA S, KAGEI N. Gongylonema infection in man－A first case of gongylonemosis in Japan. Helminthologia, 2005, 42(2): 63-66.
[3] ALLEN J D, ESQUELA-KERSCHER A. Gongylonema pulchrum infection in a resident of Williamsburg, Virginia, verified by genetic analysis. Am J Trop Med Hyg, 2013, 89(4): 755-757.
[4] AYALA M A, YENCHA M W. Gongylonema: a parasitic nematode of the oral cavity. Arch Otolaryngol Head Neck Surg 2012, 138(11): 1082-1084.
[5] HUANG Q, WANG J, YANG T, LIU Y. Multiple Gongylonema pulchrum worms in a human esophagus. Endoscopy, 2016, 48 (Suppl 1 UCTN): E24-25.
[6] PESSON B, HERSANT C, BIEHLER J F, et al. First case of human gongylonemosis in France. Parasite, 2013, 20: 5.
[7] WILDE H, SUANKRATAY C, THONGKAM C, CHAIYABUTR N, CHAIYABUTR N. Human gongylonema infection in Southeast Asia. J Travel Med, 2001, 8(4): 204-206.
[8] WILSON M E, LORENTE C A, ALLEN J E, EBERHARD M L. Gongylonema infection of the mouth in a resident of Cambridge, Massachusetts. Clin Infect Dis, 2001, 32(9): 1378-1380.
[9] 李辉, 许汴利, 蔺西萌,等. 河南省人体美丽筒线虫(附病例报告一则). 河南预防医学杂志, 2004, 15(4): 208-209.

病例 34　结核性溃疡

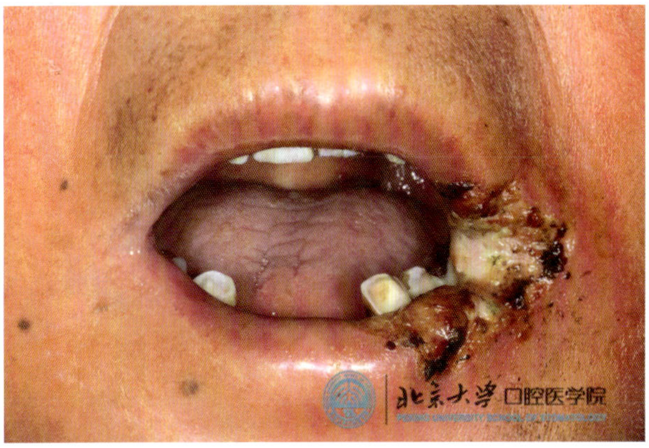

图 34-A　左侧口角区可见深溃疡及皲裂，表面被覆黄白色假膜、血痂，周围皮肤红肿

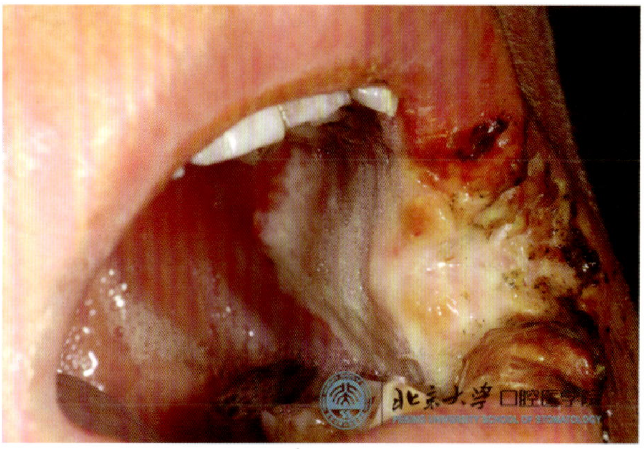

图 34-B　左颊黏膜可见深大溃疡，边缘不规则，表面被覆大量脓性分泌物，触诊基底呈结节状

患者，女，68 岁。

[主诉] 左侧口角及左颊黏膜破溃伴疼痛 1 月余。

[现病史] 1 个多月来，患者左侧口角及左颊黏膜破溃伴持续性疼痛，影响进食和讲话。曾于外院行抗生素（药名不详）静脉滴注 5 天，症状稍缓解。否认局部创伤史，否认胸痛、咳嗽、咳痰、发热及体重减轻，无口腔溃疡反复发作史。否认皮肤、外阴等身体其他部位病损。否认贫血、糖尿病、消化道疾病等系统性疾病。

[临床检查] 左侧口角内侧及左颊黏膜可见边缘不规则深大溃疡，表面被覆大量脓性分泌物，且溃疡表面不平整，触诊基底呈结节状；左侧口角区及周围皮肤红肿明显，皮温稍高，口角区皮肤黏膜交界处见一外形不规则深溃疡及皲裂，表面被覆黄色假膜及厚血痂；余口腔黏膜检查未见明确异常，头颈部未触及肿大淋巴结。口腔卫生状况欠佳，牙石（++），口腔黏膜病损对应处未见残根、残冠。

[既往史] 20 多年前曾有产后大出血，当时行药物及填塞宫腔止血控制。

[家族史] 无特殊情况。

[全身情况] 席汉综合征 6 年，现每日规律服用泼尼松龙 10 mg/d，甲状腺素 120 mg/d；高血压 6 年，现每日规律服用降压药，血压控制在 140/(80 ~ 85) mmHg。

[临床初步印象]（左侧口角联合区及左颊黏膜）深大溃疡待查？

[可能的诊断]

1. 结核性溃疡？
2. 创伤性溃疡？
3. 克罗恩病？
4. 鳞状细胞癌？
5. 淋巴瘤？
6. 口腔念珠菌病（合并）？

[辅助检查]

1. 全血细胞分析：WBC $11.9 \times 10^9/L$ ↑，中性粒细胞绝对值 $9.95 \times 10^9/L$ ↑。
2. RPR，抗 TP 及 HIV 抗体：阴性。
3. （左颊黏膜及左口角周围皮肤）10%KOH 涂片镜检：见大量念珠菌菌丝。
4. 唾液念珠菌培养鉴定：白念珠菌（+）>200 cfu/ml。
5. （左颊黏膜）拭子细菌培养鉴定：阴沟肠杆菌（+），药敏试验：头孢哌酮（+）。
6. 活体组织检查：肉芽肿性疾病，特殊感染不除外（结核？）。
7. 组织病理 PCR 检测结果（结核病防治研究所）：结核分枝杆菌（+）。
8. 胸片：未见结核病灶。

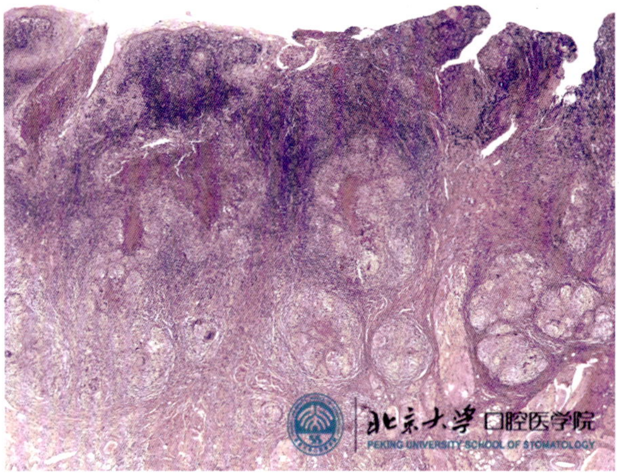

图 34-C　结缔组织中见多个上皮样结节，结节中心为干酪样坏死，周围有上皮样细胞和朗格汉斯多核巨细胞，结节最外层为浸润的淋巴细胞（HE 染色）

[最终诊断]

1. （左侧口角联合区及左颊黏膜）结核性溃疡
2. 口腔念珠菌病（合并）

[诊断依据]

1. 患者患有席汉综合征 6 年，体质较弱；且长期服用泼尼松龙治疗；
2. 左侧口角及左颊黏膜出现外形不规则深大溃疡 1 月余，基底呈结节状；
3. 组织病理学表现：结缔组织中见多个上皮样结节，结节中心为干酪样坏死，周围有上皮样细胞和郎罕斯多核巨细胞，结节最外层为浸润的淋巴细胞；
4. 组织 PCR 检测：结核分枝杆菌（+）；
5. 真菌学检查（10%KOH 涂片镜检及唾液念珠菌培养鉴定）阳性。

[治疗原则及措施]

1. 专科医院行规范的抗结核治疗，抗结核治疗方案：异烟肼、利福平、乙胺丁醇、吡嗪酰胺联合用药 2 个月后，改为异烟肼、利福平联合用药 4 个月，定期于结核病防治医院复查。

2. 合并念珠菌感染的治疗：氟康唑片口服（每片 50 mg，每日 1 次，每次 2 片，首次加倍，4 周为 1 个疗程），3% 的碳酸氢钠溶液长期含漱（每日 3 次，每次 10 ml，含漱 2 min）。

3. 支持治疗：加强营养，保持口腔卫生。

诊治难点与体会

口腔结核（oral tuberculosis）在临床上较少见，占全身结核病的 0.05% ~ 5%，患者多存在导致免疫功能降低的基础疾病、结核密切接触史、HIV 感染等易感因素。结核性溃疡是口腔中最常见的继发性结核损害，可发生于口腔黏膜的任何部位，以舌部最为常见；表现为外形不规则的慢性持久性溃疡（通常超过 3 周），溃疡表面被覆脓性渗出物，溃疡底和边壁有许多粟粒状小结节，溃疡边缘不齐并微隆起呈倒凹状，基底和四周无明显硬结。

口腔结核的确定诊断需结合病史、临床表现、结核相关实验室辅助检查和病理学检查。结核相关实验室检查包括：结核菌素试验（即 PPD 试验，结果易受卡介苗接种等因素的影响），γ-干扰素释放试验（interferon gamma release assay，IGRAs），IGRAs 结果不受卡介苗接种影响，但无法区分既往结核感染和活动性结核，结核杆菌培养（耗时长，目前较少应用）和胸部 X 线检查（有助于区分既往结核感染和活动性结核）。结核典型病理表现可见结缔组织中存在结核结节，结节中心为干酪样坏死，其外环绕多层上皮样细胞和朗格汉斯多核巨细胞，最外层为密集的淋巴细胞浸润，抗酸染色阳性；在病理组织中进一步进行结核分枝杆菌 PCR 基因检测，是目前检测结核分枝杆菌灵敏度和特异度最高的方法，为诊断的金标准。临床上结核性溃疡需与以下疾病进行鉴别：创伤性溃疡（溃疡对应部位存在创伤因素，溃疡的形态与创伤因素相吻合，去除创伤因素后可愈合）、克罗恩病（溃疡一般为深凿、线样，口腔表现还可有黏膜鹅卵石样改变、口面部肿胀、增殖性化脓性口炎等，多有腹痛、腹泻等消化道症状，可有眼部、皮肤、肝胆、关节、骨骼及血液系统等异常，病理特点为非干酪样肉芽肿）、鳞状细胞癌（溃疡长期不愈，初诊溃疡基底有硬结，确诊需活体组织检查）、淋巴瘤（溃疡常伴有坏死，口腔多有肿胀、骨质破坏、牙齿松动等多样表现，伴发无痛性淋巴结肿大、肝脾肿大、发热、盗汗、消瘦等全身表现，确诊需活体组织检查）等。

抗结核治疗强调应以早期、规律、全程、适量、联合用药为原则，治疗方案包括强化期和巩固期。现有一线口服抗结核药物包括异烟肼（isoniazid，H）、利福平（rifampin，R）、乙胺丁醇（ethambutol，E）及吡嗪酰胺（pyrazinamide，Z）等；二线抗结核药物有卡那霉素、阿米卡星、卷曲霉素及氟喹诺酮类药物（如氧氟沙星、左氧氟沙星、莫西沙星）等。根据世界卫生组织（WHO）的推荐，结核病的标准化疗方案为联合应用异烟肼、利福平、乙胺丁醇、吡嗪酰胺 2 个月后继续应用异烟肼、利福平 4 个月（2HRZE/4HR）；由耐药结核杆菌菌株引起的病例应采用该菌株敏感的两种药物联合治疗 9 ~ 12 个月，个别病例需延长至 18 ~ 24 个月。结核的口腔损害还可以采用异烟肼局部封闭，每天或隔天 1 次。此外，需注意消除口腔的继发感染，如治疗伴发的口腔念珠菌病（相关处理见病例 32），并去除局部刺激因素；同时积极改善全身状况，采用支持疗法，加强营养，提高机体抵抗力，如免疫治疗可改善整体疗效。

临床诊疗流程图

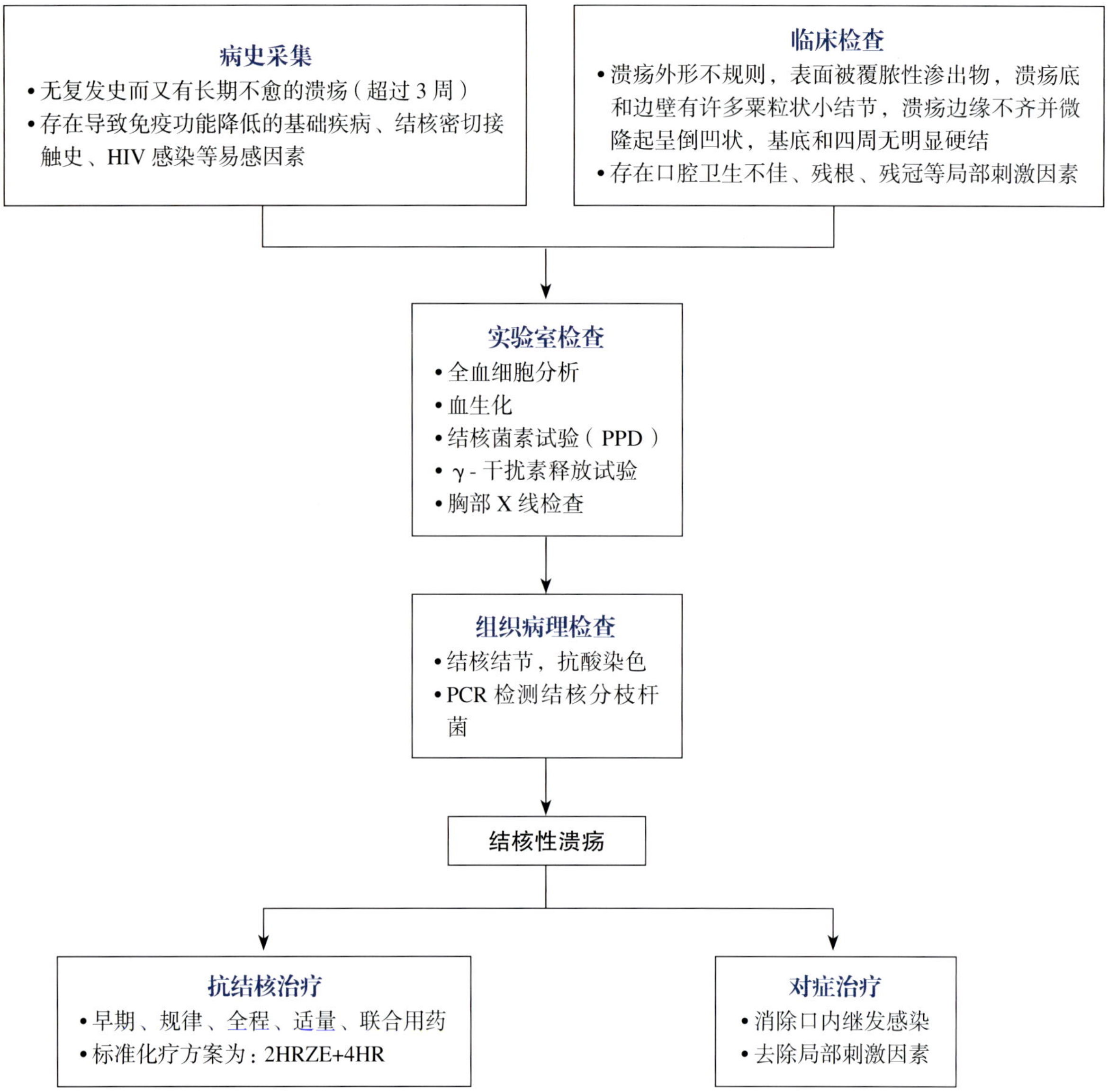

（吕　欣　华　红）

参考文献

[1] KRAWIECKA E, SZPONAR E. Tuberculosis of the oral cavity: an uncommon but still a live issue. Postepy Dermatologii I Alergologii, 2015, 32(4): 302-306.

[2] KAKISI O K, KECHAGIA A S, KAKISIS I K, et al. Tuberculosis of the oral cavity: a systematic review. European Journal of Oral Sciences, 2010, 118(2): 103-109.

[3] WANG W C, CHEN J Y, CHEN Y K, et al. Tuberculosis of the head and neck: a review of 20 cases. Oral Surgery Oral Medicine Oral Pathology Oral Radiology & Endodontics, 2009, 107(3): 381-386.

[4] MIGNOGNA M, MUZIO L, FAVIA G, et al. Oral Tuberculosis: A clinical evaluation of 42 cases. Oral Diseases, 2000, 6(1): 25-30.

[5] KONTOPOULOU T, FANOURGIAKIS P, SAMARKOS M, et al. Tuberculosis of the parotid gland: case report and literature review. Medecine et Maladies Infectieuses, 2004, 34(10): 488-490.
[6] YEW W W, LANGE C, LEUNG C C. Treatment of tuberculosis: update 2010. European Respiratory Journal, 2011, 37(2): 441-462.
[7] BLUMBERG H M, BURMAN W J, CHAISSON R E, et al. American Thoracic Society/Centers for Disease Control and Prevention/Infectious Diseases Society of America: treatment of tuberculosis. American Journal of Respiratory & Critical Care Medicine, 2003, 167(4): 603-662.

病例 35　局灶性上皮增生

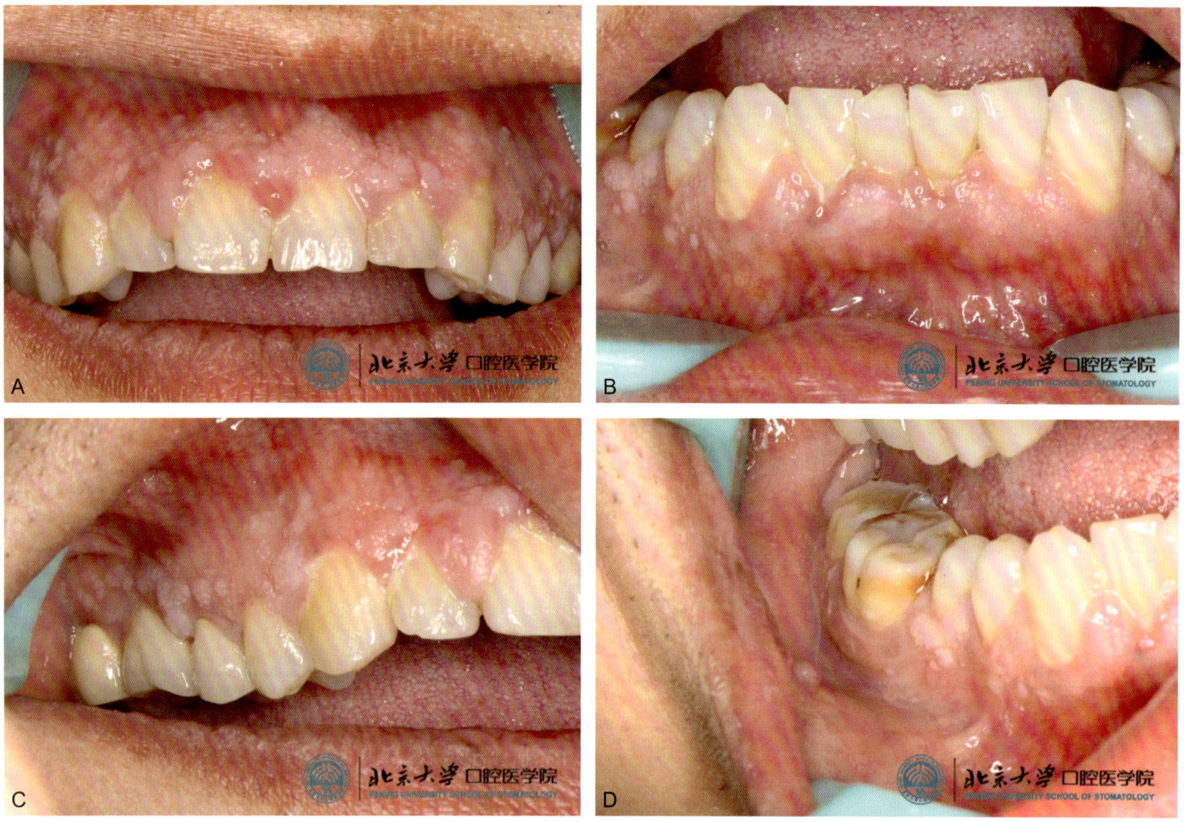

图 35A～D　局灶性上皮增生

患者，男，39 岁。

[主诉] 上下牙龈“起包”6~7 年。

[现病史] 6~7 年前患者于外院接受牙体治疗时偶然发现上下牙龈有白色凸起，无自发痛及进食刺激痛等不适感，6~7 年来自觉病情无明显变化，无其他部位黏膜受累。否认全身系统性疾病及传染病，否认不良接触史，否认系统性用药史，否认烟酒史。

[临床检查] 上下颌全口颊侧牙龈可见针尖大小至直径 0.2 cm 大小的结节样丘疹，表面呈颗粒状，高起于黏膜表面，色粉白，质软，无触痛。

口腔卫生状况一般，菌斑中量，牙石 +。

[既往史] 无特殊情况。

[家族史] 无特殊情况。

[全身情况] 健康。

[临床初步印象] 黏膜疣状增生待查？

[可能的诊断]

1. 局灶性上皮增生？
2. 尖锐湿疣？
3. 寻常疣？
4. 乳头状瘤？

[辅助检查]

1. 血常规、血凝：无异常。
2. 唾液人乳头状瘤病毒（HPV）检查：HPV-11 型阳性。
3. HIV 抗体及 RPR、抗 TP 检查：阴性。
4. 活体组织检查结果：（右上 34 颊侧牙龈）符合多灶性上皮增生。

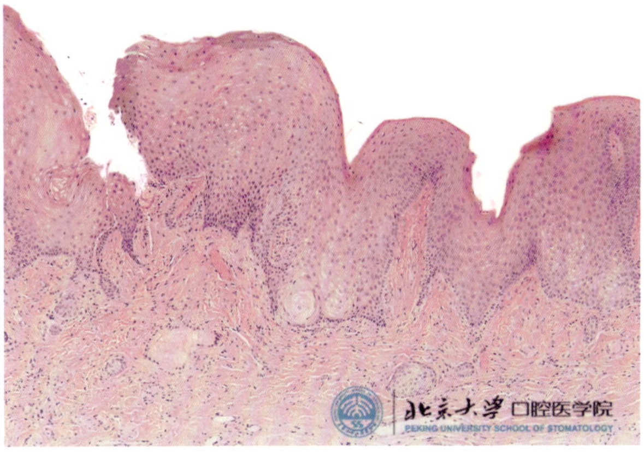

图 35F　局灶性上皮增生组织病理学表现（HE 染色）

[最终诊断]

局灶性上皮增生。

[诊断依据]

1. 慢性病程，病史长达 6～7 年。

2. 上下颌全口颊侧牙龈可见多发性无痛性结节样丘疹，针尖大小至直径 0.2 cm 大小，表面呈颗粒状，高起于黏膜表面，色粉白，质软。

3. 口腔组织病理学表现：上皮增生，棘层增厚，不全角化，上皮钉突增宽增长，相互融合。有时可见有丝分裂状细胞。

4. 唾液 HPV 检测：HPV-11 型阳性。

[治疗原则及措施]

1. 无症状者，可定期观察，不治疗。有研究报道部分患者病损可自行缓解，且无恶变倾向。

2. 当口腔病损影响美观、功能时，可采用局部用药，如重组干扰素 α-2b 凝胶、咪喹莫特乳膏等。如局部药物治疗效果不佳，或病损对美观、功能影响较大时，可采用激光治疗或外科手术切除的方法。

诊治难点与体会

局灶性上皮增生又称 Heck's 病、多灶性上皮增生、多灶性乳头状瘤病毒上皮增生等，主要见于儿童，也可见于中青年人，是 HPV 诱导的上皮增生，可能由 HPV-13、HPV-32、HPV-11、HPV-16 及 HPV-18

等型引起，社会经济地位低下、生活条件拥挤、卫生条件差等也是局灶性上皮增生的危险因素。局灶性上皮增生根据临床表现可分为丘疹结节型及乳头状瘤型。丘疹结节型局灶性上皮增生更常见，病损常为粉红色，表面光滑，常见于颊黏膜或唇黏膜以及龈颊沟；乳头状瘤型相对少见，通常出现在咀嚼黏膜，如舌和附着龈，病损为白色，表面粗糙，呈鹅卵石样。

与尖锐湿疣、寻常疣等不同，局灶性上皮增生临床表现通常是口腔黏膜的多灶性病损，不累及其他部位黏膜及皮肤，其发病通常与低危型 HPV 有关，如 HPV-13、HPV-32、HPV-11 等，但也有报道发现其与高危型 HPV-16、HPV-18 等有关。局灶性上皮增生常缺乏特异性组织病理学表现，有时可出现有丝分裂样细胞等病毒相关的组织学表现。但详细的病史收集、临床特征及组织病理学检查、HPV 分型等有助于将本病与其他 HPV 感染类疾病如寻常疣、乳头状瘤等相区别。

局灶性上皮增生在临床上较为少见，诊断难度大。需要在完善的病史收集的基础上，紧密结合临床特征、组织病理学表现及 HPV 检测等，并排除其他免疫缺陷病后方可诊断。本病因其病损常无症状，且可自行缓解，无恶变倾向，临床处置时，以随诊观察为主。当口腔病损影响美观、功能时，可采用局部用药，如重组干扰素 α-2b 凝胶、咪喹莫特乳膏等试治疗；当局部用药效果不佳，或病损对美观、功能影响较大时，可采用、激光照射、外科切除等方法加以治疗。

临床诊疗流程图

临床表现
- 口腔黏膜表面的散在的结节样丘疹
- 直径 1~10mm，常多发
- 有时可相互融合成更大的病损，表现为鹅卵石样或裂纹状
- 无溃疡、糜烂等病损，无恶变

病史
- 种族因素：印第安人和因纽特人等
- 社会经济地位低下
- 生活条件拥挤、卫生条件差

↓

完善检查
- 口腔 HPV 检测（常为阳性）
- HIV、梅毒螺旋体等感染病原学检查（部分患者与免疫缺陷有关）

↓

组织病理学检查
- 常不具有特异性，可表现为上皮增生，棘层增厚，不全角化，上皮钉突增宽增长，相互融合。有时可见有丝分裂状细胞

↓

局灶性上皮增生

↓

不治疗
- 病损无症状，常可自行缓解（数月至数年），并且无恶变

治疗（影响美观、功能等）
- 药物治疗：重组干扰素 α-2b 凝胶、咪喹莫特乳膏等
- 切除：外科切除、激光切除、电刀切除、冷冻治疗等

（何汶秀 华 红）

参考文献

[1] AK SAID, JC LEAO, S FEDELE, et al. Focal epithelial hyperplasia-an update. J Oral Pathol Med, 2013, 42 (6):435-442.

[2] NARTEY N O, NEWMAN M A, NYAKO E A. Focal epithlieltal hyperplasia: report of six cases from Ghana, West Africa. J Clin Pediatr Dent, 2002, 27(1): 63-66.

[3] ARCHARD H O H J, STANLEY H R. Focal epithelial hyperplasia: An unusual oral mucosal lesion found in Indian children. Oral Surg Oral Med Oral Pathol, 1965, 20: 201-212.

[4] BENNETT L K, HINSHAW M. Heck's disease: diagnosis and susceptibility. Pediatr Dermatol, 2009, 26(1): 87-89.

第四章

性传播疾病

病例36　梅毒

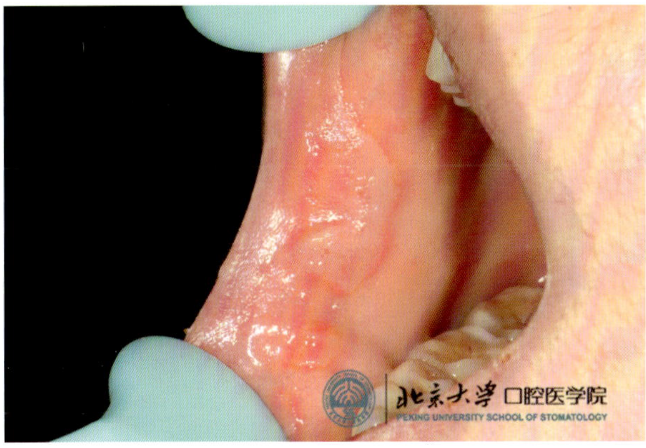

图 36-A　右颊黏膜近口角区域可见白色斑片状病损，表面覆光滑的灰白色渗出膜，周缘黏膜充血发红

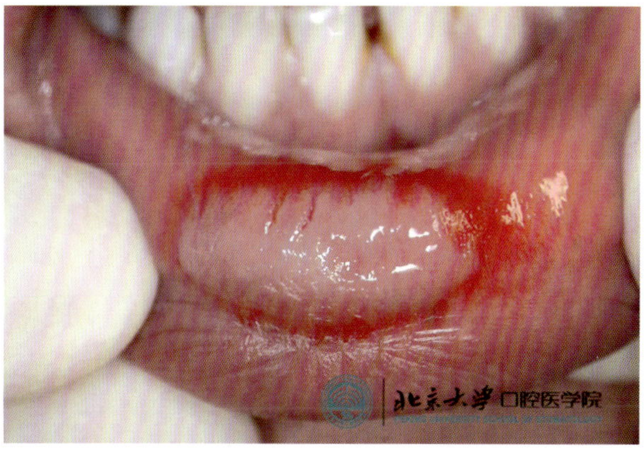

图 36-B　下唇内侧黏膜可见白色斑片状病损，表面覆光滑的灰白色渗出膜，周缘黏膜充血发红

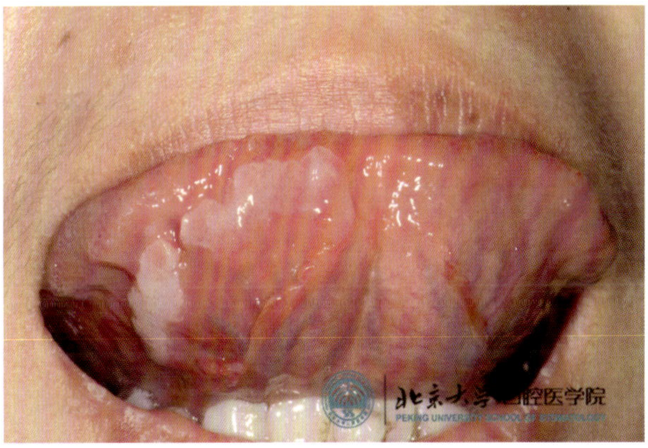

图 36-C　舌腹黏膜可见白色斑片状病损，表面覆光滑的灰白色渗出膜，周围绕以红晕

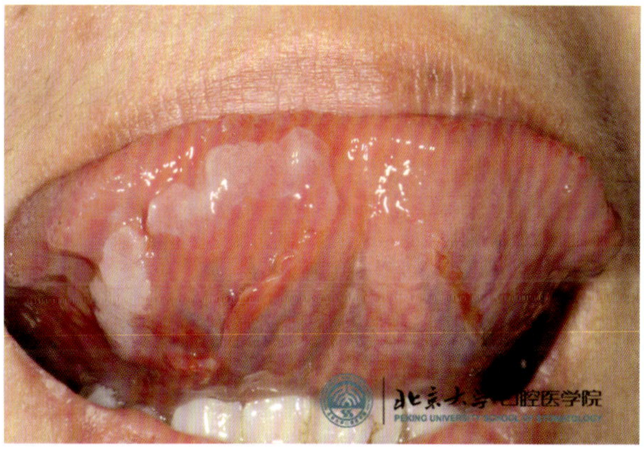

图 36-D　软腭黏膜可见斑片状充血发红，表面散在白色斑片样病损

患者，女，25岁。

[主诉] 口腔黏膜粗糙不适3个月。

[现病史] 3个月前患者始觉口腔黏膜粗糙不适，范围由右颊逐渐累及至上唇、舌部、腭黏膜，进食辛辣刺激食物稍有疼痛；1个月前外阴曾有一黄豆大小红色病损，发硬，后自行消失。患者曾于外院就诊，诊断为“口腔溃疡”，给予外用药物（具体不详）涂擦，自觉无疗效。否认皮损，否认烟酒嗜好。曾有冶游史。

[临床检查] 上下唇内侧黏膜各可见白色斑片状病损（上唇内侧约0.5 cm×0.5 cm，下唇内侧约2.0 cm×0.5 cm），表面有光滑的灰白色渗出膜，周缘黏膜充血，右侧口角区黏膜见0.8 cm×1.2 cm灰白色斑片状病损，形状不规则，表面覆光滑的灰白色渗出膜，周缘黏膜充血。

双侧舌腹前份各见约 1.5 cm × 0.5 cm 大小的灰白色微隆起斑片状病损，界清，周围绕以红晕。

软腭黏膜可见斑片状充血发红区域，表面散在白色斑片样病损，略突起于黏膜。

皮肤、生殖器未见病损。

[既往史] 无特殊情况。

[家族史] 无特殊情况。

[临床初步印象] 梅毒?

[可能的诊断]

1. 梅毒?
2. 扁平苔藓?
3. 口腔白斑病?
4. 白色水肿?

[辅助检查]

1. 梅毒血清反应素（RPR）：阳性，滴度 1:64，梅毒血清特异性抗体（抗 TP）：阳性，滴度 43.93。
2. 乙肝五项、丙型肝炎抗体（HCV 抗体）、艾滋病毒抗体（HIV 抗体）：阴性。

[最终诊断] 梅毒（黏膜斑）。

[诊断依据]

1. 病史：1 个月前外阴曾有一黄豆大小红色肿物，发硬，后自行消失。
2. 口腔表现：双唇内侧黏膜、双舌腹、软腭区等处黏膜见典型梅毒黏膜斑。
3. 血清学检查：RPR：阳性，滴度 1∶64、TPHA：阳性，滴度 43.93、HIV 抗体：阴性。

[治疗原则及措施]

1. 治疗原则：尽早治疗、剂量充足、疗程规则、治疗后定期随访观察、配偶或性伴侣同时接受检查和治疗，同时在治疗期间禁止性生活。
2. 治疗：首选苄星青霉素或青霉素（青霉素过敏者选用多西环素、盐酸四环素等），各期梅毒用量及疗程不同，转诊至专科医院行后续规范治疗。

诊治难点与体会

梅毒（syhilis）是由梅毒螺旋体感染引起的慢性性传播疾病，主要通过性传播、母婴传播及血液传播。梅毒可分为先天性梅毒和获得性梅毒两大类型，而获得性梅毒又按发展进程分为一期、二期和三期梅毒。各期梅毒均可出现口腔病损，其中以二期梅毒最为常见，约 30% 的二期梅毒患者会有口腔表现。因而口腔科医师需要对各期梅毒在口腔及全身的典型表征有一定了解。

一期梅毒发生于梅毒螺旋体感染后 3 周左右，可在外生殖器、唇、舌、扁桃体等螺旋体首次接触的部位发生无痛的结节性病损，病损高出黏膜表面，中心有溃疡或结痂，称为“硬下疳”，该病损不经治疗可自行消退而常被忽视。

二期梅毒发生在感染后的 7 ~ 10 周，可表现为口腔病损、皮肤梅毒疹及生殖器病损。其中口腔病损以“多形性”为特点，表现为黏膜斑、糜烂、溃疡及增生等多种特征，极易在临床被误诊和漏诊。典型的口腔黏膜斑多呈灰黄色、光亮而微隆起的斑块，基底为浅在圆形或椭圆形糜烂面，表面被覆假膜，患者疼痛症状较轻或无。在临床上易与“白斑、白色水肿、扁平苔藓”等疾病混淆，鉴别点主要包括白色病损表面有无渗出假膜、有无皮肤病损、有无不良性接触史等。此外，二期梅毒的部分口腔病损呈无特征性的“溃疡”，常常被误诊为“复发性阿弗他溃疡、创伤性溃疡”等而贻误治疗。

三期梅毒主要表现为皮肤黏膜结节性梅毒疹与树胶肿或梅毒性舌炎，临床较为少见。

梅毒的诊断主要依靠病史（非婚性接触史、配偶或性伴侣病史）、临床表现及实验室检查，其中实验室检查（暗视野显微镜、梅毒螺旋体血清学试验、非梅毒螺旋体血清学试验）是重要诊断依据。根据我国性传播疾病 2018 年临床诊疗指南，疑似病例应同时符合临床表现和上述血清学试验中的一项以及流行病学史；确诊病例应同时符合临床表现、流行病学史以及上述两项梅毒血清学试验。

目前青霉素类是治疗梅毒的一线药物，依据梅毒分期，所用药量、疗程也有所差别，具体可参照国内外相关的梅毒诊疗指南。梅毒经及时规范治疗后，可达到临床治愈、消除传染性，但是血清学检查抗体可能依然会呈现阳性。所以梅毒患者在接受治疗后还应规范随访，第 1 年每 3 个月复查 1 次，以后每年复查 1 次，连续 2 ~ 3 年。此外，梅毒患者的配偶或性伴侣应同时检测和治疗。

作为口腔科医生，应及时了解梅毒的口腔特征性表现，对此类患者能够做到准确诊断和合理处置。

临床诊疗流程图

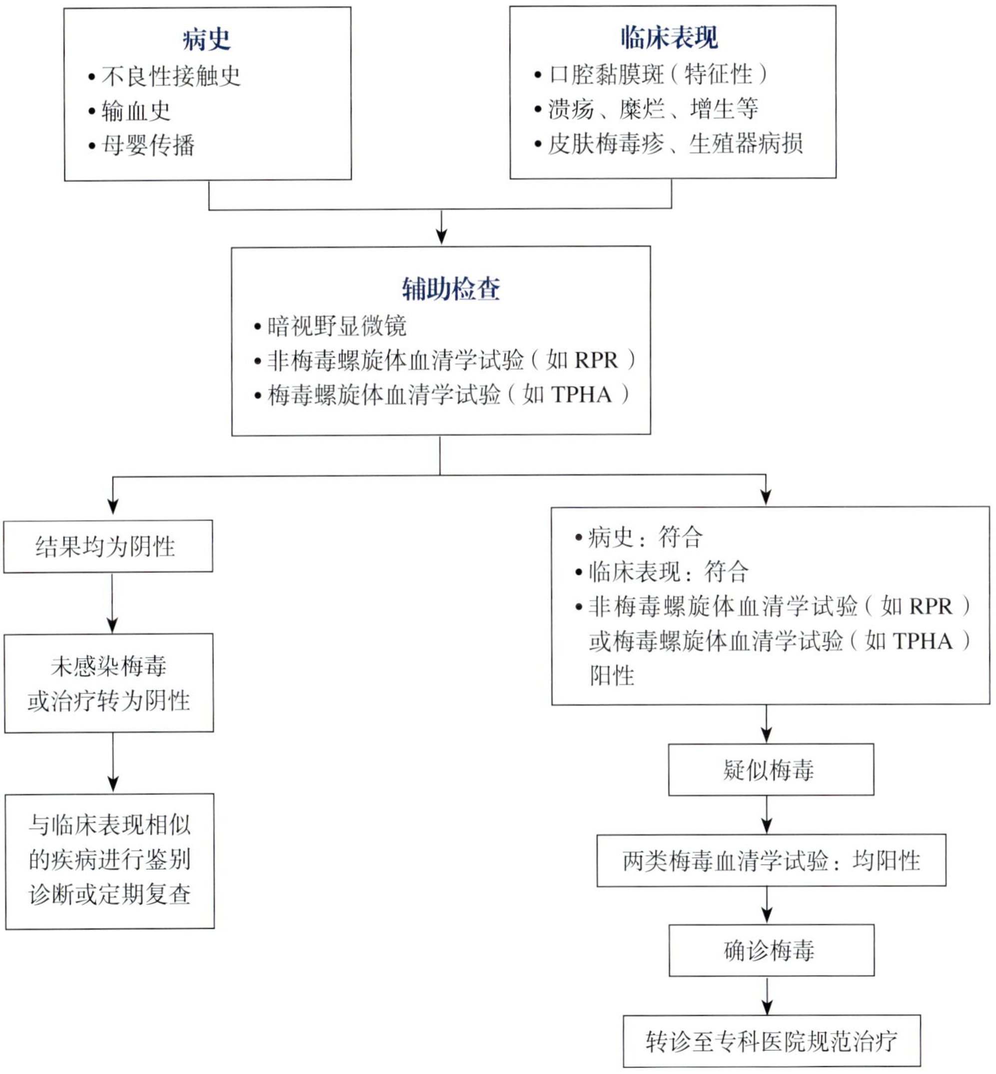

（毛清华　闫志敏　徐岩英）

参考文献

[1] LITTLE J W. Syphilis: an update. Oral Surg Oral Med Oral Pathol Oral RadiolEndod, 2005, 100(1): 3-9.

[2] WAGENLEHNER F M, BROCKMEYER N H, DISCHER T, et al. The Presentation, Diagnosis, and Treatment of Sexually Transmitted Infections. Dtsch Arztebl Int, 2016, 113(1-02): 11-22.

[3] FAN S R， LIANG L F. CDC 2015 guideline for the diagnosis and treatment of syphilis. Chinese General Practice, 2015, 18 (27): 3260-3264.

[4] WHO Guidelines for the Treatment of *Treponemapallidum* (Syphilis). Geneva: World Health Organization, 2016.

[5] KINGSTON M, FRENCH P, HIGGINS S, et al. UK national guidelines on the management of syphilis 2015. Int J STD AIDS, 2016, 27(6): 421-446.

[6] 中华人民共和国国家卫生健康委员会. 梅毒诊断标准WS 273-2018. 2018, http//www.nhfpc.gov.cn/.

病例 37　艾滋病相关的假膜型念珠菌病

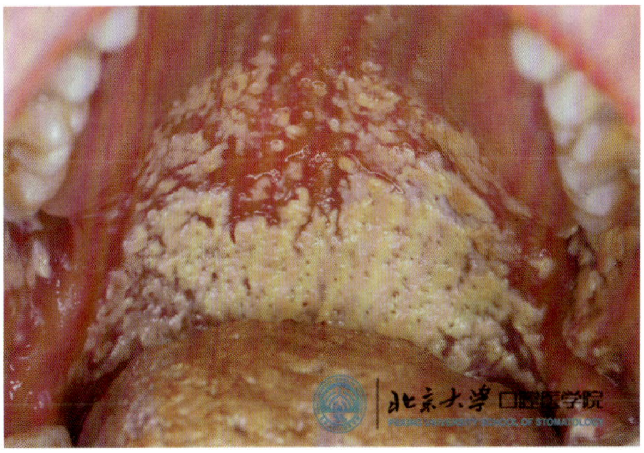

图 37-A　硬腭后部及软腭大片黄白色假膜，剥离后基底遗留鲜红色基底面

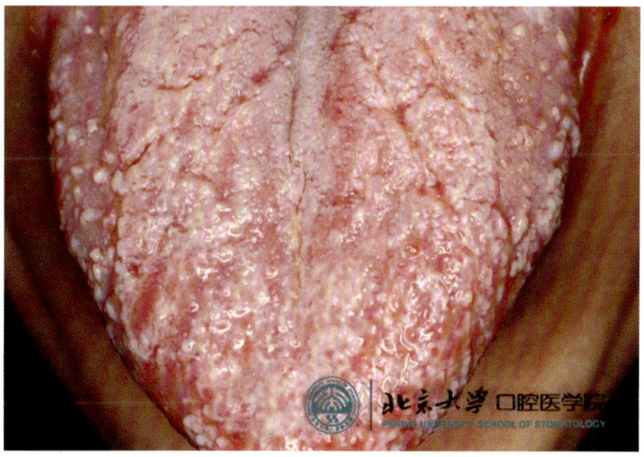

图 37-B　舌背广泛白色假膜覆盖

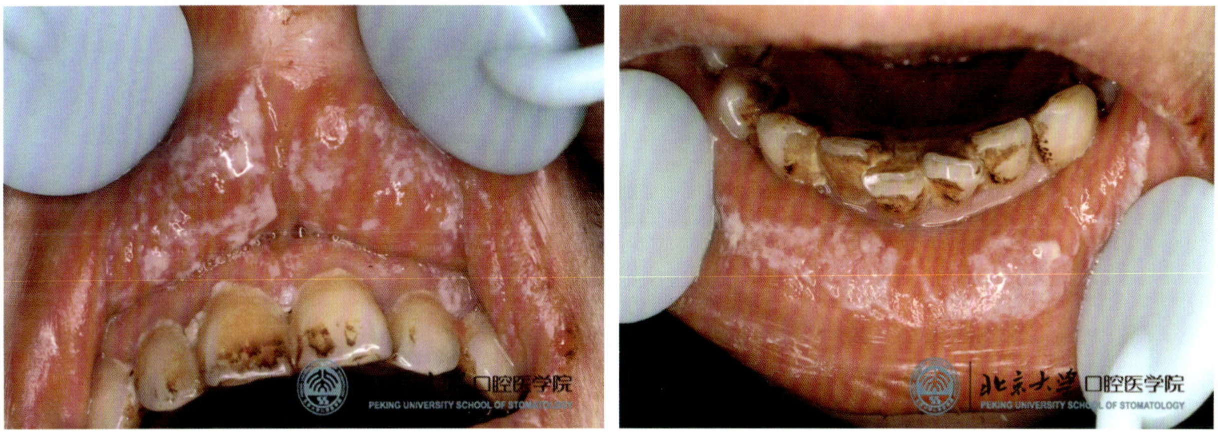

图 37-C、D　上下唇内侧黏膜表面散在片状白色假膜，基底黏膜充血发红

患者，男，35 岁。

[主诉] 舌部发白伴刺激痛 9 个月。

[现病史] 9 个月前开始出现舌部黏膜发白，伴进食刺激痛。此前曾因发热，入住佑安医院，怀疑“结核”，后经抗结核治疗，病情好转。患者曾于 1996 – 1999 年，在广西居住，期间有冶游史，2003 – 2004 年间，有反复高热史，并伴有体重明显下降。

[临床检查] 上下唇内侧黏膜、双颊后部、舌背、舌腹、软腭、口咽部均可见广泛的片状的白色假膜，可擦去，遗留充血的基底面，双侧口角潮红。

[既往史] 无特殊情况。

[家族史] 母亲舌癌术后。

[全身情况] 肺结核，体弱。

[临床初步印象] 假膜型念珠菌病（特殊感染不除外）？

[口腔损害可能的诊断]

1. 假膜型口腔念珠菌病?
2. 球菌性口炎?
3. 口腔白斑病?
4. 热/化学灼伤?
5. 梅毒?

[辅助检查]

1. 刮取白色假膜 10%KOH 涂片镜检：可见大量念珠菌菌丝。
2. 全血细胞分析：白细胞 $3.0 \times 10^{12}/L$ ↓，淋巴细胞绝对值 $0.8 \times 10^{12}/L$ ↓，红细胞数 $3.48 \times 10^{12}/L$ ↓。
3. HIV 抗体检测：经北大口腔医院及北京市 CDC 两级鉴定为阳性。
4. HBV、HCV 抗体阴性。RPR、TPHA 阴性。
5. 唾液念珠菌培养：白念珠菌＞ 200 cfu/ml。

[最终诊断]

1. 假膜型口腔念珠菌病。
2. 艾滋病。

[诊断依据]

1. 病程较长，为慢性病程：舌部发白伴刺激痛 9 个月。
2. 临床表现：上下唇内侧黏膜、双颊后部、舌背、舌腹、软腭、口咽部均可见广泛的片状白色假膜，可擦去，遗留充血的基底面；双侧口角潮红。
3. 不良性接触史：患者曾有冶游史。
4. 既往患者有长达一年反复高热史，并伴有体重明显下降。
5. 实验室检查：

① 刮取白色假膜 10%KOH 涂片镜检：可见大量念珠菌菌丝；

② 唾液念珠菌培养：白念珠菌＞ 200 cfu/ml；

③ 全血细胞分析：白细胞 $3.0 \times 10^{12}/L$ ↓，淋巴细胞绝对值 $0.8 \times 10^{12}/L$ ↓；

④ HIV 抗体检测：经北京市 CDC 鉴定确诊实验为阳性。

[治疗原则及措施]

1. 抗真菌治疗：口服氟康唑胶囊（100mg/d，每日 1 次，首次加倍）；局部使用 3% 碳酸氢钠液漱口。
2. 建议于传染病医院诊治艾滋病。
3. 建议其性伴侣检查。

诊治难点与体会

口腔念珠菌病（oral candidiasis，OC）是由于口腔内念珠菌过度增殖导致的一种机会性感染类疾病。根据病因及临床表现，目前国际上公认的分型包括假膜型念珠菌病，急性、慢性红斑型（萎缩型）念珠菌病，以及慢性增殖型念珠菌病。假膜型念珠菌病（pseudomembranous candidiasis）又称鹅口疮或雪口（thrush），临床表现为口腔黏膜表面白色或黄白色凝乳状斑块样假膜，由念珠菌的菌丝、孢子和坏死脱落的上皮细胞汇集而成。假膜可见于唇、颊、舌、硬腭、软腭以及口咽部等各部位的口腔黏膜，假膜可通过轻擦去除，留下鲜红色的基底面。

假膜型念珠菌病多发生于婴幼儿或年长身体衰弱者，免疫功能不全者、尤其是艾滋病患者、接受糖皮质激素治疗者、糖尿病患者、患血液疾病或其他恶性肿瘤的患者等。病程通常为急性、亚急性，少数也可为慢性。急性型症状较轻，通常只有轻微麻刺感或者异味等；而慢性型可能会累及食管黏膜，导致吞咽困难及胸痛等，口腔及食管黏膜均受累的情况在艾滋病患者中常见。

艾滋病，即获得性免疫缺陷综合征（acquired immune deficiency syndrome，AIDS），是人类因为感染人类免疫缺陷病毒（human immunodeficiency virus，HIV）后导致免疫缺陷综合征，可并发一系列机会性感染及肿瘤，严重者可导致死亡。该疾病可通过性传播、血液传播、母婴垂直传播，高危人群为男性同性恋者、静脉吸毒者、HIV 携带者的性伴侣、经常输血及血制品者、HIV 感染母亲所生婴儿。

感染 HIV 后除持续低热、盗汗、腹泻、体重减轻，持续性全身淋巴结肿大等全身各系统受累症状外，也会引发一系列口腔疾病，如念珠菌感染、牙龈线形红斑、口腔毛状白斑、卡波西肉瘤等。其中念珠菌感染是 AIDS 相关的口腔疾病中最常见的一类疾病，患病率为 1.5% ~ 83.3%，假膜型念珠菌病是所有念珠菌感染中最常见的一型，占 55.8% ~ 69.7%。

口腔念珠菌病的诊断主要依据临床表现以及实验室检查，包括病损区 10%KOH 或 10%NaOH 涂片，可见念珠菌菌丝及孢子；念珠菌培养（唾液培养、含漱培养、印记培养）阳性。对于慢性增殖型念珠菌病可结合活体组织检查，可见念珠菌菌丝侵入上皮、上皮内微小脓肿形成，PAS 染色可见角化层有菌丝侵入。

感染 HIV 后，外周血白细胞及淋巴细胞总数下降，$CD4^+T$ 淋巴细胞是 HIV 攻击的主要对象，因此外周血特征性表现为 $CD4^+T$ 淋巴细胞数量不断减少。OC 的出现和 $CD4^+T$ 淋巴细胞数量下降，可预示 AIDS 的进展。当临床上遇到慢性病程、病情严重的成年假膜型念珠菌病患者，而又无明显全身易感因素时，需加以警惕，追问其有无不良性接触史、输血史、家族史等相关信息，必要时进行外周血细胞分析、HIV 抗体、$CD4^+T$ 淋巴细胞计数等相关实验室检查，以排外 HIV 感染可能。一旦确诊为 AIDS，需及时上报院感科并建议患者于正规传染病医院就诊进行相应抗 HIV 治疗，并建议其性伴侣一同进行筛查。

假膜型念珠菌病临床表现有时易与口腔白斑病、口腔扁平苔藓、球菌性口炎、热 / 化学灼伤以及梅毒黏膜斑等的口腔病损相混淆，需谨慎加以鉴别。口腔白斑病为发生于口腔黏膜的白色角化斑片，不能擦掉是其鉴别要点，可通过活体组织检查以明确诊断。扁平苔藓典型表现为双颊对称的白色角化网纹，好发于中年女性，可伴有充血糜烂等其他口腔表现。活体组织检查有助于鉴别。球菌性口炎又称膜性口炎，临床以口腔黏膜大面积糜烂、浅溃疡表面形成光滑而致密的假膜性损害为特征，根据病程进展，可伴有不同程度发热等全身反应，假膜涂片及培养有助于明确诊断。热灼伤及化学灼伤，常有明确的创伤史，容易鉴别。二期梅毒口腔黏膜的特征性表现为黏膜斑（mucous patch），呈浅圆形或椭圆形糜烂，表面有光滑的灰白色渗出膜，周围有斑片状充血发红区。梅毒还可有皮肤病损及全身症状。梅毒具有高度传染性，渗出物中有大量梅毒螺旋体。接触患者及对患者进行检查时需注意防护。怀疑梅毒时应完善血清学检查，常用检查为快速血清反应（rapid plasma reagent，RPR）、荧光螺旋体抗体吸收试验（FTA-ABS）、梅毒螺旋体血凝试验（TPHA）。血清学检查为梅毒感染确诊的金标准。

AIDS 患者口腔念珠菌感染的治疗，除局部使用碱性漱口液之外，可全身应用氟康唑、伊曲康唑等药物治疗。未发生 OC 的 AIDS 患者平日需注意预防机会性感染，通过改善口腔卫生，减少饮食中糖摄入量，使用盐水或碱性含漱液漱口、戒烟等措施，从而减少 OC 的发生。除抗真菌治疗外，需积极治疗 AIDS，建议到正规传染病医院就诊高效抗反转录病毒治疗（highly active antiretroviral therapy，HAART）是最根本的治疗方法，且需终身服药。

临床诊疗流程图

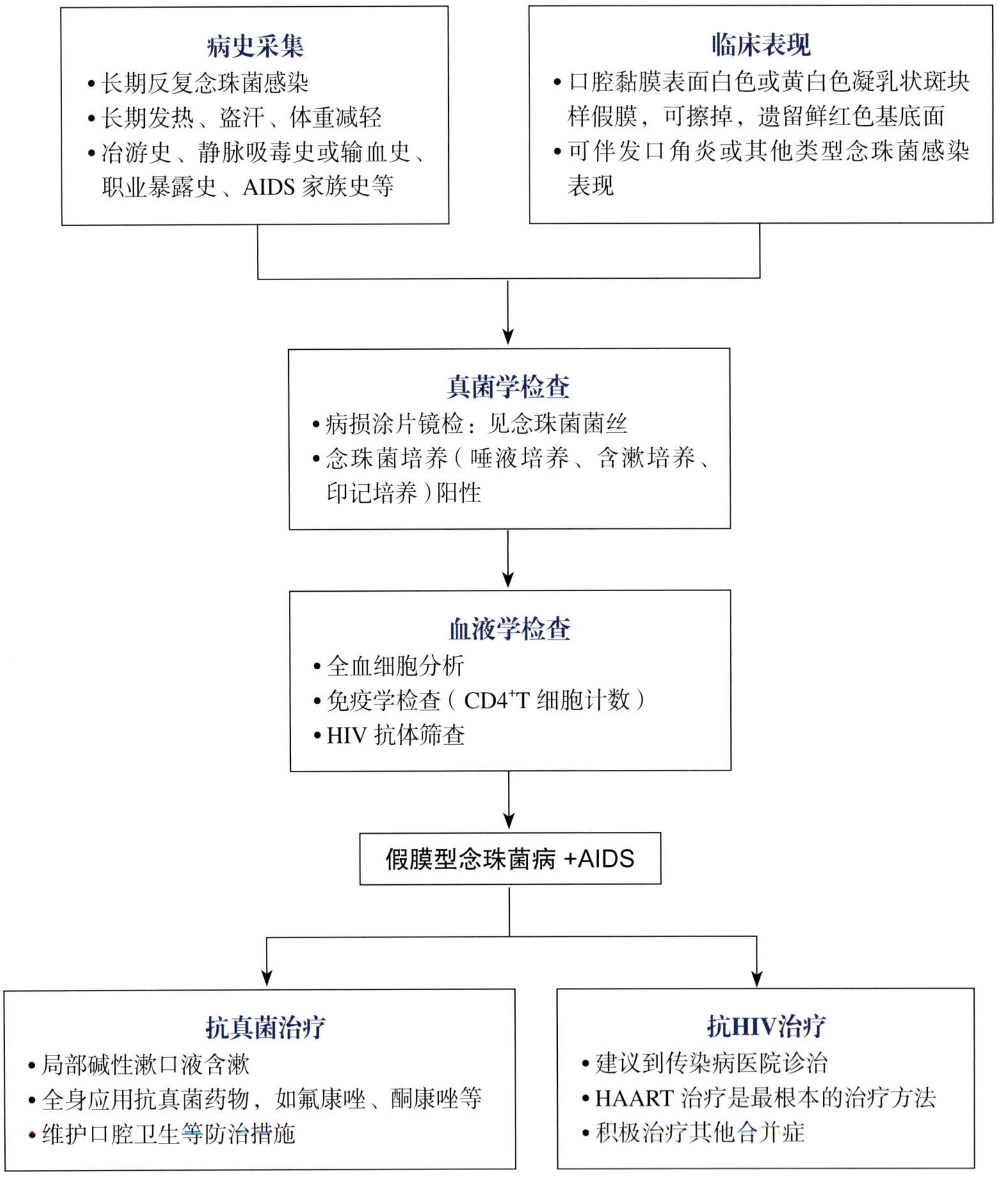

（李　丹　华　红）

参考文献

[1] PATTON L L. Current strategies for prevention of oral manifestations of human immunodeficiency virus. Oral Surgery, Oral Medicine, Oral Pathology and Oral Radiology, 2016, 121(1): 29-38.

[2] RUBAIHAYO J, Tumwesigye N M, Konde-Lule J, et al. Frequency and distribution patterns of opportunistic infections associated with HIV/AIDS in Uganda. BMC Research Notes, 2016, 9(1): 501.

[3] LOW A, GAVRIILIDIS G, LARKE N, et al. Incidence of opportunistic infections and the impact of antiretroviral therapy among HIV-infected adults in low- and middle-income countries: A systematic review and meta-analysis. Clinical Infectious

Diseases, 2016, 62(12): 1595-1603.
[4] 武鸿毅, 杨瑛, 张方明. 与艾滋病相关的口腔感染性疾病的研究进展. 临床和实验医学杂志, 2016(01): 95-97.
[5] PATIL S, RAO R S, MAJUMDAR B, et al. Clinical appearance of oral Candida infection and therapeutic strategies. frontiers in microbiology, 2015, 6: 1391
[6] SHARMA G, OBEROI S S, VOHRA P, et al. Oral manifestations of HIV/AIDS in Asia: Systematic review and future research guidelines. Journal of Clinical and Experimental Dentistry, 2015, 7(3): e419-e427.
[7] GAITAN-CEPEDA L A, SANCHEZ-VARGAS O, CASTILLO N. Prevalence of oral candidiasis in HIV/AIDS children in highly active antiretroviral therapy era. A literature analysis. International Journal of STD & AIDS, 2015, 26(9): 625-632.
[8] CORONADO-CASTELLOTE L, JIMENEZ-SORIANO Y. Clinical and microbiological diagnosis of oral candidiasis. Journal of Clinical and Experimental Dentistry, 2013, 5(5): e279-e286.
[9] ZHANG X, REICHART P A, SONG Y. Oral manifestations of HIV/AIDS in China: A review. Oral and Maxillofacial Surgery, 2009, 13(2): 63-68.
[10] OJI C, CHUKWUNEKE F. Evaluation and treatment of oral candidiasis in HIV/AIDS patients in Enugu, Nigeria. Oral and Maxillofacial Surgery, 2008, 12(2): 67-71.
[11] 刘宏伟. 艾滋病及其口腔表征的诊断. 中国实用口腔科杂志, 2008, (09): 525-528.
[12] 高世成, 王兮. HIV/AIDS患者口腔念珠菌病研究进展. 国外医学(流行病学传染病学分册), 2001, (06): 241-243.
[13] 华红, 刘宏伟. 口腔黏膜病学. 北京: 北京大学医学出版社, 2014.

病例 38　艾滋病相关的口腔毛状白斑

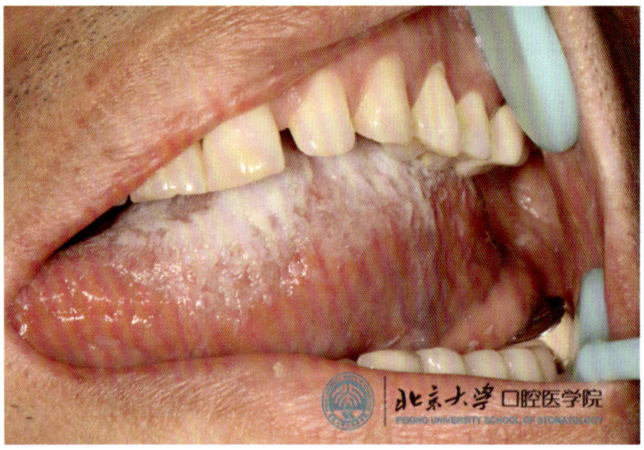

图 38-A　左舌缘见可皱褶样白色斑块，延至舌背部

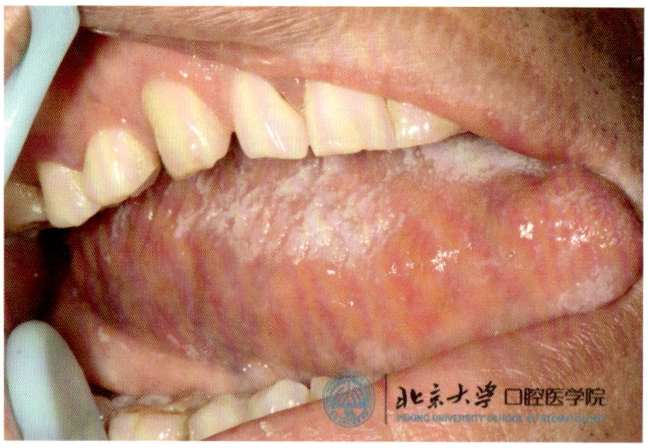

图 38-B　右舌缘可见皱褶样白色斑块，不可擦去

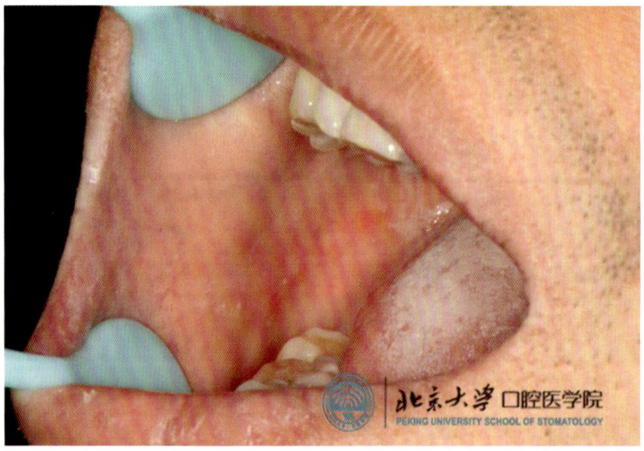

图 38-C　右颊见白色假膜状病损，以后份为重，白色假膜稍用力可擦去

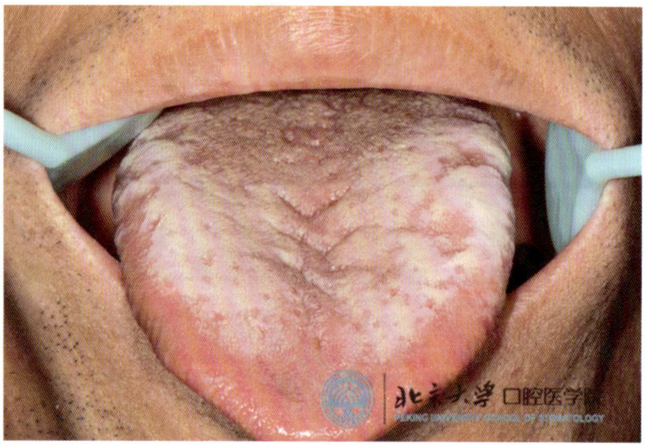

图 38-D　舌背白色斑块状病损，不可擦去

患者，男，40 岁。

[主诉] 舌部发白半年。

[现病史] 半年前发现舌部发白，味觉正常，无疼痛等不适症状，未诊治。否认发烧、腹泻、体重减轻、乏力等症状，否认全身系统性疾病。乙肝大三阳，未治疗。否认输血、献血史。否认烟酒嗜好。追问病史，患者为同性恋。

[临床检查] 双侧舌缘及舌背前 1/2 呈白色斑块，边界不清，质软，在舌缘呈垂直皱褶样，不能擦去，无触痛；

双颊见白色凝乳状假膜，以双颊后份较明显，假膜稍用力可擦去，残留充血发红的基底面；

双颊及舌背脱落细胞 10%KOH 涂片镜检：见大量念珠菌菌丝。

[既往史] 无特殊情况。

[家族史] 无特殊情况。

[全身情况] 乙肝大三阳，未治疗。

[临床初步印象]

1. 艾滋病?
2. 口腔毛状白斑?
3. 口腔念珠菌病?

[口腔病损可能的诊断]

1. 口腔毛状白斑?
2. 口腔白斑病 ?
3. 白色角化症?
4. 口腔扁平苔藓?
5. 口腔白色水肿?
6. 口腔念珠菌病?

[辅助检查]

1. HIV 抗体初筛试验（ELISA 法）：阳性；HIV 抗体确证试验（Western Blotting 法）：阳性。

2. 唾液念珠菌培养：白念珠菌，>200 cfu/ml。

3. 活体组织检查：上皮增生和过度角化，表面不平呈波浪状，棘层细胞空泡变性或气球样变，角化层下方出现一层气球样细胞，其中可见典型的挖空细胞。诊断：符合口腔毛状白斑。

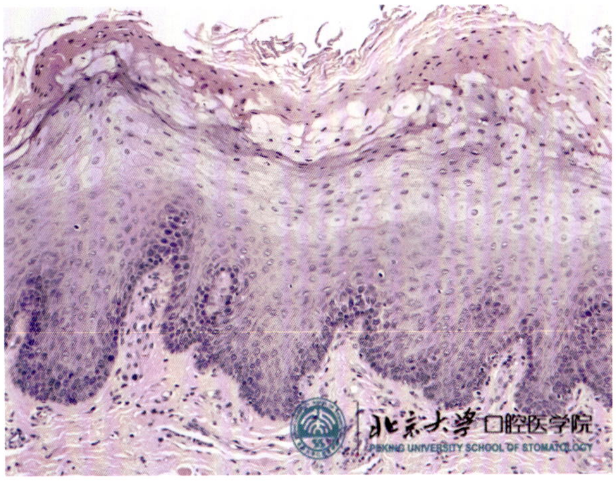

图 38-E　舌腹病损组织病理学表现（HE 染色）

[最终诊断]

1. 艾滋病
2. 口腔毛状白斑（HIV 感染）
3. 口腔念珠菌病

[诊断依据]

1. 舌部发白半年，味觉正常，无疼痛等不适症状，否认烟酒嗜好；有特殊接触史（同性恋者）；

2. 双侧舌缘及舌背前 1/2 呈白色斑块，边界不清，质软，在舌缘呈垂直皱褶样，不能擦去，无触痛；双颊见白色凝乳状假膜，以双颊后份较明显，假膜稍用力可擦去，残留充血发红的基底面；

3. 双颊及舌背脱落细胞 10%KOH 涂片镜检：见大量念珠菌菌丝；

4. 唾液念珠菌培养：白念珠菌，>200 cfu/ml ；

5. HIV 抗体初筛试验（ELISA 法）：阳性；HIV 抗体确证试验（Western Blotting 法）：阳性。

[治疗原则及措施]

1. 按传染病相关管理规定上报中国疾病预防与控制中心（Centers for Disease Control and Prevention，CDC）。对感染者进行 HIV 相关知识的普及，避免传染给其他人。配偶或性伴侣也应接受检查和治疗。

2. 转诊传染病专科医院规范治疗：高效抗反转录病毒治疗（highly active antiretroviral therapy，HAART）是艾滋病目前最有效的治疗方法。往往需要根据病情变化进行调整，需终身服药。

3. 口腔念珠菌病的治疗，可给予抗真菌药物如制霉菌素片、氟康唑等；口腔局部可用 2% ~ 4% 碳酸氢钠溶液漱口。

4. 完善相关检查，如有相应疾病及时转诊相关科室治疗。

诊治难点与体会

艾滋病，即获得性免疫缺陷综合征（acquired immune deficiency syndrome，AIDS），是感染人类免疫缺陷病毒（human immunodeficiency virus，HIV）后导致免疫缺陷，并发一系列机会性感染或肿瘤，严重者可导致死亡的综合征。

HIV 感染分为急性期、无症状期和艾滋病期。急性期通常发生在初次感染后 2 ~ 4 周，可出现发热、咽痛、盗汗等症状，多数患者临床症状轻微，持续 1 ~ 3 周。从急性期可进入无症状期，也可无明显的急性期症状而直接进入无症状期。此期一般持续 6 ~ 8 年。之后进入艾滋病期，患者 $CD4^{+}T$ 细胞计数明显下降，血清 HIV 病毒载量明显升高，主要临床表现为 HIV 相关症状［发热、盗汗、持续性腹泻（≥ 1 个月）、体重下降超过 10%；持续性全身淋巴结肿大（除腹股沟外，至少存在两处不相邻，并持续肿大 3 个月，直径 >1 cm 的淋巴结］，中枢神经系统症状、各种机会性感染及肿瘤。

艾滋病患者和 HIV 携带者中口腔病损较为常见，有时口腔病变作为首发症状出现，并为进一步发现 HIV 感染和艾滋病提供重要线索。1992 年世界卫生组织 HIV 感染口腔表征协作中心确定的与 HIV 感染密切相关的口腔疾病包括：口腔念珠菌病、口腔毛状白斑、卡波西肉瘤、HIV 相关性牙龈牙周疾病、非霍奇金淋巴瘤。口腔念珠菌病是 HIV 感染者中最常见的口腔损害，常在疾病早期出现，是免疫抑制的早期征象。致病菌以白色念珠菌为主，常表现为红斑型或者假膜型念珠菌病，病情反复或严重。口腔毛状白斑（oral hairy leukoplakia，OHL）是 HIV 感染者的一种特殊口腔损害，发生率仅次于口腔念珠菌病，对艾滋病诊断有高度提示性。口腔毛状白斑在 HIV 感染者中患病率为 15.8% ~ 35.5%，多见于男同性恋或双性恋者，与 EB 病毒（Epstein-Barr virus）感染、$CD4^{+}T$ 细胞计数、吸烟等有关。毛状白斑的病损特点为双侧舌缘呈白色或灰白色斑块，有时可蔓延至舌背和舌腹，在舌缘呈垂直皱褶状，过度增生则呈毛茸状，不能被擦去；组织病理学表现为上皮增生，过角化或不全角化，细胞空泡样变，上皮下缺乏淋巴细胞浸润。

临床中遇到可疑艾滋病患者，应进行 HIV 抗体初筛试验（ELISA），初筛阳性者高度可疑，HIV 病毒抗体确证试验为阳性方可确诊。由于有相同的传播途径，HIV 合并梅毒、乙肝、丙肝感染的几率较高，因而对于此类患者应给予相应的筛查。除此之外，还应进行 $CD4^{+}T$ 细胞计数病毒载量等检查，判断疾病分期、治疗反应和预后。临床发现 HIV 感染者应及时上报 CDC，对感染者进行 HIV 相关知识的普及，避免传染给其他人。配偶或性伴侣也应接受检查和治疗。

HIV 携带者或艾滋病患者口腔念珠菌病的诊断与治疗，基本同一般口腔念珠菌病，需要注意的是应尽量选择对肝功能影响较小的抗真菌药物，或定期对患者的肝功能进行监测，应同时进行高效抗病毒治疗，重建免疫功能，否则易复发。口腔毛状白斑诊断依据典型临床表现，同时需要结合组织病理学检查以及 EB 病毒检测等方可确诊。在临床上需要与口腔白斑病、白色角化症、斑块型扁平苔藓进行鉴别。白斑好发于颊部、软腭、口底和舌腹，临床表现可为均质型和非均质型，组织病理检查可伴有不同程度的上皮异常增生。白色角化症多与烟草和局部刺激相关，表现为柔软较平的白色斑块，去除刺激因素后，病损可在短期内减轻或消失。舌部斑块型扁平苔藓常伴有舌背丝状乳头萎缩，触诊无粗糙感，常伴有其他部位损害，可有网纹或条纹状病损。活体组织检查可见基底细胞液化变性，固有层内淋巴细胞带状浸润。且上述疾病 HIV 抗体检查是阴性的。口腔毛状白斑在高效反转录病毒治疗的前提下，以局部治疗为主，可局部用维 A 酸制剂，合并念珠菌感染者进行抗真菌治疗。采用高效抗反转录病毒治疗后，口腔毛状白斑可消失。

临床诊疗流程图

病史

- 同性恋或双性恋男性多见
- 舌部无痛性斑块
- 既往可有不明原因发烧、腹泻、恶心、乏力、体重减轻等
- 不洁性接触史
- 静脉吸毒史，输血史
- 烟酒史

临床表现

- 双侧舌缘无痛性白色或灰白斑块，可蔓延至舌背和舌腹
- 在舌缘呈垂直皱褶状，过度增生可呈毛茸状，不能擦去
- 可合并口腔念珠菌病，可表现为红斑型或伪膜型念珠菌病

↓

完善检查

- HIV 抗体检测（初筛试验、确证试验）
- 梅毒血清学检测
- 脱落细胞涂片、唾液真菌培养
- 全血细胞分析、肝功能、乙型和丙型肝炎血清学检测等
- EB 病毒检测（可行时），$CD4^{+}$T 细胞计数，病毒载量测定等

↓

口腔损害活体组织检查

上皮增生，过角化或不全角化，细胞空泡样变，上皮下缺乏淋巴细胞浸润

↓

口腔毛状白斑

↓

HIV感染的治疗

- 发现 HIV 感染者应及时上报
- 高效抗逆转录病毒治疗
- 针对机会性感染及肿瘤进行治疗
- 对症支持治疗
- 及时治疗合并梅毒等合并疾病
- 给予患者人文关怀
- 进行 HIV 相关知识的普及，避免疾病传播
- 配偶或性伴也应接受检查和治疗

口腔治疗

- 局部对症治疗：局部可用维甲酸制剂
- 合并念珠菌感染者：进行抗真菌药物治疗，注意用药选择上减少肝损伤，定期监测肝功能

（周培茹　刘晓松）

参考文献

[1] 韩莹, 刘宏伟. 艾滋病口腔病损的研究进展. 北京大学学报医学版, 2010, 42(1): 351-353.

[2] SIMON V, HO D D, ABDOOL K Q. HIV/AIDS epidemiology, pathogenesis, prevention, and treatment. Lancet, 2006, 368(9534):489-504.

[3] Chinese Medical Association and Chinese Center for Disease Control and Prevention. Guidelines for diagnosis and treatment of HIV/AIDS in China (2005). Chinese Medical Journal, 2006, 119(19):1589-1608.

[4] REGINALD A, SIVAPATHASUNDHARAM B. Oral hairy leukoplakia: An exfoliative cytology stud. Contemporary Clinical Dentistry, 2010, 1(1):10-13.

[5] GREENSPAN J S, GREENSPAN D, WEBSTER-CYRIAQUE J. Hairy leukoplakia, lessons learned: 30-plus years. Oral Diseases, 2016, 22(S1):120-127.

[6] VALE D A D, MARTINS F M E, SILVA P H B D, et al. Retrospective analysis of the clinical behavior of oral hairy leukoplakia in 215 HIV-seropositive patients. Braz Oral Res, 2016, 30(1): e118.

病例 39　尖锐湿疣

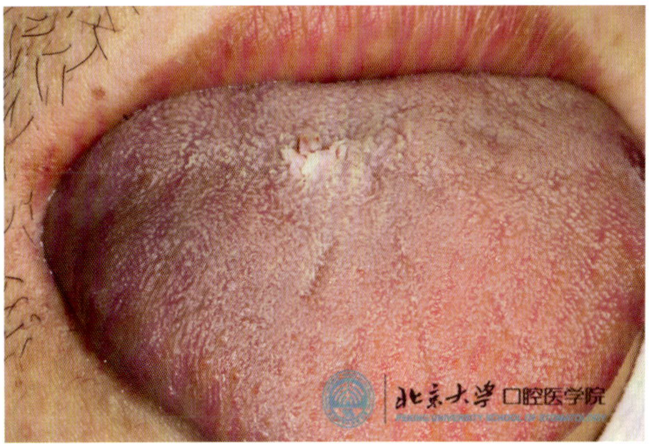

图 39-A　舌背疣状赘生物

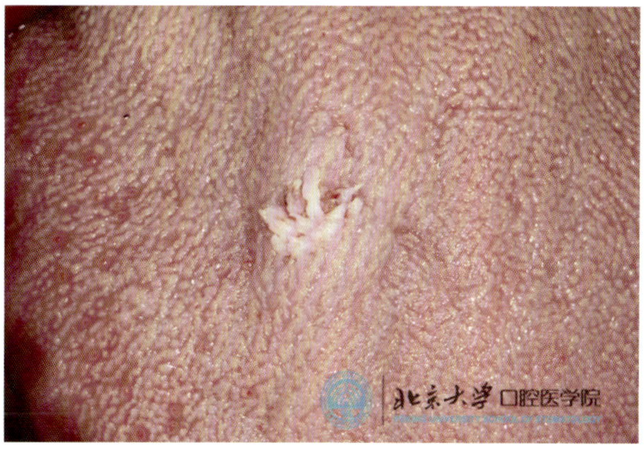

图 39-B　表面毛刺样，高起黏膜表面

患者，男，30 岁

[主诉] 舌背白色增生物 1 年。

[现病史] 患者于 1 年前突然出现舌背白色增生物，无疼痛，自觉面积逐渐增大，异物感较明显。自述外阴此前曾有相似病损（诊断不详），于外院进行激光治疗。追问病史，患者曾有冶游史，外院检验报告显示梅毒及 HIV 相关项目均为阴性。否认全身系统疾病、药物过敏史等。睡眠可，大、小便正常，饮食清淡，吸烟 13 年，约 10 支 / 天，偶饮酒。追问病史，1 年前曾有不良性接触史。

[临床检查] 舌背右侧近中线处大小约 0.5 cm × 0.3 cm 灰白色疣状增生物，表面呈毛刺状，基底质硬，无触痛。

外院皮肤科：外阴、皮肤检查未见明确病损。

[既往史] 外阴处曾有相似病损。

[家族史] 无特殊情况。

[临床初步印象] 舌背疣状增生（口腔尖锐湿疣待除外）？

[可能的诊断]

1. 口腔尖锐湿疣?
2. 疣状白斑?
3. 疣状癌?

[辅助检查]

1. 全血细胞分析、血凝：中性粒细胞、淋巴细胞、血小板等均未见明显异常。
2. HPV 分型检查：HPV59（高危型）++。
3. 活体组织检查：（舌背）鳞状上皮增生呈乳头状，乳头内含结缔组织轴。局部可见空疱性细胞。符合鳞状上皮乳头状增生。

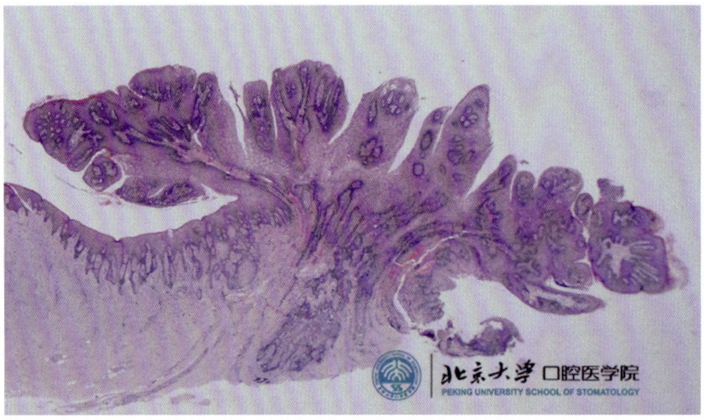

图 39-C 尖锐湿疣的组织病理学表现（HE 染色）

[最终诊断]

口腔尖锐湿疣

[诊断依据]

1. 患者曾有冶游史；
2. 舌背疣状增生物；
3. 外阴曾有类似病损；
4. 血清 HPV 分型检查：HPV59（高危型）++ ；
5. 口腔病损活体组织检查：表皮呈不全角化，呈乳头状瘤样增生，在棘细胞及颗粒层内可见空泡化细胞。固有层毛细血管扩张、慢性炎症细胞浸润。

[治疗原则及措施]

1. 手术切除去除外生性疣并活检明确诊断。
2. 物理疗法：液氮冷冻、激光、电灼、光动力疗法等。目前，光动力疗法作为皮肤、生殖器病损的首选，具有创伤性小、治愈率高、复发率低的优点，适用范围已扩展至口腔黏膜病的治疗。
3. 药物治疗：局部外用药物（如 30% ~ 50% 三氯乙酸或二氯乙酸溶液、15% 的槲皮素软膏或 3.75% ~ 5% 的咪喹莫德乳膏等）和全身用免疫调节药物（干扰素、左旋咪唑、转移因子等）。
4. 临床治愈后对尖锐湿疣患者应定期随访，患者家属或性伴侣应检查随访。

诊治难点与体会

尖锐湿疣（condyloma acuminatum，CA）又称生殖器疣，是由人乳头瘤病毒（human papilloma virus，HPV）感染引起的好发于外阴及肛门的性传播疾病。该病传染性强，易复发，口腔黏膜亦可见病损。采用分子杂交技术对 HPV 基因型进行分型，已确定的亚型有 120 多个，高危型 HPV（例如：HPV16、18）会引起子宫颈、阴茎、外阴、阴道、肛门、口咽部等部位的癌症及癌前病变，低危型 HPV（例如：HPV6、11）会引起生殖器疣，其中 HPV6、11、16、18 等近 20 种亚型可感染口腔黏膜。

口腔出现病损多与口交等性行为相关，因而大多发生于处于性活跃期的中青年，发病前多有不洁性接触史或其配偶有感染史。口腔黏膜表现起初为粉红色丘疹，逐渐增大至长锥形疣状物，好发于皮肤与口腔黏膜交界处，以及口腔内舌下系带处、舌背、舌侧缘、腭部、咽喉等多个部位，早期一般无自觉症状而不易发现。生殖器部位的尖锐湿疣，男性好发于包皮系带、冠状沟、龟头、阴茎、尿道口、肛周和阴囊等，女性为阴唇、尿道口、阴道口、会阴、肛周、阴道壁、子宫颈等，被动肛交者可发生于肛周、肛管和直肠，常表现为扁平状、疣状或菜花状增生。

尖锐湿疣的诊断主要依靠临床表现，在符合临床特征，同时有或无流行病学史（有多性伴，不安全性行为，或性伴感染史，或与尖锐湿疣患者有密切的间接接触史，或新生儿母亲为 HPV 感染者）的情况下，可做出临床诊断，但尖锐湿疣的确诊应同时符合临床诊断的要求以及实验室检查（组织病理检查和 HPV 核酸检测)中任一项。其病理学特征为表皮呈乳头瘤或疣状增生、角化过度、片状角化不全、上皮棘层肥厚、基底细胞增生、真皮浅层血管扩张，并有淋巴细胞为主的炎症细胞浸润。在表皮浅层 (颗粒层和棘层上部) 可见呈灶状、片状及散在分布的空泡化细胞；有时可在角质形成细胞内见到大小不等浓染的颗粒样物质，即病毒包涵体。此外，HPV 检测可确定感染病毒分型，确定高危型 / 低危型，警惕癌变，同时又便于发现合并感染，提高尖锐湿疣的治愈率，减少其复发率。

当前关于尖锐湿疣的治疗原则为外治为主，内治为辅。发生在口腔部位的外生性病损可采取咪喹莫德软膏局部涂擦，也可采用手术切除、激光、液氮、光动力等治疗方法；同时，临床应告知患者，预防重于治疗，做到洁身自爱，避免不洁性行为，提倡使用安全套，注意日常卫生，一旦发现可疑症状及时到正规医院就医，做到早发现、早治疗。

临床诊疗流程图

病史

- 口腔黏膜起初为粉红色丘疹，逐渐增大至长锥形疣状物
- 主要累及舌、腭、唇、颊及牙龈
- 可有或无生殖器病损
- 多有不洁性接触史等流行病学史

临床表现

- 口腔黏膜粉红色丘疹或长锥形疣状物
- 冠状沟、包皮系带、肛周等生殖器部位扁平状、疣状或菜花状增生

完善检查

- 全血细胞分析，HPV 分型
- 针对早期及亚临床感染：醋酸白试验、阴道镜（女性）、尿道镜（男性）
- 核酸扩增试验：扩增 HPV 特异性基因（L1、E6、E7 区基因）。核酸检测方法，包括荧光实时 PCR、核酸探针杂交试验等

病理检查

- 表皮呈乳头瘤或疣状增生、角化过度、片状角化不全、表皮棘层肥厚、基底细胞增生、真皮浅层血管扩张，并有淋巴细胞为主的炎症细胞浸润。
- 在表皮浅层（颗粒层和棘层上部）可见呈灶状、片状及散在分布的空泡化细胞
- 有时可在角质形成细胞内见到大小不等浓染的颗粒样物质，即病毒包涵体

口腔尖锐湿疣

外科治疗

- 手术切除

外用药物

- 3.75% ~ 5% 咪喹莫德乳膏
- 0.5% 的鬼臼毒素酊溶液或凝胶
- 15% 的槲皮素软膏
- 30% ~ 50% 三氯乙酸或二氯乙酸溶液

物理疗法

- 液氮冷冻
- 激光、电灼
- 光动力疗法

免疫调节

干扰素、左旋咪唑、转移因子等

亚临床感染

- 尚无有效的处理方法，一般也不推荐治疗。处理以密切随访及预防传染他人为主

（胡利君　闫志敏　华　红）

参考文献

[1] WORKOWSKI K A, BOLAN G A. Sexually transmitted diseases treatment guidelines, 2015. MMWR Recomm Rep, 2015, 64(RR-03): 1-137.

[2] 中华医学会皮肤性病学分会性病学组, 中国医师协会皮肤科分会性病亚专业委员会. 尖锐湿疣诊疗指南(2014). 中华皮肤科杂志, 2014, 47(8): 598-599.

[3] LACEY C J, WOODHALL S C, WIKSTROM A, et al. 2012 European guideline for the management of anogenital warts. J Eur Acad Dermatol Venereol, 2013, 27(3): e263-e270.

[4] KUMARASWAMY K L, VIDHYA M. Human papilloma virus and oral infections: an update. J Cancer Res Ther, 2011, 7(2): 120-127.

[5] MARKLE W, CONTI T, KAD M. Sexually transmitted diseases. Prim Care, 2013, 40(3): 557-587.

[6] NGUYEN H P, MCNIECE K L, DUONG A A, et al. Human papillomavirus infections of the oral mucosa and upper respiratory tract. Curr Probl Dermatol, 2014, 45: 132-153.

[7] KATZ A R, LEE M V, WASSERMAN G M. Sexually transmitted disease (STD) update: a review of the CDC 2010 STD treatment guidelines and epidemiologic trends of common STDs in Hawaii. Hawaii J Med Public Health, 2012, 71(3): 68-73.

[8] GOTOVTSEVA E P, KAPADIA A S, SMOLENSKY M H, et al. Optimal frequency of imiquimod (aldara) 5% cream for the treatment of external genital warts in immunocompetent adults: a meta-analysis. Sex Transm Dis, 2008, 35(4): 346-351.

[9] BAKER D A, FERRIS D G, MARTENS M G, et al. Imiquimod 3.75% cream applied daily to treat anogenital warts: combined results from women in two randomized, placebo-controlled studies. Infect Dis Obstet Gynecol, 2011, 2011: 806105.

第五章

口腔黏膜大疱性疾病

病例 40　寻常型天疱疮

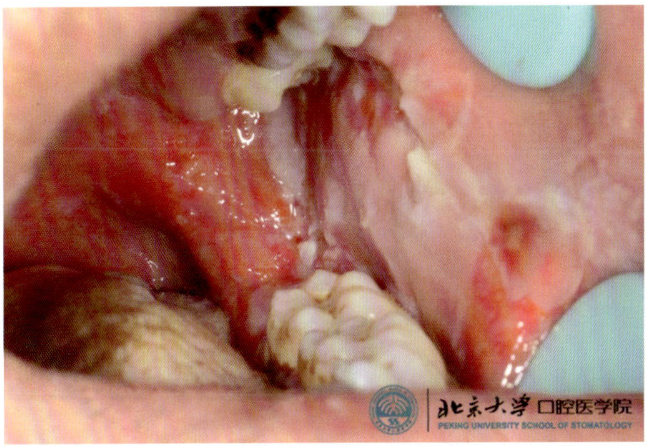

图 40-A　左颊不规则的鲜红色的糜烂面，残留疱壁及白色水肿

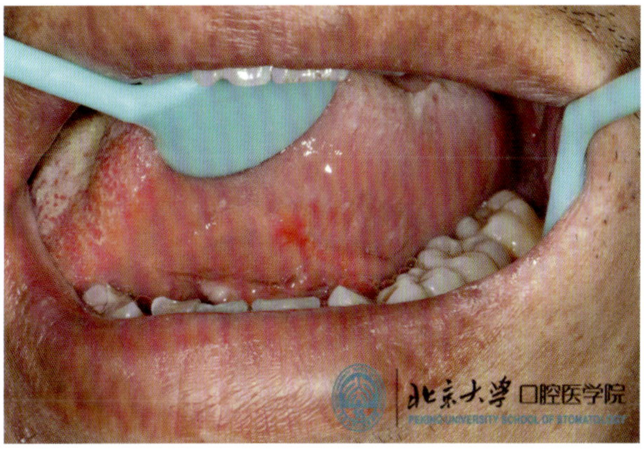

图 40-B　右侧舌腹黏膜糜烂

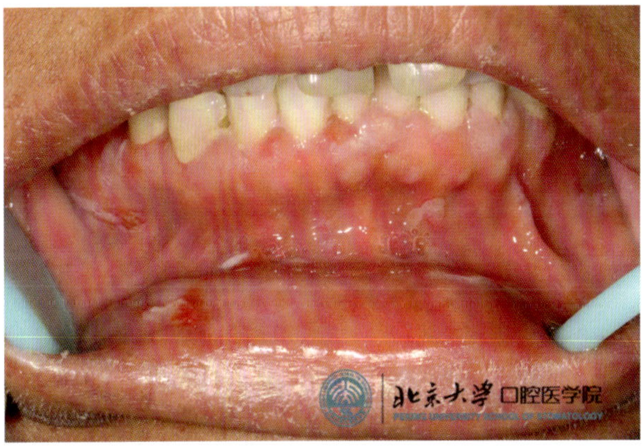

图 40-C　牙龈及下唇内侧黏膜糜烂伴水肿、并可见上皮剥脱样损害

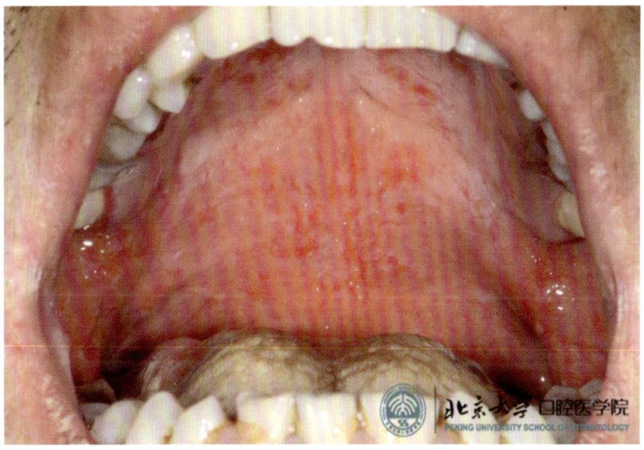

图 40-D　腭部见点状不规则的糜烂面，周围组织水肿明显

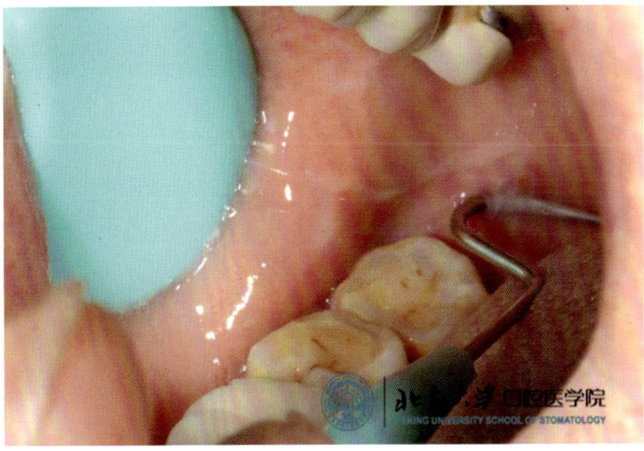

图 40-E　沿糜烂面边缘探针可无痛探入约 5mm 以上

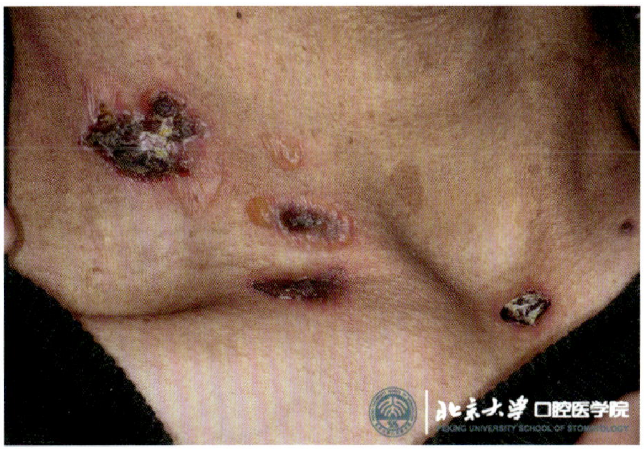

图 40-F　颈部皮肤疱损及糜烂结痂

患者，女，48 岁。

[主诉] 口腔黏膜反复糜烂 2 年。

[现病史] 2 年来，无明显诱因口腔多处黏膜糜烂，面积广泛，始终未愈，影响进食。糜烂前有起疱史，数小时可自行破损。否认皮肤等部位病损。自用维生素 B2 等治疗无缓解。高血压 10 年，服用“硝苯地平缓释片”药物控制在 140/90 mmHg。否认其他系统病史及特殊用药史。

[临床检查] 右颊后部黏膜可见鲜红色糜烂面，周围水肿明显。沿糜烂面边缘可无痛性探入约 5 mm。

双侧后牙区牙龈及龈颊沟黏膜可见不规则的鲜红色糜烂面，周围组织水肿明显。双舌腹可见破损疱壁及点片状糜烂面，周围组织水肿明显。

腭黏膜左侧后部见约 1.5 cm × 1 cm 片状鲜红色糜烂面。

[既往史] 无特殊情况。

[家族史] 无特殊情况。

[全身情况] 高血压 10 年，服用“硝苯地平缓释片”，控制在 140/90 mmHg。

[临床初步印象] 寻常型天疱疮?

[可能的诊断]

1. 寻常型天疱疮？
2. 黏膜类天疱疮？
3. 副肿瘤性天疱疮？
4. 多形红斑？

[辅助检查]

1. 右颊糜烂面刮取脱落细胞吉姆萨染色：可见散在的松解的棘细胞，呈圆形，核大而深染
2. 间接免疫荧光：棘细胞间 IgG 呈渔网状沉积。
3. ELISA 检测：Dsg1 抗体 33.99 U/ml（+），Dsg3 抗体 232.86 U/ml（+），BP180 抗体（–）
4. 活体组织检查：棘层松解，上皮内疱，位于基底层和棘层细胞间，符合寻常型天疱疮。
5. 实验室检查：血细胞分析、肝肾功能、电解质、胸片等未见异常。骨密度检查示骨量减少。

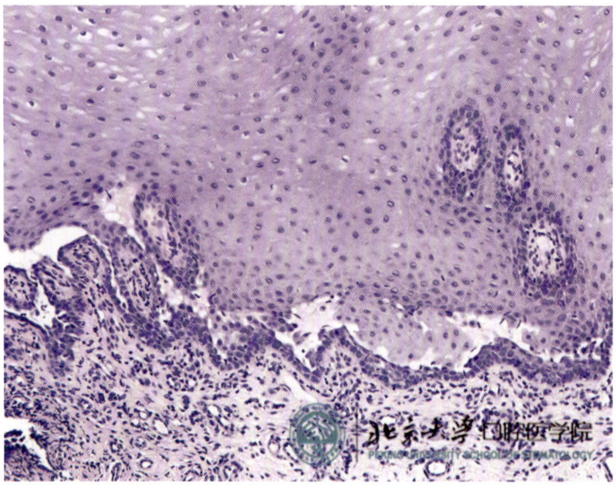

图 40-G 寻常型天疱疮的组织病理学表现（HE 染色）

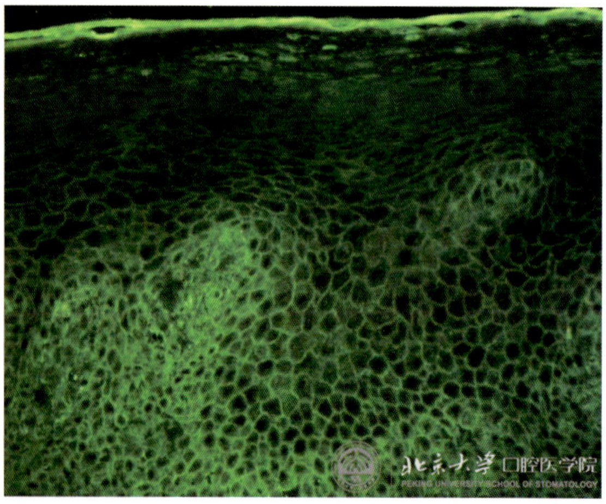

图 40-H 直接免疫荧光示棘细胞间渔网状翠绿色荧光沉积（IgG）

[最终诊断]

寻常型天疱疮。

[诊断依据]

1. 口腔黏膜反复糜烂 2 年；
2. 口腔表现为广泛的水肿、糜烂及渗出，有水疱形成且易破损；
3. ELISA 检查：Dsg1、Dsg3 抗体（+），BP180 抗体（–）；
4. 右颊糜烂面吉姆萨染色：可见散在的核大深染的天疱疮细胞；
5. 组织病理学表现：上皮棘层松解，上皮内疱形成，固有层炎性细胞浸润；
6. 直接免疫荧光：棘细胞间见渔网状翠绿色荧光沉积（IgG）。

[治疗原则及措施]

1. 免疫抑制剂：糖皮质激素为一线治疗药物。根据病情轻重选择起始剂量，一般泼尼松（龙）0.5 ~ 1.5 mg/(kg · d) 不等。该病例选用泼尼松 50 mg/d 为起始剂量，待症状控制后，逐渐减量，至维持量。如常规激素治疗控制不好，也可及时加用其他免疫抑制剂。

2. 口腔局部对症治疗，可选用外用糖皮质激素乳膏或凝胶、含有利多卡因或丁卡因等的表面麻醉药、0.1% 他克莫司等。

3. 积极控制高血压等基础疾病，同时使用钙剂、维生素 D、胃黏膜保护药物（如奥美拉唑等），局部采用抗真菌药物等。

4. 使用激素期间，应注意监测或预防糖皮质激素不良作用的发生。同时监测血糖、血钾，必要时予以相应治疗。

诊治难点与体会

天疱疮（pemphigus）是一种大疱性自身免疫病，既往临床分为四种类型，寻常型、增殖型、红斑型、落叶型。现分为寻常型及落叶型两大类。寻常型天疱疮（pemphigus vulgaris，PV）为最常见的天疱疮类型，最常累及口腔黏膜，临床表现为易破水疱、糜烂、水肿、创面不易愈合，可引起疼痛等不适，严重影响患者的生活质量。口腔损害为大小不等鲜红色糜烂面。探针可沿糜烂面边缘无痛探入 5 mm 以上，边缘扩展现象及揭皮试验阳性。皮肤、鼻腔、外生殖器处皮肤黏膜亦常累及。天疱疮组织病理检查表现为棘层松解和上皮内疱。直接免疫荧光表现为 IgG 和 C3 沉积于上皮之间，间接免疫荧光检测出血清中抗细胞间抗体阳性；ELISA 检测出 Dsg1、Dsg3 抗体阳性为其免疫学诊断重要依据。确定诊断需要病史、临床表现、免疫学检查（直接、间接免疫荧光，ELISA 等）和（或）活体组织检查。本病需要与黏膜类天疱疮、多形红斑等相鉴别。黏膜类天疱疮在口内多累及牙龈，表现为剥脱性龈炎样病损、尼氏征阴性，眼及皮肤也可受累，但皮肤病损少见，且为张力性大疱，组织病理表现为上皮下疱，直接免疫荧光表现为基底膜区 IgG 和 C3 呈线状沉积，ELISA 检测可测出 BP180 抗体阳性。多形红斑起病急，口内黏膜呈大小不等的红斑、糜烂，尼氏征阴性，皮肤上可在红斑病损上并发水疱。天疱疮治疗一线用药为系统使用糖皮质激素，可分为起始、控制、巩固、维持四个阶段。起始用量根据病情严重程度有所不同，如泼尼松（龙）0.5 ~ 1.5 mg/（kg · d），使用时需预防、定期监测和及时治疗糖皮质激素的不良作用。当激素疗效欠佳时或患者有糖皮质激素使用禁忌证时，可考虑联合或单独使用其他免疫抑制剂如硫唑嘌呤、环磷酰胺、甲氨蝶呤、麦考酚酯、静脉输注 IgG、生物制剂（如美罗华）等。必要时，联合皮肤科的专科医师协同处理，以及时控制病情，预防严重不良反应的发生。

临床诊疗流程图

临床表现
- 口腔糜烂水肿，易破水疱
- 尼氏征阳性
- 皮肤松弛性水疱和大疱，易破
- 水疱或大疱破溃后形成顽固性糜烂

\+

实验室检查
- 组织病理：棘层松解，上皮内疱
- 免疫：直接免疫荧光（+）
  ELISA（Dsg1/3）或间接免疫荧光（+）

↓ 1 项临床表现 + 组织病理表现
或 2 项临床表现 +2 项免疫学检查阳性

寻常型天疱疮

↓

检查血、尿、便常规，电解质，血糖、血脂、血压，胸部 X 线片，骨密度，PPD，γ- 干扰素释放试验等

↓

治疗
- 一线：口服糖皮质激素治疗[泼尼松（龙）0.5 ~ 1.5 mg/（kg · d）]，逐渐减量；必要时使用糖皮质激素冲击疗法
- 二线：硫唑嘌呤等
- 三线：静脉输注 IgG、生物制剂美罗华等

（胡晓晟　刘晓松）

参考文献

[1] HARMAN K E, ALBERT S, BLACK M M. Guidelines for the management of pemphigus vulgaris. Br J Dermatol, 2003, 149: 926-937.

[2] HERTL M, JEDLICKOVA H, KARPATI S, et al. Pemphigus S2 guideline for diagnosis and treatment－guided by the European Dermatology Forum (EDF) in cooperation with the European Academy of Dermatology and Venereology (EADV). J Eur Acad Dermatol Venereol, 2015, 29: 405-414.

[3] 杨丽群, 范媛. 天疱疮临床诊疗研究进展. 口腔医学. 2016, 36(9): 852-856.

[4] 华红, 闫志敏. 寻常型天疱疮诊断和治疗的研究进展. 现代口腔医学杂志. 2010, 24(2): 81-85.

[5] 中国医师协会皮肤科医师分会自身免疫疾病亚专业委员会. 寻常型天疱疮诊断和治疗的专家建议. 中华皮肤科杂志. 2016, 49(11): 761-765.

病例 41　增殖型天疱疮

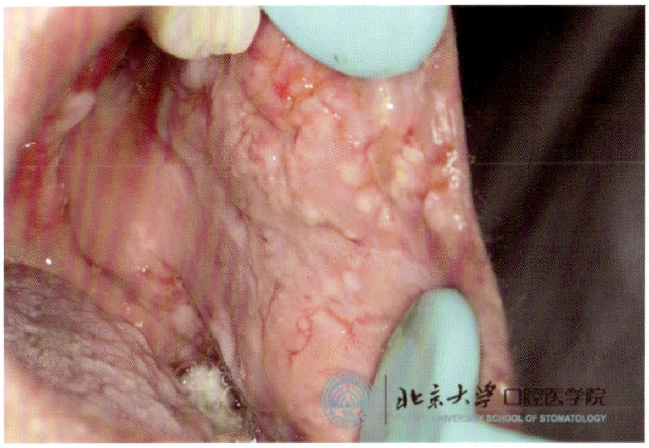

图 41-A　左颊结节状增生、周围黏膜点状、片状糜烂、水肿

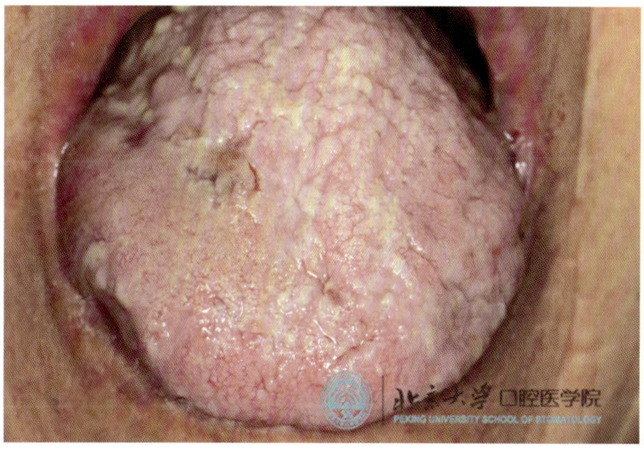

图 41-B　舌背见糜烂、水肿、增生病损

患者，男，52 岁。

[主诉] 口腔黏膜反复糜烂 2 年。

[现病史] 2 年来，无明显诱因口腔多处黏膜糜烂，时轻时重，一直未愈。皮肤无病损。自述发病前曾服“止痛类药”，具体不详。否认腹泻、便血等消化道症状。

[临床检查] 下唇内侧黏膜、双颊、舌背及双侧舌腹可见形状不规则的糜烂面，呈鲜红色，周围组织水肿明显，并伴有结节或斑块状组织增生，触基底不平坦，质地稍韧。软腭处见点或线状糜烂面。边缘扩展（+）。

[既往史] 无特殊情况。

[家族史] 无特殊情况。

[全身情况] 健康。

[临床初步印象] 天疱疮（类型待定）？

[可能的诊断]

1. 增殖型天疱疮？
2. 寻常型天疱疮？
3. 副肿瘤天疱疮？
4. 黏膜类天疱疮？

[辅助检查]

1. 下唇糜烂面吉姆萨染色：可见散在的天疱疮细胞。
2. 间接免疫荧光：IgG（+），滴度 1∶160。
3. ELISA 法检测 Dsg1 抗体（–），Dsg3 抗体（+），BP180 抗体（–）。
4. 活体组织检查：棘层可见细胞间裂隙，细胞间水肿，可见嗜酸性微脓肿，符合增殖型天疱疮。
5. 实验室检查：全血细胞分析、肝肾功能、电解质、胸片、腹部 B 超等，均未见异常。

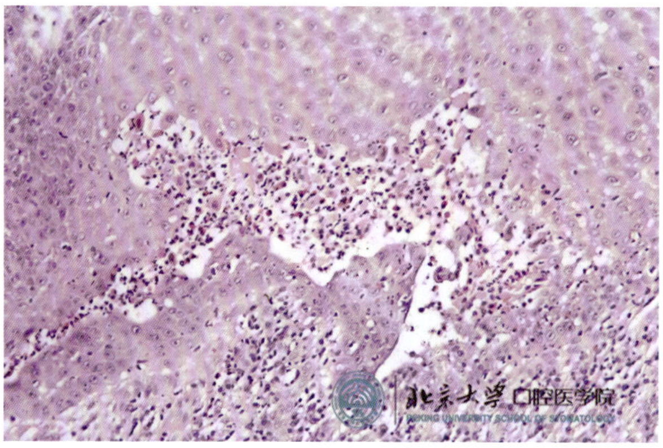

图 41-C 增殖型天疱疮的组织病理学表现

[最终诊断]

增殖型天疱疮。

[诊断依据]

1. 口腔黏膜反复糜烂 2 年；

2. 口腔黏膜多处不规则糜烂，鲜红色，周围组织水肿伴结节或斑块状组织增生，基底不平坦，质稍韧，边缘扩展（+）；

3. ELISA 检测 Dsg3 抗体（+），BP180 抗体（–）；

4. 下唇糜烂面吉姆萨染色：可见散在的天疱疮细胞；

5. 间接免疫荧光：IgG（+），滴度 1∶160；

6. 组织病理学表现：病变区上皮增生，钉突延长，上皮内形成深棘层细胞间或棘层与基底层间的裂隙或疱，邻近裂隙的上皮中可见细胞间水肿，上皮内及上皮下有嗜酸性细胞浸润并可在上皮内形成嗜酸性微脓肿；固有层存在炎症性变化。

[治疗原则及措施]

1. 糖皮质激素为一线治疗药物。本病例选择波尼松 40 mg/d 为起始剂量进行治疗，待症状控制后，逐渐减量，至维持量。如常规激素治疗控制不好，也可及时加用其他免疫抑制剂。

2. 口腔局部对症治疗，可选用外用糖皮质激素软膏或凝胶、或使用含有利多卡因或丁卡因等的表面麻醉药或 0.1% 他克莫司软膏等。

3. 积极预防、定期监测糖皮质激素的不良作用，如监测血糖、血压，补钾、补钙及使用保护胃黏膜的药物，防治继发感染等。

诊治难点与体会

增殖型天疱疮（pemphigus vegetans）是天疱疮的少见类型，常伴有口腔损害。该型又分为两个亚型，Neumann 型及 Hallopeau 型。Neumann 型早期临床表现可与常见的寻常型天疱疮类似，后期病损基底不平坦、呈增生状。Hallopeau 型表现为脓疱性病损。增殖型天疱疮的活体组织检查表现为棘层松解，病变处可有上皮增生，可见嗜酸性粒细胞浸润，并有嗜酸性微脓肿形成。

本病诊断主要依据典型的临床表现及特征性的组织病理学表现确诊。临床上本病需要与增殖性化脓性口炎、副肿瘤性天疱疮等相鉴别。增殖性化脓性口炎与 Hallopeau 型增殖型天疱疮在临床表现及组织病理学上表现相似，但增殖性化脓性口炎常伴有炎症性肠病，如克罗恩病、溃疡性结肠炎等。直接免疫荧光 IgG 与补体 C3 的染色及间接免疫荧光检查均为阴性。副肿瘤性天疱疮临床表现多样，有时不易与增殖型天疱疮相鉴别，临床怀疑时需排查有无伴发肿瘤，鼠膀胱间接免疫荧光检查对本病诊断有一定的提示意义。

增殖型天疱疮的治疗原则同寻常型天疱疮，糖皮质激素为其一线用药。对激素疗效欠佳者，可选择硫唑嘌呤、美罗华、静脉输注 IgG 联合糖皮质激素治疗。在治疗过程中应注意定期监测糖皮质激素或其他免疫抑制剂的不良反应。

临床诊疗流程图

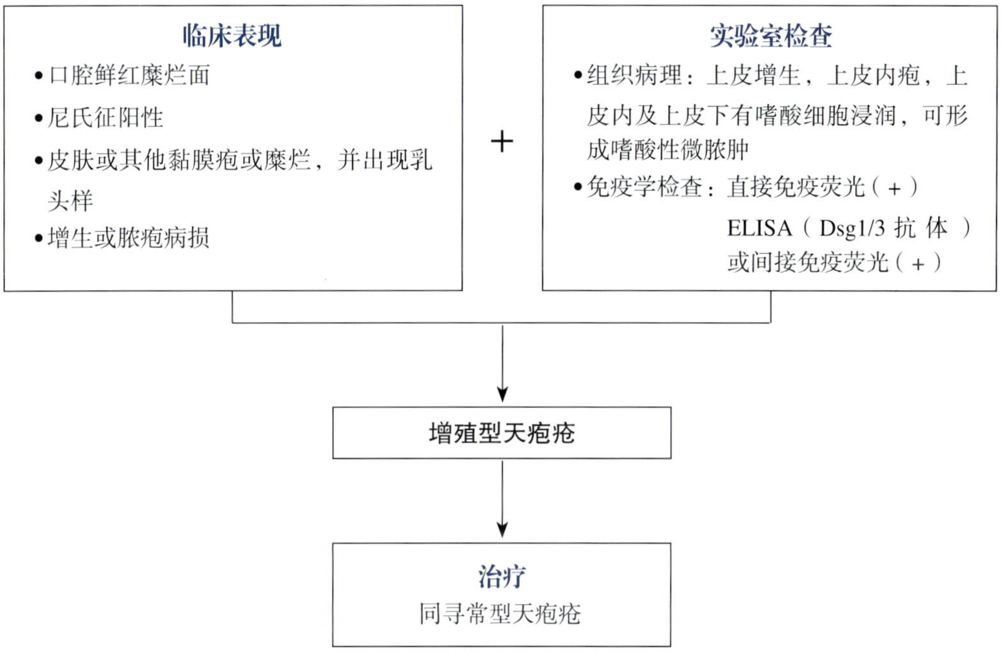

（胡晓晟　闫志敏　华　红）

参考文献

[1] HERTL M, JEDLICKOVA H, KARPATI S, et al. Pemphigus S2 guideline for diagnosis and treatment－guided by the European Dermatology Forum (EDF) in cooperation with the European Academy of Dermatology and Venereology (EADV). Journal of the European Academy of Dermatology and Venereology, 2015, 29(3): 405-414.

[2] 宋海祯, 陈华全, 黄莺. 副肿瘤性天疱疮误诊为增殖型天疱疮1例. 当代医学, 2014, (25): 59-60.

[3] 张文怡, 唐国瑶, 王万春, 等. 口腔增殖型天疱疮1例并文献回顾. 临床口腔医学杂志, 2014, (11): 683-685.

[4] ZARAA I, SELLAMI A, BOUGUERRA C, et al. Pemphigus vegetans: a clinical, histological, immunopathological and prognostic study. Journal of the European Academy of Dermatology and Venereology, 2011, 25(10): 1160-1167.

[5] 高岩, 华红, 闫志敏, 等. 口腔黏膜增殖性天疱疮的组织病理学特征. 中华口腔医学杂志, 2005, (04): 284-286.

病例 42　副肿瘤性天疱疮

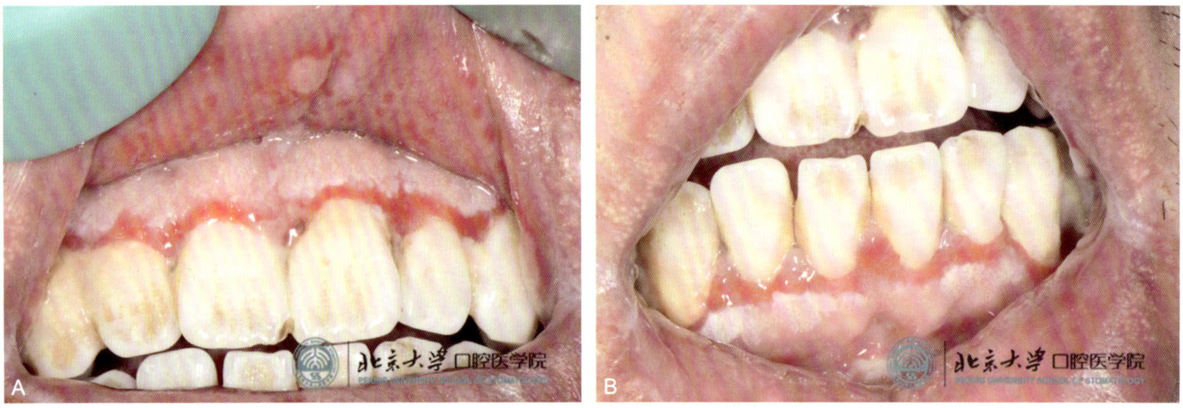

图 42-A、B　上下牙龈充血水肿，上皮线状剥脱

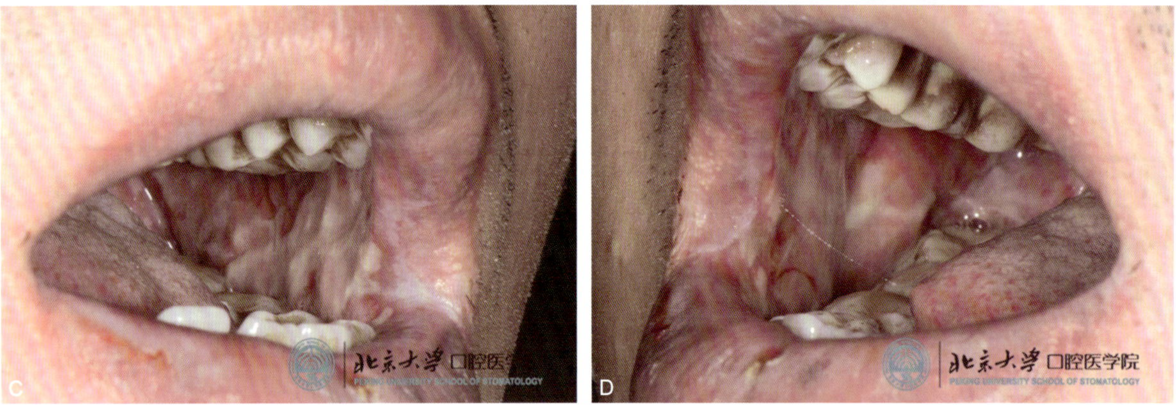

图 42-C、D　双颊黏膜广泛糜烂，表面见灰白色假膜、充血，白色角化纹病损

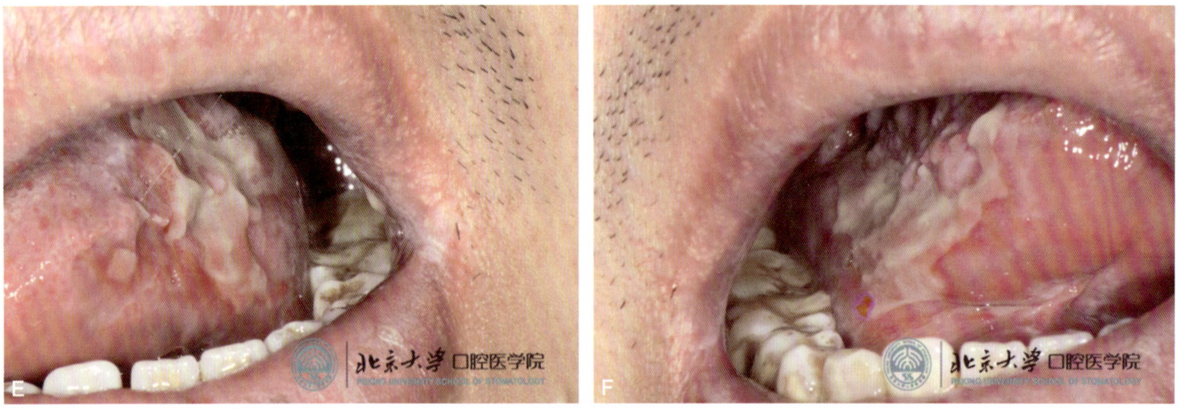

图 42-E、F　双舌腹黏膜大片糜烂，表面见灰白色假膜、充血、周围可见白色角化纹

患者，男，33 岁。

[主诉] 口腔黏膜反复糜烂、疼痛 1 年。

[现病史] 1 年来，无明显诱因口腔黏膜多处糜烂，逐渐加重，一直未愈。皮肤、外阴及眼部无病损。自述在当地医院诊断为“糜烂型扁平苔藓”，曾用甲泼尼龙 20 mg/d，用药 2 个月无明显好转。否认呼吸道异常。

[临床检查] 全口牙龈、双颊、双侧舌腹黏膜可见形状不规则线状或片状糜烂面，上覆黄白色假膜，基底呈鲜红色，周围组织水肿明显，可见白色角化条纹状病损，沿牙龈糜烂面的边缘可探入 5 mm 以上。张口中度。

[既往史] 无特殊情况。

[家族史] 无特殊情况。

[全身情况] 尚可。

[临床初步印象] 口腔糜烂待查?

[可能的诊断]

1. 副肿瘤性天疱疮?
2. 糜烂型扁平苔藓?
3. 寻常型天疱疮?
4. 多形红斑?

[辅助检查]

1. 右颊糜烂面吉姆萨染色：未见典型天疱疮细胞。
2. 鼠膀胱间接免疫荧光检查（IIF）(+)，滴度 1∶320。
3. Dsg1、Dsg3 抗体检测（–），BP180 抗体（–）。
4. 腹部 B 超：右下腹部实性占位。腹部 CT：右下腹占位（血供丰富）伴钙化。经手术切除后组织病理提示：盆腔 Castleman 病。
5. 实验室检查：全血细胞分析、肝肾功能、电解质、胸片及胸部 CT 等，均未见异常。

[最终诊断]

副肿瘤性天疱疮。

[诊断依据]

1. 口腔黏膜糜烂疼痛 1 年；
2. 口腔表现广泛糜烂充血，苔藓样改变等；
3. 鼠膀胱间接免疫荧光(+)；
4. ELISA 检查：Dsg1、Dsg3 抗体（–），BP180 抗体（–）；
5. 盆腔 Castleman 病，于外院手术切除肿瘤，术后口腔病情好转。

[治疗原则及措施]

1. 治疗原发肿瘤：本例患者盆腔肿瘤行手术治疗，术后患者口腔病情明显好转。
2. 糖皮质激素等免疫抑制剂：局部使用或系统使用。
3. 支持治疗。
4. 预防感染及其他免疫抑制剂引起的不良反应。
5. 病情严重者可考虑在激素治疗的基础上加用其他的免疫抑制剂，必要时采取血浆置换疗法或静脉免疫球蛋白治疗。

诊治难点与体会

副肿瘤性天疱疮（paraneoplastic pemphigus，PNP）又称为副肿瘤性自身免疫性多器官综合征（paraneoplastic autoimmune multiorgan syndrome，PAMS），是与肿瘤密切相关的一种自身免疫病，尤其多见于具有淋巴组织增生的肿瘤中，如非霍奇金淋巴瘤、慢性淋巴细胞白血病、Castleman 病、胸腺瘤等。有可疑的临床表现时，需仔细排查肿瘤。该病患者的口腔表现具有多样性，可表现为水疱、糜烂、多形红斑样、扁平苔藓样的病损，皮肤及肺部也常常受累，皮肤表现为红斑、水疱、血疱、糜烂、结痂等，肺部表现为细支气管炎、呼吸困难等。因临床表现多样，本病易被误诊为糜烂型扁平苔藓、多形红斑、寻常型天疱疮等，从而延误治疗。多形红斑为变态反应性疾病，起病急，口内表现为大小不等的红斑、糜烂，典型皮肤表现为靶形红斑，可在红斑上起水疱。糜烂型扁平苔藓、寻常型天疱疮与 PNP 在临床表现上不易鉴别，需结合活体组织检查、免疫荧光检查、实验室检查、排查肿瘤等进行鉴别。PNP 目前国际上尚无公认的诊断标准，诊断需结合口腔和（或）皮肤多形性表现、明确诊断的良恶性肿瘤，实验室诊断中鼠膀胱间接免疫荧光阳性、免疫印迹对抗斑周蛋白或抗包斑蛋白抗体的检出可为诊断提供较为确定性的依据。治疗策略首要的是治疗原发肿瘤，此病的预后与原发肿瘤预后程度高度相关。口腔的病损可采用糖皮质激素局部治疗，预防感染，营养支持等，病情严重者，亦可考虑全身用药，如可考虑糖皮质激素及环孢素、环磷酰胺等其他免疫抑制剂，同时需综合考虑肿瘤的治疗。

临床诊疗流程图

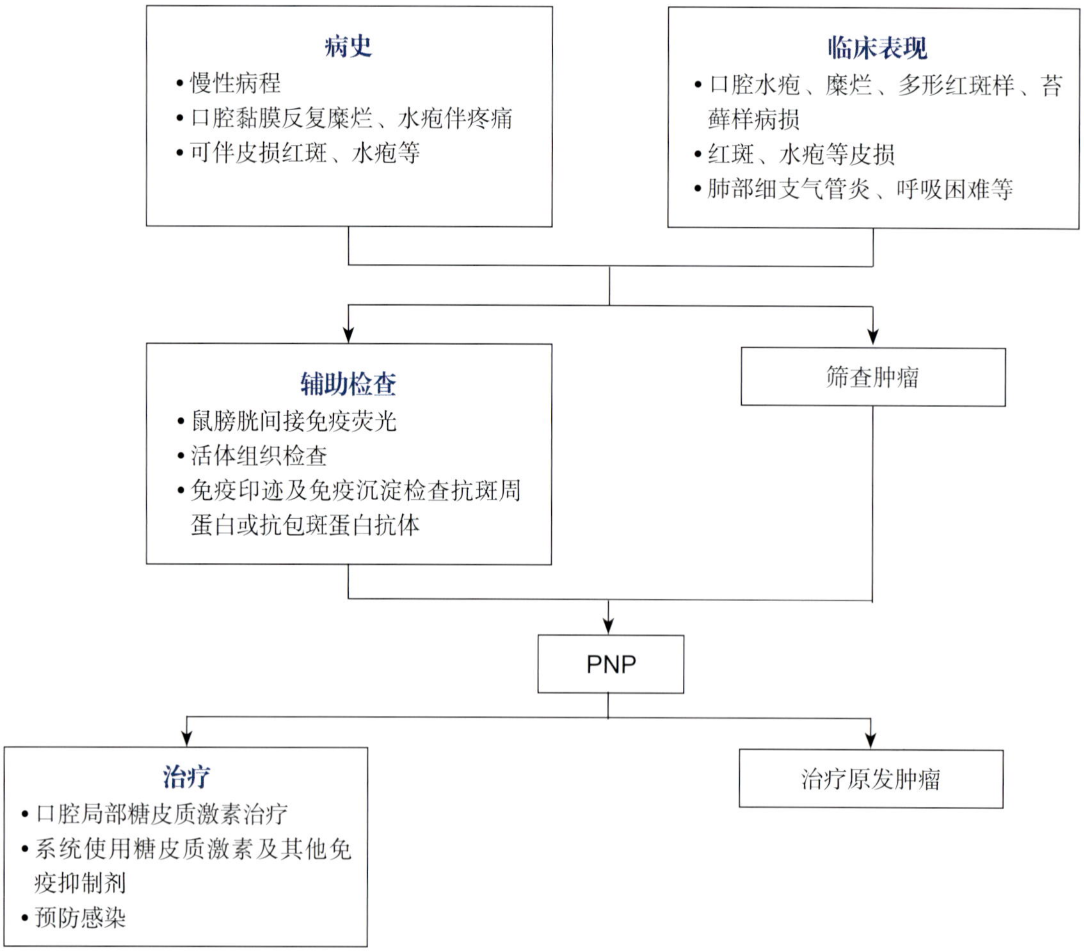

（胡晓晟 华 红）

参考文献

[1] FREW J W, MURRELL D F. Current management strategies in paraneoplastic pemphigus (paraneoplastic autoimmune multiorgan syndrome). Dermatol Clin, 2011, 29(4): 607-612.

[2] POOT A M, DIERCKS G F, KRAMER D, et al. Laboratory diagnosis of paraneoplastic pemphigus. Br J Dermatol, 2013, 169(5): 1016-1024.

[3] ZIMMERMANN J, BAHMER F, ROSE C, ZILLIKENS D, SCHMIDT E. Clinical and immunopathological spectrum of paraneoplastic pemphigus. JDDG: Journal der Deutschen Dermatologischen Gesellschaft, 2010, 8: 598-605.

病例 43　黏膜类天疱疮

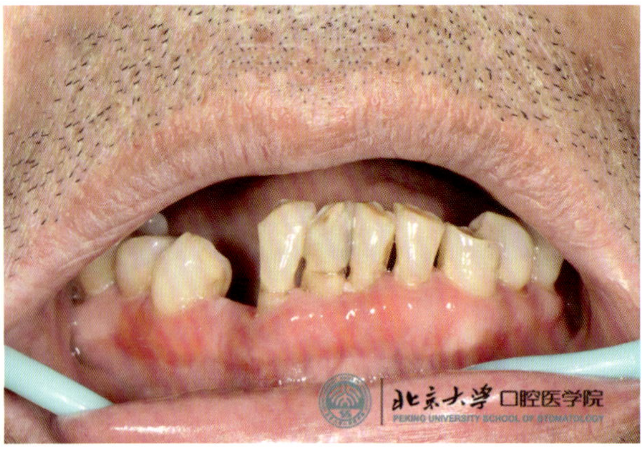

图 43-A　下牙龈疱损、周围组织水肿明显

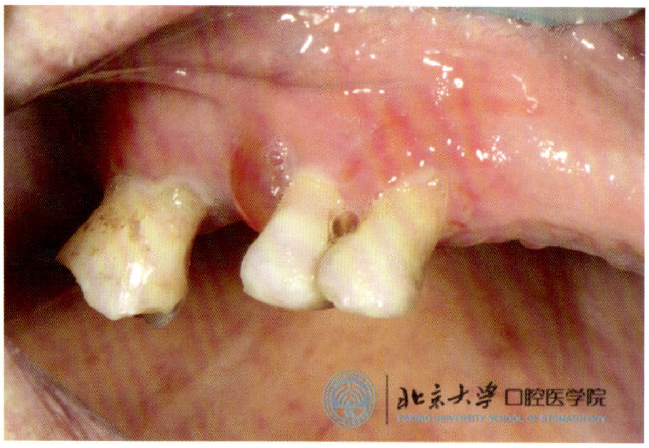

图 43-B　右上后牙牙龈水疱病损

患者，男，52 岁。

[主诉] 口腔反复起疱破溃 3 年。

[现病史] 3 年来口腔内多处黏膜反复起疱，绿豆到黄豆大小，可自行破溃，遗留糜烂面，以牙龈最为频发。疼痛明显，影响进食。10 年前皮肤曾出现水疱，未行治疗，自行结痂，后未再复发。否认眼及皮肤其他病损。曾行中药治疗（不详），无明显好转。不嗜烟酒。

[临床检查] 全口牙龈充血发红，水肿明显。右上 4 远中牙龈可见透明张力性水疱，直径约 0.5 cm。局部可见破损疱壁，沿疱壁边缘不易探入。双颊黏膜水肿，未见明确疱损。

口腔卫生状况差，牙石 +++。

[既往史] 无特殊情况。

[家族史] 无特殊情况。

[全身情况] 健康。

[临床初步印象] 黏膜类天疱疮？

[可能的诊断]

1. 黏膜类天疱疮？
2. 天疱疮？
3. 副肿瘤性天疱疮？
4. 糜烂型扁平苔藓？
5. 类天疱疮样扁平苔藓？

[辅助检查]

1. 牙龈糜烂面处刮取脱落细胞吉姆萨染色：未见天疱疮细胞。
2. ELISA 检查：BP180 抗体 17.46 U/ml（+），Dsg1、Dsg3 抗体均为（–）。
3. 牙龈疱性病损活体组织学检查：黏膜组织慢性炎症，可见上皮下疱，符合黏膜类天疱疮。

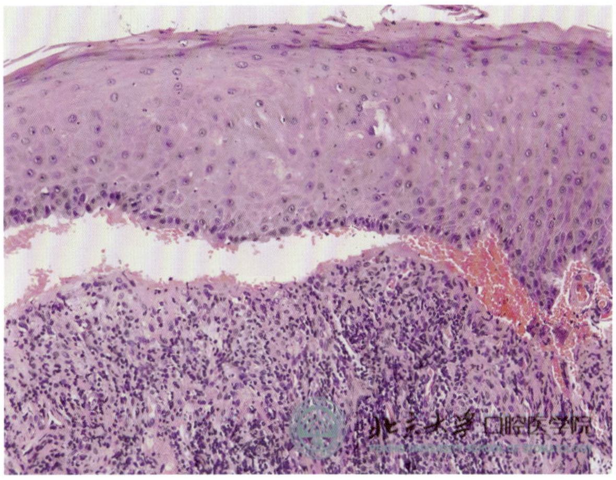

图 43-C　黏膜类天疱疮的组织病理学表现（HE 染色）

4. 直接免疫荧光：基底膜区 lgG 呈翠绿色线状沉积。
5. 实验室检查：全血细胞分析、肝肾功能、电解质、胸片、骨密度等，均未见异常。

[最终诊断] 黏膜类天疱疮。

[诊断依据]

1. 病史：口腔黏膜反复起疱破溃 3 年，破损后糜烂疼痛，牙龈较常累及；
2. 临床表现特征：牙龈为主要累及部位，典型表现为张力性水疱及疱破遗留糜烂面；
3. ELISA 检查：BP180 抗体（+），Dsg1、Dsg3 抗体检测（–）；
4. 牙龈糜烂面吉姆萨染色：未见天疱疮细胞；
5. 组织病理学表现：上皮下疱。
6. 直接免疫荧光：基底膜区 lgG 呈翠绿色线状沉积。

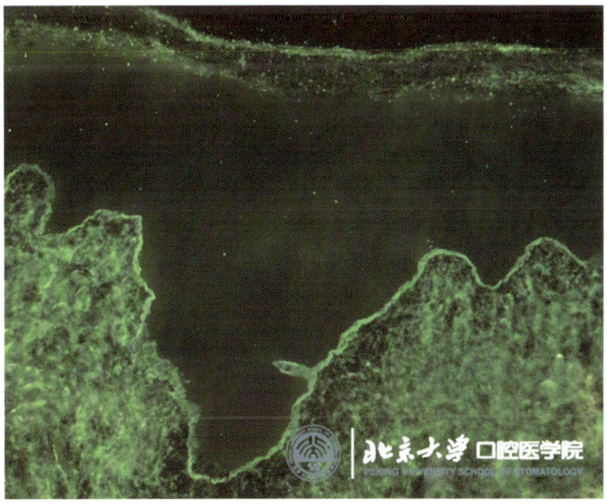

图 43-D　直接免疫荧光示基底膜区 lgG 呈翠绿色线状沉积

[治疗原则及措施]

1. 局部及全身应用免疫抑制剂：免疫抑制剂以糖皮质激素为主，局部治疗可采用中、强效糖皮质激素或选择性应用钙调磷酸酶抑制剂，全身治疗可用泼尼松或甲泼尼龙，起始剂量泼尼松 30 mg/d，待症状控制后，逐渐减量，至维持量。如常规激素治疗控制不好，也可及时加用其他免疫抑制剂。

2. 口腔局部对症治疗：牙周治疗及口腔卫生维护等。

3. 警惕眼部及皮肤等部位的累及，必要时到专业科室进一步诊治。

4. 激素或免疫抑制剂使用期间注意预防或监测真菌感染及其他不良反应。

诊治难点与体会

黏膜类天疱疮（mucous membrane pemphigoid, MMP）属大疱性皮肤黏膜病，又称瘢痕性类天疱疮（cicatrical pemphigoid）。最易累及口腔黏膜，牙龈为最初及最易受累的部位，表现为剥脱性龈炎及水疱样病损。疱壁较厚，尼氏征阴性，破溃后可形成溃疡。同时可出现眼部结膜炎、水疱等，若出现粘连可引起失明，是该病最严重的并发症，需特别关注。咽部、气管、食管、皮肤亦可出现损害。诊断需结合临床表现及组织病理学诊断。病损区组织病理学显示为上皮下疱，直接免疫荧光表现为上皮基底膜区免疫球蛋白及补体沉积的荧光带，间接免疫荧光、ELISA 等对 BP180 抗体的检测可为本病提供诊断依据。临床上可将 MMP 分为高危型和低危型，当病损局限于口腔黏膜及皮肤时为低危型，若累及眼、生殖器、鼻咽、食管、喉等部位时为高危型。高危型 MMP 建议首选系统性使用糖皮质激素和（或）免疫抑制剂。糖皮质激素为本病的一线用药，氨苯砜、硫唑嘌呤、环磷酰胺等也常用于本病治疗。本病临床上需与天疱疮、糜烂型扁平苔藓、类天疱疮样扁平苔藓等相鉴别。天疱疮口内少见完整水疱，皮肤上水疱松弛，尼氏征阳性，组织病理学表现为棘层松解及上皮内疱，直接免疫荧光表现为 IgG 和 C3 在上皮细胞间沉积，ELISA 检测 Dsg1/3 抗体可为阳性。糜烂型扁平苔藓亦可表现为牙龈剥脱性损害，但一般口腔内多个部位受累，典型表现为白色角化条纹病损，皮肤病损特征为紫红或暗红色扁平丘疹，与 MMP 的疱性皮损不同，活体组织学及免疫学检查对于区分两种疾病也有重要的意义。类天疱疮样扁平苔藓在临床表现、组织病理及免疫检查等方面均可有黏膜类天疱疮和扁平苔藓的特征，但水疱发生在远离苔藓样反应的正常黏膜或皮肤上；非疱性损害表现为典型的扁平苔藓的组织学特征，而水疱损害表现为上皮下疱的组织学特征。

临床诊疗流程图

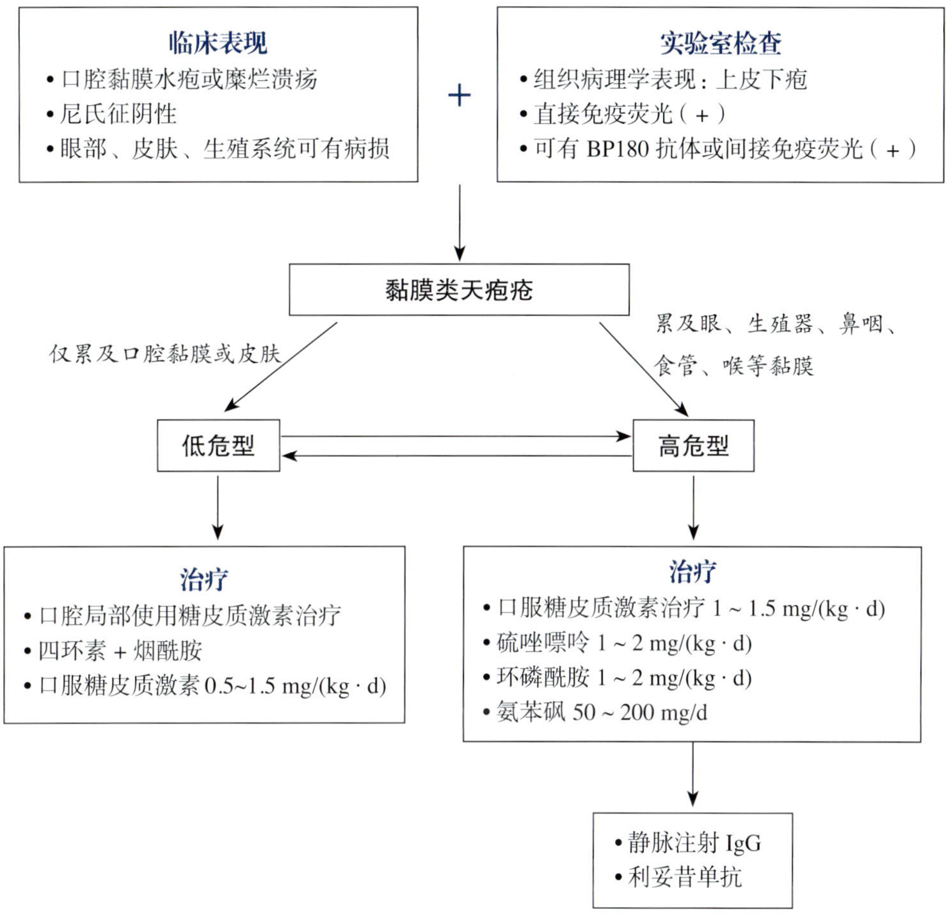

（胡晓晟　闫志敏）

参考文献

[1] TAYLOR J, MCMILLAN R, SHEPHARD M, et al. World Workshop on Oral Medicine Ⅵ: a systematic review of the treatment of mucous membrane pemphigoid. Oral Surg Oral Med Oral Pathol Oral Radiol. 2015, 120: 161-171.

[2] 华红, 刘宏伟. 口腔黏膜病学. 北京: 北京大学医学出版社, 2014.

[3] XU H, WERTH V P, PARISI E, SOLLECITO T P. Mucous membrane pemphigoid. Dental Clinics of North America, 2013, 57: 611-630.

病例 44　儿童型大疱性类天疱疮

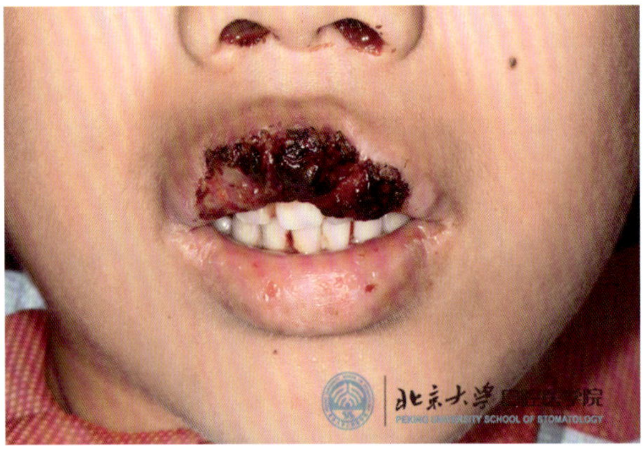

图 44-A　上唇糜烂，其上血痂覆盖

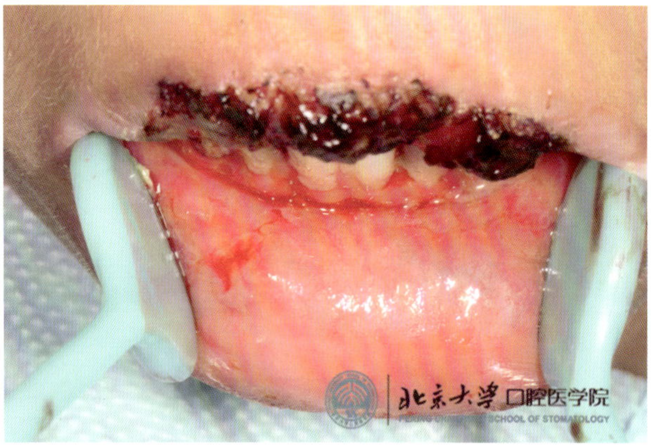

图 44-B　下唇内侧黏膜见糜烂面，易出血

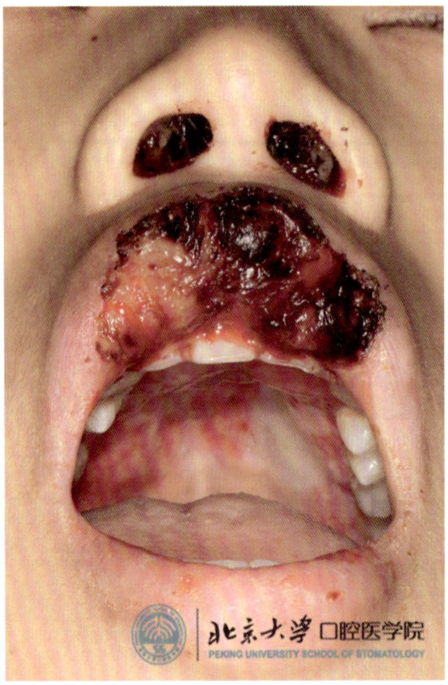

图 44-C　上腭见广泛糜烂面，部分黏膜充血水肿

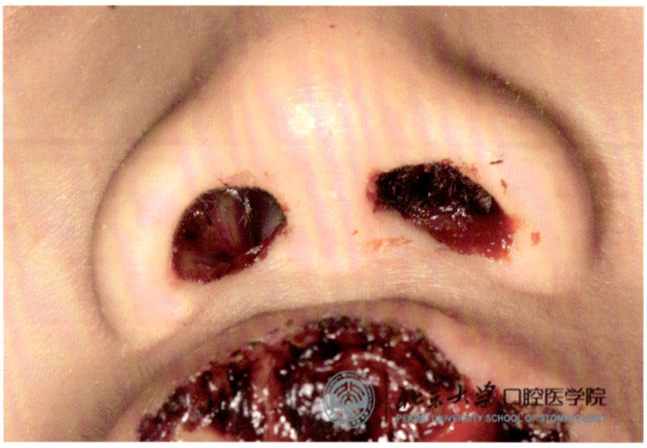

图 44-D　鼻黏膜可见血痂

患者，男，12 岁。

[主诉] 上下唇红黏膜反复糜烂、血痂 2 年。

[现病史] 患者 2 年来出现上下唇唇红黏膜反复糜烂，时轻时重，以上唇为著。伴牙龈出血，影响进食。近 1 年来，出现鼻出血，同时口内起疱，疱破后糜烂，病损面积逐渐扩大，两颊及腭黏膜相继出现类似病损。1 年前右侧手臂肘关节起疱，米粒至黄豆大小，疱破后结痂，半月后自行愈合。双手

背及手指白色斑块，2009 年于外院诊断为白癜风，局部涂抹他克莫司软膏，口服匹多莫德、施保利通、胸腺肽等近 2 年，口腔病损发作后，停用上述药物。平日睡眠欠佳，饮食偏素，便秘。

[临床检查] 上唇红及鼻腔前庭黏膜广泛血痂。下唇内侧黏膜、腭黏膜广泛浅表糜烂，其上被覆少量黄色假膜，周围黏膜充血，部分腭黏膜充血水肿明显，边缘扩展现象（+）。

[既往史] 无特殊情况。

[家族史] 无特殊情况。

[全身情况] 血红蛋白偏低 3 年，未诊治。

[临床初步印象] 类天疱疮？

[可能的诊断]

1. 类天疱疮？
2. 天疱疮？
3. 多形红斑？
4. 先天性大疱性表皮松解症？
5. 获得性大疱性表皮松解症？

[辅助检查]

1. 全血细胞分析：血红蛋白 121 g/L，平均血红蛋白含量 26.7 pg，中性粒细胞百分比为 39.7%，单核细胞百分比为 10.9%，嗜酸粒细胞百分比为 10.9%，嗜碱性粒细胞百分比为 1.3%，嗜酸性粒细胞绝对值为 0.59×10^9/L，嗜碱性粒细胞绝对值 0.07×10^9/L。

2. 生化：总蛋白 63 g/L，白蛋白 39 g/L，谷氨酰转肽酶（GGT）9 U/L，肌酐 43.2 μmol/L，其余生化指标均正常。

3. ANA 及 ENA 谱均阴性、T 细胞亚群正常、癌胚抗原正常、血沉正常。

4. 间接免疫荧光 IgA、IgG、IgM、C3 阴性，大鼠膀胱间接免疫荧光阴性。

5. 活体组织检查：（下唇）黏膜散在慢性炎；（腭）黏膜上皮剥脱，上皮下疱形成；另见溃疡伴肉芽组织形成，表面为纤维素性渗出、菌团及细胞残屑。

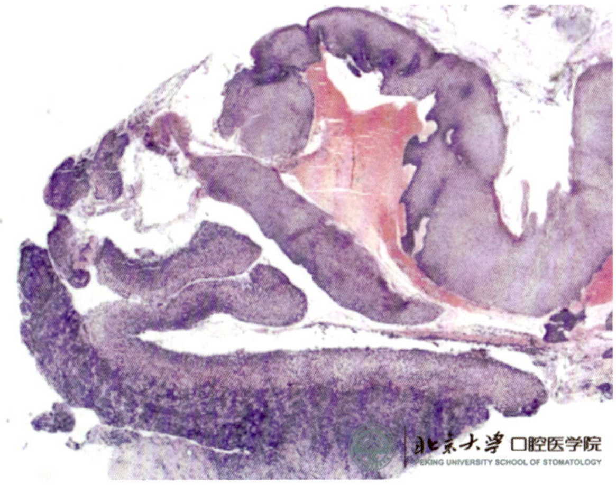

图 44-E　腭黏膜病损组织病理学表现（HE 染色）

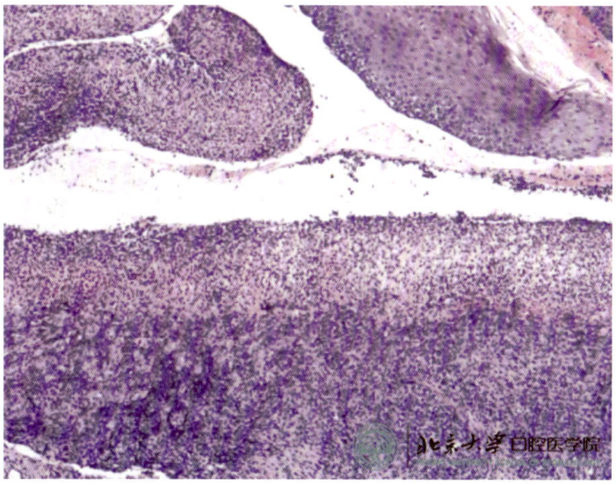

图 44-F　腭黏膜病损组织病理学表现（HE 染色）

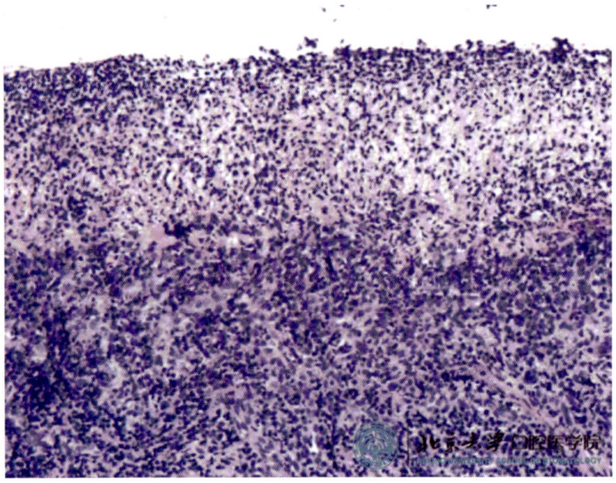

图 44-G 口腔黏膜病损组织病理学表现（HE 染色）

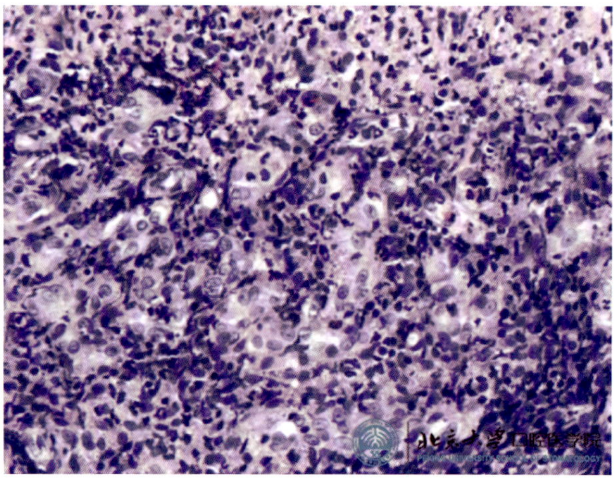

图 44-H 口腔黏膜病损组织病理学表现（HE 染色）

[最终诊断] 大疱性类天疱疮（儿童型）。

[诊断依据]

1. 病史：慢性病程，口内黏膜反复糜烂，有起疱史。
2. 临床表现：口内多处黏膜及双唇黏膜糜烂，边缘扩展现象（+）。
3. 组织病理学表现：上皮下疱形成，黏膜下层见大量淋巴细胞及嗜酸性粒细胞浸润。

[治疗原则及措施] 临床和组织病理学表现均符合类天疱疮，因患者症状较重，考虑使用口服糖皮质激素进行治疗，必要时联合免疫抑制剂。

诊治难点与体会

大疱性类天疱疮（bullous pemphigoid）属于自身免疫性大疱性疾病。常见于老年患者，很少出现于青少年。活体组织学检查是本病确诊的重要依据。儿童型大疱性类天疱疮属罕见大疱性类天疱疮亚型，自 1970 年首例报道至今，全球已报道病例尚不足 100 例，文献中均为个案报道。病理机制不明，但常认为与药物应用相关，有报道显示乙肝、百日咳、白喉、破伤风、脊髓灰质炎、水痘等疫苗接种后数小时至两周内可诱发该病。疫苗或通过模仿某种基底膜 BP 抗原而触发非特异性自身免疫反应，但因患儿常有多次、多种不同疫苗接种史，且接种疫苗诱发者同其他病例无明显差异，故两者相关性难以确定。儿童型大疱性类天疱疮与成人型具有相同的组织病理学特点、免疫荧光表现。然而与成人受累区域不尽相同，口腔是最常见的受累部位。剥脱性龈炎是最为常见的口腔表现，而牙龈也是最常见的受累部位。

本病应与以下几种疾病相鉴别：

（1）大疱性表皮松解症：大疱性表皮松解症是一种以大疱为特征的多基因遗传性皮肤病，有常染色体显性和隐性遗传。主要表现为皮肤水疱，同时内脏器官也可累及。可于出生不久即发病。

（2）天疱疮：天疱疮是一种皮肤黏膜大疱性疾病。临床可见尼氏征阳性，免疫荧光检查提示上皮棘细胞间抗体阳性，抗桥粒芯蛋白 1/3 抗体阳性。

（3）多形红斑：急性病程，以渗出结痂为主要表现，皮肤典型病损为靶形红斑。病程短，能够自愈。

儿童型大疱性类天疱疮治疗方法与成人型类天疱疮相同，最有效的方法是口服糖皮质激素泼尼松，起始剂量为 0.5 ~ 1.5 mg/（kg·d），病情控制后，逐渐减量。外用药可以使用糖皮质激素、他克莫司等。

临床诊疗流程图

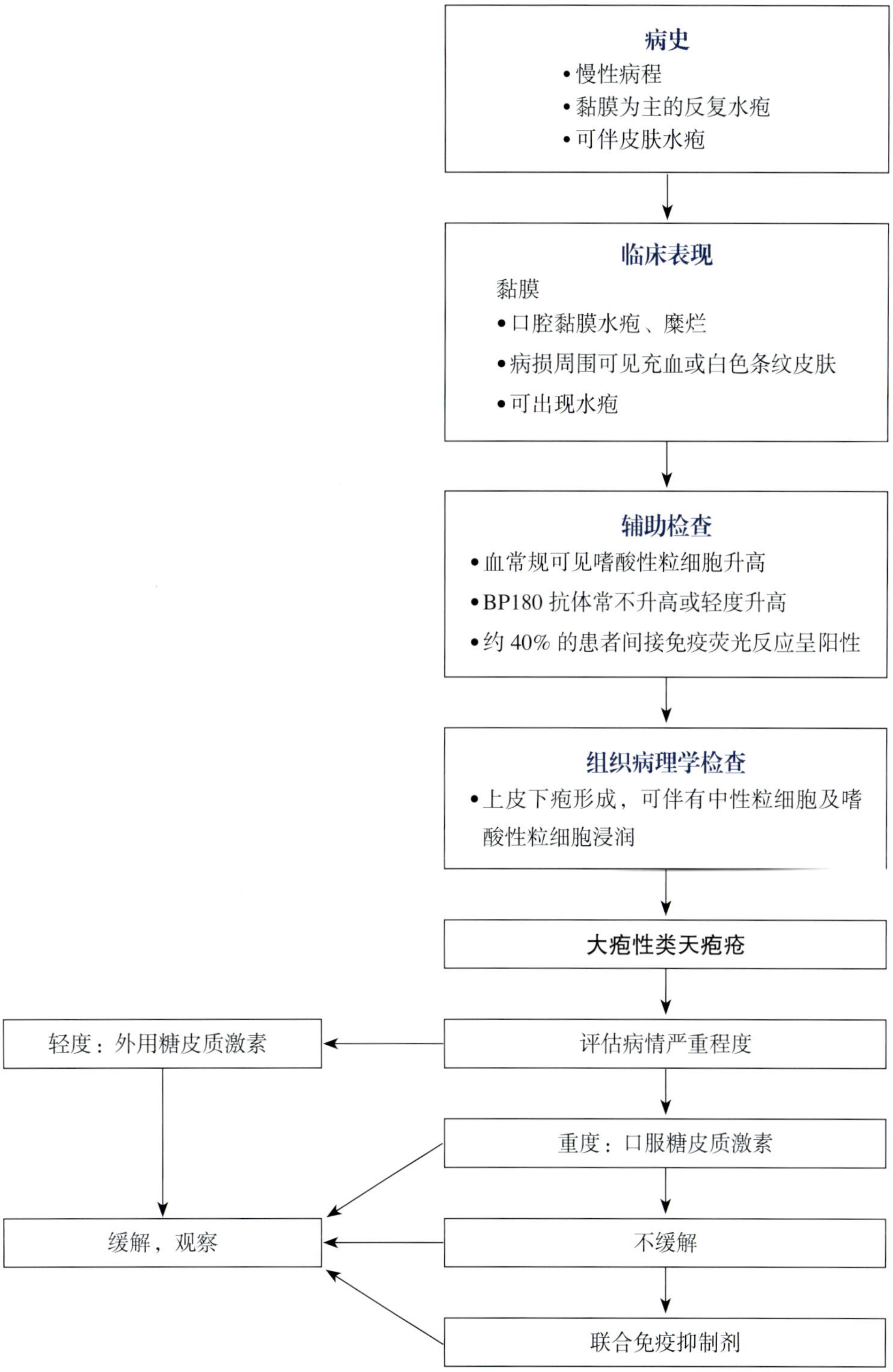

（韩　莹　刘宏伟）

参考文献

[1] MARATHE K, LU J, MOREL K D. Bullous diseases: Kids are not just little people. Clin Dermatol, 2015, 33(6): 644-656.

[2] THORNE J E, ANHALT G J, JABS D A. Mucous membrane pemphigoid and pseudopemphigoid. Ophthalmology, 2004, 111(1):45-52.

[3] SHIPMAN A R, REDDY H, WOJNAROWSKA F. Association between the subepidermal autoimmune blistering diseases linear IgA disease and the pemphigoid group and inflammatory bowel disease: two case reports and literature review. Clin Exp Dermatol, 2012, 37(5): 461-468.

[4] KHARFI M, KHALED A, ANANE R, et al. Early onset childhood cicatricial pemphigoid: a case report and review of the literature. Pediatr Dermatol, 2010, 27(2): 119-124.

[5] ROCHE C, FIELD E A. Benign mucous membrane pemphigoid presenting as desquamative gingivitis in a 14-year-old child. Int J Paediatr Dent, 1997, 7(1): 31-34.

第六章

唇、舌疾病

病例 45　慢性非特异性唇炎

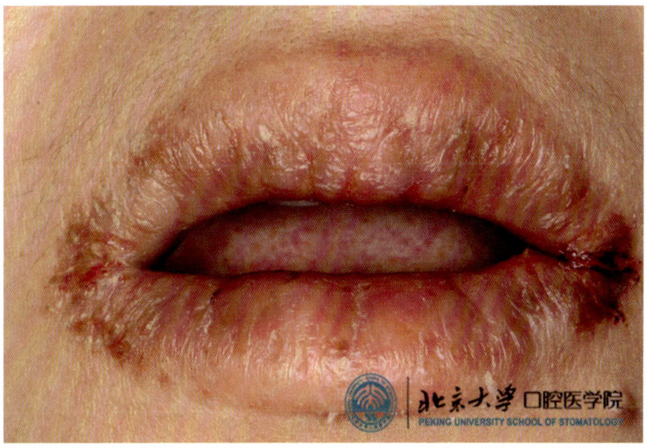

图 45-A　上下唇红及口角干燥、脱屑、痂皮及皲裂

患者，男，25 岁。

[主诉] 双唇反复干燥起皮 3 年。

[现病史] 患者 3 年前无明显诱因出现双唇反复干燥起皮，自觉冬季加重，夏季稍有缓解，伴有轻度痒感，有舔唇习惯，否认撕皮、咬唇习惯，否认食物、药物过敏史，平时日晒不多。曾自购“复合维生素 B”治疗，未见好转。平时喜辛辣刺激食物，睡眠可，情绪急躁。否认烟酒嗜好。

[临床检查] 上、下唇红黏膜干燥，表面有淡黄色痂皮，伴少量脱屑，以双侧口角区为重，双侧口角区可见皲裂，长 0.3 ~ 0.5 cm，深 0.1 ~ 0.2 cm，伴渗出及少量出血。

[既往史] 无特殊情况。

[家族史] 无特殊情况。

[全身情况] 健康。

[临床初步印象] 慢性非特异性唇炎?

[可能的诊断]

1. 慢性非特异性唇炎？
2. 腺性唇炎?
3. 光化性唇炎?

[辅助检查] 无。

[最终诊断] 慢性非特异性唇炎。

[诊断依据]

1. 双唇反复干燥起皮 3 年；
2. 口腔表现：上下唇红黏膜干燥，表面有淡黄色痂皮，伴少量脱屑。双侧口角可见皲裂，伴少许渗出及出血；
3. 患者病情冬季加重，夏季减轻，与寒冷、气候干燥有关；

4. 有舔唇不良习惯；

5. 患者平素喜食辛辣刺激性食物，情绪急躁。

[治疗原则及措施]

1. 避免各种刺激因素：戒除舔唇习惯，忌辛辣食物，调节情绪，避免风吹和寒冷因素刺激，注意唇部保湿。

2. 局部对症治疗：局部湿敷 0.1% 的依沙吖啶溶液、3% 的硼酸溶液、5% 的生理盐水或有清热解毒功效的中药药液（如双花液）消除炎症，可涂擦抗生素类或糖皮质激素类软膏，如金霉素眼膏、醋酸曲安奈德软膏等。必要时，如痂皮较厚或唇红黏膜充血明显时，可局部加用等比例的克霉唑软膏。

3. 中医中药治疗：可选择防风通圣丸、除湿胃苓汤等加减。

诊治难点与体会

慢性唇炎（chronic cheilitis）又称慢性非特异性唇炎，是不能被归入各种有特殊病理变化或病因的唇炎。慢性唇炎的病因不明，多与温度、化学、机械性因素长期刺激有关，也可能与烦躁、焦虑等情绪有关。慢性唇炎的病情特点是时轻时重，反复发作，以唇部干燥、脱屑、渗出、结痂为主要特征，局部可有痒感或灼烧感，患者常有咬唇、舔唇、撕扯干燥的鳞屑现象，严重者可导致病损区破溃渗血。继发感染后可出现脓痂，还可伴有皲裂、疼痛，影响唇部活动。慢性唇炎的诊断主要根据上述病史及临床特征可做出诊断，同时需与腺性唇炎、光化性唇炎等鉴别。腺性唇炎是一种少见的，主要累及小唾液腺的慢性炎症性疾病，是唇部组织对日光照射、变应原或人为因素刺激的一种反应。多见于下唇，以多发性唇腺导管口扩张、充血、凹陷为典型特征，挤压唇部可见透明的露珠状黏液从导管口溢出。触诊可扪及大小不等的小结节。本例患者主要以干燥、脱屑、结痂、渗出为主要表现，唇部触诊质地正常，未见到扩张的唇腺导管口，从临床上排除了腺性唇炎的可能。光化性唇炎与日光照射有关，好发于下唇，多见于长期接收紫外线照射的户外工作者，病损迁延可出现唇部色素脱失，唇红缘界线消失，甚至出现白色斑块样病损，患者多无痒感。

慢性唇炎一般根据病史及临床表现即可诊断，慢性唇炎组织病理上表现为非特异性炎症，上皮内细胞排列正常或有水肿，固有层有淋巴细胞、浆细胞浸润，血管扩张充血，黏膜上皮角化不全或呈过角化，也可有剥脱缺损。

本病治疗上首先应去除各种刺激因素，如戒除舔唇、咬唇、撕皮等不良习惯，忌烟酒及辛辣刺激性食物，避免风吹或寒冷刺激，调节烦躁、焦虑、紧张等情绪，注意唇部保湿等。局部治疗可给予消炎防腐类药物及清热解毒中药药液湿敷，涂抹抗生素类或糖皮质激素类软膏。病情较轻的可选择局部湿敷，涂抹医用凡士林或保湿唇膏。如病情严重，也可采用局部注射糖皮质激素类药物治疗的方法，减少渗出，促进愈合，但应注意一旦好转建议立即停药，避免反复频繁治疗造成唇部硬结。微波治疗、激光治疗等也适用于慢性唇炎的治疗。除此之外，还可采用中医中药治疗，慢性唇炎与中医的唇风、唇肿类似，临床治疗可根据病因及机制而采取疏风健脾、清热祛湿、养血润燥等方法加以治疗。

临床诊疗流程图

病史采集
- 病程迁延、反复发作
- 唇部有干燥、痒感或痛感
- 常存在舔唇等不良习惯、长期局部刺激或情绪因素

临床表现
- 病情反复，时轻时重
- 唇红部干燥、脱屑、渗出、结痂，局部可有痒感和灼烧感
- 可伴有皲裂及疼痛，影响唇部活动

病理检查（必要时）
- 表现为非特异性炎症
- 上皮内细胞排列正常或有水肿
- 固有层淋巴细胞、浆细胞浸润，血管扩张充血
- 黏膜上皮角化不全或呈过角化，也可有剥脱缺损

去除可疑病因
- 戒除舔唇、咬唇、撕皮等不良习惯
- 忌烟酒及辛辣刺激性食物
- 避免风吹或寒冷刺激
- 调节烦躁、焦虑、紧张等情绪
- 注意唇部保湿等

局部治疗
- 采用消炎防腐类药物及清热解毒类中药药液湿敷
- 涂抹抗生素类或糖皮质激素类软膏
- 局部湿敷联合微波、激光等治疗，可促进局部血液循环和药物吸收

中药治疗
- 选择疏风健脾、清热祛湿、养血润燥类的药物治疗，如防风通圣丸、除湿胃苓汤等

（周培茹　刘晓松）

参考文献

[1] ROGERS R SⅢ, BEKIC M. Diseases of the Lips. Seminars in Cutaneous Medicine and Surgery, 1997, 16: 328-336.
[2] 华红, 刘宏伟. 口腔黏膜病学. 北京: 北京大学医学出版社, 2014.
[3] 孙凯. 慢性唇炎的临床进展. 临床口腔医学杂志, 2013, 29(6): 371-373.
[4] 吴平. 芳香健脾清热除湿法治疗慢性唇炎23例临床观察. 中国医疗前沿, 2008, 3(12): 69.
[5] 周永梅, 沈雪敏, 周曾同. 慢性唇炎中药显敷联合微波治闻的临床疗效观察. 临床口腔医学杂志, 2004, 20(8): 498-499.

病例 46　慢性剥脱性唇炎

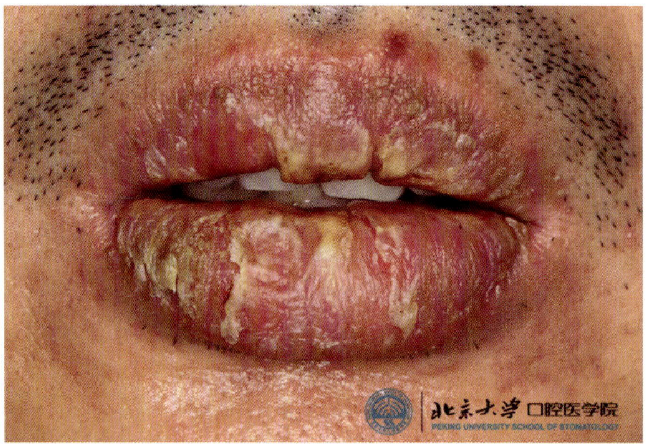

图 46-A　双唇干燥、肿胀、脱屑、表面见大量痂皮覆盖

患者，男，34 岁。

[主诉] 上下唇黏膜反复脱皮 10 余年。

[现病史] 10 余年来，上下唇黏膜反复脱皮，伴皲裂出血，以下唇为重，时轻时重，时愈时发，未曾治疗。否认撕皮、舔唇习惯。否认户外工作、日晒史。否认药物、食物过敏史，否认全身系统性疾病。平时饮食可，大便干燥，睡眠可。

[临床检查] 上下唇红黏膜干燥，肿胀，下唇唇红黏膜见广泛较厚黄色痂皮覆盖，基底黏膜充血明显。张口度 2 指。

口内黏膜未见明显异常。

口腔卫生状况差，菌斑大量，牙石 ++。

[既往史] 无特殊情况。

[家族史] 无特殊情况。

[全身情况] 健康。

[临床初步印象] 慢性剥脱性唇炎。

[可能的诊断]

1. 慢性剥脱性唇炎？
2. 光化性唇炎？
3. 药物过敏性口炎？
4. 念珠菌性唇炎？
5. 扁平苔藓？
6. 盘状红斑狼疮？

[辅助检查] 无。

[最终诊断] 慢性剥脱性唇炎。

[诊断依据]

1. 慢性病史，反复发作，时轻时重；

2. 典型的临床表现，如干燥，脱屑，渗出及大量结痂。

[治疗原则和措施]

1. 避免舔唇、撕皮等不良习惯。

2. 戒烟酒，忌食辛辣刺激食物。

3. 避免风吹和寒冷刺激，保持唇部湿润。

4. 以局部对症为主。湿敷上药是治疗慢性唇炎重要且有效的手段，可选用 1% 的依沙吖啶溶液、3% 的硼酸溶液或生理盐水等，浸于消毒脱脂棉片敷在病损部位，10 ~ 15 分钟后轻轻擦拭浸软的鳞屑或痂皮后，患处涂擦抗生素、糖皮质激素类软膏，每天 1 ~ 2 次，并可联合使用抗真菌类药膏以预防继发感染。糜烂严重者，可局部使用曲安奈德等激素类药物进行封闭治疗，每周 1 次，病情好转后应立即停药。亦可服用中药进行全身调理。

诊治难点与体会

慢性剥脱性唇炎（chronic exfoliative cheilitis）属慢性唇炎（chronic cheilitis）中一种特殊类型，是不能被归为有特殊组织病理学变化或病因的唇炎，该病长期迁延，反复发作。疾病多与温度、化学、机械性因素等长期持续性刺激有关；患者可有舔唇、撕皮等不良习惯，也可能与烦躁、焦虑等精神因素相关。一般不伴有全身疾病。疾病的典型表现有干燥、脱屑、渗出和结痂，临床上可见较多或大量的痂皮被覆唇红黏膜，可能伴有局部真菌感染。该病在临床上需与光化性唇炎（有日光暴晒史，临床以干燥、脱屑、充血、糜烂和增厚白色病损为特征）、药物过敏性唇炎（有药物接触史，临床以红肿、红斑、起疱、大面积糜烂为特征）、念珠菌性口炎（唇黏膜干燥、脱屑，充血发红明显，往往伴有口角炎或口腔内黏膜真菌感染的症状及体征，实验室检查如念珠菌涂片镜检或唾液培养有助于鉴别诊断）、扁平苔藓（唇黏膜白色条纹状角化病损，可伴充血或糜烂，多伴口内病损）和盘状红斑狼疮（唇黏膜糜烂病损凹陷似盘状，周围放射状白色短细纹，唇红黏膜皮肤界限不清晰）等疾病鉴别。

依据病史和典型的临床表现可做出诊断。治疗以局部对症治疗为主，嘱患者戒除不良习惯，注意唇部保湿防护，避免风吹、日晒，亦可辅助中药调理。

临床诊疗流程图

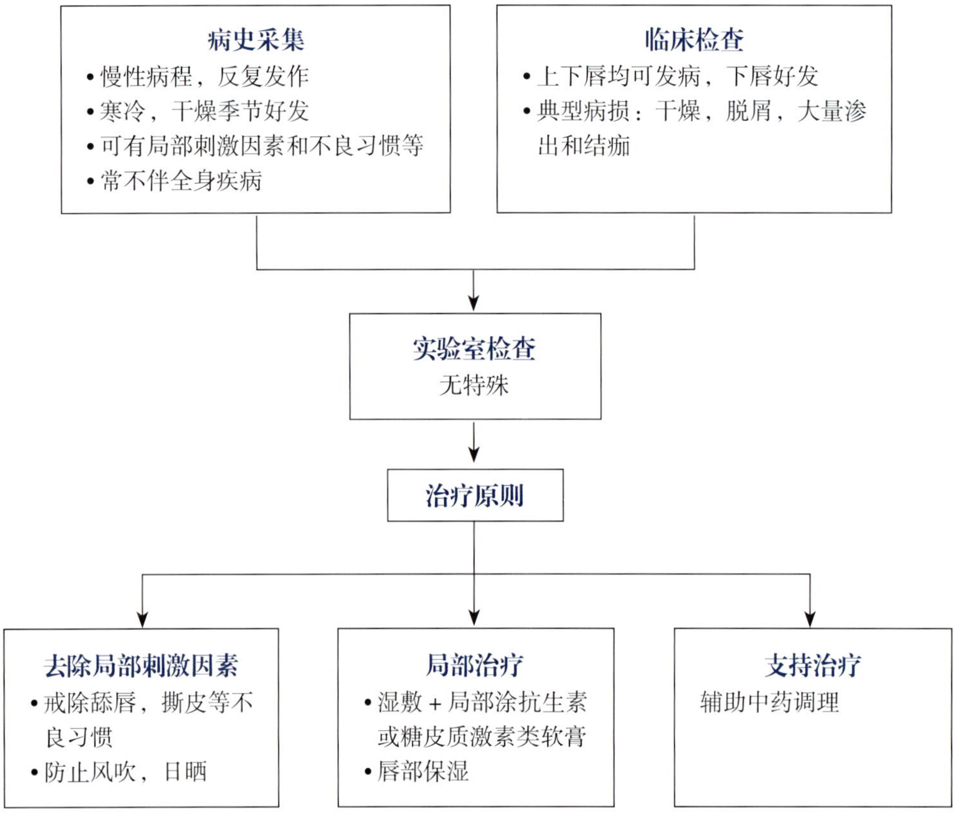

（李春蕾 华 红）

参考文献

[1] MINCIULLO P L, PAOLINO G, VACCA M, et al. Unmet diagnostic needs in contact oral mucosal allergies. Clin Mol Allergy, 2016, 14(1): 10.
[2] SAMIMI M. Cheilitis: Diagnosis and treatment. Presse Med, 2016, 45(2): 240-250.
[3] EISEN D, CARROZZO M, BAGAN SEBASTIAN J V, et al. Number V Oral lichen planus: clinical features and management. Oral Dis, 2005, 11(6): 338-349.
[4] EVANGELISTA M S, TRACY L, WELLS J H. Herpes simplex 1 stomatitis after cleft palate repair: a case report and guidelines for management. Ann Plast Surg, 2015, 74 (Suppl 1): S12-14.
[5] MILLSOP J W, FAZEL N. Oral candidiasis. Clin Dermatol, 2016, 34(4): 487-494.
[6] OZKAYA E. Oral mucosal fixed drug eruption: characteristics and differential diagnosis. J Am Acad Dermatol, 2013, 69(2): e51-58.

病例 47　腺性唇炎

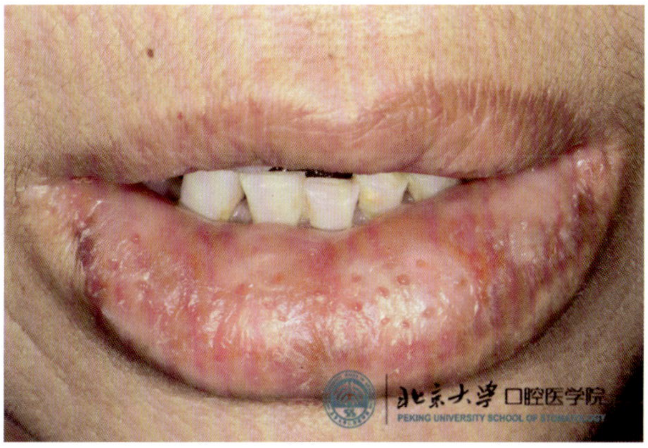

图 47-A　下唇弥漫性肿大，可见点状导管口扩张

患者，女，56 岁。

[主诉] 下唇肿胀、脱屑，伴有“黏液”溢出 20 余年。

[现病史] 20 余年前无明显诱因出现下唇肿胀、脱屑，有黏液溢出，偶有痒感，晨起上下唇粘在一起。夏季或日晒时加重。否认糜烂、水疱病损。否认皮肤病损。曾服“地塞米松”10 余天治疗唇部病损，效果不明显，已停药数年。

[临床检查] 下唇弥漫性肿胀，唇红黏膜干燥，表面见少许脱屑，唇红黏膜表现可见散在、多个点状导管开口，呈红色，挤压有黏液珠溢出，呈拉丝状。触下唇质韧，病损近皮肤侧见色素沉着。近双口角处可触及多个结节，范围约为 0.5 cm。

[既往史] 脑动脉梗塞。

[家族史] 无特殊情况。

[全身情况] 高血脂，反流性食管炎 2 年，未治疗。

[临床初步印象] 腺性唇炎？

[可能的诊断]

1. 腺性唇炎？
2. 光化性唇炎？
3. 慢性唇炎？
4. 肉芽肿性唇炎？
5. 黏液囊肿？

[辅助检查] 活体组织检查：（下唇）腺性唇炎。

[最终诊断] 腺性唇炎。

[诊断依据]

1. 下唇肿胀、脱屑 20 余年；

2. 夏季或日晒加重（患者生活在内蒙古地区，年平均日照时间长，日光强）；

3. 口腔表现：下唇弥漫性肿胀、脱屑，可见散在、多个点状导管开口，呈红色，有黏液珠溢出，拉丝状。触下唇质韧，可触及多个结节；

4. 活体组织检查：可见唾液腺导管扩张、导管嗜酸性化生、管腔内嗜酸性物质、慢性炎症细胞浸润、腺体炎症及纤维化。

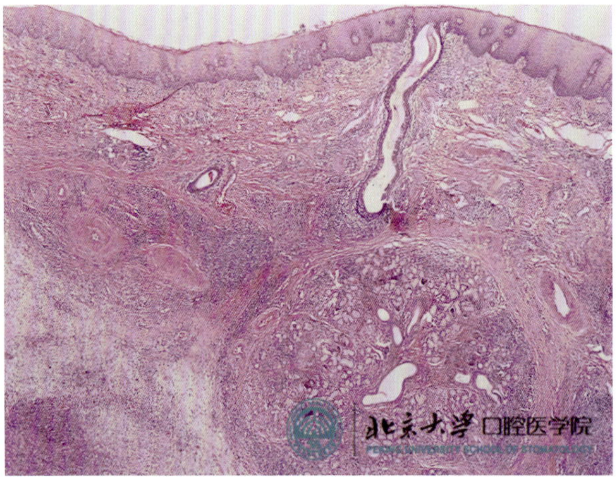

图 47-B 腺性唇炎的组织病理学表现（HE 染色）

[治疗原则及措施]

1. 去除可疑诱因：避免局部不良刺激，如戒烟戒酒、避免日光照射。

2. 局部对症治疗：可用依沙吖啶溶液等消毒防腐类药物局部湿敷消除炎症，涂擦或注射糖皮质激素类药物。

3. 定期随访观察，以监测任何可疑的病变，如疑有癌变应及早切除活检。

诊治难点与体会

腺性唇炎（cheilitis glandularis）是一种少见的，主要累及小唾液腺的慢性炎症性疾病。是唇部组织对日光照射、变应原或人为因素刺激的一种反应。多见于下唇，以多发性唇腺导管口扩张、充血、凹陷为典型特征。扩张的导管口如针尖大小呈筛孔样排列。挤压唇部可见透明的露珠状黏液从导管口溢出。触诊可扪及大小不等的小结节。临床上需要与光化性唇炎、肉芽肿性唇炎、唇部黏液囊肿、慢性唇炎等疾病鉴别。光化性唇炎有光照史，临床表现为干燥、脱屑、充血、糜烂等病损。肉芽肿性唇炎的唇部肿胀多从唇的一侧发病后向另一侧进展，典型的表现为唇部呈弥漫性肿胀，可触及结节，有垫褥感，早期唇肿可时轻时重，但难以恢复正常，最终少数患者可形成巨唇。黏液囊肿常单发，肿胀区表面呈透明状、触柔软、周界清楚，有时突出于黏膜表面呈疱状，直径可达 0.5 ~ 1 cm，时大时小，进食后肿胀明显增加，自行破裂后肿胀消失，可复发。慢性唇炎好发于寒冷季节，或与舔唇、咬唇、撕皮等不良习惯有关，以唇干燥、脱屑、皲裂、结痂为主要特征。本例患者经日晒后病情加剧，这一特点容易误导得出光化性唇炎的诊断，因此需要紧密结合活体组织检查。腺性唇炎在组织病理学上表现为唾液腺导管扩张、导管嗜酸性化生、管腔内嗜酸性物质、慢性炎症细胞浸润及腺体纤维化。而光化性唇炎则表现为黏膜上皮角化层增厚，过角化、棘层增厚，固有层血管扩张，伴少量淋巴细胞浸润。慢性光化性唇炎固有层内胶原纤维嗜碱性改变，可伴不同程度的上皮异常增生。

本病治疗上首先应去除可疑诱因，避免不良刺激，如戒烟戒酒、唇部涂擦遮光剂、避免较强日光照射等。局部治疗可给予糖皮质激素类乳膏涂擦，或者局部注射糖皮质激素类药物；有继发感染时，可以口服抗生素类药物以消除感染。尽管腺性唇炎不是导致口腔上皮鳞状细胞癌发生的直接原因，但是长期的日光曝露可以加重上皮损伤，从而导致口腔癌变的发生。临床上需叮嘱腺性唇炎的患者，定期随访观察，如疑有癌变应及时活检，及早干预。

临床诊疗流程图

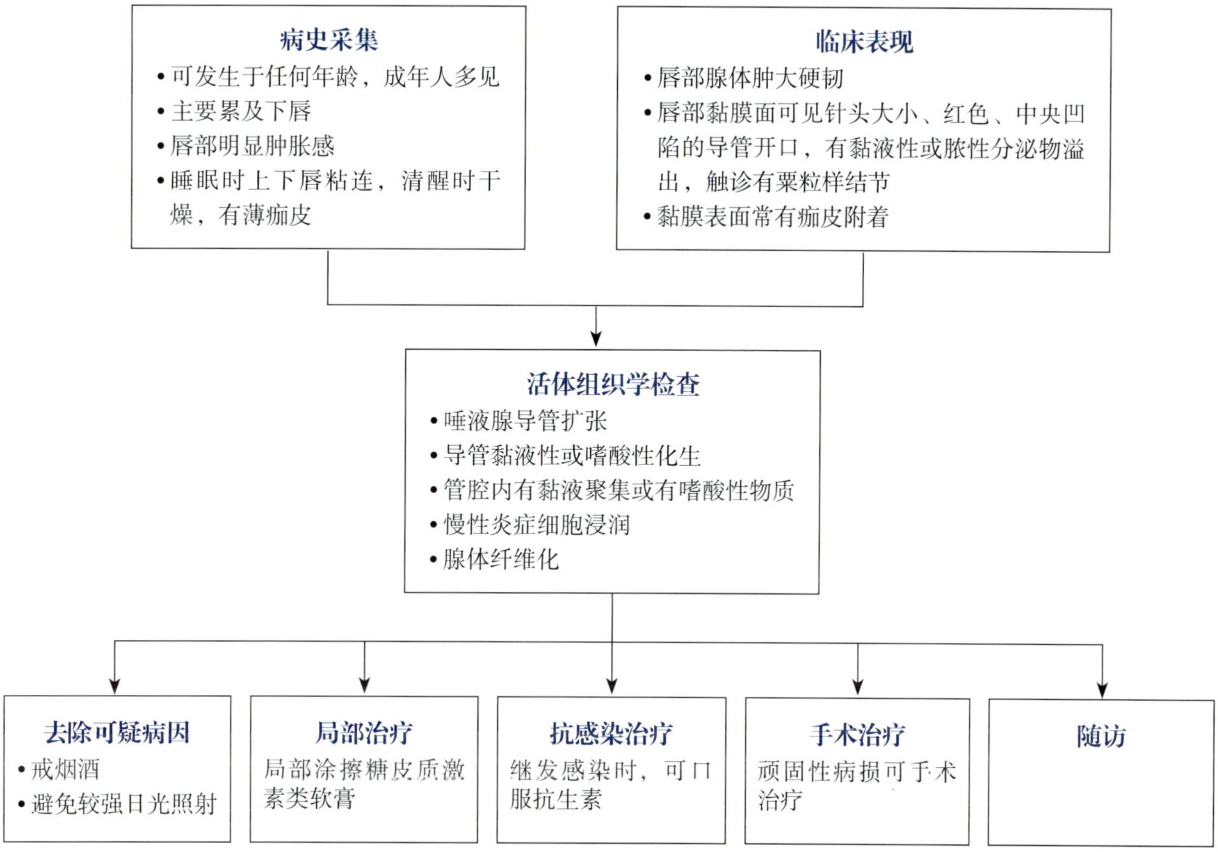

（周培茹　刘晓松）

参考文献

[1] CARRASCO L, STANTON D C, PRINGLE G, et al. Cheilitis glandularis: an unusual histopathologic presentation. Oral Surgery Oral Medicine Oral Pathology Oral Radiology & Endodontology, 2003, 95(3): 312-317.
[2] 孙浩, 华红. 单纯型腺性唇炎2例. 现代口腔医学杂志, 2005, 19(5): 550-550.
[3] FRIEDRICH R E, LÖNING T. Cheilitis glandularis: Case report with respect to immunohistochemical findings. GMS Interdiscip Plast Reconstr Surg DGPW, 2016, 5: Doc04.
[4] CARRINGTON P R, HORN T D. Cheilitis glandularis: a clinical marker for both malignancy and/or severe inflammatory disease of the oral cavity. J Am Acad Dermatol, 2006, 54(2): 336-337.
[5] REITER S, VERED M, YAROM N, GOLDSMITH C, GORSKY M. Cheilitis glandularis: clinico-histopathological diagnostic criteria. Oral Dis, 2011, 17(3): 335-339.
[6] NICO M M, NAKANO DE MELO J, LOURENÇO S V. Cheilitis glandularis: a clinicopathological study in 22 patients. J Am Acad Dermatol, 2010, 62(2): 233-238.
[7] GLICK M. Burket's Oral Medicine. 12th ed. Shelton, Connecticut: People's Medical Publishing House-USA, 2015: 238-239.

病例 48　光化性唇炎

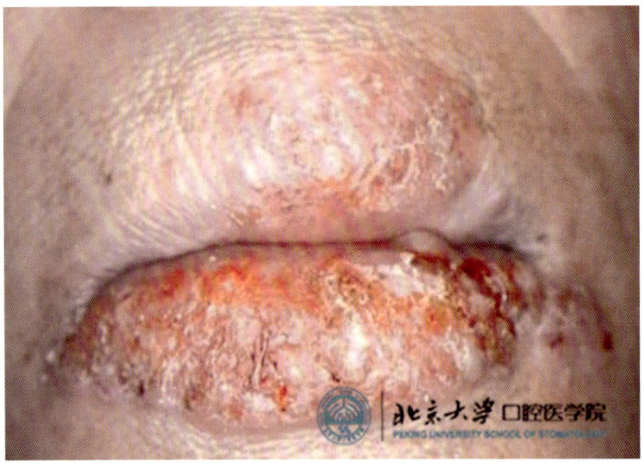

图 48-A　上唇红中部及下唇红干燥、斑块样及结节状增生，表面鳞屑、痂皮，伴部分区域糜烂结痂，病损区唇红缘界线消失

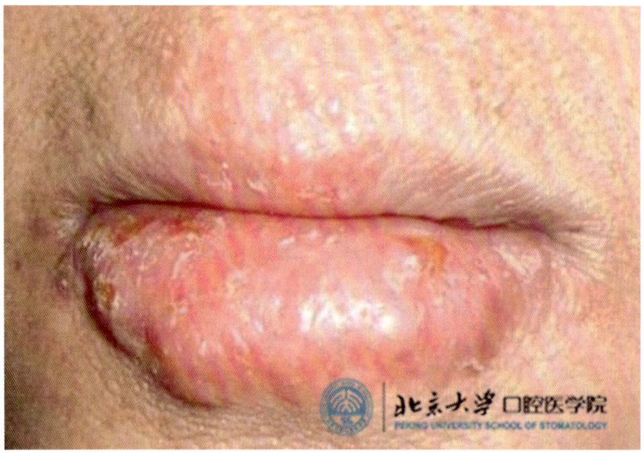

图 48-B　治疗半年后上唇病损消失，下唇红仍可见结节样增生，表面脱屑，无糜烂及皲裂，唇红缘界线不清

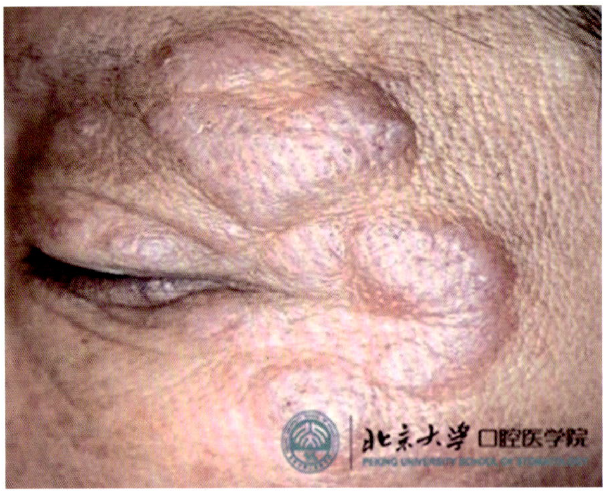

图 48-C　左眶周及颞部皮肤红色斑块，范围约 10 cm × 4 cm，高于皮肤面。病损表面表面脱屑，少许渗出

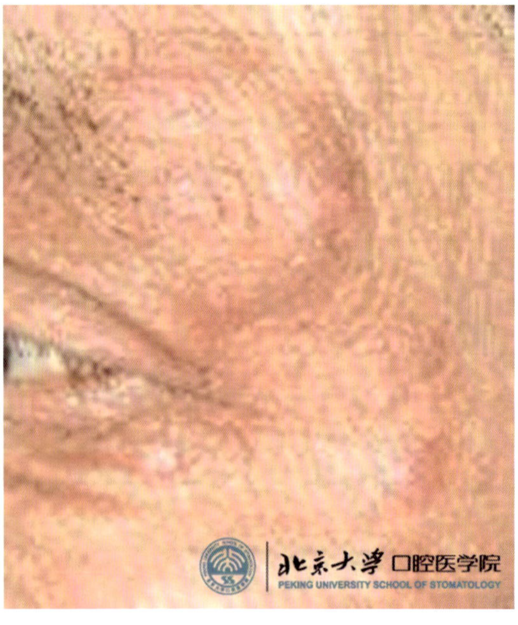

图 48-D　治疗半年后左眶周及颞部皮肤病损面积明显减小

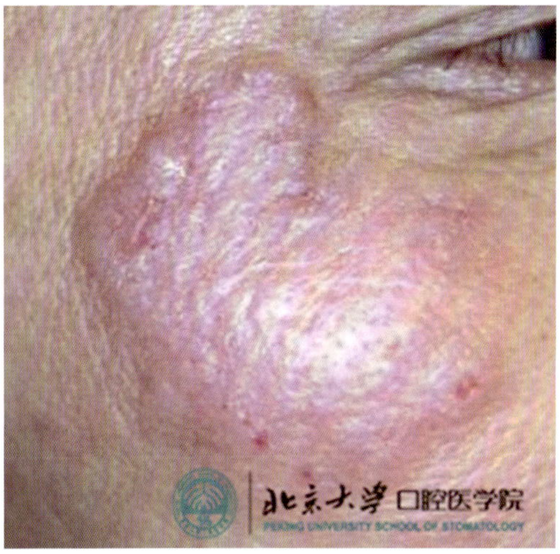

图 48-E　右颧弓皮肤红色斑块，略高于黏膜面，病损直径约 2.5 cm，表面脱屑

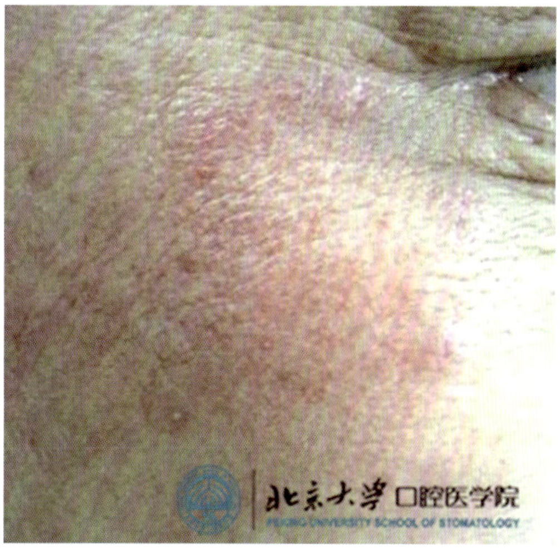

图 48-F　治疗半年后右颧弓皮肤红色斑块消退，面积明显减小，轻度充血，表面少许脱屑

患者，女，46 岁。

[主诉] 唇红黏膜反复糜烂伴皮肤红色斑块 29 年

[现病史] 患者 29 年前开始出现唇红黏膜反复糜烂、渗出、结痂，伴瘙痒感。1 年后左侧面部外伤后，眶周及左颞部皮肤创口长期不愈，后接受“局部封闭”治疗，渐愈合，愈合后局部皮肤为暗红色。15 年前，右颧弓处皮肤出现类似红色斑块病损。于外院多次活检，皮肤病损诊断为光化性皮炎，唇部病损曾于外院诊断为“盘状红斑狼疮？”给予激素、羟氯喹、沙利度胺等多种药物治疗无缓解。双唇红持续糜烂、渗出、结厚痂。长期户外工作史。

[临床检查] 下唇肿胀，唇红黏膜表面广泛糜烂、渗出结厚血痂、黄痂，触之出血，皮肤黏膜界不清，唇周皮肤色红，有痂皮。上唇唇红黏膜中部及皮肤黏膜交界处见椭圆形暗红色病损，病损表面渗出结痂，较下唇略薄，累及唇周皮肤。余口腔内黏膜未见异常。左眶周及颞部皮肤红色斑块，范围约 10 cm × 4 cm，略高于皮肤面。表面有渗出脱屑。右颧部皮肤暗红色斑片，略高于黏膜面，直径 2.5 cm，表面见少许鳞屑。

[既往史] 无特殊情况。

[家族史] 无特殊情况。

[全身情况] 糖尿病病史 10 年，服用二甲双胍。

[临床初步印象]

1. 光化性唇炎？
2. 黏膜良性淋巴组织增生症？

[可能的诊断]

1. 光化性唇炎？
2. 黏膜良性淋巴组织增生症？
3. 盘状红斑狼疮？
4. 慢性非特异性唇炎？
5. 唇疱疹？

[辅助检查]

1. 全血细胞分析：单核细胞绝对值 $0.23 \times 10^9/L$（$0.3 \sim 0.8 \times 10^9/L$）↓，余无异常。

2. 空腹血糖：8.9 mmol/L（3.9 ~ 6.1 mmol/L）↑。

3. 活体组织检查：（上唇）黏膜及皮肤重度慢性炎症，局部上皮轻度异常增生，不排除光化性唇炎。

[最终诊断] 光化性唇炎。

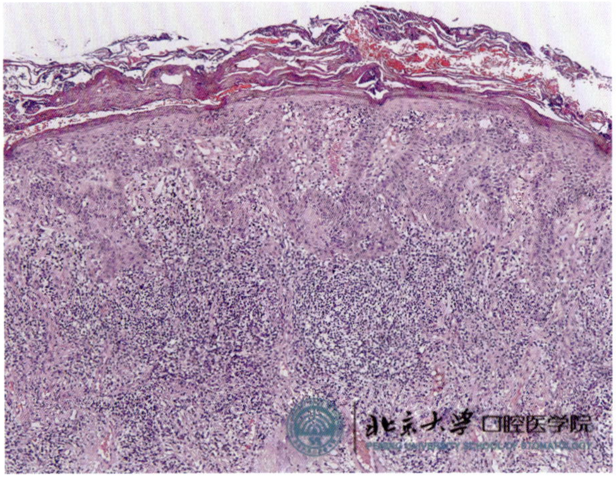

图 48-G 光化性唇炎的组织病理学表现（HE 染色）

[治疗原则及措施] 光化性唇炎发病与长期户外工作、日晒等有关，是一种口腔潜在恶性疾患，发展为鳞状细胞癌的概率约为 10%。由于目前为止尚无法准确预测个案的癌变情况，因此所有光化性唇炎患者均需早诊断、早治疗。具体治疗措施如下：

1. 避光：嘱患者避免午间强烈日晒、外出时戴宽边帽。此外在外出前可使用含有吸收 UVA、UVB 成分（如对氨基苯甲酸）的润唇膏，或含有遮光剂的软膏，如 3% 氯喹软膏、5% 二氧化钛软膏等，减少紫外线对唇部黏膜及皮肤的损伤。

2. 湿敷上药治疗：唇部有渗出、糜烂、结痂时用消炎防腐类漱口水湿敷，去除痂皮，保持干燥清洁。干燥脱屑型可局部涂擦糖皮质激素类或抗菌药物类软膏。本例给予 0.1% 的乳酸依沙吖啶湿敷，每日三次；复方盐酸金霉素软膏及 0.1% 他克莫司软膏局部涂擦，每日 3 次。

3. 5% 的 5- 氟尿嘧啶（5-fluorouracil）：传统的治疗光化性唇炎的局部用药，是具有抗代谢作用的化疗药物，通过抑制 DNA 合成起作用。每日 1 ~ 2 次涂擦，可连续使用 2 ~ 4 周。其副作用是诱导黏膜皮肤红斑、水肿、糜烂或溃疡，整个用药过程可能持续存在。当出现局部溃疡、结痂时应停止用药。约 50% 的光化性唇炎患者可通过局部使用该药物完全消除病损。但需要注意的是经 5- 氟脲嘧啶治疗的慢性光化性唇炎患者，当黏膜皮肤恢复正常后，再次进行活体组织学检查可见上皮异形性依然存在。

4. 物理疗法：可使用液氮冷冻疗法、二氧化碳激光照射、光动力疗法等。

5. 手术治疗：对怀疑癌变或已经癌变的患者应尽快手术，但应注意对唇红切除缘的修补。

6. 该病例在治疗口腔病变同时，建议患者及时去内分泌科控制血糖。

诊治难点与体会

光化性唇炎（actinic cheilitis），又称日光性唇炎（solar cheilitis）、日光性角化症（solar keratosis）、光化性唇角化症（actinic keratosis of the lips），是一种由于长期紫外线照射引起的唇部炎症性疾病，好发于户外工作人群，生活于热带的浅肤色人种更为常见。好发年龄为 45 岁以下，男性多于女性，分为急性光化性唇炎和慢性光化性唇炎两种，后者是一种口腔潜在恶性疾患，部分患者活体组织检查可见上皮异常增生。

由于下唇更易受日光照射，且唇红黏膜较周缘皮肤更薄、色素更少等原因，约 90% 的慢性光化性唇炎发生于下唇唇红黏膜。发病早期患者一般无明显自觉症状。临床表现为下唇红黏膜干燥、脱屑。病程迁延可致唇部失去弹性，形成皱褶或皲裂，唇红部色素脱失，唇红缘界线消失。唇红黏膜可出现白色斑块，表面粗糙，触诊如细砂纸感。组织病理学特征性表现为固有层内胶原纤维嗜碱性改变（称为日光性弹性变），同时伴不同程度的上皮异常增生。

慢性光化性唇炎临床上需注意与慢性唇炎、盘状红斑狼疮、唇疱疹等鉴别。慢性唇炎好发于寒冷、干燥季节，患者往往无长期日晒史，有舔唇等不良习惯，临床表现为唇红干燥、脱屑，部分患者伴有皲裂。盘状红斑狼疮典型病损，除糜烂、结痂外，周围尚能见到白色放射状条纹，组织病理及免疫病理学检查有特殊表现，有助于鉴别。唇疱疹患者可有复发史及前驱症状，临床表现为成簇的水疱，易破，有自愈倾向。该病根据日晒史、典型临床表现及组织病理学表现不难做出准确诊断。

慢性光化性唇炎的预防及治疗见前所述，由于该病为口腔潜在恶性疾患，患者需要长期随访，密切注意其鳞状细胞癌转化倾向。

临床诊疗流程图

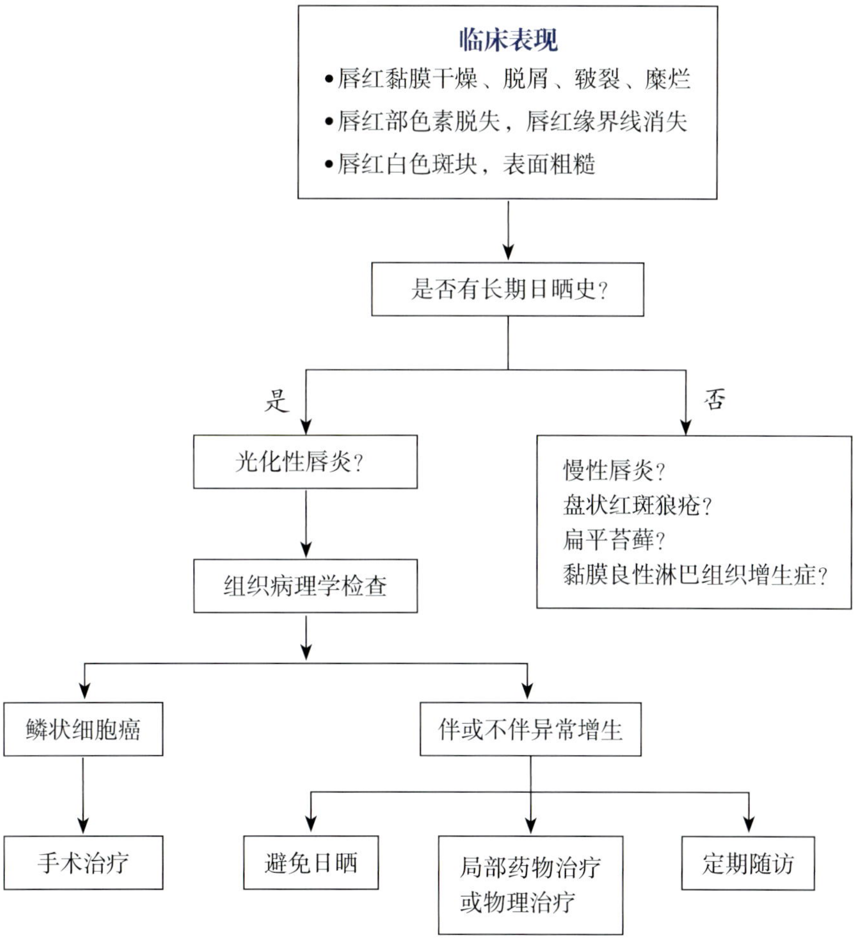

（魏　攀　李　娟　华　红）

参考文献

[1] 华红, 刘宏伟. 口腔黏膜病学. 北京: 北京大学医学出版社. 2014.

[2] RICHARD A H, ERIC T H, DAVID J Q et al. Textbook of Therapeutics: Drug and Disease Management. Philadelphia: Lippincott Williams & Wilkins. 2006: 223.

[3] SCULLY C. Oral and Maxillofacial Medicine: The Basis of Diagnosis and Treatment. Edinburgh, New York: Churchill Livingstone/Elsevier, 2013: 182-183.

[4] KOLOKYTHAS A. Lip Cancer: Treatment and Reconstruction. Berlin: Springer Science & Business Media, 2013: 12-216.

病例 49　梅罗综合征

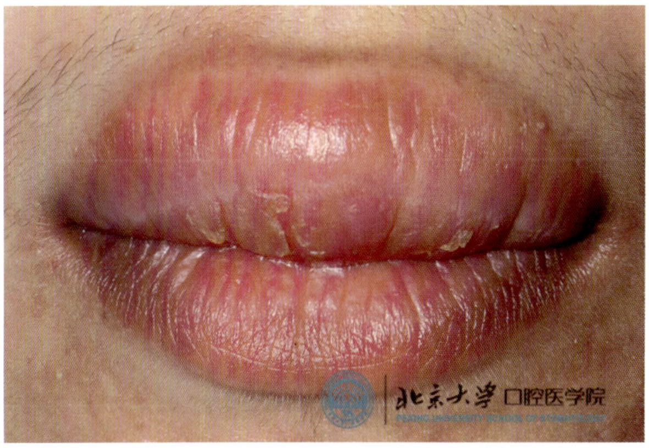

图 49-A　唇部正面像示上唇肿胀

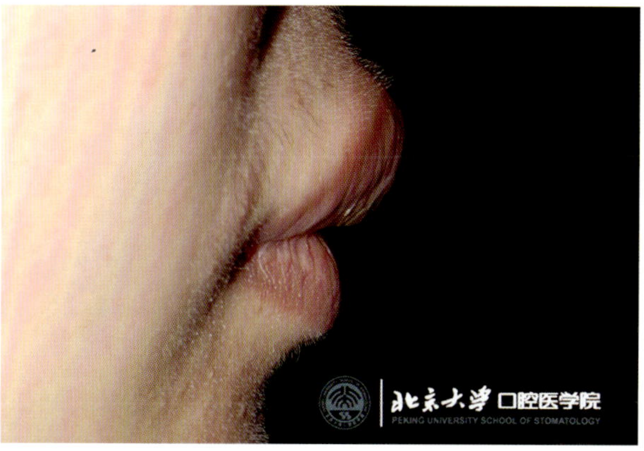

图 49-B　唇部侧面像示上唇肿胀

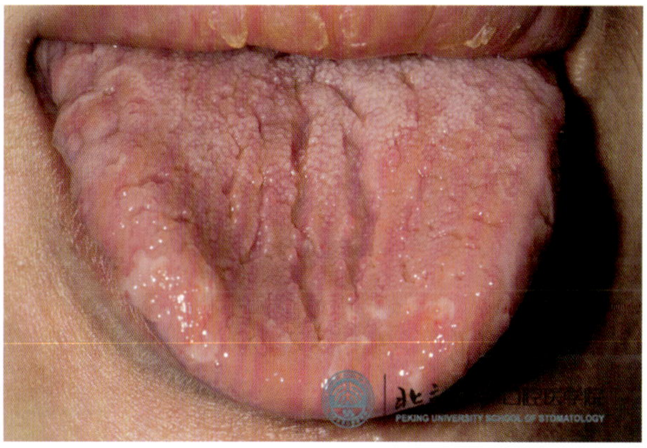

图 49-C　舌部沟纹及地图样改变

患者，女，28 岁。

[主诉] 上唇肿胀半年。

[现病史] 半年来自觉上唇肿胀，初起时可部分消退，后逐渐加重，肿胀不能消退，否认疼痛、发热病史。3 年来发生过两次面瘫，经针灸等治疗后缓解，现无异常。自幼患沟纹舌，无不适。否认咳嗽、咳痰、胸闷等呼吸道症状，否认腹痛、腹泻、便血等消化道症状。饮食、睡眠可，不嗜烟酒。否认过敏性疾病。

[临床检查] 上唇肿胀明显，可见数条纵行裂沟，唇红表面干燥可见脱屑。舌背可见数条纵行沟纹，长短不一，较深者约 2 mm，沟底上皮完整，未见充血、渗出。舌尖及双舌缘可见不规则片状丝状乳头萎缩区，周边丝状乳头增生成白色圆圈样，形似地图。口内未见龋坏牙。口腔卫生状况一般，牙石 +。

[既往史] 乳腺纤维瘤

[家族史] 无特殊情况。

[全身情况] 乳腺纤维瘤术后。

[临床初步印象]

1. 梅罗综合征?
2. 地图舌?

[可能的诊断]

1. 梅罗综合征?
2. 血管神经性水肿?
3. 克罗恩病?
4. 结节病?

[辅助检查]

1. 典型的临床表现：反复唇肿，曾有两次面瘫史，舌背呈典型的沟纹舌样改变。
2. 活体组织检查：固有层及黏膜下层血管周围见灶性炎症细胞浸润。内含上皮样细胞、淋巴细胞及浆细胞，符合肉芽肿性唇炎。

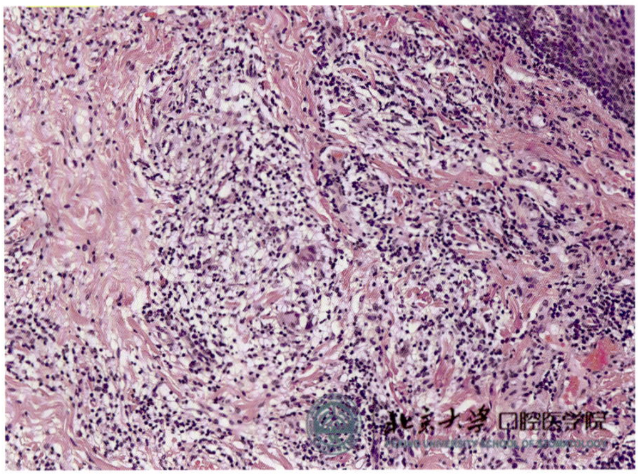

图 49-D 肉芽肿性唇炎的组织病理学表现（HE 染色）

3. 实验室检查：全血细胞分析、肝肾功、过敏原检测等，均未见异常。
4. 肠镜未见异常。
5. 胸片未见异常。

[最终诊断] 梅罗综合征。

[诊断依据]

1. 上唇反复肿胀半年，始终不能恢复正常；
2. 两次面瘫史；
3. 舌背典型的沟纹舌表现；
4. 过敏性疾病、克罗恩病、结节病等相关检查均为阴性；
5. 组织病理学表现：固有层血管周围炎症细胞浸润，可见多核巨细胞，局部可见淋巴细胞为主的肉芽肿结构。

[治疗原则及措施]

1. 尚无公认有效的治疗措施。
2. 可选用局部或全身服用糖皮质激素或免疫抑制剂、TNF-α 抑制剂、饮食调节及手术等治疗。

3. 如有牙体、牙周疾患，应及时诊治牙体、牙周的疾患。

诊治难点与体会

口颌面部肉芽肿（orofacial granulomatosis, OFG）是发生在口颌面部的特发性的肉芽肿性疾病，病因不清，与遗传、过敏、感染等因素有关，无性别及种族差异。当出现唇肿、面瘫、裂舌三联征时，称为梅罗综合征（Melkersson-Rosenthal syndrome，MRS）。

MRS 的诊断需排除可累及口颌面部引起肉芽肿性病变的系统性疾病，如结核、结节病、克罗恩病等。结核多有口腔以外的结核病史，口腔以深大溃疡多见，组织病理表现为干酪样坏死的结核性肉芽肿。结节病最常侵犯肺部，口腔表现为多累及牙龈、唾液腺等，呈弥漫性肿胀，伴有结节样病损。实验室检查血钙升高、血清碱性磷酸酶升高、血管紧张素转化酶升高等对于诊断有辅助意义。克罗恩病最常累及末端回肠及邻近结肠，表现为肉芽肿性炎症，消化道可有腹痛、腹泻、腹部包块等症状，口腔表现多样，可有黏膜坠、鹅卵石样改变、线性溃疡等表现。实验室检查 40% ~ 60% 克罗恩病患者血清抗酿酒酵母抗体水平明显升高，对辅助诊断有价值。

目前 MRS 的治疗尚缺乏公认有效的方案，可选择局部及系统性使用糖皮质激素、TNF-α 拮抗剂、饮食调节及手术等治疗方法。本例患者通过曲安奈德局部封闭治疗 3 次后，唇部肿胀消退，观察 3 个月未复发。

临床诊疗流程图

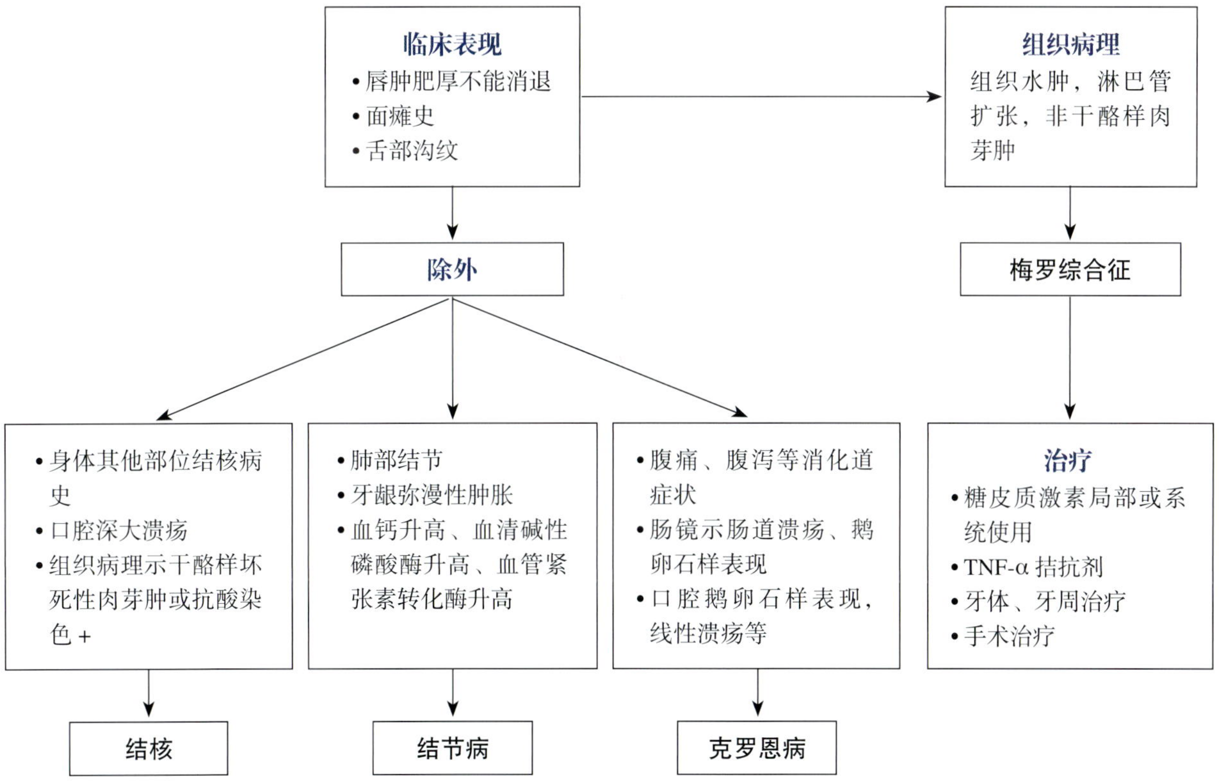

（胡晓晟　华　红）

参考文献

[1] 刘红刚，郑麟蕃，吴奇光，刘宏伟，于世凤. 肉芽肿性唇炎59例组织病理学观察. 中华口腔医学杂志，1994，(04): 198-200.

[2] 赵民，周曾同. 梅-罗综合征临床及病理学研究进展. 口腔医学，2003，23: 309-311.

[3] REITER S, VERED M, YAROM N, Goldsmith C, Gorsky M. Cheilitis glandularis: clinico-histopathological diagnostic criteria. Oral Dis, 2011, 17: 335-339.

[4] AGARWAL N, AGARWAL K, PRASAD R K. Miescher, cheilitis granulomatosa a form of Melkersson-Rosenthal syndrome. International Journal of Dental Clinics, 2011, 3(2): 113-114.

[5] CRITCHLOW W A, CHANG D. Cheilitis granulomatosa: a review. Head and Neck Pathology, 2014, 8: 209-213.

[6] FEDELE S, FUNG P P, BAMASHMOUS N, PETRIE A, PORTER S. Long-term effectiveness of intralesional triamcinolone acetonide therapy in orofacial granulomatosis: an observational cohort study. Br J Dermatol, 2014, 170: 794-801.

[7] ENGLISH J C. Clinical Atlas of Granulomatous Disorders. Dermatol Clin, 2015, 33: 609-630.

[8] SANCHEZ M, HAIMOVIC A, PRYSTOWSKY S. Sarcoidosis. Dermatol Clin, 2015, 33: 389-416.

[9] AL-HAMAD A, PORTER S, FEDELE S. Orofacial granulomatosis. Dermatol Clin, 2015, 33: 433-446.

[10] MIEST R, BRUCE A, ROGERS R S. Orofacial granulomatosis. Clin Dermatol, 2016. 34: 505-513.

病例 50　地图舌

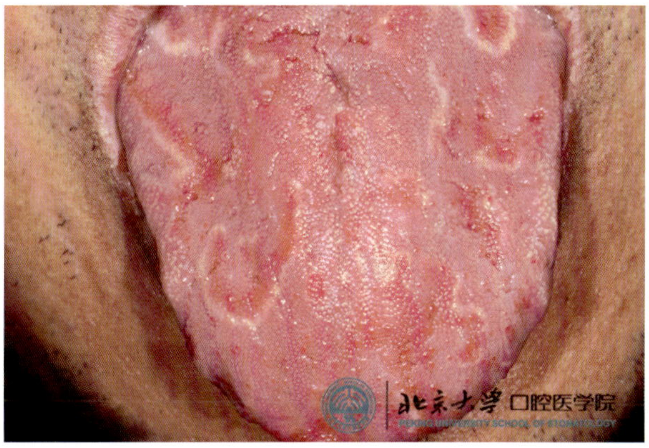

图 50-A　舌背黏膜斑片状丝状乳头萎缩，周边舌背丝状乳头增厚，病损与周围黏膜形成明显边界，呈地图样

患者，男，33 岁。

[主诉] 舌背“片状舌苔剥脱”14 年。

[现病史] 14 年来患者舌背出现“片状舌苔剥脱”，位置及形状可变，无自发痛，进食辛辣食物有刺激痛。平日情绪平稳，睡眠可，有辛辣饮食偏好。否认消化系统疾病，否认贫血、糖尿病等全身系统性疾病。

[临床检查] 舌背及舌缘黏膜可见斑片状丝状乳头萎缩，微凹陷，基底黏膜呈粉红色，周边舌背丝状乳头增厚。与周围正常黏膜形成明显边界，形态呈地图样。

[既往史] 无特殊情况。

[家族史] 无特殊情况。

[全身情况] 健康。

[临床初步印象] 地图舌？

[可能的诊断]

1. 地图舌？
2. 口腔念珠菌病？
3. 口腔扁平苔藓？
4. 贫血性舌炎？

[辅助检查] 唾液念珠菌培养（－）

[最终诊断] 地图舌。

[诊断依据]

1. 舌背片状乳头萎缩发红，边界丝状乳头增厚，呈“白圈”样，与正常黏膜边界清楚；
2. 舌背病损形状可变，位置可变，似游走状；
3. 患者否认贫血、糖尿病等全身系统性疾病。

[治疗原则及措施]

1. 患者无症状，一般无需治疗。
2. 轻微不适者可用漱口液缓解症状。
3. 向患者说明该病为良性病变，消除患者恐惧心理。
4. 叮嘱患者避免辛辣刺激饮食，戒烟酒等。
5. 预防继发感染。

诊治难点与体会

地图舌（geographic tongue, benign migratory glossitis）又称游走性舌炎 (migratory glossitis, erythema migrans)，是一种良性浅表性非感染性舌炎。目前其病因尚不明确，可能与精神心理因素以及遗传易感因素相关。其典型特征为舌背、舌缘丝状乳头片状萎缩，形似地图，大小形状不定，位置游走不定。临床上需与口腔念珠菌感染(多位于舌背中央，典型者舌背丝状乳头萎缩，黏膜充血明显，周边无明显隆起，常伴口干，烧灼感等自觉症状，念珠菌涂片镜检/培养多为阳性)、口腔扁平苔藓（舌乳头萎缩区有珠光色白色角化斑纹,病损不具有游走性,黏膜可充血糜烂或伴有口腔黏膜其他部位病损),叶酸、维生素 B_{12} 或血清铁缺乏等亦可导致舌乳头萎缩(舌背充血发红,光滑发亮,可伴有味觉减退或刺激不适,可发生浅表溃疡,多有全身症状,如皮肤黏膜苍白或出现片状充血发红区域疲劳乏力等）的疾病相鉴别。根据其典型的临床表现及病史，不难作出诊断，一般不需活体组织等检查。

临床诊疗流程图

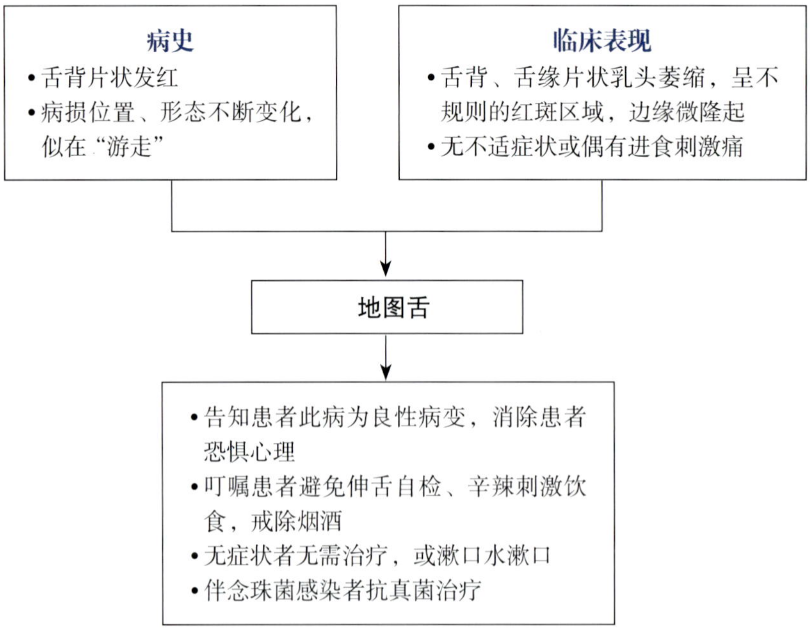

（李　丹　华　红）

参考文献

[1] SHULMAN J D, CARPENTER W M. Prevalence and risk factors associated with geographic tongue among US adults. Oral Dis, 2006, 12(4): 381-386.

[2] 施琳俊, 周曾同. 地图舌的研究现况. 临床口腔医学杂志, 2008, (04): 247-250.

[3] 戚向敏, 颜世果, 凌涤生. 萎缩性舌炎的诊断与治疗. 中国实用口腔科杂志, 2008, (08): 462-466.

[4] 杨华梅, 周瑜, 曾昕, 等. 地图舌危险因素的研究进展. 华西口腔医学杂志, 2015, (01): 93-97.

[5] NANDINI D B. Paediatric geographic tongue: A case report, review and recent updates. Journal of Clinical and Diagnostic Research, 2016.

[6] PICCIANI B L, DOMINGOS T A, TEIXEIRA-SOUZA T, et al. Geographic tongue and psoriasis: clinical, histopathological, immunohistochemical and genetic correlation—a literature review. An Bras Dermatol, 2016, 91(4): 410-421.

[7] 华红, 刘宏伟. 口腔黏膜病学. 北京: 北京大学医学出版社, 2014.

[8] 陈谦明. 口腔黏膜病学. 4版. 北京: 人民卫生出版社, 2014.

病例 51　沟纹舌

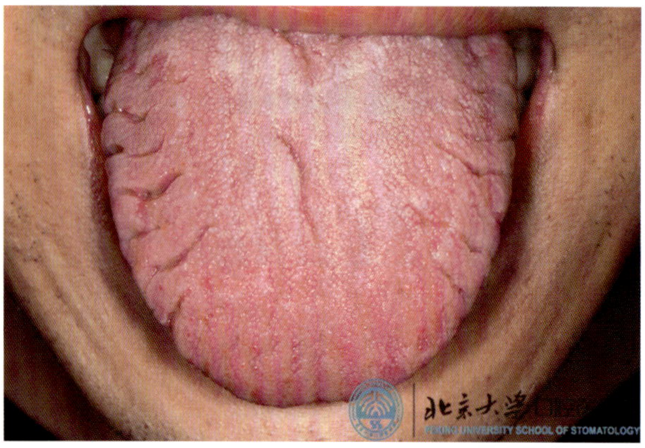

图 51-A　舌背见多条浅沟纹，呈脉络状排列

患者，男，25 岁。

[主诉] 舌背有裂纹半年余。

[现病史] 半年前，患者发现舌背出现多条裂纹，偶有进食刺激不适。否认面瘫、唇肿等病史，否认系统性疾病。患者平日喜食辛辣食物，肠胃无明显不适，二便正常。无烟酒嗜好。

[临床检查] 舌运动自如，舌体稍肥大；舌背见多条浅沟纹，深 2 mm，呈脉络状，沟底上皮完整。口腔卫生状况一般，菌斑大量，牙石（+）。

[既往史] 无特殊情况。

[家族史] 无特殊情况。

[全身情况] 健康。

[临床初步印象]

1. 沟纹舌？
2. 口腔念珠菌病？

[辅助检查] 唾液真菌培养：白色念珠菌阳性。

[最终诊断] 沟纹舌。

[诊断依据]

1. 口腔表现：舌背可见排列方向不同的裂纹，数目不等、深浅和长短不一；
2. 否认面瘫、唇肿及消化系统等疾病；

[治疗原则及措施]

1. 无症状者：一般无需治疗，但应做好解释，消除患者的恐惧心理及自检行为。
2. 注意口腔卫生，必要时局部对症治疗，防止继发感染。

针对本病例，患者需加强口腔卫生维护意识，建议行牙周系统治疗、调整饮食结构、避免继发感染。

诊治难点与体会

沟纹舌（fissured tongue）在人群的患病率约为 5%，虽较为常见，但至今病因不明。患者通常因无意中发现舌部沟纹或出现进食刺激不适就诊。尽管沟纹舌常因裂纹数目、深浅、长短不一，排列方向不同而呈现脑回型、叶脉型、树枝型等多种形式，其诊断依然相对明确，临床需注意排查与沟纹舌相关的梅罗综合征（肉芽肿性唇炎、面瘫、沟纹舌三联征）等疾病。沟纹舌患者常常伴发地图舌、继发口腔细菌及念珠菌感染。因而对于无症状沟纹舌，在向患者做好解释消除疑虑的同时，嘱患者避免伸舌自检、保持良好的口腔卫生、注意可摘义齿的清洁、避免进食辛辣刺激性食物及控制糖的摄入等，以避免继发感染的发生；对于已伴发真菌感染的沟纹舌，在预防措施的基础上需配合抗真菌治疗，以免症状加重。

（毛清华　闫志敏）

参考文献

[1] AARON R M, ROCHELLE R T. Disease of the tongue. Clinics in Dermatology, 2016, 34: 458-469.

[2] AMALDAFAR, HÜLYAÇEVIK-ARAS, JAIROROBLEDO-SIERRA, et al. Factors associated with geographic tongue and fissured tongue. Acta Odontologica Scandinavica, 2016, 74: 210-216.

[3] SUDARSHAN R, SREE V G, SAMATA Y, et al. Newer classification system for fissured tongue: An epidemiological approach. J Trop Med, 2015, (2015): 262079.

[4] BINMADI N O, JHAM B C, MEILLER T F, et al. A case of a deeply fissured tongue. Oral Surg Oral Med Oral Pathol Oral Radiol Endod, 2010, 109(5): 659-663.

病例 52　毛舌

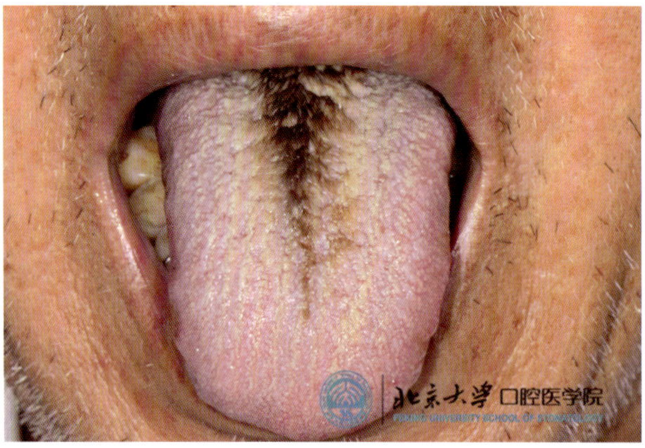

图 52-A　舌背丝状乳头过长，呈黑褐色，绒毛样倒伏

患者，男，72 岁。

[主诉] 舌背“长毛”2 年。

[现病史] 2 年来自觉舌背长毛、发黑，进食刺激性食物轻微疼痛不适。患者否认糖尿病、贫血等系统性疾病，无长期服药史，无吸烟酗酒等不良嗜好。

[临床检查] 舌背中线中后部可见丝状乳头过长，长约 0.6 cm，呈绒毛样倒伏，表面呈黑褐色。口腔卫生差，菌斑软垢大量，牙石（+++）。

[既往史] 无特殊情况。

[家族史] 无特殊情况。

[全身情况] 健康。

[临床初步印象] 黑毛舌？

[可能的诊断]

1. 黑毛舌
2. 口腔念珠菌病

[辅助检查] 唾液培养鉴定：克柔念珠菌阳性（+），菌落数 > 200 cfu/ml。

[最终诊断]

1. 黑毛舌
2. 口腔念珠菌病

[诊断依据]

1. 舌背丝状乳头过长达 6 mm，并呈黑褐色；
2. 唾液培养结果：克柔念珠菌阳性（+），菌落数 > 200 cfu/ml。

[治疗原则及措施]

1. 去除可能的致病因素，牙周系统治疗，维持良好的口腔卫生。

2. 抗真菌治疗。

3. 对症治疗，局部使用碱性漱口液，如 2%～4% 碳酸氢钠溶液含漱。

诊治难点与体会

毛舌（hairy tongue，coated tongue）可根据颜色不同分别称为黑毛舌、白毛舌、黄毛舌、绿毛舌等，是由于舌背丝状乳头过度伸长并延缓脱落、着色而形成。其形成可能与口腔卫生不良、菌群失调、进食含色素的食物或长期使用氯己定含漱液、伴发糖尿病等因素有关。毛舌常伴发真菌感染，应同时积极抗真菌治疗。通过临床检查以及详细询问病史，该病较易诊断。毛舌治疗以局部对症治疗为主，如使用碱性漱口液含漱，有明显诱因者需及时去除相应致病因素。毛舌常伴发真菌感染，应同时积极抗真菌治疗。

临床诊疗流程图

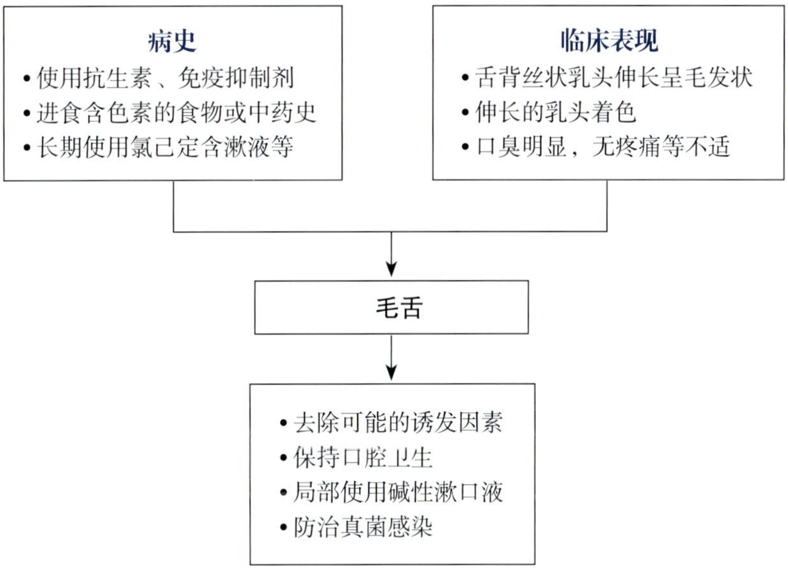

（李 丹 闫志敏）

参考文献

[1] JHAJ R, GOUR P R, ASATI D P. Black hairy tongue with a fixed dose combination of olanzapine and fluoxetine. Indian J Pharmacol, 2016, 48(3): 318-320.

[2] ARAB J P, VARGAS J I, MORALES C, et al. Black hairy tongue during interferon therapy for hepatitis C. Ann Hepatol, 2015, 14(3): 414-415.

[3] GURVITS G E, TAN A. Black hairy tongue syndrome. World J Gastroenterol, 2014, 20(31): 10845-10850.

[4] 李煌, 孙宏伟, 武立刚. 黑舌和毛舌84例报告. 华西口腔医学杂志, 1993, (02): 103.

[5] 华红, 刘宏伟. 口腔黏膜病学. 北京: 北京大学医学出版社, 2014.

病例 53　口角炎

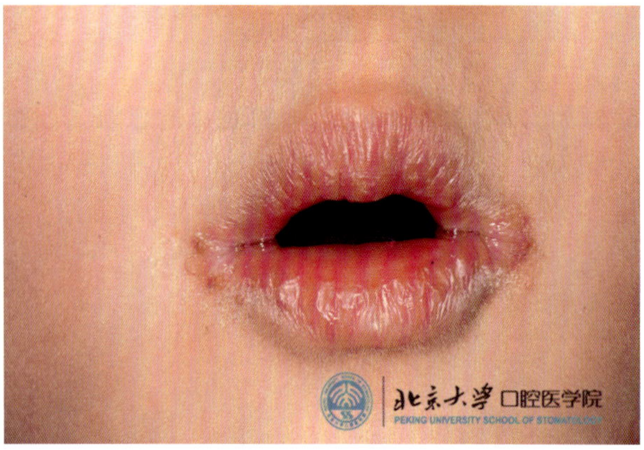

图 53-A　双侧口角充血，少量结痂

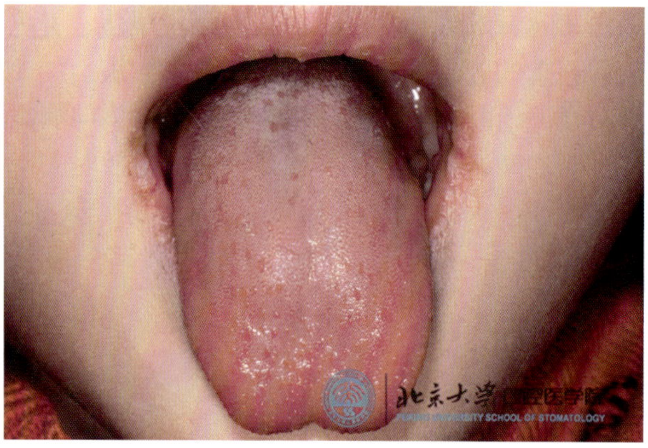

图 53-B　双侧口角皲裂，舌背未见丝状乳头萎缩

患者，男，4 岁。

[主诉] 双侧口角皲裂 2 月。

[现病史] 患者 2 月来出现双侧口角干燥、脱屑、皲裂。否认明确食物及药物诱因。自发病以来，患儿常常舔口角。否认其他不适。平日生活规律，饮食均衡。

[临床检查] 双侧口角区充血，少量脱屑，可见皲裂。

口内黏膜检查未见明确异常。

[既往史] 无特殊情况。

[家族史] 无特殊情况。

[全身情况] 无特殊情况。

[临床初步印象] 口角炎?

[可能的诊断]

1. 口角炎?
2. 维生素 B2 缺乏症?

[辅助检查] 口角区棉拭子及唾液念珠菌培养（–）

[最终诊断] 口角炎。

[诊断依据]

1. 病史：双侧口角皲裂 2 月，有舔唇不良习惯。
2. 临床表现：双侧口角区充血，脱屑，皲裂；口内黏膜未见明确异常。

[治疗原则及措施]

口角炎治疗首选去除诱因及不良习惯，如避免舔、咬、撕皮习惯，局部保湿。其次可以使用局部制剂，可以选用 0.1% 的依沙丫啶湿敷，之后涂金霉素眼膏；部分患者可同时外用抗真菌类软膏，严重者还可以配合使用外用糖皮质激素治疗等。

诊治难点与体会

口角炎（angular cheilitis）按其发病原因可以分为：感染性口角炎、营养不良性口角炎、接触性口角炎、创伤性口角炎。其中感染性口角炎在临床工作中最为常见，其致病因素可能为细菌、病毒和真菌。病毒性口角炎相对少见，病程短，且多单侧发生；真菌性口角炎较多见，病程较长，多为双侧对称发生。营养不良性口角炎（如维生素 B2 缺乏症）多见于偏食儿童，可同时伴有唇炎、舌炎等表现。本例患者平素饮食均衡，缺乏唇炎、舌炎、阴囊炎等典型维生素 B_2 缺乏症表现。

虽然口角炎已被公认为是念珠菌感染相关的病损之一；但对于长期患有口角炎的患者来说，病损处常常为混合性感染，即真菌细菌合并感染，细菌可为金黄色葡萄球菌、表皮葡萄球菌等常见菌。有研究显示，约一半口角炎患者可以从病损处培养出念珠菌，因而，临床上给予口角炎患者治疗时，往往需要联合抗真菌治疗，才能起到良好的临床效果。

临床诊疗流程图

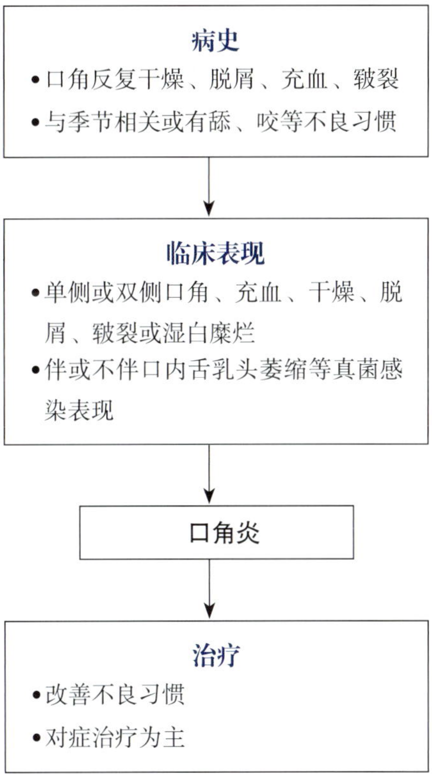

（韩　莹　刘宏伟）

参考文献

[1] AXDLL T. A proposal for reclassification of oral candidosis. Oral Surg Oral Med Oral Pathol Oral Radiol Endod, 1997, 84(2): 111-112.

[2] OHMAN S C, DAHLÉN G, MÖLLER A, et al. Angular cheilitis: a clinical and mierobial study. J Oral Pathol, 1986, 15(4): 213-217.

[3] COELHO C M, SOUSA Y T, DARÉ A M. Denture-related oral mucosal lesions in a Brazilian school of dentistry. J Oral

Rehabil, 2004, 31(2): 135-139.
[4] WARNAKULASURIYA K A, SAMARANAYAKE L P, PEIRIS J S. Angular cheilitis in a group of Sri Lankan adults: a clinical and microbiologic study. J Oral Pathol Med, 1991, 20(4): 172-177.
[5] TERAI H, SHIMAHARA M. Shimahara Cheilitis as a variation of Candida-associated lesions. Oral Dis, 2006, 12(3): 349-352.
[6] SKINNER N, JUNKER J A, FLAKE D, et al. Clinical inquiries. What is angular cheilitis and how is it treated. J Fam Pract, 2005, 54(5): 470-471.
[7] TERAI H, SHIMAHARA M. Cheilitis as a variation of Candida-associated lesions. Oral Dis, 2006, 12(3): 349-352.
[8] 韩莹, 刘宏伟. 口角炎患者念珠菌的检出及其影响因素的探讨. 实用口腔医学杂志. 2012, 28(6): 104-108.

第七章

变态反应性疾病

病例 54　接触性过敏性口炎

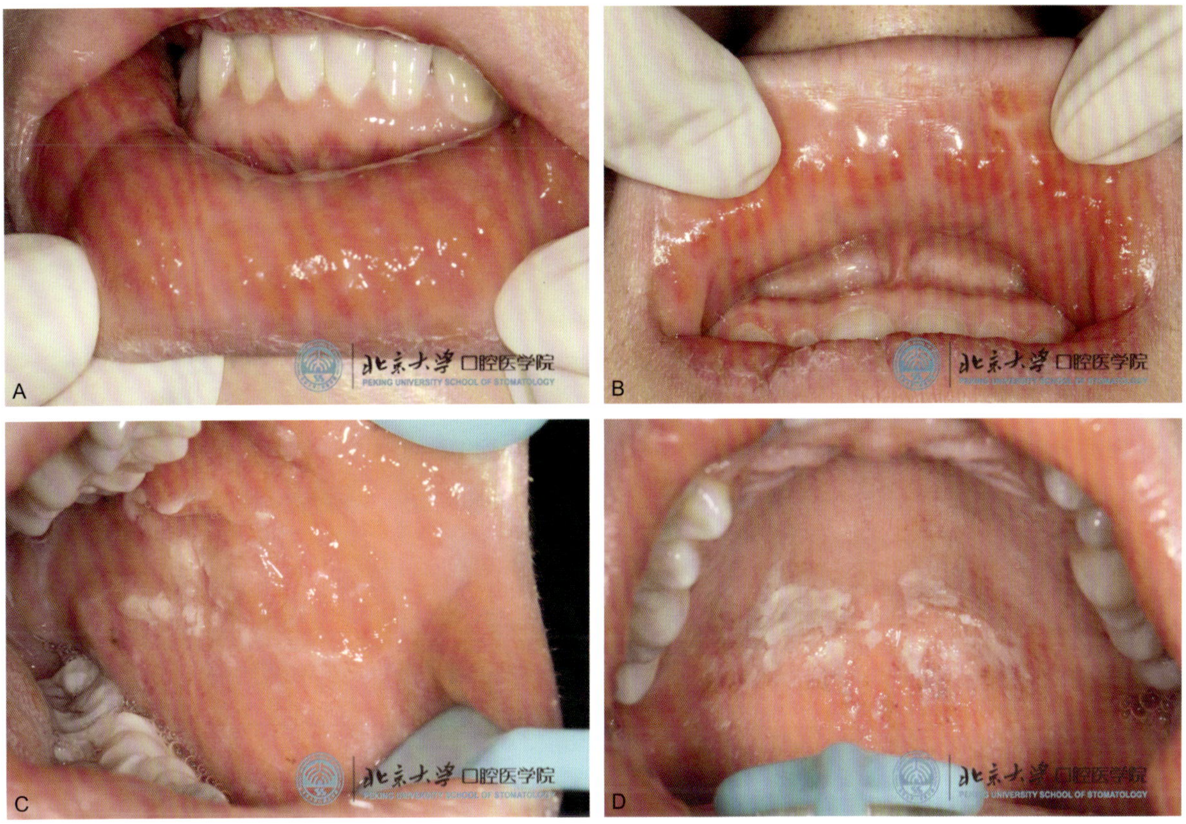

图 54A~D （治疗前）双唇内侧黏膜、左颊、上腭黏膜广泛红肿、散在糜烂面，部分融合；上腭后部糜烂表面渗出形成白色假膜

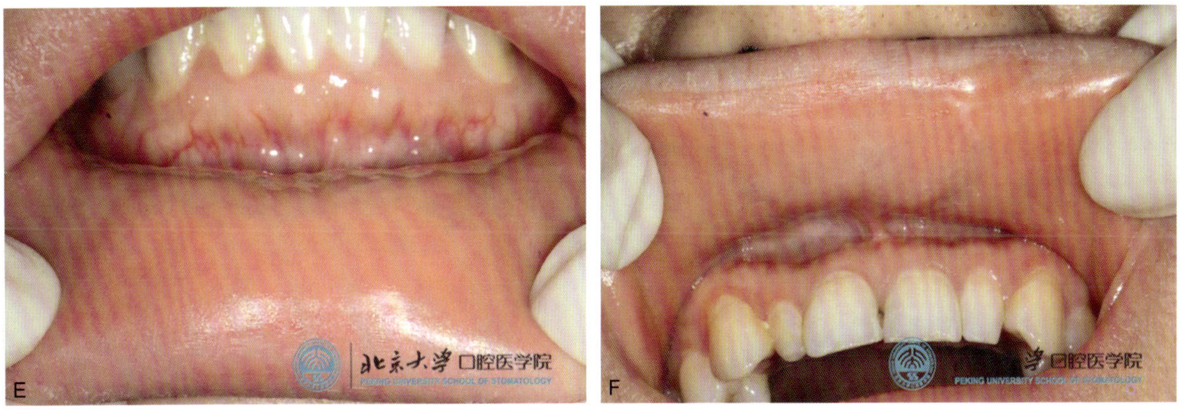

图 54E~H （治疗 1 周后）双唇内侧黏膜、左颊及上腭黏膜糜烂面均已愈合，红肿消失

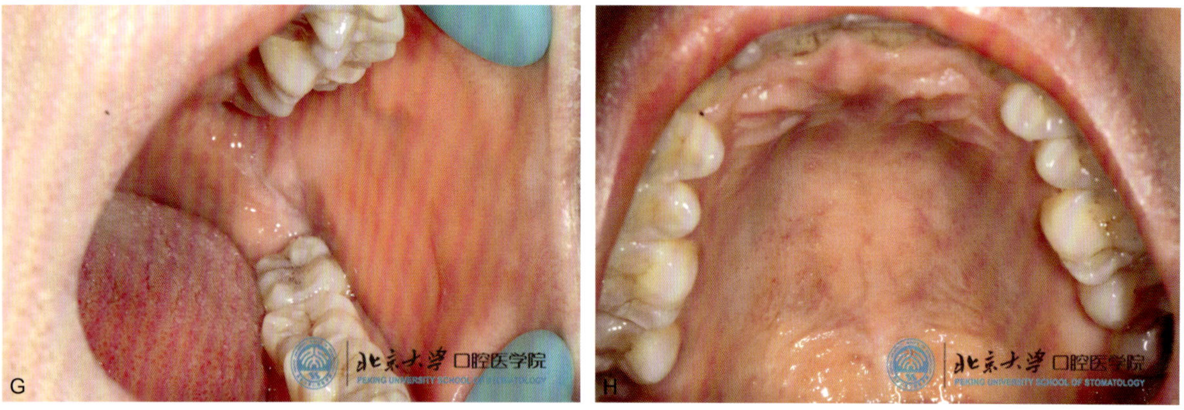

图 54E~H （续）

患者，女，33 岁。

[主诉] 口腔糜烂、肿胀 2 天。

[现病史] 2 天前突然出现口腔黏膜糜烂、肿胀，伴双侧口颌面部肿胀。追忆病史，发病前曾一天内食用十余颗蜂蜜糖（含蜂胶成分），后觉口腔黏膜疼痛不适，来诊。否认其他特殊接触史及用药史。否认系统病史。

[临床检查] 双唇红、唇内侧黏膜、双颊、上腭黏膜广泛鲜红色充血、肿胀，散在点片状糜烂面，部分融合。上腭后部覆较厚白色假膜。双舌缘水肿。

[既往史] 无特殊情况。

[家族史] 无特殊情况。

[全身情况] 健康。

[临床初步印象] 接触性过敏性口炎（蜂胶过敏）？

[可能的诊断]

1. 接触性过敏性口炎？
2. 口腔念珠菌病？
3. 疱疹性口炎？
4. 球菌性口炎？

[辅助检查]

全血细胞分析：白细胞计数：9.8×10^9/L［参考范围：（3.5～9.5）$\times10^9$/L］；嗜酸性粒细胞绝对值：0.69（参考范围：0.02～0.52）。

[最终诊断] 接触性过敏性口炎（蜂胶过敏）。

[诊断依据]

1. 明确接触史，发病前进食十余颗含蜂胶的蜂蜜糖。
2. 病程短，发病迅速，符合超敏反应性疾病发病特征。
3. 口腔黏膜广泛肿胀、糜烂、充血发红。
4. 全血细胞分析检查，白细胞及嗜酸性粒细胞计数高于正常值，提示过敏性疾病。
5. 去除可疑接触后，病损可消退。

[治疗原则及措施]

1. 避免再次食用蜂蜜糖，以及避免接触任何蜂胶制品。

2. 局部使用糖皮质激素类漱口水含漱，以消炎、促进病损愈合。

3. 注意休息，给予维生素 C 等全身支持治疗。

诊治难点与体会

接触性过敏性口炎（contact allergic stomatitis）是超敏体质者口腔黏膜与变应原接触后，发生变态反应而引发的口腔黏膜炎症性疾病。属于迟发型超敏反应。引起接触性过敏性口炎的物质本身不具有刺激性，并非每个接触者都发病，仅有超敏体质者发病。义齿修复材料、唇膏、牙膏、糖果等均有可能成为变应原。

接触性过敏性口炎临床表现为黏膜红肿、水疱、糜烂、表面渗出形成假膜、唇部可伴瘙痒等。接触变应原 2～3 天后发病，去除变应原后病损好转。该病临床表现缺乏特异性，需注意与口腔念珠菌病及细菌或病毒感染性疾病鉴别，可依据明确接触史、病程及临床表现确诊，必要时可辅以斑贴试验明确可疑变应原。其治疗以停止接触致敏物质、局部用药为主，可用 0.05% 氯己定溶液或 0.1% 依沙吖啶溶液含漱，面积广泛者使用糖皮质激素类漱口水效果良好，严重者可辅以氯雷他定或氯苯那敏等抗过敏药物、补充维生素 C 等进行支持治疗。

本例病例由蜂胶（proplis）制品引起，蜂胶是蜜蜂从植物芽孢或树干采集的树胶并混入蜜蜂上腭腺、蜂蜡混合而成的具有芳香气味的胶状固体物质。具有广泛的生物学作用，以及抗病毒、抗真菌、抗细菌、抗氧化、消炎、调节免疫等多种药物学作用。目前被制成片剂、膜剂等药物类型，以及添加入多种食品当中，因此食用蜂胶或医用蜂胶制剂的现象相当普遍。蜂胶在口腔科的应用包括牙体牙髓病、牙周疾病、冠周炎的防治，及复发性阿弗他溃疡、灼口综合征的治疗等。然而蜂胶所含成分复杂，并且不同国家不同地区蜂胶成分也有所不同，随着蜂胶的广泛应用，国内外有关蜂胶过敏的报道越来越多，包括接触性皮炎、过敏性唇炎等。因此建议大家谨慎使用蜂胶制品，注意蜂胶过敏，超敏体质者尤其应慎重。

临床诊疗流程图

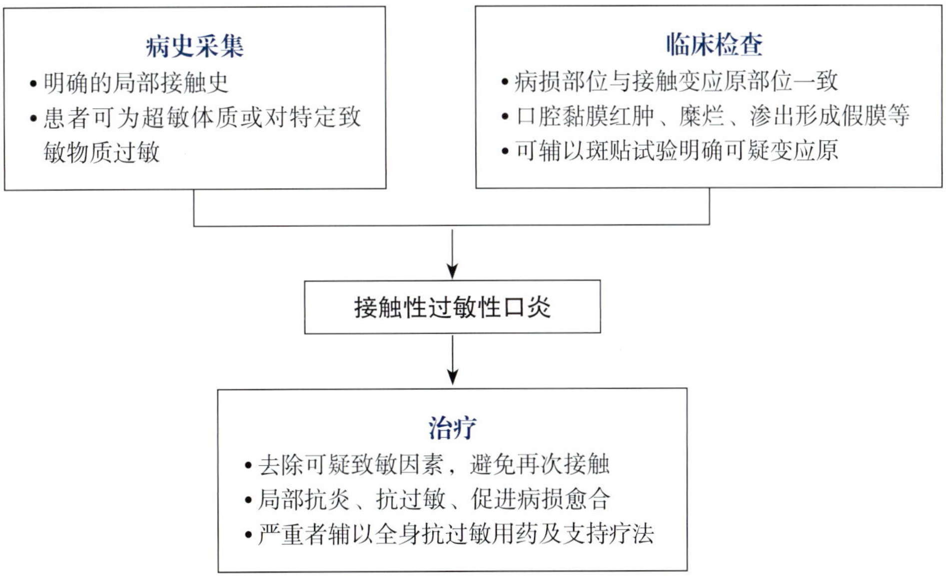

（李　丹　闫志敏）

参考文献

[1] 徐岩英,闫志敏.蜂胶过敏2例.实用口腔医学杂志,2002,18(5):424.
[2] 季丽玢,徐岩英.蜂胶在口腔临床的应用与蜂胶过敏.北京口腔医学,2002,(03):156-158.
[3] 华红,刘宏伟.口腔黏膜病学.北京:北京大学医学出版社,2014.
[4] L N G H. A case of allergic contact cheilitis caused by propolis and honey. Contact Dermatitis, 2016, 74(3): 186-187.
[5] 高峰,林梅.过敏性接触性口炎的诊断.临床口腔医学杂志,2005,(03):186-187.
[6] 吴淑娟,刘佳佳,罗小波,等.口腔黏膜过敏性疾病的过敏原检测方法.临床口腔医学杂志,2015,(03):189-192.
[7] 姚海春,姚京辉,陈云.蜂胶变态反应机制及防治原则.中国蜂业,2013,(15):55-58.
[8] 储雯,税艳青,雷雅燕.蜂胶在口腔临床中的应用进展.中国实用口腔科杂志,2008,(10):629-630.
[9] SUSAN E. WALGRAVE E M W A. Allergic Contact Dermatitis from Propolis. Dermatitis, 2005, 16(4): 209-215.
[10] DE GROOT A C. Propolis: A Review of Properties, Applications, Chemical Composition, Contact Allergy, and Other Adverse Effects. Dermatitis, 2013, 24(6): 263-282.
[11] ChEUNG G C C K, SZE D M. The Immunomodulatory and anticancer properties of propolis. Clinic Rev Allerg Immunol, 2013, 44: 262-273.

病例 55　固定性药疹

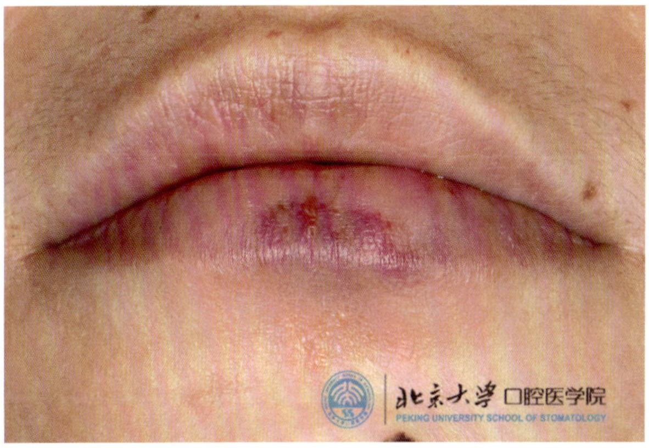

图 55-A　下唇唇红中央暗红色色素沉着斑

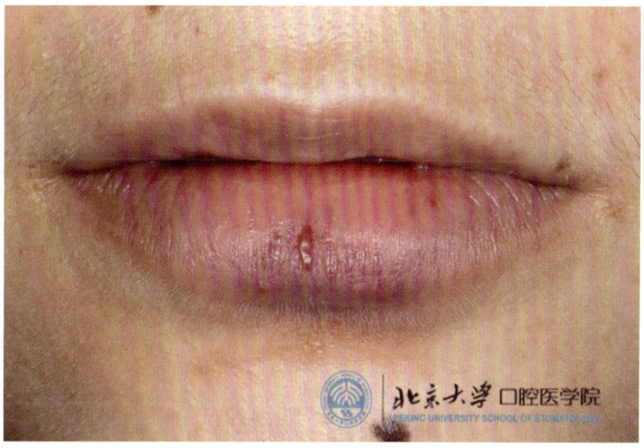

图 55-B　暗红色色素沉着斑中央椭圆形水疱样病损，口周皮肤色素沉着

患者，女，31 岁。

[主诉] 下唇肿胀伴“水疱”3 天。

[现病史] 患者 4 天前因感冒自行口服“快克”(内含对乙酰氨基酚),3 天前下唇局部发热伴瘙痒，自觉下唇肿胀，伴发“水疱”。1 天前自行局部涂抹他克莫司软膏，自觉下唇肿胀缓解。追问病史，患者自诉 2 年前曾出现相似症状，使用感冒药（如快克、白加黑等）后下唇出现肿胀，自行涂抹西瓜霜后病损好转，后局部出现色素沉着。近 2 年类似病损共出现 3 次，自觉色素沉着加深。否认食物及特殊药物过敏史。

[临床检查] 下唇唇红中央可见暗红色色素沉着斑，面积约 1.5 cm × 1 cm，质地均匀，边界较清楚，色素沉着斑中央可见 1 处椭圆形水疱样病损，面积约 0.6 cm × 0.1 cm，边缘清晰，疱壁完整；口内其余黏膜未见异常。口周皮肤色素沉着。

[既往史] 无特殊情况。

[家族史] 无特殊情况。

[全身情况] 健康。

[临床初步印象] 固定性药疹?

[可能的诊断]

1. 固定性药疹?
2. 多形红斑?
3. 复发性疱疹性口炎（唇疱疹）?

[辅助检查] 血细胞分析示嗜酸性粒细胞计数稍增高，白细胞及淋巴细胞均正常。

[最终诊断] 固定性药疹。

[诊断依据]

1. 发病前有较明确的用药史，用药和发病时间有因果关系。

2. 口腔黏膜或皮肤出现单发或多发的边界清楚的圆形、瘙痒性红斑，中央可形成水疱。在再次服用同类药物后于同一部位再发同一形式的皮损，皮损愈后遗留色素沉着斑，多无全身症状。

3. 停用可疑致敏药物后病损可愈合。

4. 辅助检查：血细胞分析嗜酸性粒细胞计数部分患者可增高，斑贴试验可能检出致敏原。

[治疗原则及措施]

1. 寻找并立刻停用可疑致敏药物（或物质）为治疗要点。

2. 抗过敏治疗：酌情给予抗组胺药如氯雷他定（开瑞坦）、氯苯那敏（扑尔敏）、阿司咪唑（息斯敏），用以抑制炎症介质的释放；病情严重者可口服、注射或静脉滴注肾上腺皮质激素。

3. 局部对症治疗：可选用 0.05% 氯己定溶液含漱，0.1% 依沙丫啶溶液含漱或唇部湿敷，局部涂抹糖皮质激素类软膏等，局部瘙痒明显者可用止痒膏。

4. 支持治疗：严重病例输液或多饮水加速致敏药物的排出，10% 葡萄糖酸钙注射加维生素 C 静脉给药或口服可拮抗缓激肽和组胺的作用，减少毛细血管通透性，减少渗出和炎症反应；适当补充体液，维持水、电解质平衡。

诊治难点与体会

固定性药疹（fixed drug eruption）是较常见的药疹，占各类药疹的 30% ~40%。病损可发生于全身任何部位，尤以口唇及口周、龟头、肛门等皮肤黏膜交界处多见，通常 2 周左右消退，病程具有自限性。发生在口腔黏膜的固定性药疹临床表现主要特征为口腔黏膜出现红肿、红斑、起疱及大面积糜烂等病损，病损在同一部位，以同一形式反复发生，病损消退遗留色素沉着。

确定诊断主要根据病史、临床表现及实验室检查。活体组织检查表现为急性炎症，可出现上皮细胞内及细胞间水肿，或有水疱形成。因不具特异性，临床诊断时较少采用。

本病需与复发性疱疹性口炎及多形红斑鉴别。复发性疱疹性口炎多为急性反复发作，多伴轻微全身反应（如疲劳不适等），损害为成簇小水疱，唇疱疹好发于唇红、唇红缘及唇周皮肤；多形红斑为急性炎症，多与季节有关，口内损害以急性渗出为主，多为广泛糜烂，形成厚假膜，皮肤病损为特征性靶形红斑，面部、手背、手掌多见。

治疗要点需要查清致敏物质，并立即停用及避免再次接触或使用致敏物质，同时给予抗过敏药物，局部以对症处理等为主。

临床诊疗流程图

病史采集

- 可疑用药史，多为口服药物引起
- 多在用药后 7~10 天出现，但如以前曾接受过同样或同类结构的药物治疗，则可于数小时或 1 ~2 天出现
- 多有在同一部位反复发生类似病损的病史
- 停用可疑致敏药物后病损可愈合

临床检查

- 皮疹可发生于全身任何部位，尤以口唇及口周、龟头、肛门等皮肤黏膜交界处多见，
- 单发或多发的边界清楚的圆形、瘙痒性红斑，炎症剧烈者中央可形成水疱
- 在再次服用同类药物后于相同部位再发皮损，皮损逐渐增多，症状逐渐加重，皮损愈后遗留色素沉着斑
- 多无全身症状
- 通常 2 周左右消退，病程具有自限性

↓

辅助检查

- 全血细胞分析：嗜酸性粒细胞可增多
- 皮肤斑贴试验

↓

固定性药疹

↓

病因治疗

- 寻找并立刻停止使用或接触可疑致敏药物或物质

抗过敏治疗

- 抗组胺药
- 糖皮质激素

支持治疗

- 输液或多饮水
- 适当补充体液，维持水、电解质平衡

对症治疗

- 氯己定溶液、依沙丫啶溶液
- 糖皮质激素类软膏
- 止痒膏

（李　金　华　红）

参考文献

[1] OHTOSHI S, KITAMI Y, SUEKI H, et al. Utility of patch testing for patients with drug eruption. Clinical & Experimental Dermatology, 2014, 39(3): 279-283.

[2] OZKAYA E. Oral mucosal fixed drug eruption: characteristics and differential diagnosis. Journal of the American Academy of Dermatology, 2013, 69(2): 51-58.

[3] DAS S, DAS S, CHOWDHURY J, et al. Non pigmenting mucosal fixed drug eruption due to tadalafil: A report of two cases. Indian Dermatology Online Journal, 2014, 5(2): 167-169.

[4] MARYA C M, SHARMA G, PARASHAR V P, et al. Mucosal fixed drug eruption in a patient treated with ornidazole. Journal of Dermatological Case Reports, 2012, 6(1): 21-24.

[5] 华红, 刘宏伟. 口腔黏膜病学. 北京: 北京大学医学出版社, 2014.

[6] 陆洁,段昕所. 固定性药疹发病机制的研究进展. 承德医学院学报, 1995(1): 80-82.
[7] 朱武立,周玉娟,管俊华,等. 对乙酰氨基酚片致固定性药疹1例. 实用医药杂志, 2015, 32(5): 411.
[8] 王清全,毛树印,陈维海,等. 对乙酰氨基酚致固定性药疹1例. 人民军医, 2016, 59(5): 502.
[9] 董莫然,袁丽萍,万里燕. 奥硝唑注射液致固定性药疹1例. 中国药物应用与监测, 2015, (1): 63-64.
[10] 丁勇,张峰,孙亮. 阿昔洛韦致固定性药疹1例. 人民军医, 2016, (7): 706.
[11] 韩飞,肖伟宏,闫保华,等. 牛黄解毒片致固定性药疹1例. 人民军医, 2016, 59(6): 599.
[12] 董盈盈,陈岚,段铱,等. 依托考昔致固定性药疹国内首报及文献复习. 实用皮肤病学杂志, 2015, 8(6): 419-421.

病例 56　多形红斑

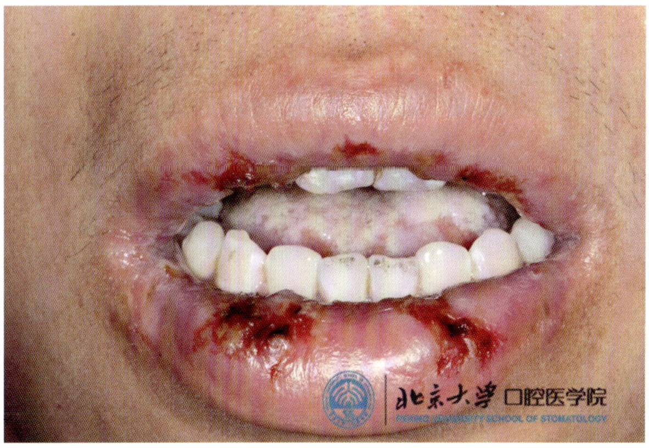

图 56-A （治疗前）上、下唇唇红及唇内侧黏膜散在糜烂面、假膜及血痂

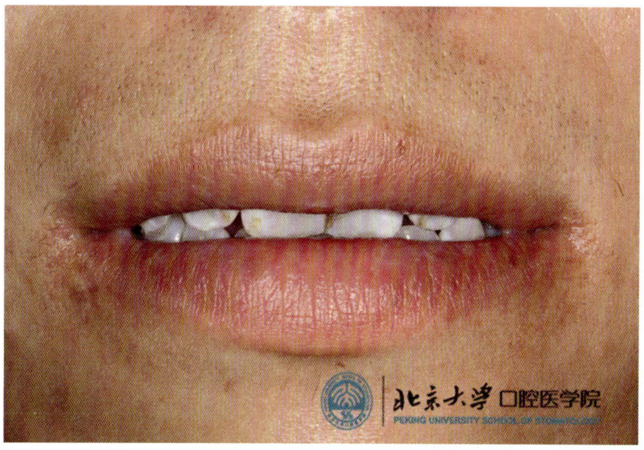

图 56-B （治疗后）上、下唇唇红及唇内侧黏膜病损愈合

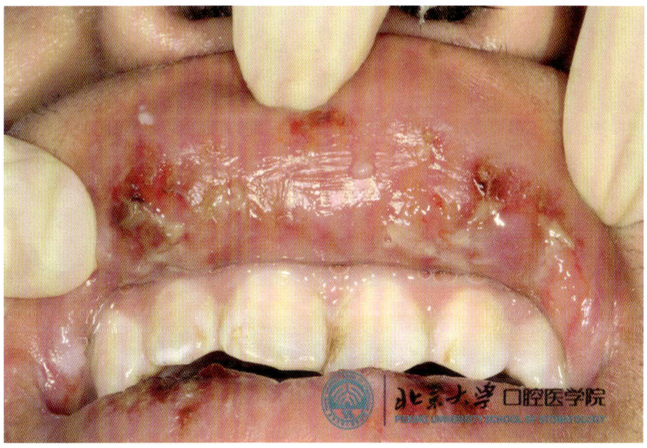

图 56-C （治疗前）上唇内侧黏膜散在糜烂面、假膜及血痂

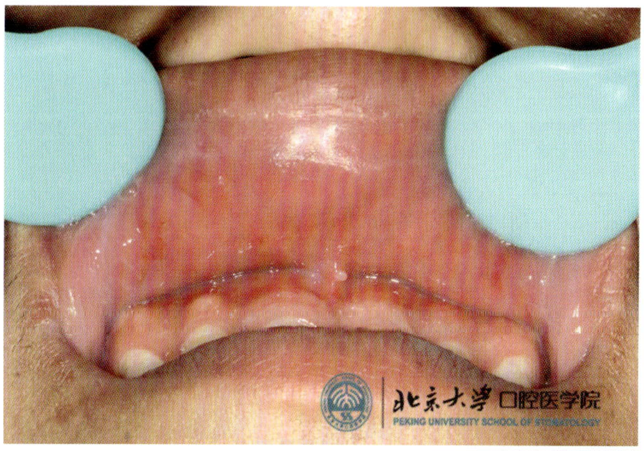

图 56-D （治疗后）上唇内侧黏膜病损愈合，黏膜轻度水肿发白

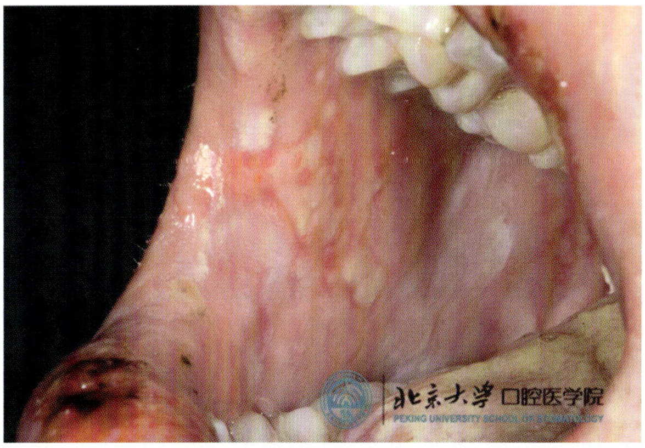

图 56-E （治疗前）右颊黏膜糜烂面、假膜及充血发红，周围黏膜水肿发白

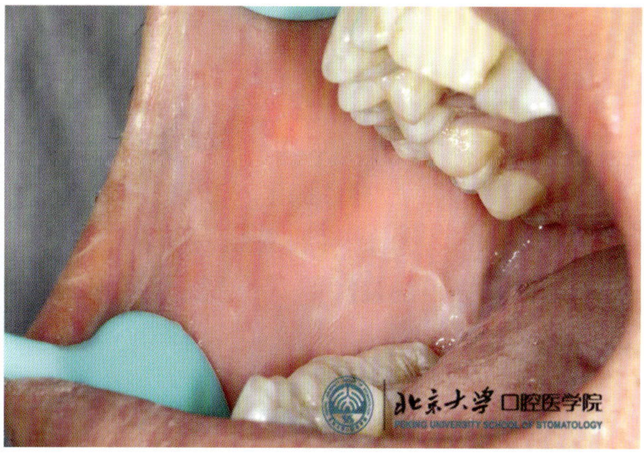

图 56-F （治疗后）右颊黏膜病损愈合，黏膜轻度水肿发白

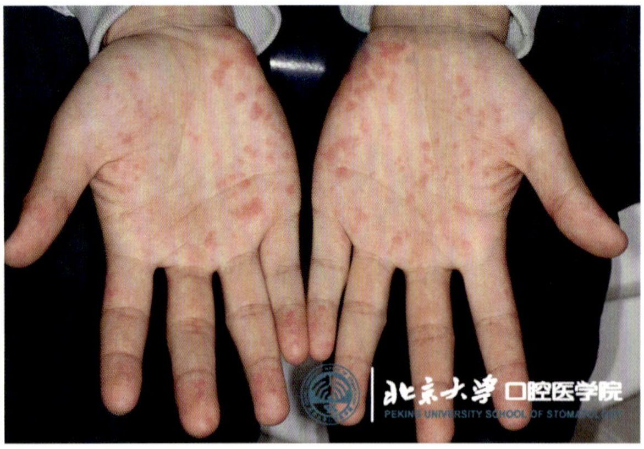

图 56-G （治疗前）双侧手掌皮肤多个红斑、丘疹、水疱，部分表现为靶形红斑

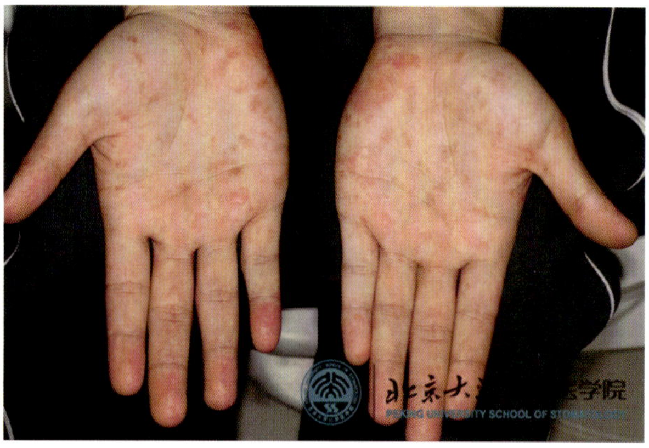

图 56-H （治疗后）双侧手掌皮肤病损色素沉着

患者，男，23 岁。

[主诉] 口腔黏膜肿痛 2 天。

[现病史] 2 天前，患者晨起后，无明确诱因开始自觉口腔黏膜肿痛，口水增多，同时口周、鼻、双耳、手掌、胸腹部皮肤出现红疹、水疱，伴瘙痒，否认眼、鼻、生殖器、肛门等部位黏膜异常，伴发热 37.9℃；于外院诊断为“过敏性皮炎、口腔溃疡”，给予“盐酸西替利嗪片、维生素 C 片、口炎清颗粒”，服用 1 天，无明显效果。发病前无特殊饮食、用药史，否认相似病史，否认过敏体质。

[临床检查] 上、下唇唇红及唇内侧黏膜散在糜烂面，基底充血发红，表面被覆黄色假膜，下唇黏膜见黑紫色血痂；双颊、舌背、双侧舌腹黏膜见多片糜烂面，基底充血发红，表面被覆黄色假膜，周围黏膜水肿明显；双侧下颌下淋巴结肿大，有压痛；口周、鼻、双耳、手掌、胸腹部皮肤见多个直径 0.2 ~ 1.0 cm 大小的红斑、丘疹呈密集或散在分布，部分红斑病损中央见一透明小水疱，呈靶形红斑。

[既往史] 无特殊情况。

[家族史] 无特殊情况。

[全身情况] 坐骨神经炎 2 年，现服“甲钴胺、维生素 B_1、卡马西平”治疗。

[临床初步印象] 多形红斑?

[可能的诊断]

1. 多形红斑?
2. 疱疹性口炎?
3. 寻常型天疱疮?

[辅助检查]

1. 全血细胞分析：中性粒细胞绝对值 7.64×10^9/L ↑。

2. 抗体测定：单纯疱疹病毒（HSV）IgM 抗体（-），单纯疱疹病毒 IgG 抗体（+），巨细胞病毒（CMV）IgM 抗体（-），巨细胞病毒 IgG 抗体（-），EB 病毒 IgM 抗体（-），EB 病毒 IgG 抗体（-），肺炎支原体 IgM 抗体（-），肺炎支原体 IgG 抗体（-）。

[最终诊断] 多形红斑。

[诊断依据]

1. 起病急，口腔黏膜肿痛 2 天。

2. 口腔黏膜广泛充血、发红、水肿，并有大面积糜烂，表面被覆黄色假膜，病损易出血，唇部形成血痂。

3. 多处皮肤见红斑、丘疹病损，个别呈靶形红斑。

4. 抗炎、抗过敏治疗 2 周后痊愈。

[治疗原则及措施]

1. 详细询问病史，隔离可疑致敏物质。

2. 药物治疗：病情轻且病损局限的患者以局部治疗为主，选择糖皮质激素类药物，如地塞米松、曲安奈德乳膏等，唇部有厚血痂者，应在上药前应用 0.1% 乳酸依沙吖啶溶液唇部湿敷以软化血痂；黏膜病损广泛、疼痛剧烈影响进食的患者可给予全身治疗，醋酸泼尼松每日口服 30 ~ 60 mg，待口腔糜烂和渗出控制后逐渐减量，每 3 天减 5 mg，2 ~ 4 周内减完；重症反复发作的患者，糖皮质激素治疗效果不佳时可给予氨苯砜、硫唑嘌呤、沙利度胺等免疫抑制剂治疗；反复发作且 HSV 抗体阳性者，可口服阿昔洛韦（400 mg，每日 2 次）、伐昔洛韦（500 mg，每日 2 次）或泛昔洛韦（250 mg，每日 2 次）等辅助治疗或预防。本例患者给予醋酸泼尼松片（起始量每日 30 mg）及防风通圣丸口服、0.1% 乳酸依沙吖啶溶唇部湿敷及口内含漱、复方盐酸金霉素软膏涂擦患处共 2 周后即痊愈。

3. 支持治疗：高营养、高蛋白饮食，补充维生素，加强休息。

诊治难点与体会

多形红斑（erythema multiforme，EM）是黏膜、皮肤的一种急性渗出性炎症性疾病，发病急，具有自限性和复发性。黏膜和皮肤可同时发病，或单独发病。根据临床表现可分为轻症型和重症型两种情况。轻症型多与单纯疱疹病毒（herpes simplex virus，HSV）感染有关，一般无或有轻度头痛、低热、乏力、关节痛等前驱症状；黏膜损害轻，常局限于口腔黏膜，表现为广泛充血、发红、水肿，大面积糜烂，唇部黑紫色血痂；皮肤病损以红斑、丘疹为主，亦可见风团，分布于四肢末端伸侧面，典型的为靶形红斑；皮疹光照后加重，可出现同形反应，有轻度瘙痒。重症型发病前常有明显的前驱症状，如高热 39 ~ 40℃、肌肉痛、关节痛等，可伴全身浅表淋巴结肿大；黏膜损害严重，可累及两个部位的黏膜；皮损红斑数目多，主要分布于四肢，常扩散至躯干，有多数典型的靶形损害。本例患者根据病史及典型的临床表现诊断多形红斑并不困难，但应注意与疱疹性口炎（口腔黏膜上成簇小水疱，水疱可融合；除口周皮肤外一般无皮损；病理表现为上皮内疱，上皮内有气球样细胞，细胞核内有嗜酸性病毒包涵体）和寻常型天疱疮（黏膜、皮肤的疱损逐渐发生，此起彼伏；非急性发作，病程较长；病理表现为上皮内疱，有棘层松解）相鉴别。多形红斑的治疗可采用短期口服醋酸泼尼松片及合并局部对症治疗的方案，口腔糜烂和渗出控制后激素逐渐减量，可起到治疗疾病及避免激素并发症的目的。多形红斑往往不易找到明确的发病诱因，可能与感染、药物、接触物、内脏疾病等相关，其中 HSV 感染是最常见的致敏原因，65% ~ 70% 的复发性多形红斑与 HSV 感染有关，患者发病前 1 ~ 3 周可有 HSV 感染史，血清可以检测到 HSV 抗体以及病毒抗原。因此，应详细询问患者的病史及全身状况，完善相关检查。如发现可疑致敏物质，应立即隔离并进行针对性治疗，并避免再次接触。本例患者未发现可疑食物及药物接触史，但完善检查后发现其 HSV-IgG 抗体为阳性，日后应密切随诊，若出现复发及时来院就诊。

临床诊疗流程图

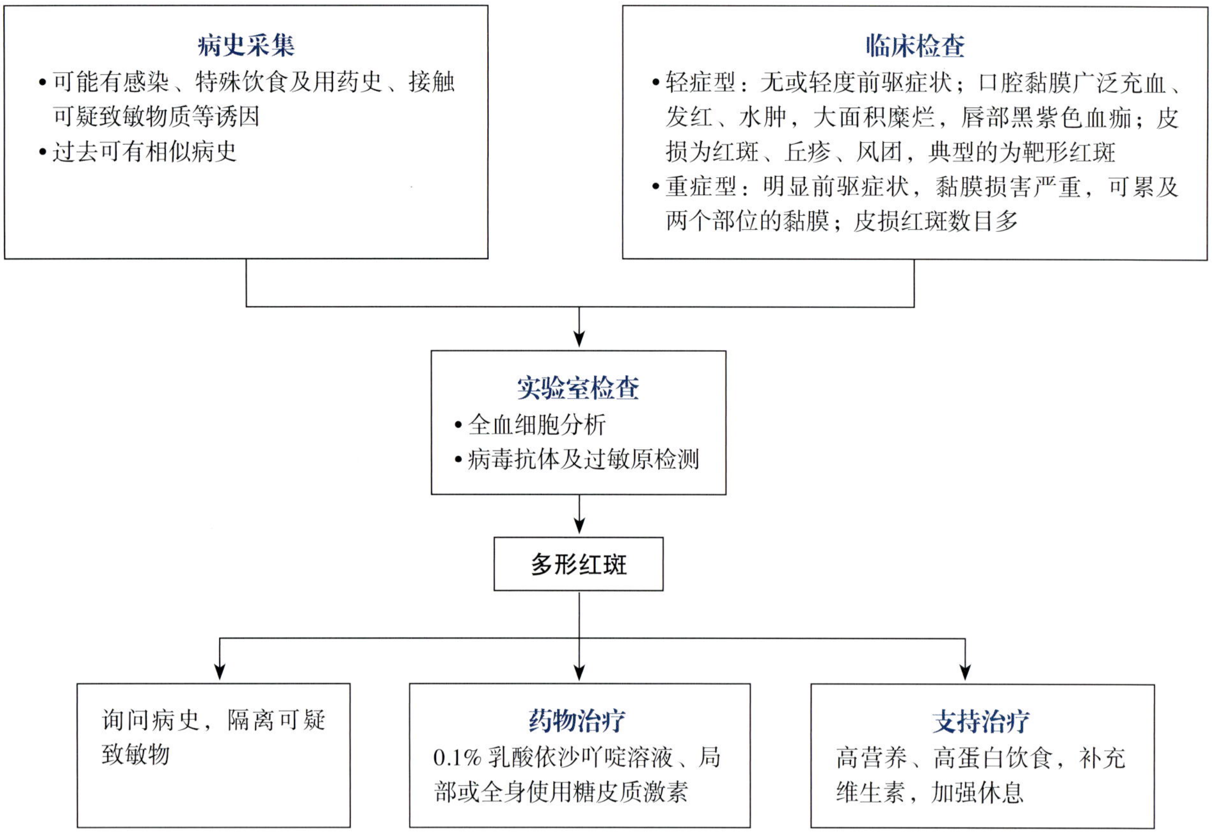

（吕 欣 华 红）

参考文献

[1] 华红, 刘宏伟. 口腔黏膜病学. 北京: 北京大学医学出版社, 2014.
[2] 陈谦明. 口腔黏膜病学. 北京: 人民卫生出版社, 2012.
[3] SCULLY C, BAGAN J. Oral mucosal diseases: erythema multiforme. British Journal of Oral & Maxillofacial Surgery, 2008, 46(2): 90.
[4] LADIZINSKI B, CARTER J B, LEE K C, et al. Diagnosis of herpes simplex virus-induced erythema multiforme confounded by previous infection with Mycoplasma pneumonia. Journal of Drugs in Dermatology, 2013, 12(12): 707-709.

病例 57　浆细胞龈炎

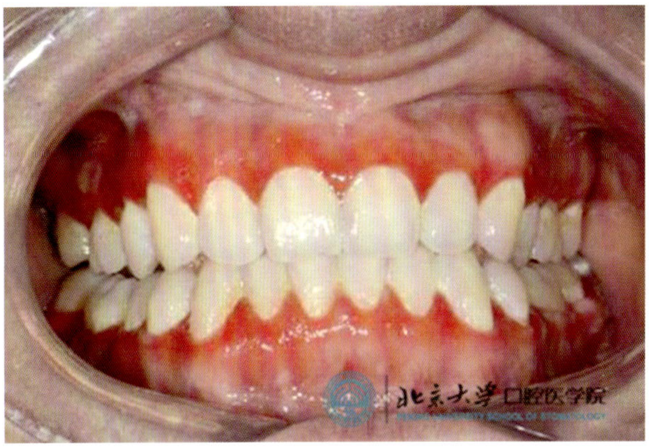

图 57-A　全口牙龈弥漫性充血，呈鲜红色，累及部分附着龈

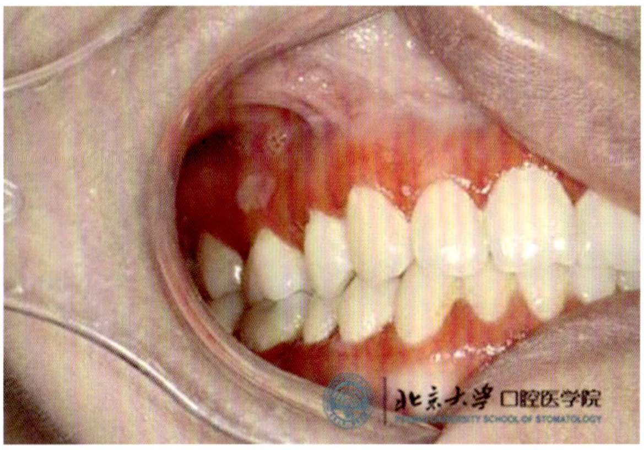

图 57-B　右侧上下颌牙龈充血，呈鲜红色，16 颊侧牙龈可见 0.5 cm × 0.4 cm 糜烂面，表面被覆黄白假膜

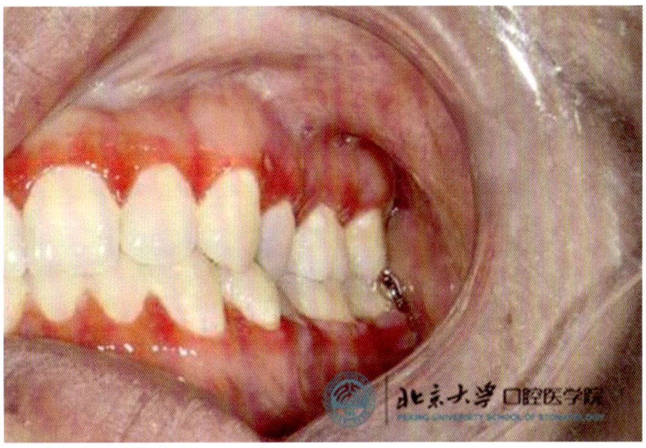

图 57-C　左侧上下颌牙龈充血，呈鲜红色，25 颊侧牙龈可见 0.3 cm × 0.2 cm 糜烂面，表面被覆黄白假膜

患者，女，33 岁。

[主诉] 全口牙龈发红、肿胀感 4 个月。

[现病史] 患者 4 个月前开始出现全口牙龈发红，伴肿胀感，刷牙出血。2 个月前曾于我院牙周科就诊，牙周基础治疗（牙周洁治 + 刮治）后效果不明显。否认可疑致敏原接触史及过敏史。

[既往史] 无特殊情况。

[家族史] 无特殊情况。

[全身情况] 健康。

[临床检查] 全口唇、颊侧游离龈及部分附着龈弥漫性片状充血区域，呈鲜红色，轻度肿胀。16 颊侧牙龈可见 0.5 cm × 0.4 cm 糜烂面，25 颊侧牙龈可见 0.3 cm × 0.2 cm 糜烂面，表面被覆黄白假膜。

[临床初步印象] 浆细胞龈炎？

[可能的诊断]

1. 浆细胞龈炎?
2. 类天疱疮?
3. 天疱疮?
4. 扁平苔藓?
5. 口腔念珠菌病?
6. 浆细胞瘤?

[辅助检查]

1. 全血细胞分析检查各项指标均未见异常。
2. 活体组织检查：上皮变薄，钉突延长，上皮内及固有层见密集浸润的大量正常形态浆细胞。
3. 斑贴试验：未查及致敏原。

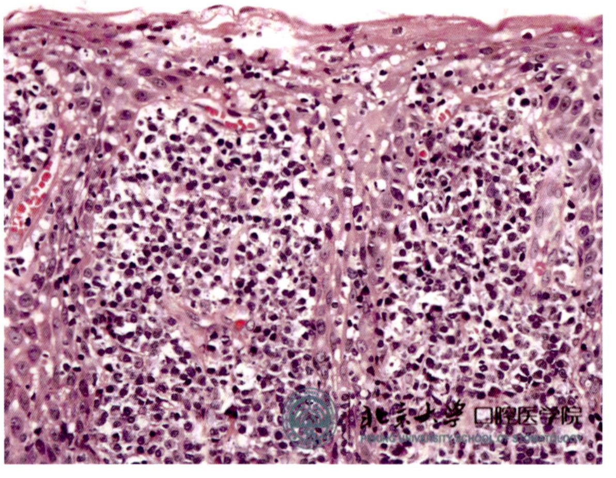

图 57-D 浆细胞龈炎的活体组织检查表现（HE 染色）

[最终诊断] 浆细胞龈炎。

[诊断依据]

1. 发生于牙龈的典型弥漫性鲜红色斑片，累及附着龈。
2. 活体组织检查固有层见大量正常形态浆细胞密集浸润。

[治疗原则及措施]

浆细胞龈炎病因不明，早期研究认为本病发生可能是机体对某些致敏原产生的超敏反应，因此斑贴试验有助于明确致敏原，应尽量避免再次接触致敏原。然而大部分患者找不到明确的致敏原，对于没有明确致病诱因的患者可以采取以下治疗措施，但临床效果不稳定，容易复发。

1. 糖皮质激素类药物　局部涂擦或于病损组织内注射醋酸泼尼松、曲安奈德、地塞米松等糖皮质激素类药物，或者口服此类药物。本方法是临床使用较多的方法，但是治疗效果不一致。停药后易复发。

2. 免疫抑制剂　病损区可局部涂擦他克莫司、吡美莫司乳膏等免疫抑制剂。上述两种药物是钙依赖性磷酸酶抑制剂，具有调节 T 淋巴细胞亚群活性的作用，但其治疗本病的作用机制尚不清楚。

3. 抗生素类药物　少数患者使用灰黄霉素或夫西地酸（fusidic acid）治疗有效。

4. 其他方法　对于重症患者也可以采用液氮冷冻、CO_2 激光照射、电凝、外科手术、放射治疗等方法。

诊治难点与体会

浆细胞龈炎（plasma cell gingivitis）是发生在牙龈的以浆细胞浸润为主要特征的慢性炎症性疾病。该病临床较为少见，除累及牙龈外，还可以侵犯唇、舌、口咽部等口腔和上呼吸道黏膜，因此也统称为浆细胞口炎（plasma cell stomatitis）。

原发于口腔的浆细胞口炎可不伴有全身浆细胞病，活体组织检查特征为固有层成熟浆细胞浸润及黏膜炎症，免疫组化可见 κ 或 λ 轻链双阳性的免疫球蛋白，证实浆细胞浸润为多克隆良性浸润。目前浆细胞口炎的病因尚不明确，致敏原引起的超敏反应、创伤、内分泌和自身免疫性疾病因素等均被认为是可能的发病因素。

浆细胞口炎临床表现多样，可表现为红斑、红斑伴糜烂以及增生性损害。其中最常见的为红斑型病损，好发于牙龈，少数患者在红斑基础上伴有糜烂病损。文献报道，牙龈是浆细胞口炎最常见的受累部位，约占所有患者的 69.3%，可能与龈沟中的细菌及其内毒素刺激相关。累及附着龈的牙龈鲜红色斑块对于该病的诊断有提示意义。临床工作中需要注意与发生于牙龈的天疱疮、黏膜类天疱疮、扁平苔藓、红斑型口腔念珠菌病、浆细胞瘤等相鉴别。鉴别要点简要概括如下：

1. 天疱疮　慢性自身免疫性疾病，可发生在牙龈，呈剥脱性龈炎样病损，但除牙龈外往往累及其他口腔黏膜。临床表现为口腔黏膜反复起疱、糜烂，尼氏征阳性。可伴或不伴皮肤病损。免疫荧光检查及血清 ELISA 检测 Dsg1、Dsg3 等自身抗体有助于诊断。

2. 黏膜类天疱疮　慢性自身免疫性大疱性疾病，口腔病损多见于牙龈，也可出现剥脱性龈炎样病损，临床表现为口腔黏膜反复起疱、糜烂，活体组织检查表现为上皮下疱形成。直接免疫荧光可见上皮基底膜区域翠绿色荧光带。而用间接免疫荧光技术检测，仅有 20% ~ 40% 的患者血清中出现抗基底膜带的自身抗体，主要为 IgG、IgA，且滴度较低。血清 ELISA 检测部分患者 BP180 抗体阳性。

3. 扁平苔藓　常见于颊黏膜，虽然活体组织检查可以出现少量的浆细胞浸润，但是以固有层大量淋巴细胞浸润为主，同时可出现基底细胞液化变性和胶样小体。

4. 萎缩型口腔念珠菌病　该病可发生于牙龈、唇、颊黏膜等处，患者多佩戴义齿，或者近期有抗生素、糖皮质激素使用史。病损区黏膜 KOH 直接涂片，显微镜下检查，或者采取唾液培养法有助于确定念珠菌感染情况。

5. 浆细胞瘤　为少见病，但口腔、咽部是常见的好发部位。本病临床表现为范围明确的肿胀或形成乳头状结节，直径约 1 cm 至数厘米大小。血清蛋白电泳可见丙种球蛋白升高。活体组织检查亦可见大量浆细胞浸润，但浸润的浆细胞有明显的异形性。免疫组化检查可见免疫球蛋白 κ 或 λ 轻链呈单克隆增生。

该病的治疗原则及具体措施见前所述，药物治疗前排查致敏原及就诊初期牙周基础治疗对于病情改善十分重要。另外，有研究报道浆细胞口炎可同时伴有骨髓异常增殖，因此对于浆细胞口炎患者的长期随访十分必要。

临床诊疗流程图

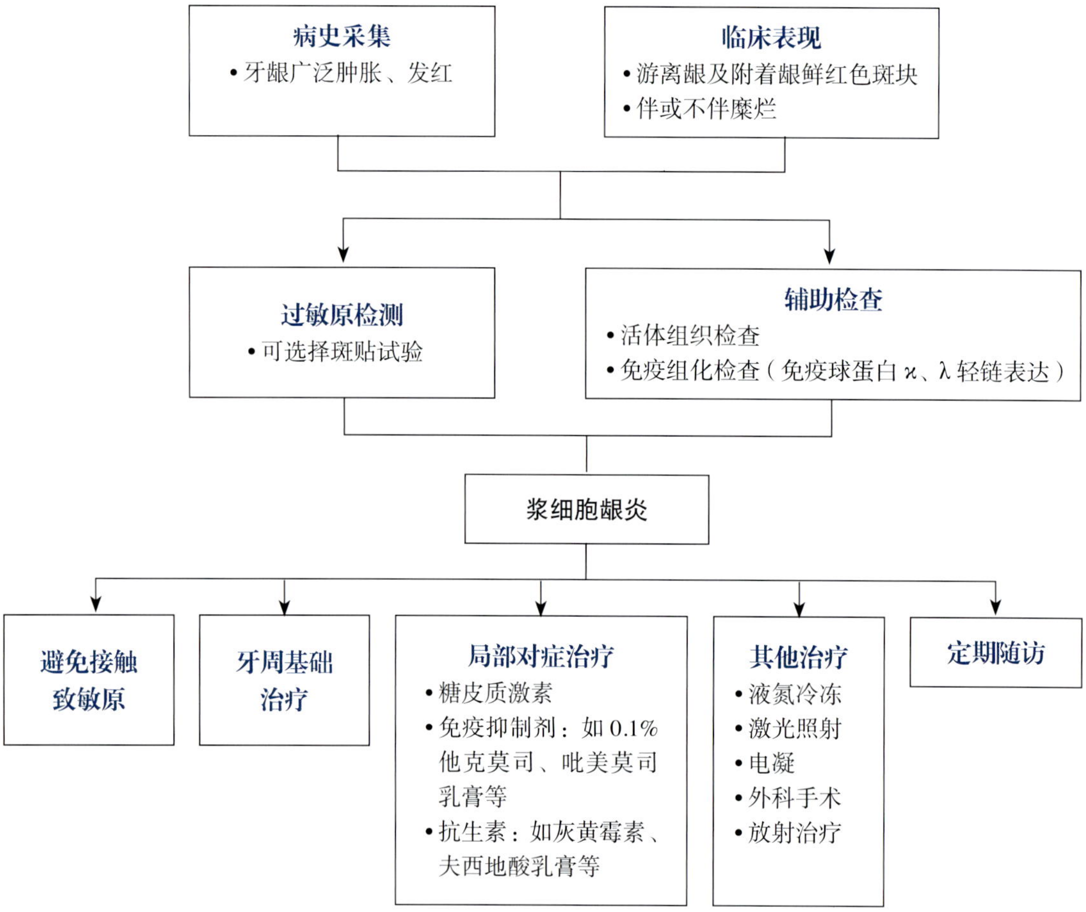

（魏 攀 华 红）

参考文献

[1] 华红, 刘宏伟. 口腔黏膜病学. 北京: 北京大学医学出版社, 2014.
[2] 彭骊苏, 周红梅, 曾昕, 等. 原发性浆细胞性口炎临床表征及分析. 临床口腔医学杂志, 2013, 29(10): 628-632.
[3] NOORILY A D. Plasma cell orificial mucositis. Otolaryngol Head Neck Surg, 1997, 116(3): 416-417.

第八章

口腔黏膜色素障碍性疾病

病例 58　口腔黏膜黑斑

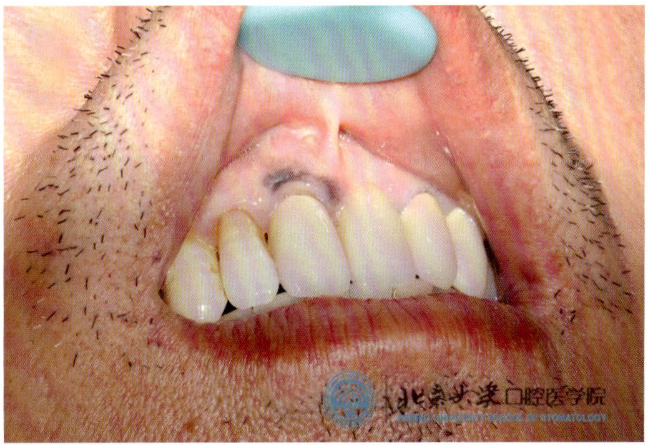

图 58-A　11 对应唇侧牙龈黑色斑片

患者，男，57 岁。

[主诉] 牙龈黑色斑片 15 年。

[现病史] 患者 15 年前无明显诱因牙龈出现黑色斑片，无增大或减小史，无自觉症状，未经治疗。3 个月前行胃镜、肠镜检查，均无异常。否认重金属接触史，否认烟酒嗜好，否认长期服用特殊药物史。

[临床检查] 11 对应唇侧附着龈可见一处约 1 cm × 0.4 cm 黑褐色斑片，表面平坦、光滑，边界清，质软，无触痛。11、21、22、23 全瓷冠修复。

[既往史] 无特殊情况。

[家族史] 无特殊情况。

[全身情况] 健康。

[临床初步印象] 口腔黏膜黑斑?

[可能的诊断]

1. 口腔黏膜黑斑 ?
2. 色素沉着息肉综合征 ?
3. 血色素沉积症?
4. 原发性肾上腺皮质功能减退症（艾迪生病）?
5. 恶性黑色素瘤?

[辅助检查]

1. 胃镜、肠镜：均无异常。
2. 尿 17- 羟皮质类固醇、17- 羟皮质类固酮：均无异常。
3. 活体组织检查：见牙龈组织上皮基底层细胞质内有大量黑色素沉积。细胞形态正常，无非典型性。

[最终诊断] 口腔黏膜黑斑。

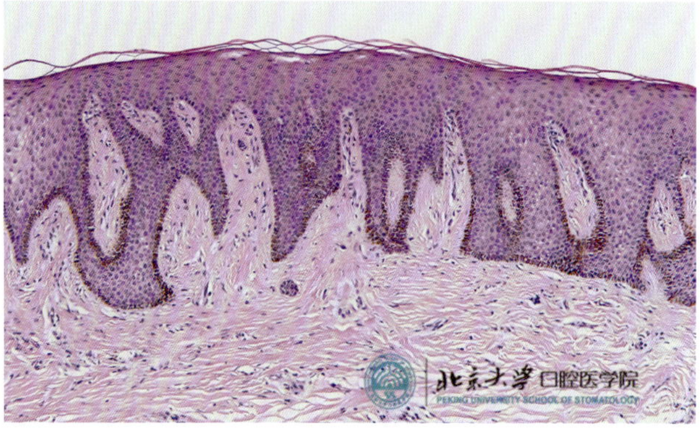

图 58-B 口腔黏膜黑斑的组织病理学表现（HE 染色）

[诊断依据]

1. 牙龈黑色斑块 15 年，无自觉症状。

2. 口腔表现：11 对应唇侧附着龈可见一处约 1 cm × 0.4 cm 黑褐色斑片，表面平坦、光滑，边界清，质软，无触痛。

3. 患者无吸烟史，无特殊药物使用史。

4. 患者无重金属接触史。

5. 胃镜、肠镜：均无异常。

6. 尿 17- 羟皮质类固醇、17- 羟皮质类固酮：均无异常。

7. 活体组织检查：黑色素沉积于上皮基底细胞胞质内。

[治疗原则及措施]

1. 随访观察。

2. 如出现色泽、大小变化，或表面发生溃疡、糜烂、增生、出血等表现，及时手术切除，以明确疾病性质。

诊治难点与体会

口腔黏膜黑斑（melanoplakia）是指与种族性、系统性、外源性因素无关的口腔黏膜黑素斑，发病原因尚不明确。临床上表现为均匀散在平坦的黑色、棕色斑片或斑块，边界清。口腔黏膜黑斑需与色素沉着息肉综合征（pigmentation polyposis syndrome）、血色素沉积症、原发性肾上腺皮质功能减退症（primary chronic adrenocortical hypofunction, Addison’s disease，艾迪生病）、恶性黑色素瘤等鉴别。色素沉着息肉综合征为常染色体显性遗传性疾病，口腔黏膜表现与口腔黏膜黑斑类似，但可合并肠道多发息肉，通过肠镜检查可以鉴别。血色素沉积症一般多见于外伤或其他原因引起的黏膜下出血，造成局部含铁血黄素潴留，形成外形不规则、边界不清的黄色或棕黄色斑片，通过外伤史及临床表现可以鉴别。原发性肾上腺皮质功能减退症又称艾迪生病，是由于各种原因破坏双侧绝大部分的肾上腺，引起肾上腺皮质分泌不足所致，口腔黏膜可表现为暗棕色或蓝黑色的斑点、斑纹或斑片。通过尿 17- 羟皮质类固醇、17- 羟皮质类固酮等检查诊断肾上腺皮质功能减退。恶性黑色素瘤多见于腭部和附着龈，起病时多为大小不一的黑素斑块，扁平，多为蓝黑色，逐渐扩展后可形成肿块，表面可有溃疡，渗出，多有卫星灶，早期即可有相关区域淋巴结肿大。除此之外，口腔黏膜黑斑还应除外吸烟、药物或重金属接触等外源性或内源性因素导致的色素沉着。

口腔黏膜黑斑目前认为是良性病变，临床以随访观察为主。如出现色泽、大小较快改变，或表面发生溃疡、糜烂、增生、出血等表现，应及时手术切除以明确诊断。

临床诊疗流程图

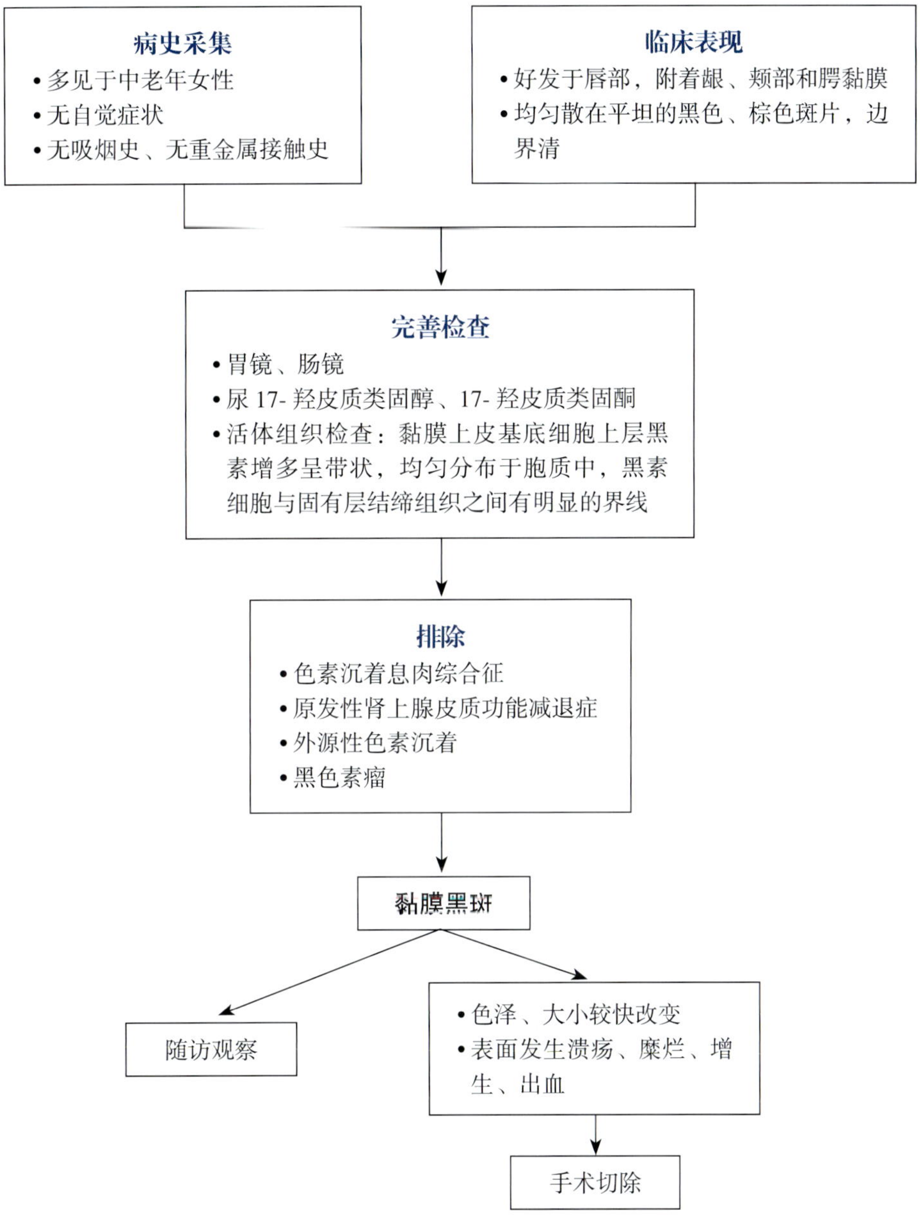

（周培茹　刘晓松）

参考文献

[1] AGUIRRE A, TAPIA J L. Pigmented lesions of the oral mucosa//Glick M. Burket's Oral Medicine. 12th ed. Shelton, Connecticut: People's Medical Publishing House-USA, 2015: 132-133.

[2] 唐国瑶. 口腔黏膜色素异常. 见: 华红, 刘宏伟. 口腔黏膜病学. 北京: 北京大学医学出版社, 2014: 227-228.

[3] 周曾同. 口腔黏膜病临床治疗 Ⅰ. 口腔白斑、红斑和黑斑的诊断与治疗. 中华口腔医学杂志, 2006, 41(8): 502-505.

[4] MELETI M, VESCOVI P, MOOI W J, et al. Pigmented lesions of the oral mucosa and perioral tissues: a flow-chart for the diagnosis and some recommendations for the management. Oral Surgery Oral Medicine Oral Pathology Oral Radiology & Endodontology, 2008, 105(5): 606-616.

病例 59　色素沉着息肉综合征

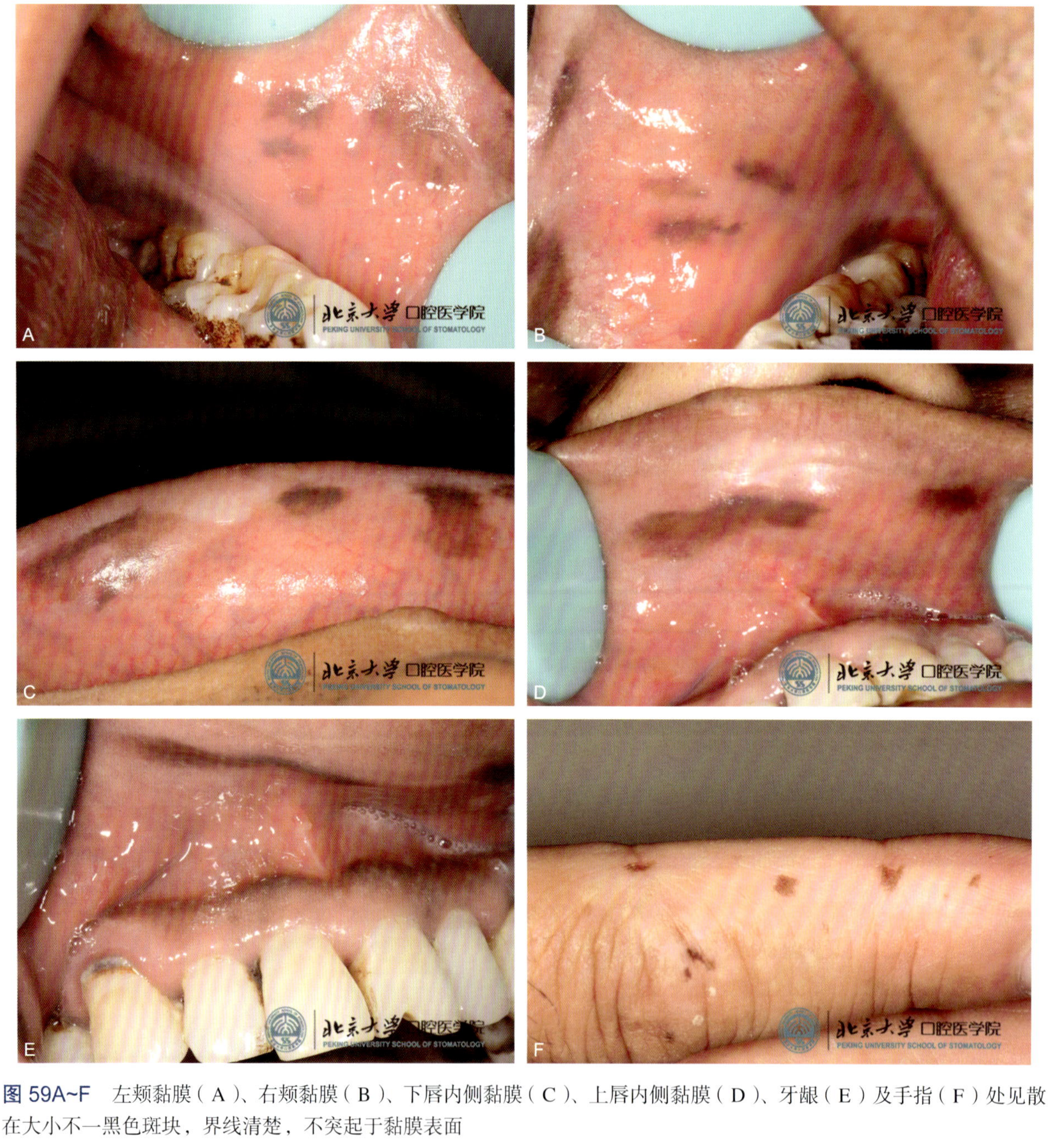

图 59A~F　左颊黏膜（A）、右颊黏膜（B）、下唇内侧黏膜（C）、上唇内侧黏膜（D）、牙龈（E）及手指（F）处见散在大小不一黑色斑块，界线清楚，不突起于黏膜表面

患者，男，50 岁。

[主诉] 口腔黏膜黑色斑块 2 年。

[现病史] 2 年前发现口腔黏膜出现多处黑色斑块，无明显不适。右手皮肤出现棕黑色斑块 8 年，无明显不适。晨起及饮酒后出现阵发性腹痛，腹泻，未经诊治。否认食欲减退、消瘦、乏力等。否认家族类似病史。饮酒 30 年，每日饮白酒半斤。吸烟 30 年，每日约 20 支。

[临床检查] 上下唇内侧黏膜、双颊黏膜散在大小不一棕黑色斑块，不高于黏膜表面，表面光滑，界线尚清楚，触诊软，基底黏膜未见充血及糜烂。

双手手指皮肤散在大小不一棕黑色斑块，不高于皮肤表面，质地软。

[既往史] 无特殊情况。

[家族史] 无特殊情况。

[全身情况] 患有脂肪肝、胆囊炎。

[临床初步印象] 色素沉着息肉综合征？

[可能的诊断]

1. 色素沉着息肉综合征？
2. 黏膜黑斑？
3. 色素痣？
4. 原发性慢性肾上腺功能减退症？
5. 固定药疹？
6. Laugier-Hunziker 综合征？

[辅助检查] 肠镜检查及活体组织检查。

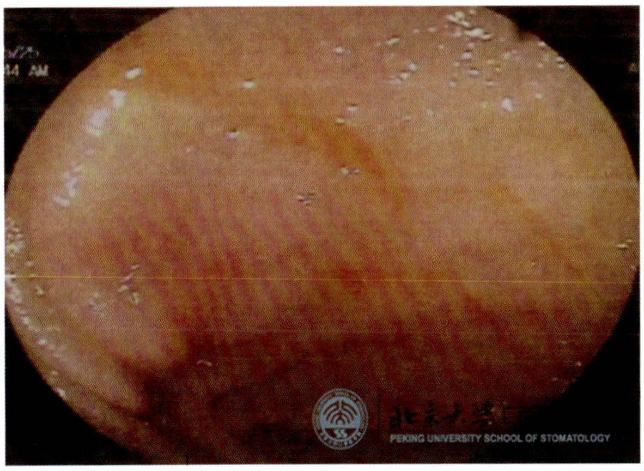

图 59-G 肠镜检查示乙状结肠距肛门 20 cm 处见 1 枚山田 Ⅱ 型息肉，大小 0.4 cm × 0.4 cm，无分叶，表面黏膜光滑，色同周围，质地柔软，根部未见白斑

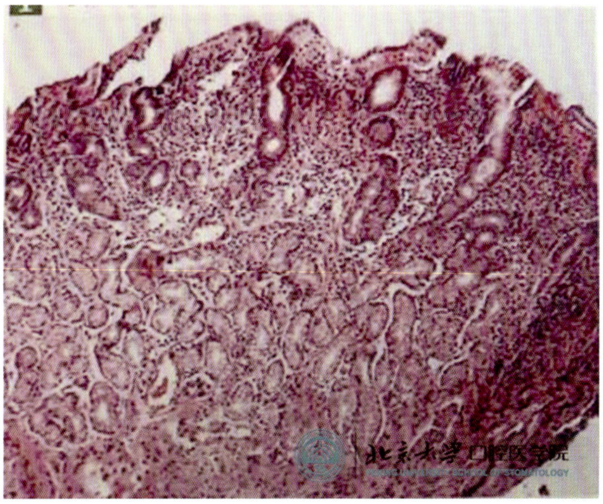

图 59-H 息肉活体组织检查示“窦人弯息肉”中度慢性浅表性炎症（活动性）（HE 染色）

[最终诊断] 色素沉着息肉综合征。

[诊断依据]

1. 特征性黏膜和皮肤色素斑。
2. 胃肠道息肉。

[治疗原则和措施]

1. 对于黏膜和皮肤的色素斑通常无需处理，亦可采用激光治疗。
2. 消化科定期复查，及时切除胃肠道息肉。

诊治难点与体会

色素沉着息肉综合征（pigmentation polyposis syndrome）又名普-杰综合征（Peutz-Jeghers's syndrome, PJS）或家族性皮肤黏膜皮肤色素沉着胃肠道息肉病，简称黑斑息肉综合征。是常染色体显性遗传病，突变基因位于19P13.3的*STK11*基因。其临床特征是皮肤黏膜黑斑和胃肠道息肉，胃肠道息肉有癌变倾向。皮肤黏膜色斑在婴幼儿时期即可出现，多见于口腔黏膜，尤其是唇颊部和口周皮肤，也可见于舌腭部黏膜；其他部位如眼周、鼻部、肛周、手指等部位也可出现色素斑。色素斑呈蓝色或棕黑色，边界清楚，不突起于黏膜表面，质地软，随着年龄增长可逐渐消退。口腔病损需与色素斑（口腔病损与PJS相似，但无胃肠道症状）、固定药疹（多见于口唇和口周皮肤，是药物变态反应所致病损，局部灼热，发痒，呈暗红色斑，不伴胃肠道症状）、原发性肾上腺功能减退症（色素沉着散在，呈褐色、黑褐色或青铜色，多见于暴露部位和易受摩擦处，伴全身症状，如乏力、虚弱、血压下降、食欲减退、精神失常等）、Laugier-Hunziker综合征（一种少见的唇、口腔黏膜和指/趾甲获得性色素沉着疾病，一般不伴有胃肠道症状）鉴别。PJS型错构瘤多见于小肠（好发部位依次为空肠、回肠和十二指肠），也可见于胃部、大肠及肠外区域，如肾盂、膀胱、胆囊等。胃肠道息肉可引起慢性出血、贫血、反复肠梗阻及肠套叠等，需多次手术治疗，且有一定的癌变风险。

临床上发现以下情况应高度怀疑PJS：① 两个或以上PJS型肠道息肉（息肉呈错构瘤性，最大特征是间质内有平滑肌束，呈树枝状分布，穿插至腺体间，可错位于肠壁肌层及浆膜内）；② 皮肤黏膜色素斑；③ 男性因睾丸肿瘤导致的乳房发育；④ 年轻成人或儿童肠套叠病史。

PJS的诊断应符合以下任意一项：① 两个或以上经活体组织检查证实的胃肠道息肉；② 符合PJS组织病理学特征的胃肠道息肉合并家族史；③ 特征性皮肤黏膜色斑，合并家族史；④ 特征性皮肤黏膜色斑，合并胃肠道息肉。

PJS高危患者或确诊患者应对以下项目密切观察：① 8岁开始或有症状出现时应行上消化道内镜及小肠镜（小肠造影或无线胶囊内镜）检查，每3年一次；② 8岁开始结肠镜检查，每3年一次；③ 女性高危或确诊患者行妇科、乳房检查及MRI（18岁后），每半年到一年一次；③ 男性患者若有临床表现，行睾丸检查或超声检查；④ 咨询遗传学专家。

疾病确诊后，皮肤黏膜色斑常无须特殊处理。经影像学检查确诊的胃肠道息肉，应及时就诊消化科，直径 >1cm 者应预防性切除，以阻止息肉继续增长引起的出血、贫血、肠梗阻和肠套叠等症状，同时降低PJS型错构瘤恶变的风险。

临床诊疗流程图

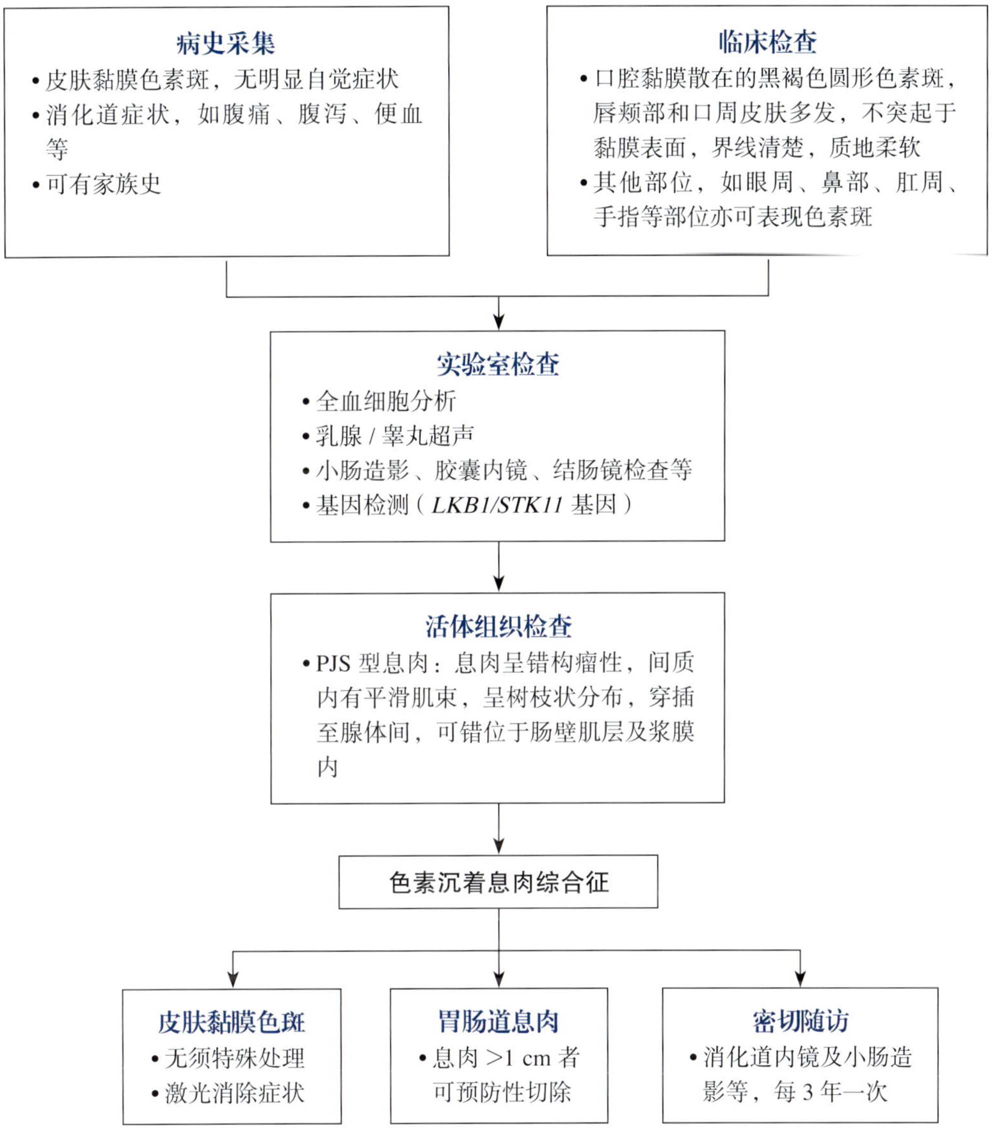

（李春蕾　华　红）

参考文献

[1] BEGGS A D, LATCHFORD A R, VASEN H F, et al. Peutz-Jeghers syndrome: a systematic review and recommendations for management. Gut, 2010, 59(7): 975-986.

[2] SYNGAL S, BRAND R E, CHURCH J M, et al. ACG clinical guideline: Genetic testing and management of hereditary gastrointestinal cancer syndromes. Am J Gastroenterol, 2015, 110(2): 223-262; quiz 263.

[3] RESTA N, PIERANNUNZIO D, LENATO G M, et al. Cancer risk associated with STK11/LKB1 germline mutations in Peutz-Jeghers syndrome patients: results of an Italian multicenter study. Dig Liver Dis, 2013, 45(7): 606-611.

[4] WANGLER M F, CHAVAN R, HICKS M J, et al. Unusually early presentation of small-bowel adenocarcinoma in a patient with Peutz-Jeghers syndrome. J Pediatr Hematol Oncol, 2013, 35(4): 323-328.

[5] LATCHFORD A R, NEALE K, PHILLIPS R K, et al. Peutz-Jeghers syndrome: intriguing suggestion of gastrointestinal cancer prevention from surveillance. Dis Colon Rectum, 2011, 54(12): 1547-1551.

病例 60　黑棘皮病

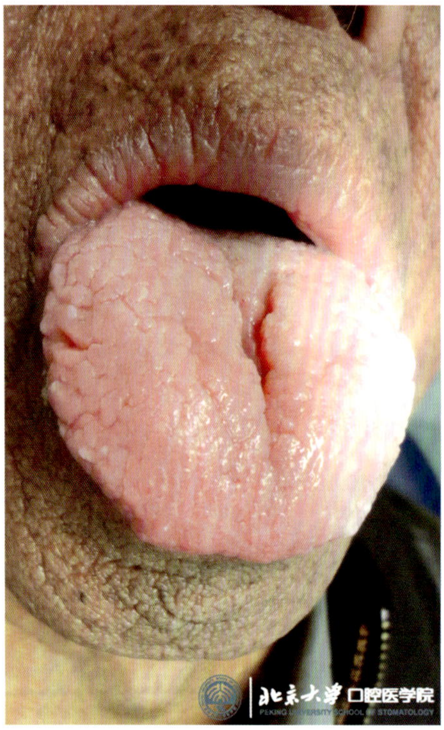

图 60-A　舌背可见乳头萎缩伴沟纹

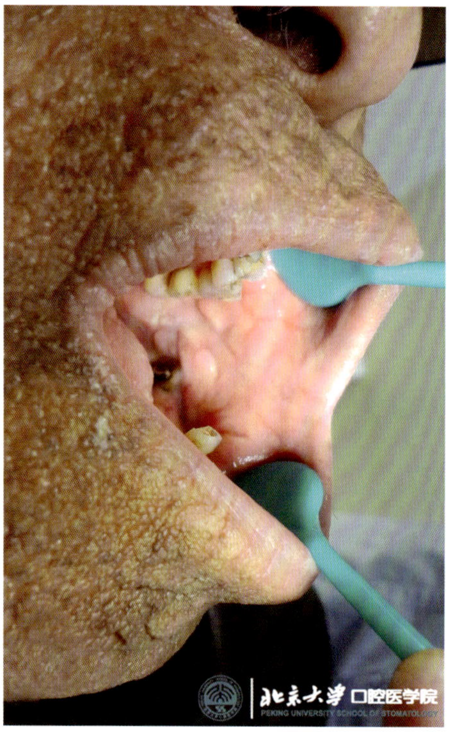

图 60-B　双颊可见乳头瘤样增生

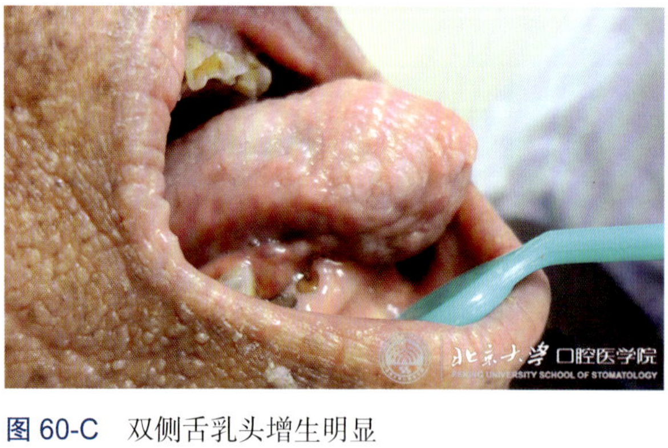

图 60-C　双侧舌乳头增生明显

患者，男，83 岁。

[主诉] 舌背疼痛 2 个月。

[现病史] 2 个月前患者出现舌背疼痛，进食时加重。同时诉 3 年来面部皮肤逐渐变黑，左耳部、左侧口角区皮肤起“疙瘩”。追问病史，患者 2003 年曾做过胃癌手术（胃部 3/4 切除），手术出院后口服“西

罗达”1 个月；2004 年做过肺癌手术，手术后化疗，具体药物不详；自 2003 年起出现甲状腺功能低下，长期服用“优甲乐”控制（现 25 μg/d）。患者因上颌牙列缺损行上颌可摘局部义齿修复 6 年余，饭后清洗，夜间浸泡于自来水中。

[临床检查] 双颊黏膜色浅淡，可见乳头瘤样增生。

舌背乳头萎缩伴沟纹，沟底上皮完整；双侧舌缘乳头增生明显。

上颌见可摘局部义齿修复，义齿承托区充血发红，软硬腭黏膜可见结节样增生。

双侧面颊部、颈部皮肤可见广泛乳头样增生和色素沉着。

左侧口角区皮肤、左侧耳郭区皮肤可见绿豆大小增生样病损。

[既往史] 2003 年行胃癌手术（切除胃部 3/4）、2004 年行肺癌手术（切除肺左叶）。

[家族史] 无特殊情况。

[全身情况] 甲状腺功能低下。胃癌及肺癌术后。

[临床初步印象]

1. 黑棘皮病?
2. 口腔念珠菌病?

[可能的诊断]

1. 黑棘皮病?
2. 肝硬化皮肤黑变?
3. 艾迪生病?
4. 口腔念珠菌病?

[辅助检查]

1. 义齿组织面 KOH 涂片镜检见大量念珠菌丝（+++）。
2. 唾液念珠菌培养（+）：白念珠菌阳性，菌落数 >200 cfu/ml。
3. 全血细胞分析：红细胞数 3.47×10^{12}/L ↓，血红蛋白 94g/L ↓，血细胞比容 0.29 ↓，血小板压积 0.12% ↓。余未见异常。
4. 活体组织检查：黏膜乳头状增生，上皮增厚，固有层少许炎症细胞浸润。诊断：黑棘皮病。

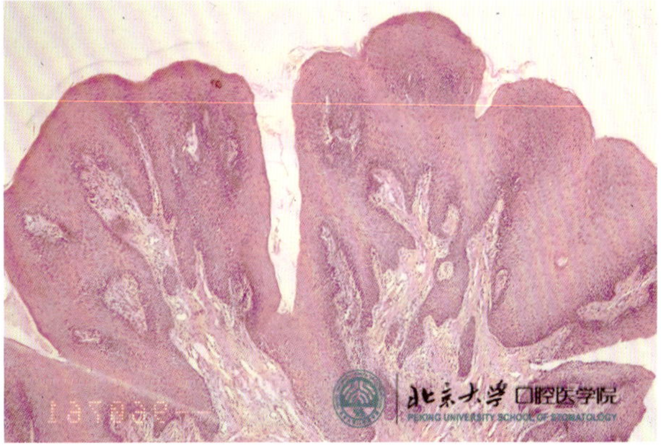

图 60-D　黑棘皮病的组织病理学表现

[最终诊断]

1. 黑棘皮病。
2. 口腔念珠菌病。
3. 贫血待查。

［诊断依据］

1. 病史：2003 年发现胃癌，于当年行胃部 3/4 切除手术 +“西罗达”化疗 1 个月；2004 年患肺癌，于当年行肺左叶切除手术 + 化疗；2003 年诊断为甲状腺功能低下，服用“优甲乐”（现 25 μg/d）。

2. 口腔表现：双颊黏膜乳头瘤样增生；左侧舌缘黏膜、软硬腭黏膜增生。

3. 皮肤表现：双侧面颊部、颈部皮肤广泛乳头样增生，过度角化和色素沉着；左侧口角区皮肤、左侧耳郭区皮肤可见绿豆大小增生样突起。

4. 活体组织学检查：病变主要表现为黏膜乳头状增生，细胞非典型性不明显，固有层可见轻度炎症细胞浸润。

［治疗原则及措施］

1. 口腔念珠菌感染，行抗真菌治疗：氟康唑 +3% 碳酸氢钠溶液，推荐剂量：氟康唑，每日 1 次，每次 100 mg，首剂加倍，服用 1 个月，后停药 1 周再次复查。3% 碳酸氢钠溶液，每日 3 次，每次含漱 2 分钟。

2. 建议积极治疗全身病（内脏肿瘤、贫血等），本病例患者同时于外院复查肿瘤、诊治贫血。

诊治难点与体会

黑棘皮病（acanthosis nigricans）又名黑角化病或色素性乳头状营养不良，是一种少见皮肤病，以皮肤色素增加、天鹅绒样增厚、角化过度、疣状增殖为特征，可分为不伴内脏肿瘤的良性黑棘皮病和常与内脏腺癌、病毒感染等相关的恶性黑棘皮病。虽然该病很少累及口腔黏膜，但其口腔黏膜的病损也具一定特征性，表现为黏膜乳头状增生和乳头瘤样赘生物，可致全口黏膜增厚，有助于疾病的早期发现、早期诊断。

对于不典型的黑棘皮病，尚需要与艾迪生病（又称原发性慢性肾上腺皮质功能减退症）、肝硬化皮肤黑变、融合性网状乳头瘤样病、毛囊角化病等相鉴别。艾迪生病的皮肤变化在发病早期即出现，通常以面部、四肢等暴露部位明显，睑部色素不均匀，呈块状、片状，前额部及眼周较深，唇、舌、牙龈及上腭黏膜常有大小不等点状、片状蓝色或蓝黑色素沉着，黑变皮肤上通常参有少许白斑。肝硬化皮肤黑变则以颜面及胫前皮肤明显，一般无疣状赘生物生成。该病最终的诊断需结合临床表现、肿瘤或内分泌疾病病史、病损活体组织检查等综合判定。尽管该病属少见病，累及口腔黏膜者少之又少，但是作为口腔专科医生，应认识黑棘皮病口腔的特征性表现，早发现、早诊断，并建议临床怀疑该类疾病的患者积极排查全身（尤其是消化系统）肿瘤，对患者生存率的提高具有十分重要的作用。

（宋江园　毛清华　闫志敏）

参考文献

[1] KUTLUBAY Z, ENGIN B, BAIRAMOV O, et al. Acanthosis nigricans: A fold (intertriginous) dermatosis. ClinDermatol, 2015, 33(4): 466-470.

[2] MILLER J H. Acanthosis nigricans. Updated: Aug 23, 2016. Available at: http://emedicine.medscape.com/article/1102488-overview#a0199.

[3] CHU HW, LI J M, CHEN G F, et al. Oral malignant acanthosis nigricans associated with endometrial adenocarcinoma. Int J Oral Sci, 2014, 6(4): 247-249.

[4] KARAKAS Y, ESIN E, LACIN S, et al. A case of Acanthosis nigricans as a paraneoplastic syndrome with squamous cell lung cancer. Onco Targets Ther, 2016, 9: 4815-4820.

[5] PHISKE M M. An approach to Acanthosis nigricans. Indian Dermatol Online J, 2014, 5(3): 239-249.

病例 61　恶性黑色素瘤

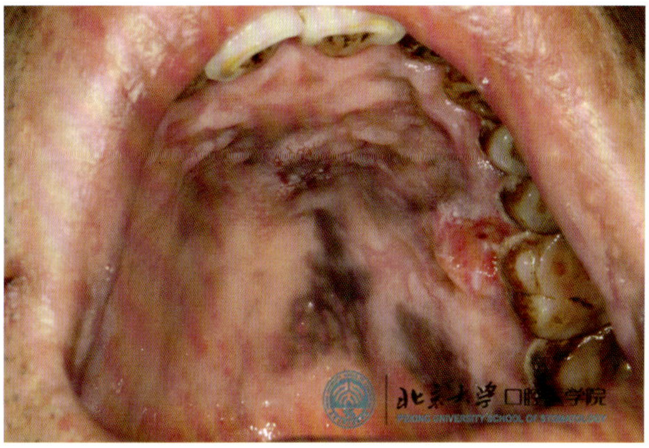

图 61-A　腭部黑色斑片及溃疡病损

患者，男，46 岁。

[主诉] 腭部黏膜发黑伴溃疡 3 个月。

[现病史] 3 个月前，无明显诱因腭部黏膜及上颌后牙牙龈破溃伴色素沉着，病损长期不愈，病损面积逐渐扩大，曾在外院于溃疡部位活检，外院组织病理报告"复合痣"，未作处理来诊。吸烟、饮酒 20 余年，吸烟每天 2 包，饮酒白酒每次半斤。全身无明显不适。

[临床检查] 26 腭侧牙龈近龈缘处可见约 0.8 cm × 0.6 cm 大小溃疡，表面呈颗粒样增生；腭皱后方硬腭黏膜可见约 0.5 cm × 0.5 cm 溃疡，基底隆起，周围黏膜见广泛黑色色素斑片样病损，界线不清；硬腭后部黏膜见 2 处片状黑色素沉着斑，色深，界线不清。

[既往史] 无特殊情况。

[家族史] 无特殊情况。

[全身情况] 体健。

[临床初步印象] 恶性黑色素瘤？

[可能的诊断]

1. 恶性黑色素瘤？
2. 黏膜黑斑？
3. 色素沉着？
4. 口腔深大溃疡待查？

[辅助检查]

1. 活体组织检查：基底层及副基底层黑色素细胞增生活跃，伴较明显异型性。符合原位黑色素瘤。

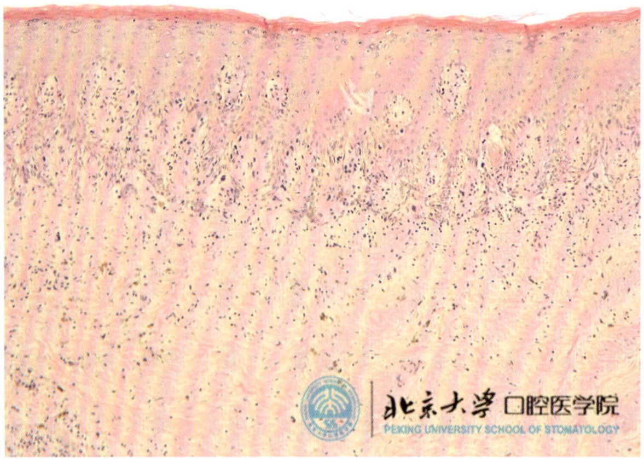

图 61-B 原位黑色素瘤的组织病理学表现（HE 染色）

2. 免疫组化：S-100（+）。

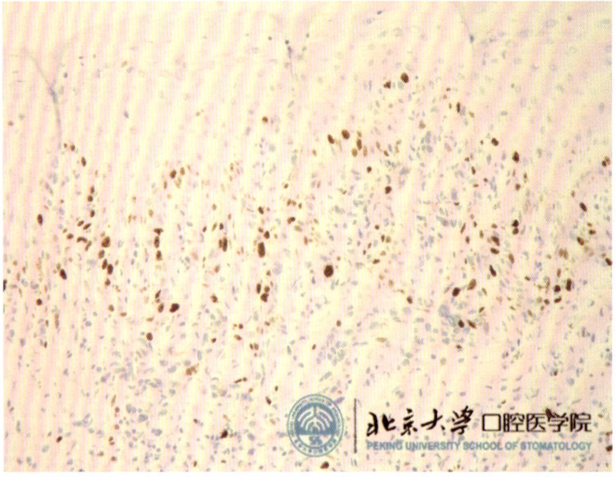

图 61-C S-100 免疫组化镜下表现

3. 实验室检查：全血细胞分析、肝肾功能、电解质、头颈部 CT 及其他部位 CT 等检查，均未见异常。

[最终诊断] 恶性黑色素瘤。

[诊断依据]

1. 腭部黏膜发黑伴溃疡 3 个月。
2. 腭部黑色斑片边界模糊，伴 2 处溃疡面，颗粒样增生。
3. 组织病理切片 HE 染色见基底层及副基底层黑色素细胞增生活跃，伴较明显异型性；免疫组化染色 S-100（+）。

[治疗原则及措施]

1. 手术治疗。
2. 预防新发病灶及远处转移。
3. 必要时放疗。
4. 化学药物或生物制剂治疗。

诊治难点与体会

恶性黑色素瘤（Malignant melanoma）是一种源于黑色素细胞的罕见的恶性肿瘤，在所有黑色素瘤中的比例不到 1%。口腔的好发部位为牙龈及腭部，相关病损图片如图 61-D、E 所示。其病因不明，易复发及早期转移，预后较差。一般表现为黑色病损不对称，边缘不规则，颜色不均匀，直径通常大于 0.6cm 或表现为瘤体隆起。伴溃疡表现时不易于与其他溃疡类疾病相鉴别，是本病例之前误诊的主要原因。一般不建议行切取活检，手术切除取活检或扩大切除病损为首选治疗方案，该病例后已转诊至口腔颌面外科进行手术治疗。切除活检的边缘需在病损周围 2 mm，深度需至少达皮下或黏膜下层。病理检查及免疫组化染色可明确诊断。确诊后需手术扩大切除时，手术的深度建议达到肌筋膜层，手术的宽度需根据 Breslow 深度来确定。Breslow 深度指病理切片中，从表皮 / 上皮颗粒层到肿瘤最下方的距离，以 mm 为单位。2017 年 SEOM 临床指南推荐，Breslow 深度≤ 1 mm 时，手术边缘需扩大 1 cm；Breslow 深度在 1~2 mm 时，手术边缘需扩大 1~2 cm；Breslow 深度≥ 2 mm 时，手术边缘需扩大 2 cm。S100 蛋白对于明确诊断及判定复发有重要意义。应筛查患者是否有淋巴结转移及远处转移，指南推荐对病损深度大于 1 mm 的患者进行前哨淋巴结活检。对于出现淋巴结累及病例，应行根治性颈淋巴结清除术。TNM 分期越高的患者预后越差。对于 T4 期或病损伴有溃疡和淋巴结有转移的患者可采用大剂量干扰素 α 辅助治疗。目前对是否进行术后放疗仍有争议，但对于不能确定切除边缘是否足够的病损可考虑辅助放疗。对于有远处转移的患者，指南推荐检测 *BRAF-V600* 基因的突变。对于存在此基因突变的患者一线用药推荐使用 BRAF 抑制剂和 MEK 抑制剂，推荐等级为 A 级；也可使用抗 PD-1 抗体治疗，推荐等级为 B 级。对于 *BRAF* 基因没有突变的患者，首选用药为抗 PD-1 抗体，推荐等级为 A 级。

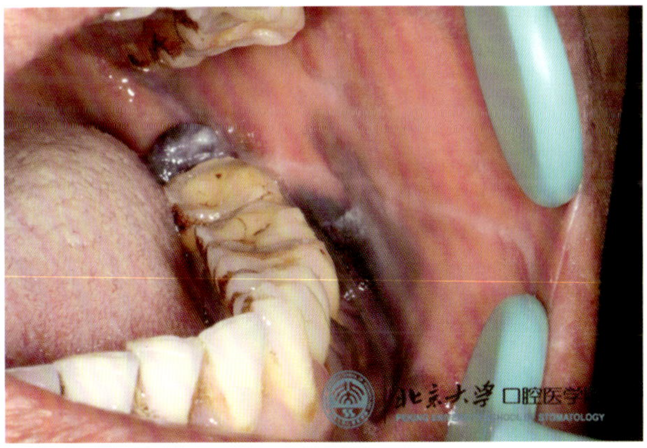

图 61-D　左下后牙牙龈及磨牙后垫黑色肿物及斑片

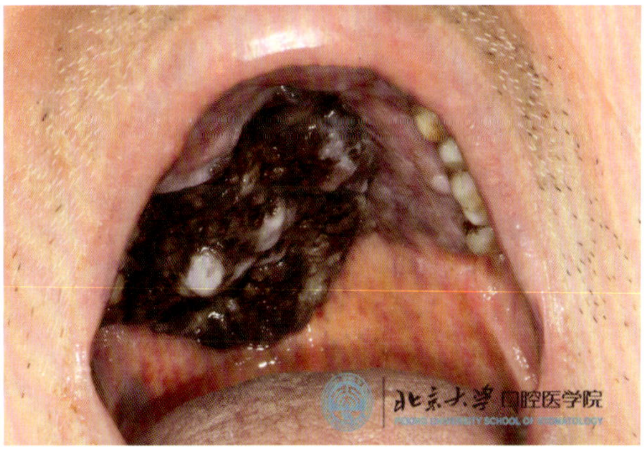

图 61-E　腭部黑色肿物

临床诊疗流程图

病史采集

- 口腔黏膜黑斑
- 可伴溃疡或隆起

临床表现

- 黑色病损不对称
- 边缘不规则
- 颜色不均匀
- 直径大于 0.6 cm
- 可表现为瘤体隆起

↓

临床可疑恶性黑色素瘤

辅助检查

- B 超排查淋巴结是否转移
- 全身 CT 或 PET-CT 检查是否远处转移
- TNM 分级及临床分期

活体组织检查

- 手术切除活检：HE 染色见黑色素细胞增生活跃伴异形性
- 免疫组化检查：S-100 蛋白（+）

↓

恶性黑色素瘤确定诊断

↓

治疗

- 手术扩大切除病损
- 有淋巴结转移时行淋巴结清扫
- 有远处转移时治疗远处转移病灶，并测定 *BRAF* 基因状态。有基因突变时，用 BRAF 抑制剂、MEK 抑制剂或抗 PD-1 抗体治疗；无基因突变时，首选抗 PD-1 抗体治疗
- 必要时放疗、免疫治疗

↓

随访

- 3～6 个月复查，随访 5～10 年

（胡晓晟　华　红）

参考文献

[1] 中国黑色素瘤诊治指南(2011版). 临床肿瘤学杂志, 2012, 17(2): 159-171.

[2] GARBE C, PERIS K, HAUSCHILD A, et al. Diagnosis and treatment of melanoma. European consensus-based interdisciplinary guideline – Update 2012. Eur J Cancer, 2012, 48: 2375-2390.

[3] CHATZISTEFANOU I, KOLOKYTHAS A, VAHTSEVANOS K, et al. Primary mucosal melanoma of the oral cavity: current therapy and future directions. Oral Surgery, Oral Medicine, Oral Pathology and Oral Radiology, 2016, 122:17-27.

[4] GARBE C, PERIS K, HAUSCHILD A, et al. Diagnosis and treatment of melanoma. European consensus-based interdisciplinary guideline – Update 2016. European Journal of Cancer, 2016, 63: 201-217.

[5] AHMED O A, KELLY C. Head and neck melanoma (excluding ocular melanoma): United Kingdom National Multidisciplinary Guidelines. The Journal of Laryngology & Otology, 2016, 130(S2): S133-S141.

[6] BERROCAL A, ARANCE A, CASTELLO VE, et al. SEOM clinical guideline for the management of malignant melanoma (2017). ClinTranslOncol, 2018, 20(1):69–74.

第九章

系统性疾病的口腔表征

病例 62　缺铁性贫血

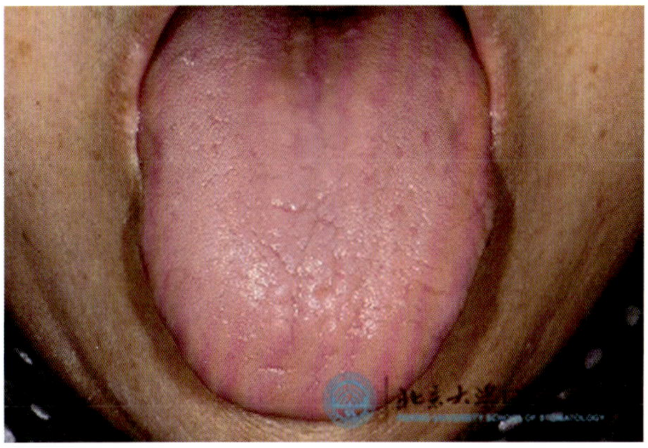

图 62-A　舌背光滑呈镜面舌

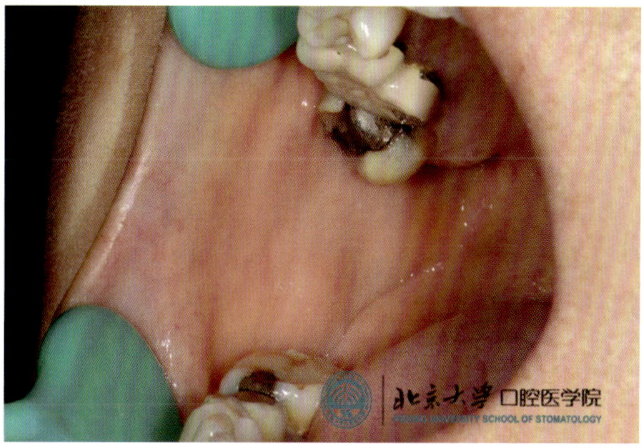

图 62-B　右颊黏膜色苍白

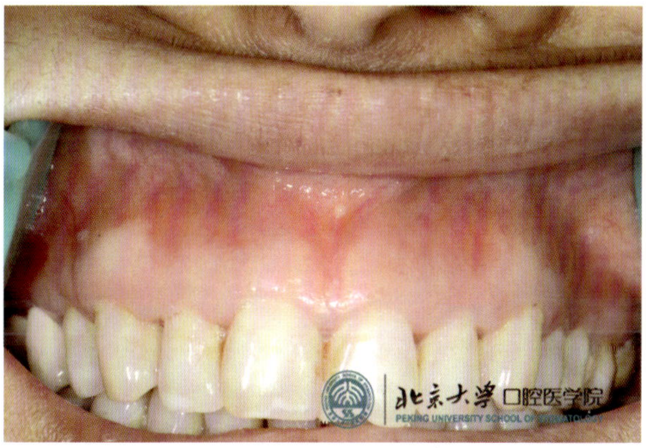

图 62-C　牙龈色苍白

患者，女，44 岁。

[主诉] 舌部进食刺激性食物疼痛 4 年。

[现病史] 4 年来患者进食刺激性食物后舌部疼痛，不影响吞咽，伴全身疲乏不适感，食欲减退，曾于外院静滴“蔗糖铁”17 支，症状稍缓解，但停药后不久复发。常年素食，不进食肉、家禽、海鲜等动物食品。否认出血性疾患，否认消化系统疾患。自述月经正常。

[临床检查] 口腔黏膜色苍白，以唇、舌、双颊及牙龈尤为明显，黏膜湿润度尚可；舌背丝状乳头和菌状乳头萎缩明显，舌背光滑呈镜面舌；头发干枯，颜面皮肤、眼结膜、指甲色苍白，指甲薄，未见匙状甲。

[既往史] 无特殊情况。

[家族史] 其父亲、姐姐均有贫血和甲状腺功能减退症。

[全身情况] 患甲状腺功能减退症 5 年，现每日服“优甲乐（100 μg/d，Qd）”控制。

[临床初步印象]

1. 贫血性口炎？
2. 口腔念珠菌病？

[可能的诊断]

1. 缺铁性贫血？
2. 巨幼细胞性贫血？
3. 再生障碍性贫血？
4. 口腔念珠菌病？

[辅助检查]

1. 全血细胞分析：RBC 2.16×10^{12}/L ↓，HGB 84 g/L ↓，HCT 0.26 L/L ↓，MCV 75.2 fl ↓，MCH 25.0 pg ↓，MCHC 292 g/L ↓，RDW 82.0 fl ↑，RDW-CV 20.71% ↑。

2. 铁代谢检查：血清铁 4.23 μmol/L ↓，总铁结合力 82.10 μmol/L ↑，血清铁蛋白 11.50 ng/ml ↓，运铁蛋白饱和度 0.05 ↓。

3. 血清叶酸和维生素 B_{12} 水平测定：正常。

4. 自身抗体：抗核抗体（ANA）、抗可溶性抗原（ENA）抗体、抗胃壁细胞抗体、抗线粒体抗体、抗平滑肌抗体阴性。

5. 甲状腺功能：抗甲状腺球蛋白抗体 >500.0 IU/ml ↑，抗甲状腺过氧化物酶抗体 >1300 IU/ml ↑，FT_4、FT_3、T_3、T_4、TSH 正常。

6. 唾液念珠菌培养鉴定：白念珠菌（+）100 cfu /ml。

[最终诊断]

1. 缺铁性贫血。
2. 口腔念珠菌病。

[诊断依据]

1. 口腔黏膜进食刺激性食物疼痛 4 年，伴全身疲乏不适、食欲减退，补充铁剂症状减轻，常年素食。

2. 口腔黏膜色苍白，舌背丝状乳头和菌状乳头萎缩明显，头发较干枯，颜面皮肤、眼结膜、指甲色苍白，指甲较薄。

3. 全血细胞分析、铁代谢检查结果符合缺铁性贫血。

4. 唾液念珠菌培养鉴定：阳性。

[治疗原则及措施]

1. 对因治疗：均衡饮食，加强营养，积极治疗原发病（有可能导致贫血的原因）。

2. 补铁治疗：以口服铁剂为主，最常用的是硫酸亚铁（每片 300 mg），餐前服用，每日 3～4 次；如有胃肠道反应也可餐后服用，进食谷类、乳类和茶会抑制铁剂吸收，鱼、肉类和维生素 C 可加强铁剂吸收；治疗通常需持续至贫血相关异常指标纠正后 2～3 个月。

3. 如伴发口腔念珠菌病联合抗真菌治疗：制霉菌素片含化（每片 50 万 IU，每日 3 次，每次 1 片，4 周为 1 个疗程），3% 碳酸氢钠溶液含漱（每日 3 次，每次 10 ml，含漱 2 min）。

诊治难点与体会

缺铁性贫血（ivon deficiency anemia）是由于体内铁缺乏影响血红蛋白合成引起的一种小细胞低色素性贫血。诊断需结合病史、临床表现、相关实验室检查。患者多存在铁摄入不足（营养因素）、铁需要量相对增加（妊娠、儿童生长发育期）、铁吸收障碍（胃肠道疾病、胃大部分切除术后、营养不良）和慢性失血（妇女月经过多）等诱发因素。临床表现出头晕、倦怠、记忆力减退，头发枯黄，指（趾）

甲薄脆，甚至反甲，皮肤黏膜色苍白，舌乳头萎缩，口腔黏膜灼痛不适感。实验室检查包括全血细胞分析（红细胞、血红蛋白、平均红细胞体积降低）及铁代谢检查（血清铁、血清铁蛋白、转铁蛋白饱和度降低，总铁结合力、血清可溶性转铁蛋白受体升高）；必要时进行骨髓穿刺检查以明确贫血原因、确定疾病类型。治疗以补充铁剂和去除病因为主，并注意预防和控制口腔继发感染，如治疗合并的口腔念珠菌病等。此外，缺铁性贫血常与各种慢性疾病合并存在（包括炎症、肿瘤和感染）。甲状腺功能减退症导致的缺铁性贫血在内分泌疾病中较常见，原因在于低甲状腺素可影响铁吸收，导致促红细胞生成素合成降低。本例患者有甲状腺功能减退症病史，因此，在纠正贫血的同时应积极治疗甲状腺疾患。

临床诊疗流程图

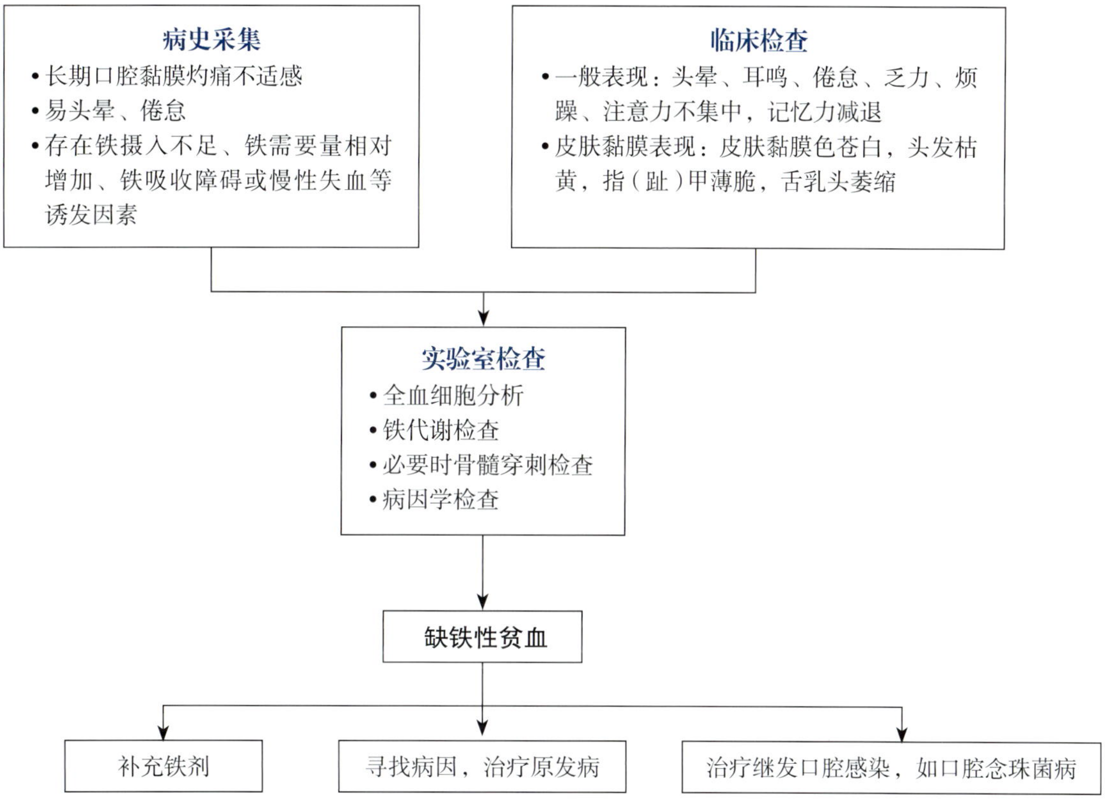

（吕　欣　刘晓松）

参考文献

[1] UMBREIT J. Iron deficiency: A concise review. American Journal of Hematology, 2005, 78(3): 225-231.
[2] LIU K, KAFFES A J. Iron deficiency anaemia: a review of diagnosis, investigation and management. European Journal of Gastroenterology & Hepatology, 2012, 24(2): 109-116.
[3] CLARK S F. Iron deficiency anemia: diagnosis and management. Current Opinion in Gastroenterology, 2009, 25(2): 122-128.
[4] CLARK S F. Iron deficiency anemia. Nutrition in Clinical Practice Official Publication of the American Society for Parenteral & Enteral Nutrition, 2008, 23(2): 128-141.
[5] PUNNONEN K, IRJALA K, RAJAMÄKI A. Serum transferrin receptor and its ratio to serum ferritin in the diagnosis of iron deficiency. Blood, 1997, 89(3): 1052-1057.
[6] GUYATT G H, OXMAN A D, ALI M, et al. Laboratory diagnosis of iron-deficiency anemia: an overview. Journal of General Internal Medicine, 1995, 7(2): 145-153.
[7] 华红, 刘宏伟. 口腔黏膜病学: 北京大学医学出版社, 2014.
[8] FEIN H G, RIVLIN R S. Anemia in thyroid diseases. Medical Clinics of North America, 1975, 59(5): 1133-1145.

病例 63　维生素 B_{12} 缺乏症

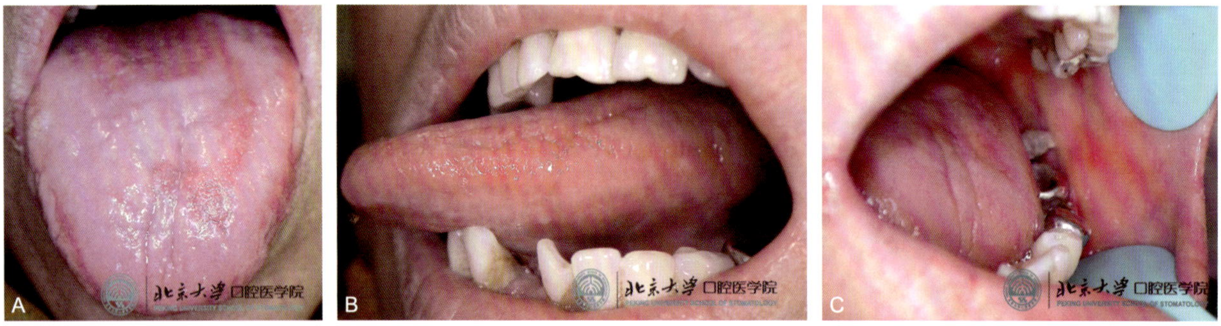

图 63A~C　治疗前，舌背乳头广泛萎缩（A），舌侧缘（B）及颊黏膜（C）见散在片状红斑

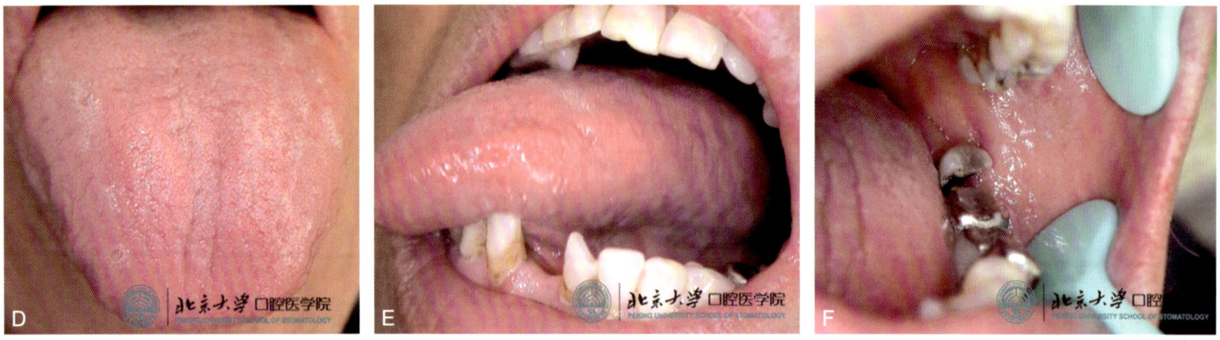

图 63D~F　治疗后，舌背乳头基本正常，舌背（D）、舌缘（E）及颊黏膜（F）红斑消失

患者，女，63 岁。

[主诉] 口腔黏膜疼痛半年。

[现病史] 口腔黏膜进食刺激性食物疼痛半年，伴口干、烧灼感。因高血压口服“倍他乐克”10 年。15 年前因甲状腺功能亢进症服药 2 年（不详）后好转停药。否认偏食习惯，否认消化系统疾患及免疫相关疾患等。

[检查] 舌背乳头广泛萎缩，舌背、双舌缘及双颊黏膜见散在分布的片状火红色充血性红斑，颜色鲜红，形态不规则。牙石（+），左下 7 残冠。

[既往史] 甲状腺功能亢进症、子宫肌瘤手术切除子宫。

[家族史] 无特殊情况。

[全身状况] 患高血压。子宫切除术后。

[临床初诊印象]

1. 维生素 B_{12} 缺乏症？
2. 口腔念珠菌病？

[可能的诊断]

1. 维生素 B_{12} 缺乏症?
2. 口腔念珠菌病?
3. 叶酸缺乏症?
4. 烟酸缺乏症?

[辅助检查]

1. 全血细胞分析：HGB：121 g/L（110 ~ 160 g/L），RBC：3.04×10^{12}（$3.5 \sim 5 \times 10^{12}$）↓，MCV：113.5 fl（80 ~ 95 fl）↑，MCH：39.8 pg（27 ~ 32 pg）↑，余未见异常。
2. 血清学检查：叶酸：16.9 ng/ml（5.3 ~ 14.4 ng/ml）↑，维生素 B_{12}：60 pg/ml（187 ~ 1059 pg/ml）↓。
3. 唾液念珠菌培养：白念珠菌（+）> 200 cfu/ml。

[最终诊断]

1. 维生素 B_{12} 缺乏症。
2. 口腔念珠菌病。

[诊断依据]

1. 口腔黏膜进食刺激痛，伴口干、烧灼感。
2. 舌背乳头广泛萎缩，舌背、双舌缘及双颊黏膜见散在分布的片状红斑区。
3. 血细胞分析结果显示：RBC：3.04×10^{12}（$3.5 \sim 5 \times 10^{12}$）↓，MCV：113.5 fl（80 ~ 95 fl）↑，MCH：39.8 pg（27 ~ 32 pg）↑。
4. 血清学检查异常：维生素 B_{12}：60 pg/ml（187 ~ 1059 pg/ml）↓。
5. 自身抗体：抗核抗体（ANA）、抗胃壁细胞抗体、内因子抗体、抗线粒体抗体、抗平滑肌抗体阴性。
6. 唾液念珠菌检查异常：白念珠菌（+）> 200 cfu/ml。

[治疗原则及措施]

1. 仔细询问病史及药物治疗史，去除可疑诱因，如：长期素食习惯、酗酒、长期口服奥美拉唑等 H_2 受体阻断剂以及二甲双胍等药物。
2. 肠外给药补充维生素 B_{12}，如：肌注维生素 B_{12}，500 μg /d, 连续 2 ~ 4 周。
3. 治疗念珠菌感染。采用口腔局部治疗：制霉菌片，50 万 U，tid，含化，配合 2% ~ 4% 碳酸氢钠含漱液，tid，含漱。

诊治难点与体会

维生素 B_{12} 是 DNA 合成必需的辅酶，参与红细胞生成、分化以及正常神经功能。它主要来源于肉、蛋等食物，因此摄入不足或由于各种原因造成的吸收不良均可导致维生素 B_{12} 缺乏。而一旦发生缺乏，易导致巨幼细胞性贫血、消化道黏膜上皮异常甚至神经系统不可逆性损害，如记忆衰退、认知障碍等。维生素 B_{12} 缺乏易发生于老年人，诱发因素包括：(1) 长期素食习惯导致的营养不良；(2) 胃部分切除、萎缩性胃炎、长期服用 H_2 受体阻断剂、二甲双胍等药物以及特发性因素引起的吸收不良。

口腔黏膜新陈代谢快，对维生素 B_{12} 缺乏较敏感，因此较易受累及并表现为形态不规则的广泛性红斑，颜色鲜红，以舌部症状最为突出。急性发作时，伴有剧痛，且容易出现小的浅溃疡。急性期后可出现舌背丝状乳头和菌状乳头萎缩消失，舌面光滑，伴有味觉功能迟钝或丧失。临床上易与单纯性念珠菌感染、烟酸缺乏症等以舌背乳头萎缩消失为表现的疾病相混淆。单纯的叶酸缺乏导致的口腔表现与维生素 B_{12} 缺乏症完全相同，因此需要血清学检查加以鉴别。

血清维生素 B_{12} 水平是诊断的重要依据。然而由于方法学缺陷，一些亚临床型维生素 B_{12} 缺乏症患者在血清学上并未表现异常，因此国际上推荐可结合血清同型半胱氨酸（homocysteine）或甲基丙二酸（methylmalonic acid）水平检测加以明确诊断。本病例血清维生素 B_{12} 水平明显降低，为明确诊断提供了有力证据，因此无需结合上述两项检查。维生素 B_{12} 缺乏严重时可伴发红细胞计数（RBC）降低，以及平均红细胞体积（MCV）和平均血红蛋白量（MCH）增加。

维生素 B_{12} 缺乏症的治疗一般采用肌注维生素 B_{12} 注射液，500 μg/d，连续 2～4 周。该病容易继发念珠菌感染，因此治疗中需注意预防或治疗伴发的口腔念珠菌感染，可给予制霉菌片含化及配合 2%～4% 碳酸氢钠含漱液。

临床诊疗流程图

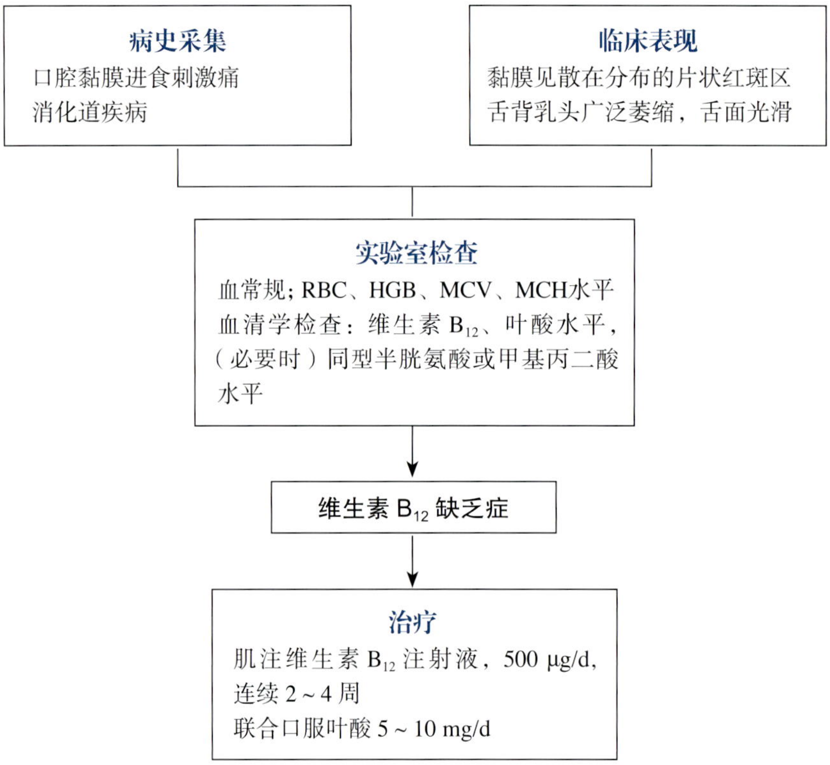

（方思月　吕　欣　刘晓松）

参考文献

[1] 陈谦明. 口腔黏膜病学. 4版. 北京：人民卫生出版社，2014.

[2] 朱敬慈，王宇峰，盛净，等. 萎缩性舌炎与维生素 B_{12} 缺乏之间的关系. 上海口腔医学，2013，2(22)：58-62.

[3] 唐国瑶，许国祺. 老年人萎缩性舌炎与大细胞性贫血的关系. 临床口腔医学杂志，2001，17(2)：145-146.

[4] 余立萍，谭德福. 维生素 B_{12} 缺乏症的研究进展. 现代中西医结合杂志，2007(11)：1584-1585.

[5] GISELE RISTOW MONTES, et. Atrophic glossitis as a clinical signs of severe anemia – Report of two cases.Polski Przegląd Otorynolaryngologiczny. 2014, 10-11: 201-204.

[6] ANDY SUN. Effective vitamin B_{12} treatment can reduce serum antigastric parietal cell antibody titer in patients with oral mucosal disease, Journal of the Formosan Medical Association, 2016, 115: 837-844.

[7] JULIA S. LEHMAN, Aliso J. Bruce, Roy S. Rogers. Atrophic glossitis from vitamin B_{12} deficiency: A case misdiagnosed as burning mouth disorder. Journal of Periodontology, 2006, 12, 77(12): 2090-2092.

[8] SUN A, WANG Y P, LIN H P, et al. Significant reduction of homocysteine level with multiple B vitamins in atrophic glossitis patients. Oral Disease. 2013, 7, 19(5): 519-524.

病例 64　原发性免疫性血小板减少症

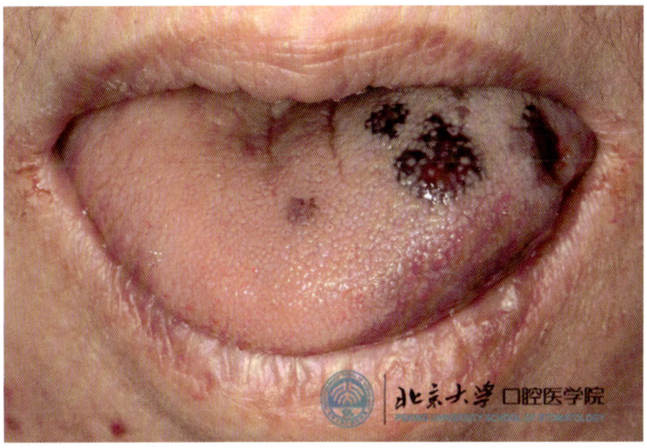

图 64-A　舌背见紫黑色瘀血斑，略突起于黏膜表面，触诊基底略硬，无活动性出血

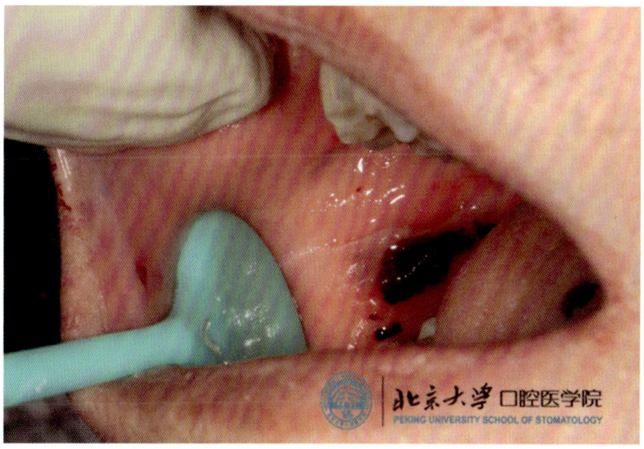

图 64-B　右颊黏膜血疱，突起于黏膜表面，无活动性出血

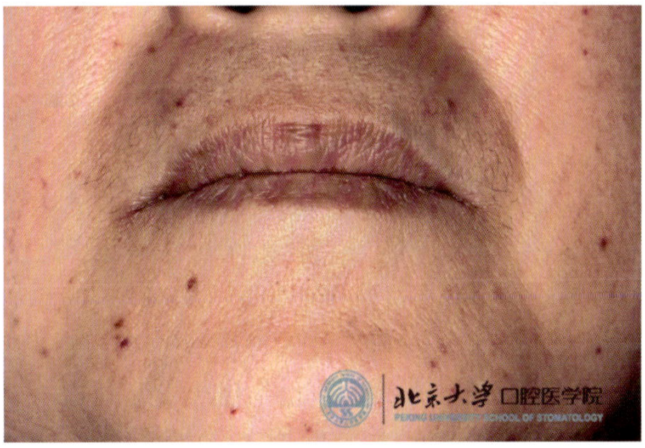

图 64-C　颜面部、颈部见小米粒大小瘀血点

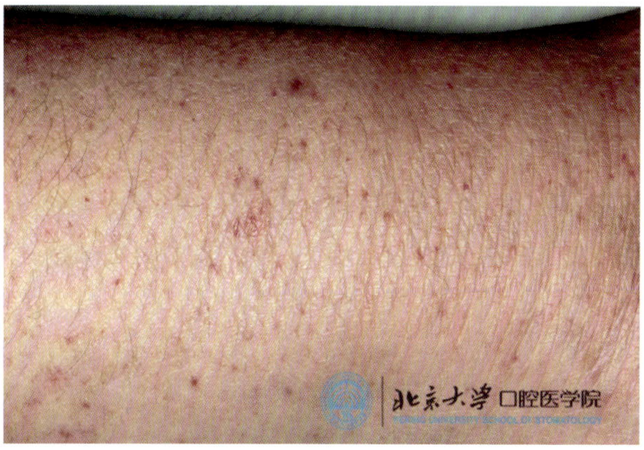

图 64-D　四肢皮肤可见小米粒大小瘀血点

患者，女，56 岁。

[主诉] 发现口腔血疱及皮肤瘀斑 2 天。

[现病史] 患者 2 天前发现舌背左侧、双颊出现血疱，舌背血疱破溃后出血，可自行止血。1 天前舌缘后部再次出现血疱，上、下唇内侧出现米粒大小红色出血点。同时发现手臂、颌面部、颈部等多部位瘀斑，否认明确出血史。否认明确诱发因素。否认伴随发热、体重减轻、感染等全身症状。否认过敏史、特殊接触史。否认服用抗凝药，否认外伤史。

[临床检查] 舌背左侧可见 2 处紫黑色瘀血斑，面积分别为 0.5 cm × 0.5 cm、0.8 cm × 0.8 cm，略突起于黏膜表面，触诊基底略硬，无活动性出血；48、37 对应的右颊黏膜分别可见直径为 0.8 cm 及 0.3 cm 大小的血疱，突起于黏膜表面，无活动性出血；口腔卫生状况不良，牙石（++），口腔黏膜病损对应处未见残根、残冠。

颜面部、颈部、四肢皮肤可见数十个小米粒大小瘀血点，无活动性出血。

[既往史] 无特殊情况。

[家族史] 无特殊情况。

[全身情况] 健康。

[临床初步印象] 原发性免疫性血小板减少症?

[可能的诊断]

1. 原发性免疫性血小板减少症?
2. 血友病?
3. 过敏性紫癜?
4. 再生障碍性贫血?

[辅助检查]

1. 全血细胞分析：血小板计数 $< 3 \times 10^9$/L [(100-300) $\times 10^9$/L]。
2. 血涂片检查：血细胞形态无异常。
3. 骨髓象检查：骨髓巨核细胞成熟障碍，幼稚巨核细胞增多，产血小板巨核细胞减少。

[最终诊断] 原发性免疫性血小板减少症。

[诊断依据]

1. 口腔黏膜及皮肤的瘀血、瘀斑、血疱。
2. 发病急骤，无既往发病史。
3. 全血细胞分析：血小板计数 $<3 \times 10^9$/L (↓)，血细胞形态无异常。
4. 骨髓象检查：骨髓巨核细胞数增多，伴有成熟障碍。

[治疗原则及措施]

1. 口腔局部对症治疗：保持口腔卫生，口腔黏膜出现糜烂或者继发感染者可局部应用消炎防腐剂，如氯己定液等含漱。对于口腔黏膜和牙龈出血者，可用 1% ~ 3% 过氧化氢液含漱，并使用纱布、碘仿海绵、牙周塞治剂等压迫止血；或局部使用肾上腺素、凝血酶、云南白药等药物；对于出血严重者可采用电凝或缝合止血。避免局部硬物刺激或血疱破溃引发大出血；对于血小板计数 $<20 \times 10^9$/L、出血严重、疑有或已发生颅内出血等危重患者，应及时将患者转诊至血液科进行专业治疗，以免发生危险。

2. 血液内科治疗：首选糖皮质激素治疗，此外还可根据病情选用静脉输注丙种球蛋白、免疫抑制剂，或者脾切除等进行治疗。对于血小板计数 $<20 \times 10^9$/L、出血严重、疑有或已发生颅内出血者，可酌情给予血小板成分输注（成人按 10 ~ 20 单位 / 次，可反复使用），或静脉应用大剂量糖皮质激素、丙种球蛋白或血浆置换以减少血小板破坏，提高血小板数量，迅速控制出血，降低死亡率。

3. 一般治疗：急性出血期应卧床休息、减少活动、避免外伤，保证营养供给，维持水、电解质及酸碱平衡，积极预防与控制感染等。

诊治难点与体会

原发性免疫性血小板减少症（primary immune thrombocytopenia）旧称特发性血小板减少性紫癜(idiopathic thrombocytopenic purpura)，是一种获得性免疫介导的血小板减少疾病，其外周血小板少于 100×10^9/L，没有其他引起血小板减少的明显诱因或基础疾病。主要发病机制是体液免疫和细胞免疫介导的血小板过度破坏，巨核细胞数量和质量异常，血小板生成相对不足。

原发性免疫性血小板减少症根据持续时间可分为新诊断、持续性（持续时间在 3 ~ 12 个月）及慢性（持续时间≥ 12 个月）三种。在成年人，典型病例一般为隐匿发病，病前无明显的病毒感染或其他疾病史，病程为慢性过程；儿童患者一般病程短暂，80% 的患儿在 6 个月内自发缓解。主要临床表现为皮肤、黏膜出血，如瘀点、紫癜、瘀斑及外伤后止血不易等。口腔常表现为牙龈自发性出血、黏膜瘀点、瘀斑及血疱，血疱可自行破溃或由于食物摩擦而破裂出血，遗留边缘清晰的圆形或椭圆形的糜烂面。皮肤也可出现瘀点、瘀斑，严重者可发生广泛的皮肤黏膜紫癜，甚至大片瘀斑和血肿。原发性免疫性血小板减少症患者的出血表现在一定程度上与血小板计数有关，血小板计数在（20～50）$\times 10^9$/L 之间常为损伤后出血，少数为自发性出血，如瘀点、瘀斑等；血小板计数 <20 $\times 10^9$/L 有严重出血的危险。

本病诊断一般需根据病史、黏膜及皮肤典型临床表现及血细胞分析等，血细胞分析及骨髓检查示血小板计数减少（<100 $\times 10^9$/L），骨髓中巨细胞数正常或增多，伴有成熟障碍；此外，一些特殊实验室检查如血小板抗体的检测和血小板生成素的检测也可选用，但通常不作为诊断的常规检测方法。

本病需与血友病、过敏性紫癜及再生障碍性贫血相鉴别。血友病为性联隐性遗传性疾病，遗传基因位于 X 染色体上，女性携带，男性发病。其临床上分为血友病 A(凝血因子Ⅷ缺陷症)和血友病 B(凝血因子Ⅸ缺陷症)两型，分别由凝血因子Ⅷ和凝血因子Ⅸ基因突变所致。凝血时间延长为本组疾病的特点，实验室检查为活化的部分凝血活酶时间延长，而血小板计数、出血时间、凝血酶时间等均正常。过敏性紫癜是一种常见的血管变态反应性疾病，临床常表现为四肢及臀部的紫癜，面部及躯干较少见，也可伴皮疹、关节痛、腹痛及肾损害等，多见于儿童及青少年。全血细胞分析显示白细胞轻中度增高、嗜酸细胞正常或增高，血小板计数及出凝血时间均为正常。再生障碍性贫血可有皮肤黏膜出血，但全血细胞分析为二系或三系血细胞减少，骨髓活检示造血组织减少，非造血细胞比例增高。

原发性免疫性血小板减少症目前尚无根治的方法，治疗的目的是使患者血小板计数提高到安全水平，降低病死率；但不强调患者的血小板计数达到正常，确保患者不因出血发生危险，又不因过度治疗而引起不良反应。有研究发现血小板计数高于 30 $\times 10^9$/L 的患者发生致命性出血的概率很低，大部分患者预后良好。所以，原发性免疫性血小板减少症的治疗应个体化，一般来说血小板计数＞ 50 $\times 10^9$/L、无出血倾向者可给予观察并定期检查；血小板计数介于（20～50）$\times 10^9$/L 之间，则要视临床表现、出血程度及风险而定；血小板计数＜ 20 $\times 10^9$/L 者通常应予以治疗。口腔病损的治疗主要为局部对症治疗为主，避免发生局部大出血，保持口腔卫生，预防继发感染。

在口腔科的临床工作中，因口腔黏膜、牙龈出血来诊患者，尤其对伴发皮肤等全身多部位出血的患者，应该警惕血液系统疾病，如原发性免疫性血小板减少症、血友病等，需及时完善相关检查，对患者进行正确诊断及应急处理，并及时转诊患者至相关科室进行专业治疗，以防止发生内脏出血、颅内出血而危及患者生命。

临床诊疗流程图

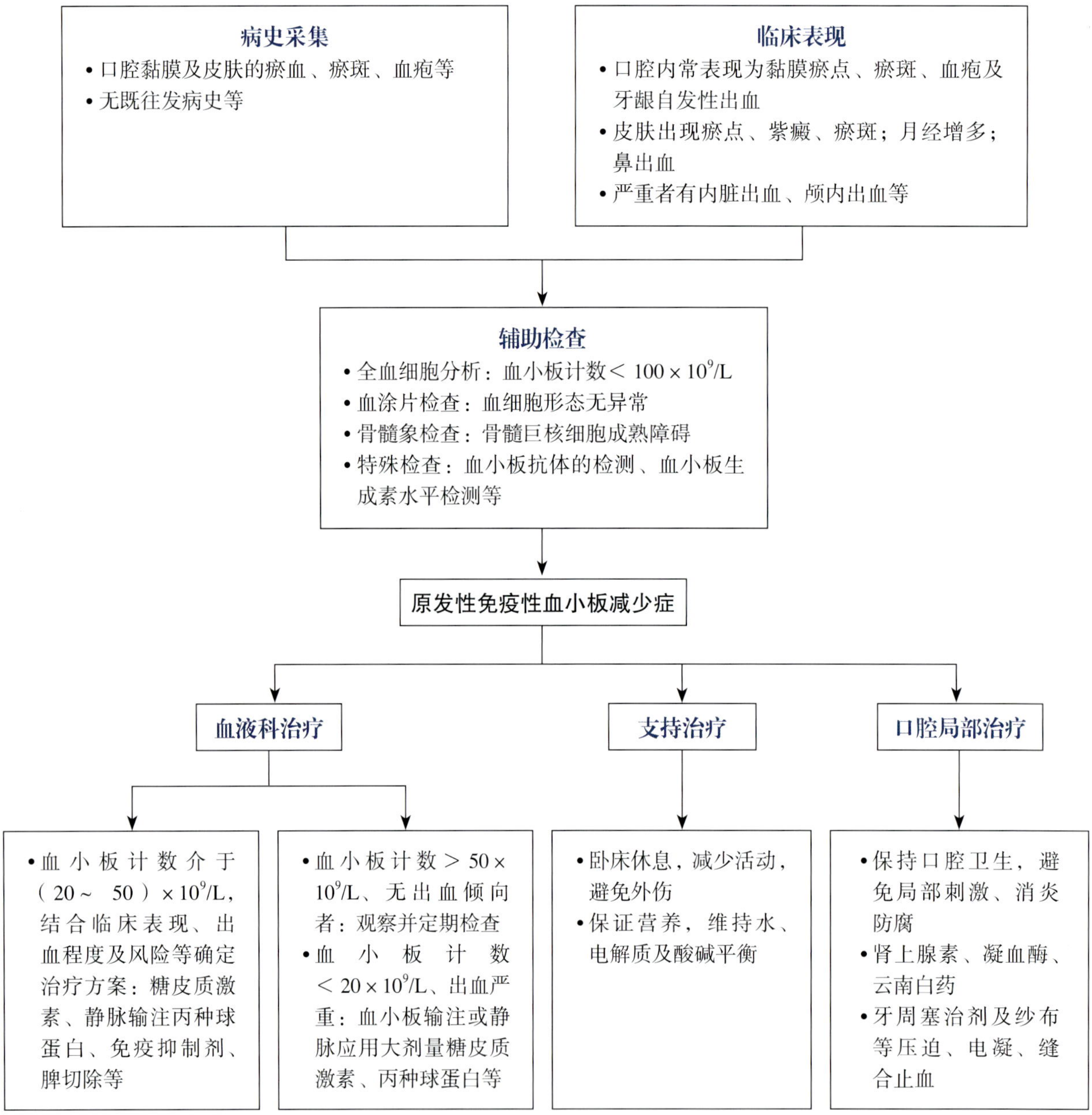

（周迷迷　闫志敏）

参考文献

[1] 葛均波，徐永健. 内科学. 8版. 北京：人民卫生出版社，2013.
[2] 陈灏珠，林果为，王吉耀. 实用内科学.14版. 北京：人民卫生出版社，2013.
[3] British Committee for Standards in Haematology General Haematology Task Force. Guidelines for the investigation and management of idiopathic thrombocytopenic purpura in adults, children and in pregnancy. Br J Haematol, 2003, 120(4): 574-596.
[4] PROVAN D, STASI R, NEWLAND A C, et al. International consensus report on the investigation and management of

primary immune thrombocytopenia. Blood, 2010, 115(2): 168-186.
[5] 秦平, 侯明. 2012版成人原发免疫性血小板减少症诊治的中国专家共识解读.临床血液学杂志, 2013(2):151-155.
[6] 贾苍松, 胡莎. 特发性血小板减少性紫癜及其诊断和治疗. 中国实用儿科杂志, 2009(10): 814-816.
[7] 王鸿利, 王学锋. 血友病诊断和治疗的专家共识. 临床血液学杂志, 2010, 4(2): 49-51.
[8] 华红, 刘宏伟. 口腔黏膜病学. 北京: 北京大学医学出版社, 2014.
[9] 陈谦明. 口腔黏膜病学. 北京: 人民卫生出版社, 2012.
[10] COHEN Y B O B. The bleeding risk and natural history of idiopathic thrombocytopenic purpura in patients with persistent low platelet counts. Arch Intern Med, 2000(160): 1630-1639.

病例 65　中性粒细胞减少症

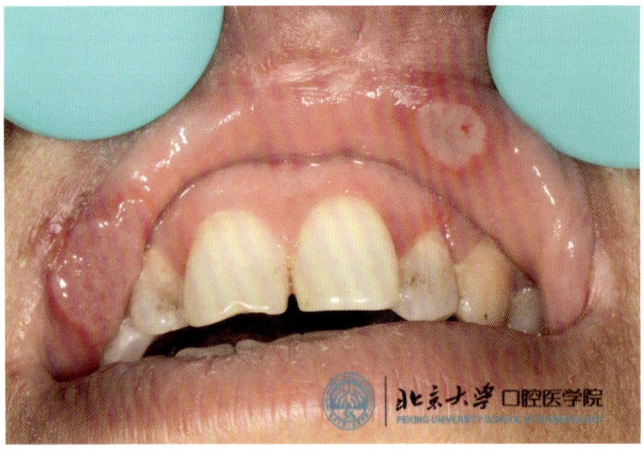

图 65-A　上唇内侧黏膜溃疡

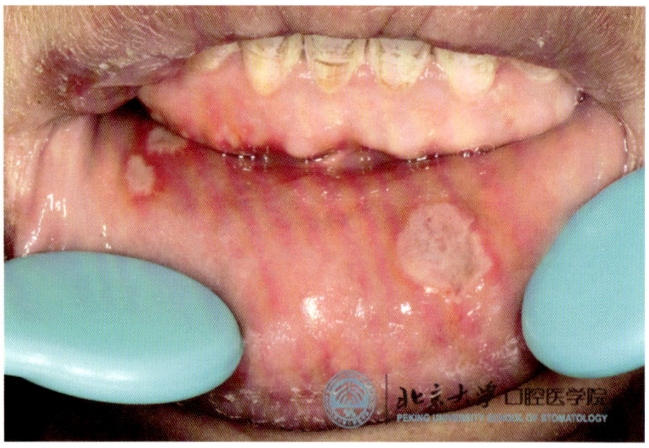

图 65-B　下唇内侧黏膜溃疡

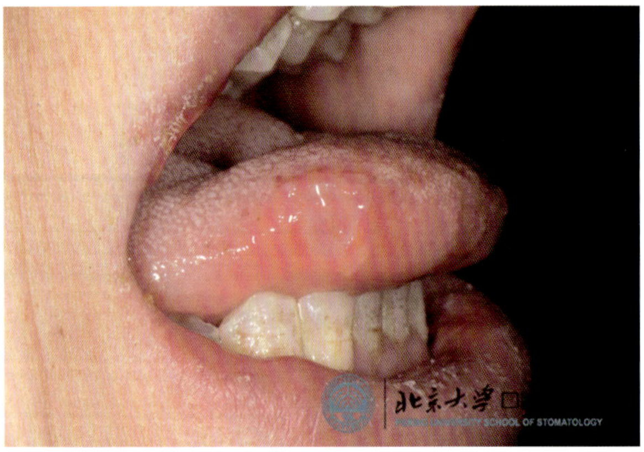

图 65-C　舌尖溃疡

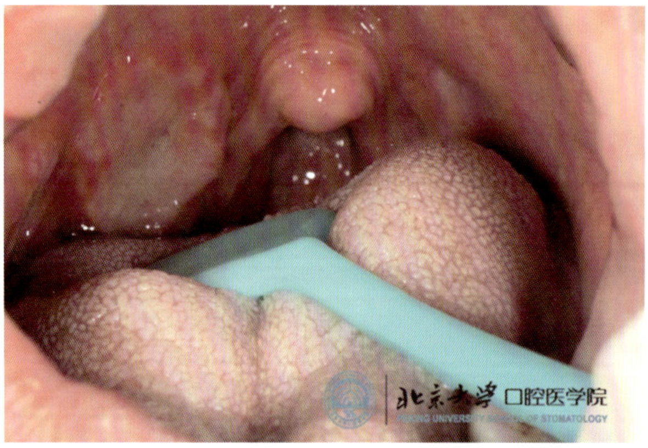

图 65-D　右侧扁桃体窝溃疡

患者，女，59 岁。

[主诉] 口腔溃疡反复发作 38 年。

[现病史] 38 年来患者口腔溃疡反复发作，每次 3～4 个不等，多见于唇、颊、舌等部位，约 1 个月左右愈合，间歇期短，此起彼伏，愈后不留瘢痕。服用中药、抗生素（头孢类）等症状有所缓解，但仍反复发作。自述每次发作严重时血常规检查亦出现异常。否认外阴、眼及皮肤病损。

[临床检查] 上唇内侧黏膜见 2 个溃疡，左侧约 0.4 cm × 0.4 cm 大小，右侧约 0.6 cm × 1.2 cm 大小，溃疡表面被覆淡黄色假膜，中央微凹，周围黏膜充血水肿明显。下唇内侧黏膜见 3 个溃疡，约 0.6 cm × 0.8 cm，0.3 cm × 0.3 cm，0.3 cm × 0.3 cm 大小，溃疡被覆淡黄色假膜，中央微凹，周围黏膜充血水肿明显。舌尖右侧黏膜见 0.2 cm × 0.4 cm 大小溃疡 1 个，中央微凹，周围黏膜充血水肿明显。右侧扁桃体窝内见 1.2 cm × 1.5 cm 大小溃疡 1 个，被覆淡黄色假膜，中央微凹，周围黏膜充血水肿明显。

[既往史] 患者曾于 1973 年从事结核病筛查工作并为检查者行 X 线透视检查；自 1974 年起，开始出现头晕、乏力、口腔溃疡，到当地医院就诊，查血结果示白细胞及中性粒细胞明显减少（具体数值不详），服用中药（具体不详），效果不佳。2 年前就诊于北京道培医院，诊断为“中性粒细胞减少症”。

[家族史] 无特殊情况。

[全身状况] 中性粒细胞减少症。

[临床初步诊断] 中性粒细胞减少症？

[可能诊断]

1. 中性粒细胞减少症？
2. 复发性阿弗他溃疡？
3. 白塞病？
4. 克罗恩病？

[辅助检查]

全血细胞分析结果：白细胞：$3.32 \times 10^9/L$ ↓（$4 \sim 10 \times 10^9/L$）；
中性粒细胞：$1.50 \times 10^9/L$ ↓（$2.5 \sim 7.5 \times 10^9/L$）；
中性粒细胞百分比：45.2% ↓（50% ~ 70%）；
血小板：$3.31 \times 10^9/L$ ↓（$100 \sim 300 \times 10^9/L$）。

[最终诊断] 中性粒细胞减少症。

[诊断依据]

1. 患者为放射科技术人员，曾从事透视检查工作；自 1974 年起，开始出现头晕、乏力、口腔溃疡，到当地医院就诊，查血结果示白细胞及中性粒细胞明显减少。
2. 2 年前就诊于北京道培医院，诊断为“中性粒细胞减少症”。
3. 口腔溃疡反复发作，且病情随血液状况变化。

[治疗原则及措施]

本病治疗原则为积极治疗原发病，防治感染，局部对症，适当使用促白细胞生成药物。

1. 去除病因：积极治疗原发病，停止接触可能的致病因素如药物、放射线等。
2. 局部对症治疗，口腔内病损可局部应用消炎防腐、止痛、促愈合类制剂，如溃疡膏（散）、漱口水等。
3. 建议患者去综合医院血液科进一步就诊，规范治疗中性粒细胞减少症。

诊治难点与体会

不同年龄外周血正常中性粒细胞绝对值各不相同。当各种原因导致 10 岁以下儿童其外周血中性粒细胞绝对值低于 $1.5 \times 10^9/L$，10 ~ 14 岁儿童低于 $1.8 \times 10^9/L$，成人低于 $2.0 \times 10^9/L$ 时，称为中性粒细胞减少症（neutropenia）。而当低于 $0.5 \times 10^9/L$ 时，称为中性粒细胞缺乏症。中性粒细胞减少症发病可急可缓，主要临床表现为反复感染、发热、寒战、乏力、困倦、黏膜溃疡、咽痛等，部分慢性中性粒细胞减少症患者未合并感染时可无症状。本病在口腔多表现为牙龈、颊、软腭、唇、舌等黏膜的感染或溃疡，可伴有疼痛、流涎、低热等症状。

本病主要根据病史采集、临床表现及实验室检查做出明确诊断。临床表现的溃疡需与复发性阿弗他溃疡、白塞病及克罗恩病鉴别。复发性阿弗他溃疡表现与本病类似，但一般不伴乏力、发热等全身症状，血细胞分析基本正常；白塞病除口腔溃疡外，多伴发生殖器溃疡、眼损害及皮肤、关节等其他脏器损害；克罗恩病在口腔黏膜典型表现为线性溃疡，在牙龈等部位可见颗粒样增生病变。活体组织检查及肠镜检查有助于诊断。

本病的治疗原则为积极治疗原发病，防治感染，局部对症处理，适当使用促白细胞生成药物。对于口腔病损多以局部对症治疗为主，伴发细菌 / 真菌感染时需行相应的抗感染治疗。

临床诊疗流程图

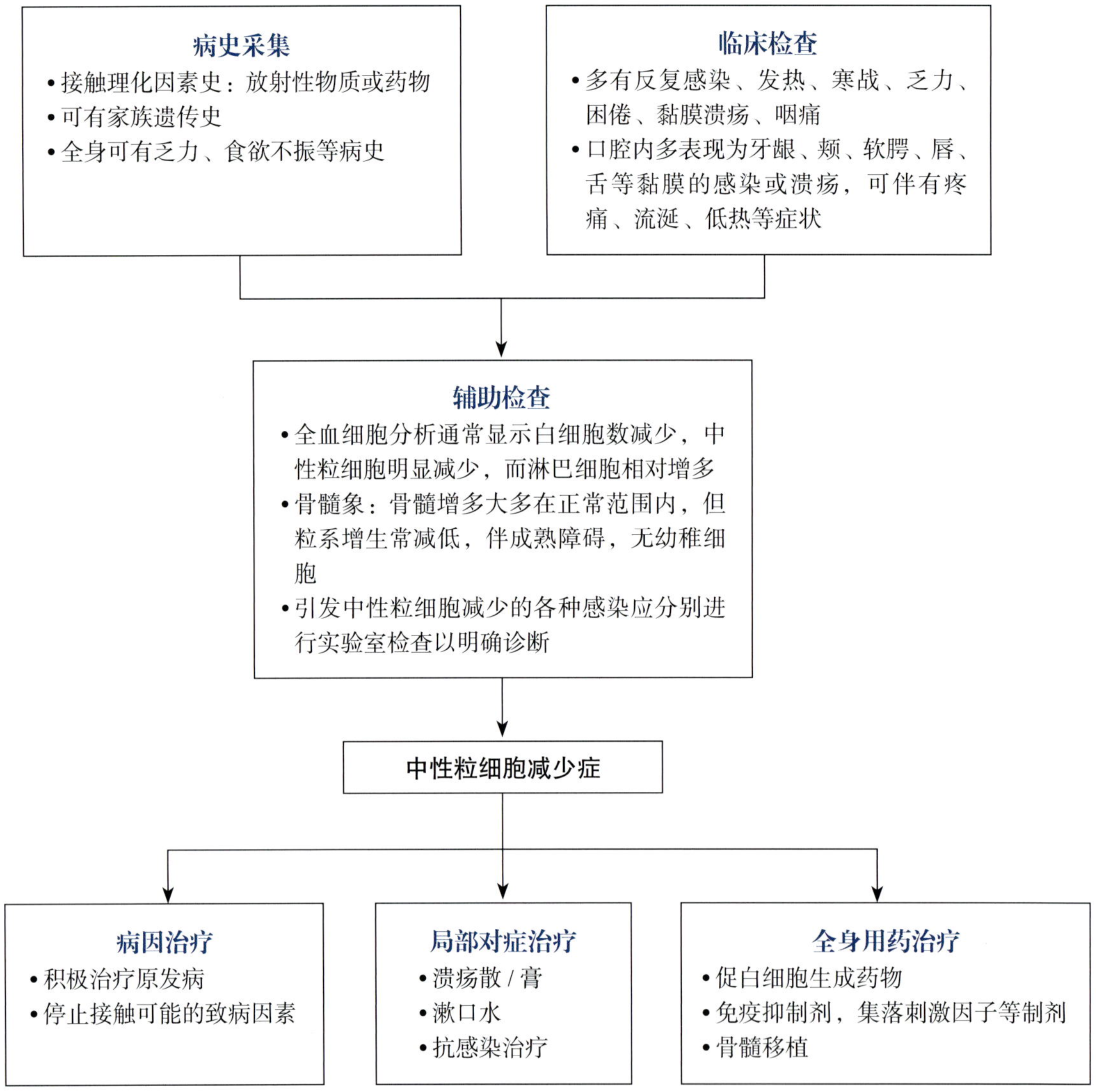

（李 金 周婷婷 华 红）

参考文献

[1] HSIEH M M, EVERHART J E, BYRD-HOLT D D, et al. Prevalence of neutropenia in the U.S. population: age, sex, smoking status, and ethnic differences. Annals of Internal Medicine, 2007, 146(7): 486-492.
[2] BOXER L A. How to approach neutropenia. Hematology, 2012, 2012(24): 174-182.
[3] NAUROIS J D, NOVITZKYBASSO I, GILL M J, et al. Management of febrile neutropenia: ESMO Clinical Practice Guidelines. Annals of Oncology, 2010, 21(5): 252-256.

[4] JAMES R M, KINSEY S E. The investigation and management of chronic neutropenia in children. Archives of Disease in Childhood, 2006, 91(10): 85285-8.
[5] 华红, 刘宏伟. 口腔黏膜病学. 北京: 北京大学医学出版社, 2014.
[6] 林果为, 王小钦. 免疫性粒细胞减少症的诊断及治疗. 中国实用内科杂志, 2006, 26(7): 487-489.
[7] 浦权, 杨梅如. 粒细胞减少症的诊断与治疗. 新医学, 1998, 9(7): 345-346.

病例 66　淋巴瘤

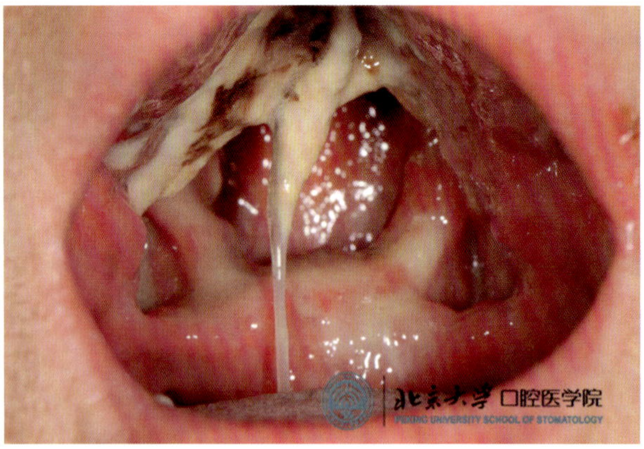

图 66-A　软腭、悬雍垂、舌腭弓、咽部见深大溃疡，其上覆盖黄厚假膜

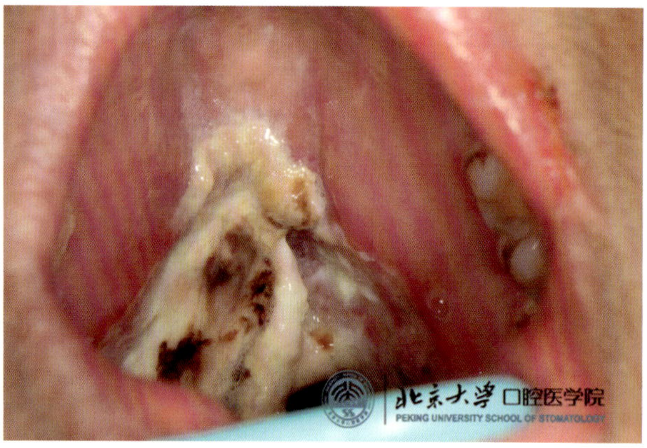

图 66-B　溃疡累及硬腭，沿腭中缝向前延伸

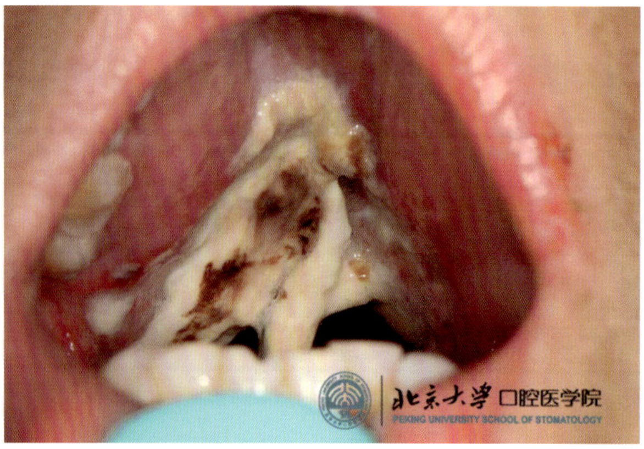

图 66-C　溃疡上覆黄厚假膜，边缘颗粒样增生

患者，女，62 岁。

[主诉] 上腭溃疡 2 个月。

[现病史] 患者自述 2 个月前出现上腭溃疡，疼痛明显，影响进食，自觉使用外用药后症状有所好转，面积减小。自述发病前因鼻息肉于当地医院行手术治疗，术后病理符合“真菌性息肉”。否认口腔溃疡反复发作史，否认胃肠道不适，否认咳嗽、咳痰等不适症状，否认伴随发热、皮疹、体重减轻等全身症状。

[临床检查] 上腭中后份见深大溃疡，累及硬腭中线、软腭、舌腭弓，口鼻腔穿通，溃疡周围水肿，局部颗粒样增生，表面有灰白假膜，硬腭区黏膜黑褐色坏死组织。

[既往史] 无特殊情况。

[家族史] 无特殊情况。

[全身情况] 健康。

[临床初步印象] 淋巴瘤?

[可能的诊断]

1. 淋巴瘤?
2. 口腔鳞状细胞癌?
3. 口腔结核?
4. 重型阿弗他溃疡?
5. 克罗恩病?

[辅助检查]

1. 全血细胞分析正常。

2. 活体组织检查：黏膜溃疡伴炎症，溃疡基底见呈间变的细胞浸润，免疫组化染色 LCA(+)，CD56(+)，CD3(+)，CD5(+)，CD45RO(+)，CD43(+)，Granzyme B (+)，Perforin（+），CD20(-)，PAX-5(-)，CK(-)，ALK(-)，TLA-1(+)，Vimentin(-)，Ki67 阳性率 50%～60%，浸润以 T 细胞为主，结合临床考虑为 NK/T 细胞淋巴瘤。

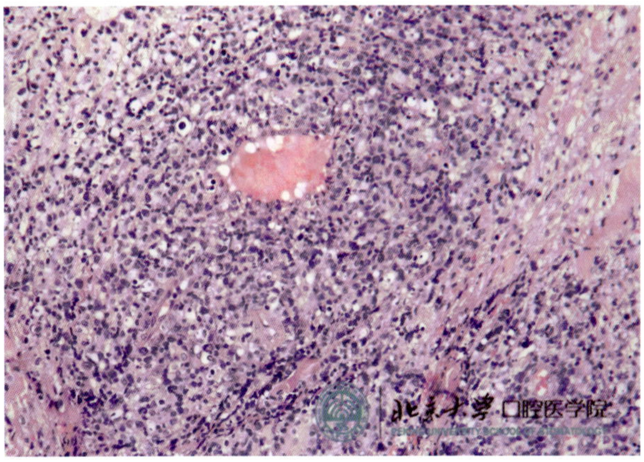

图 66-D　黏膜溃疡组织病理学表现（HE 染色）

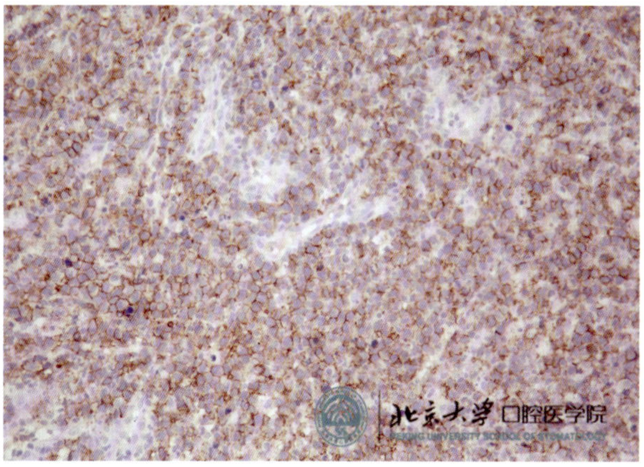

图 66-E　CD56 免疫组化染色

[最终诊断] NK/T 细胞淋巴瘤。

[诊断依据]

1. 病史：上腭、咽部深大溃疡，经久不愈。

2. 临床表现：上腭中后份见深大溃疡，累及硬腭中线、软腭、舌腭弓，口鼻腔穿通，溃疡周围水肿，局部颗粒样增生，表面有灰白假膜，硬腭区黏膜黑褐色坏死组织。

3. 病理学表现：HE 染色见异常增生的淋巴细胞密集浸润在病变区，血管周围聚集明显；免疫组化见肿瘤细胞具有 NK/T 细胞表型。

[治疗原则及措施]

该病为恶性肿瘤，应及时外科、血液科等多科室联合治疗。

诊治难点与体会

1. 本病常常表现为上腭部深大溃疡，有时可出现局部组织坏死，经久不愈。尽管临床医生往往能够考虑到淋巴瘤的可能，但是由于活检部位的选择、切取组织的大小、病损继发感染等等因素导致组织病理判读可能存在假阴性。所以对于经久不愈的溃疡，可能需要多次活检，必要时积极进行外科手术，彻底清创，行完善病理检查。

2. 本病在临床应注意与以下疾病鉴别：

（1）腺周口疮：有反复发生的溃疡病史。溃疡表现为中央凹陷，周围水肿充血，上覆黄白假膜，形状通常为圆形、椭圆形，可以自愈；常在患者口内发现以往溃疡遗留的瘢痕。

（2）口腔结核：初发口腔结核往往表现为结核初疮，以小儿及免疫功能不健全者多见。结核性溃疡是口腔中最常见的继发性结核损害。常表现为深大溃疡，经久不愈，溃疡基底及边缘见粟粒样小结节，溃疡边缘不齐，呈鼠噬样。病理检查可见典型的结核结节，中央常见干酪样坏死。

（3）口腔鳞状细胞癌：好发于舌缘舌腹、口角区内侧、软腭复合体等部位，溃疡深，呈菜花样，持续不愈，呈进展性加重。

（4）克罗恩病：常表现为口颌面部肿胀或黏膜呈鹅卵石样改变。也可出现线状溃疡，多于龈颊沟发生，溃疡周围可伴有肉芽肿样团块。

临床诊疗流程图

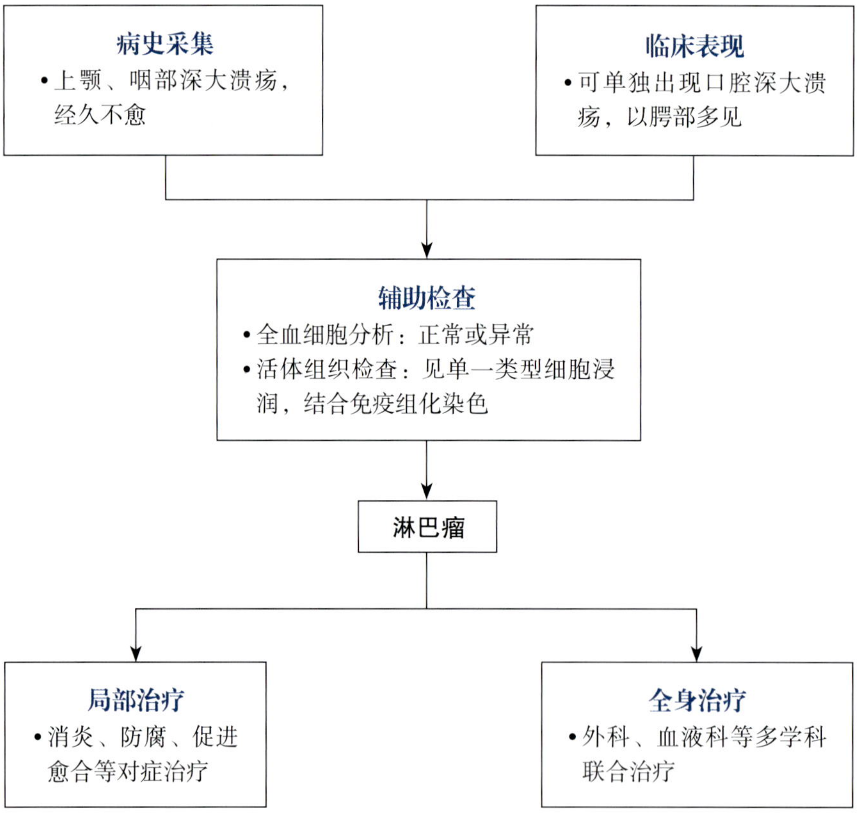

（韩　莹　刘宏伟）

参考文献

[1] WU X1, LI P, ZHAO J, et al. A clinical study of 115 patients with extranodal natural killer/T-cell lymphoma, nasal type. Clin Oncol (R Coll Radiol). 2008, 20(8): 619-625.

[2] TSANG W M, TONG A C, LAM K Y, et al. Nasal T/NK cell lymphoma: report of 3 cases involving the palate. J Oral Maxillofac Surg, 2000, 58(11): 1323-1327.

[3] MENG W, ZHOU Y, ZHANG H, et al. Nasal-type NK/T-cell lymphoma with palatal ulcer as the earliest clinical manifestation: a case report with literature review. Pathol Oncol Res, 2010, 16(1): 133-137.

[4] RODRIGO JP, SUÁREZ C, RINALDO A, et al. Idiopathic midline destructive disease: fact or fiction. Oral Oncol, 2005, 41(4): 340-348.

[5] MENG W, ZHOU Y, ZHANG H, et al. Nasal-type NK/T-cell lymphoma with palatal ulcer as the earliest clinical manifestation: a case report with literature review. Pathol Oncol Res, 2010, 16(1): 133-137.

[6] NIKOLAOS N, GRIGORIOS P, KONSTANTINOS K, et al. Extranodal nasal-type NK/T-cell lymphoma of the palate and paranasal sinuses. Am J Case Rep, 2012, 13: 79-85.

[7] MENG W, ZHOU Y, ZHANG H, et al. Nasal-type NK/T-cell lymphoma with palatal ulcer as the earliest clinical manifestation: a case report with literature review. Pathol Oncol Res, 2010, 16(1): 133-137.

病例 67　朗格汉斯细胞组织细胞增生症

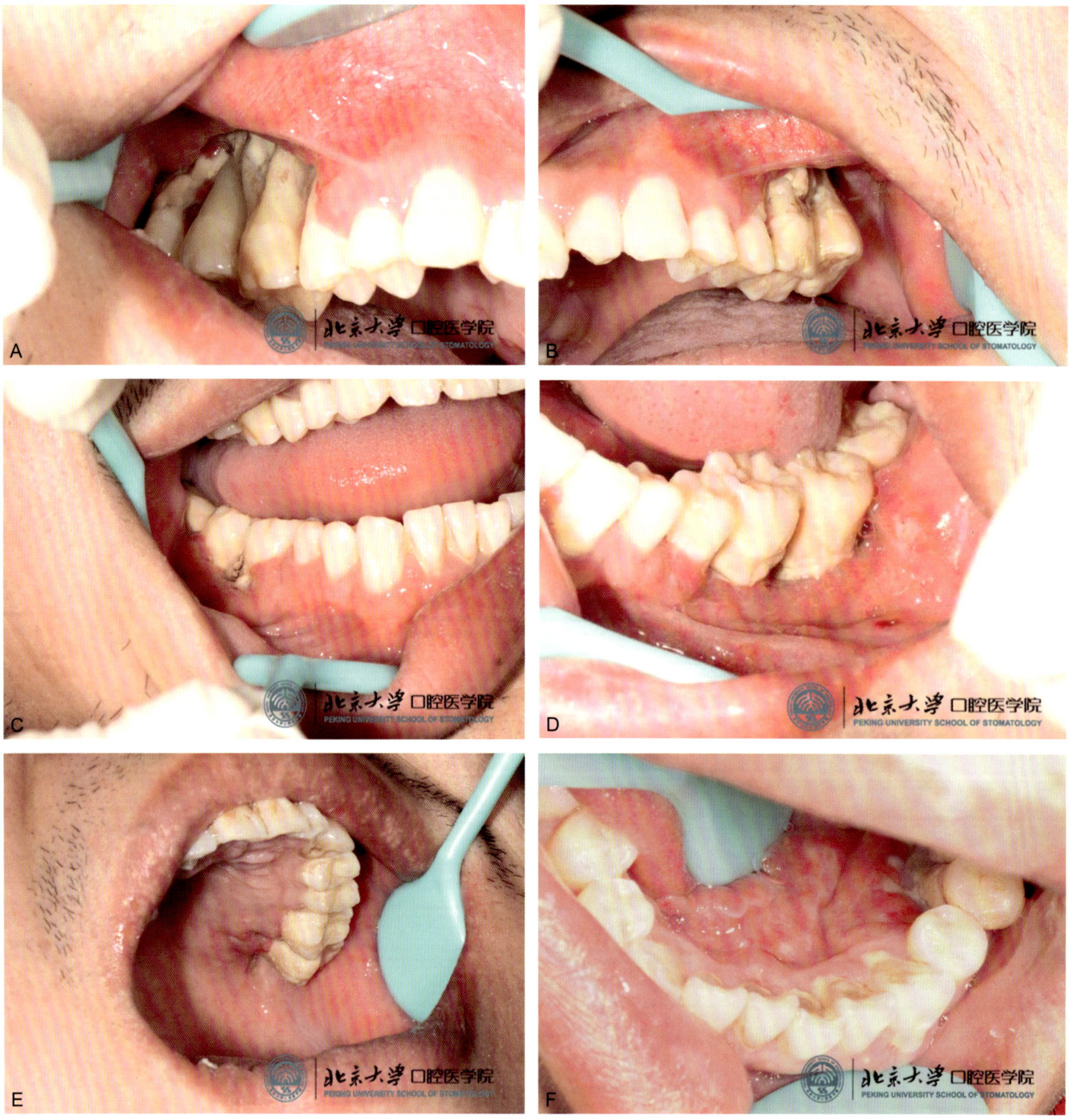

图 67-A～F　依次为右上后牙区、左上后牙区、右下后牙区、左下后牙区颊侧牙龈以及左上后牙腭侧、左下后牙舌侧区域牙龈，牙龈肿胀、表面溃疡伴结节状增生，牙龈退缩严重

患者，男，24 岁。

[主诉] 上、下后牙牙龈增生 2 年。

[现病史] 患者 2 年前无明显诱因出现双侧上、下后牙牙龈增生，伴疼痛及牙龈退缩、牙齿松动、咬合无力，于外院行牙周洁治，用“消炎药”，无明显疗效。曾有肛周赘生物（活检结果为慢性化脓性炎症）及腋下、大腿内侧皮疹。

[临床检查] 双侧上、下颌磨牙区牙龈肿胀，肿胀牙龈及周围黏膜表面不平，呈结节状增生，部分区域牙龈及黏膜表面可见表浅溃疡形成。双侧后牙牙龈退缩 4 ~ 5 mm，牙齿松动Ⅰ度 ~ Ⅱ度。口腔卫生差，牙石（++ ~ +++）。

[既往史] 无特殊情况。

[家族史] 无特殊情况。

[全身情况] 高血压，血压 140/90mmHg。

[临床初步印象] 朗格汉斯细胞组织细胞增生症？

[可能的诊断]

1. 朗格汉斯细胞组织细胞增生症？
2. 克罗恩病？
3. 肉芽肿性血管炎？
4. 结核性溃疡？
5. 坏死性溃疡性龈炎？

[辅助检查]

1. 全口曲面断层片：双侧上、下颌磨牙区牙槽骨吸收至根尖 1/3。

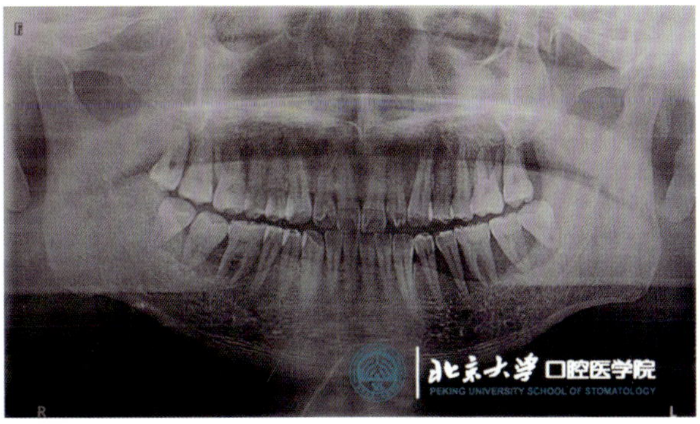

图 67-G　全口曲面断层片

2. 头颅正、侧位 X 线片：上、下颌后牙区，左侧升支前缘骨质破坏；颞骨处骨质破坏不除外。

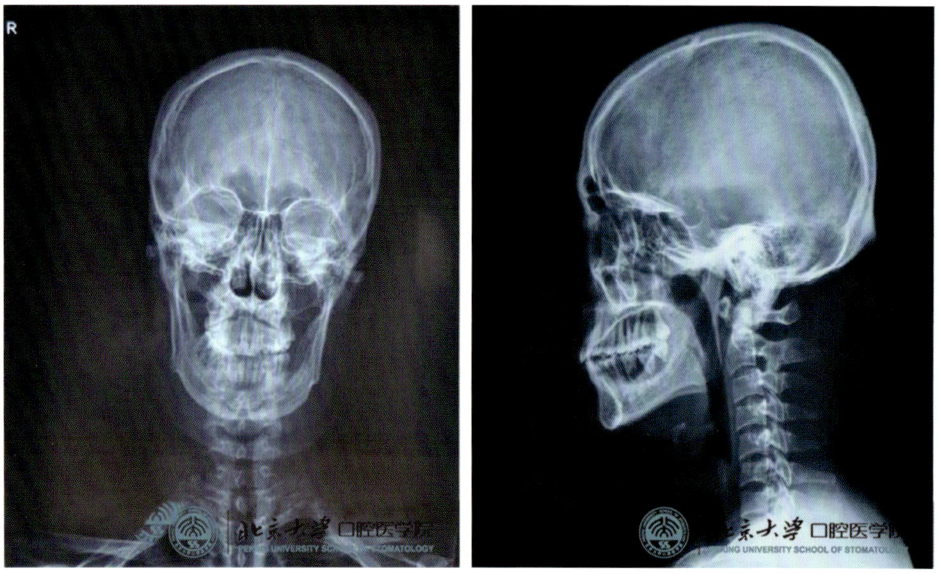

图 67-H 头颅正、侧位 X 线片

3. 活体组织检查：HE 染色牙龈组织内见片状组织细胞样细胞增生，可见核沟（图 I）。免疫组织化学检查见病变细胞 CD1a（+）（图 J），S100（+）（图 K），langerin（+）（图 L）。诊断：朗格汉斯细胞组织细胞增生症。

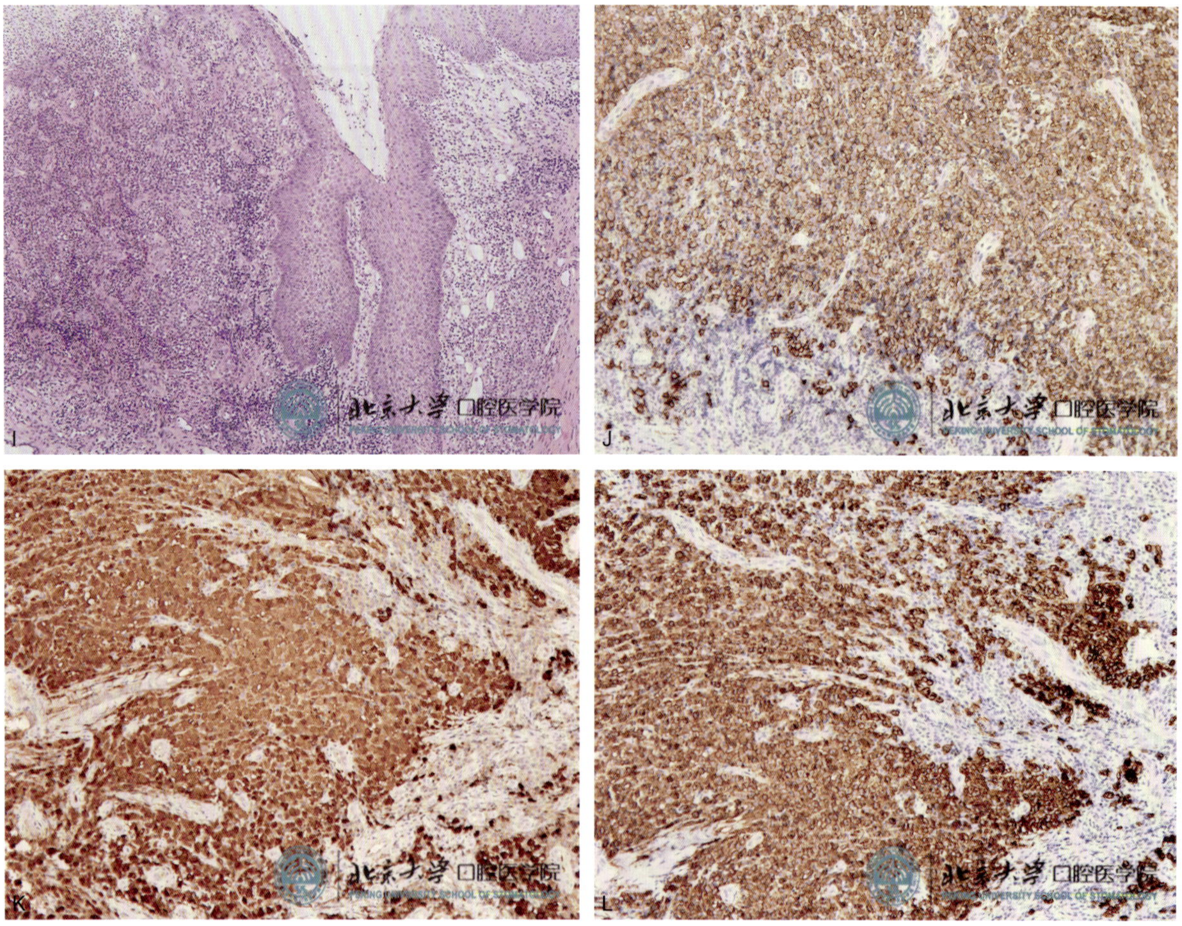

图 67-I~L

[最终诊断] 朗格汉斯细胞组织细胞增生症。

[诊断依据]

1. 双侧上、下颌磨牙区牙龈肿胀，牙龈退缩 4 ~ 5 mm，牙齿松动Ⅰ度 ~ Ⅱ度。
2. 双侧上、下颌磨牙区牙槽骨吸收至根尖 1/3。
3. 上、下颌后牙区，左侧升支前缘骨质破坏；颞骨处骨质破坏不除外。
4. 活体组织检查：牙龈缘朗格汉斯组织细胞增生症，CD1a（+），S100（+），langerin（+）。
5. 肛周赘生物（活体组织检查结果为慢性化脓性炎症）及腋下、大腿内侧皮疹。

[治疗原则及措施]

1. 口腔黏膜溃疡性病损治疗以消炎、止痛、促进愈合为主，可予复方氯己定溶液含漱等局部对症治疗。
2. 局部骨质受侵可通过手术刮除，或损伤处注射激素等措施加以控制。
3. 单纯皮肤病损部分可自发缓解，应密切随访，也可局部使用糖皮质激素；广泛或严重皮肤病变，可局部使用氮芥或皮肤理疗。
4. 全身性朗格汉斯细胞组织细胞增生症可累及肝、脾、肺、骨髓等重要脏器，可以采取多药联合强化治疗，延长维持治疗时间可降低复发率，减少并发症。

诊治难点与体会

朗格汉斯细胞组织细胞增生症（Langerhans cell histiocytosis，LCH）是一种病因不明、发病机制不清的少见疾病，以往也称作“组织细胞增多症 X”，属于组织细胞异常性疾病分类中的一类。主要特点是骨髓来源的朗格汉斯细胞异常增生，伴有数量不等的中性粒细胞、嗜酸性粒细胞、淋巴细胞、浆细胞、多核巨细胞浸润，引起组织破坏。LCH 生物学行为多样，既可以表现为发展缓慢的单发损害，又可以表现为进展迅速的伴器官功能衰竭的弥漫性多发病变，全身各个系统器官均可累及。1987 年 Lavin 和 Osband 依据发病年龄、病变范围、临床表现将其分为 3 个亚型，以单纯骨内嗜酸性肉芽肿病变为主要表现的慢性局限型；累及多骨及骨外组织的慢性播散型（又称汉 - 许 - 克病，Hand-Schiiller-Christian disease）；累及多脏器、多系统、有明显全身症状的急性播散型（又称勒 - 雪病，Letter-Siwe disease）。骨是 LCH 最易侵犯的组织，颅骨受侵最常见，尤其是儿童患者。皮肤是继骨骼之后第二常见累及部位，呈脂溢性皮炎样湿疹、丘疹、水疱、结节等表现；尿崩症是神经系统受侵犯的最常见表现形式。

口腔颌面部 LCH 主要表现为骨组织破坏和软组织受累。骨组织病损的影像学特点主要表现为溶骨性破坏，颅骨损害多表现为穿凿样骨质缺损，颌骨病损以下颌骨多见，牙槽突病变类似牙周病样骨质吸收改变，骨质破坏严重者，边缘模糊，界线不清，X 线片显示牙齿埋没于病变软组织中，呈“漂浮征”。软组织受累表现可为受累部位口腔黏膜局部疼痛、肿胀、形成边缘不整齐的溃疡，或肉芽组织样增生物，牙齿松动、脱落，合并感染时可有牙龈出血等。发生于牙龈的病损颇似坏死性龈口炎，可伴有牙槽突及颌骨破坏，需通过影像学检查及组织病理学检查等方法加以鉴别。除坏死性溃疡性龈炎外，口内黏膜病损还需与其他肉芽肿性疾病鉴别。如克罗恩病，患者除口内溃疡及肉芽肿样病损，还有腹痛、腹泻、肛周病变，一般不伴牙槽突及颌骨破坏，可与之鉴别。肉芽肿性血管炎，口腔黏膜溃疡好发于软腭及咽部，舌或牙龈溃疡，牙龈表现为“草莓样牙龈”，组织病理表现为坏死性肉芽肿，可与 LCH 鉴别。

LCH 的诊断需依靠临床表现及组织病理学表现以及影像学检查、血液学检查等，尤其组织病理学检查是与其他疾病鉴别诊断的重要指标。损伤部位局部活检如骨、皮肤、肺的活检是 LCH 确诊的有效方法。1987 年，组织细胞学会编写组将 LCH 的诊断标准定义为：经典 LCH 组织病理诊断需要通过电子显微镜观察到 Birbeck 颗粒，或者免疫组织化学染色为 CD1a 阳性。因此其组织病理学特点为，镜下可见特征性的朗格汉斯细胞，细胞核皱缩或有核沟，核染色质分散均匀，核仁不明显；免疫组化 CD

1a、S 100 蛋白阳性，电镜下胞质中还可看到特征性的 Birbeck 颗粒。CD207（langerin）是一种新发现的糖蛋白，是构成 Birbeck 颗粒（BG）的主要蛋白，其胞内部分与 BG 有 100% 的相关性，比 CD 1a 敏感性更高，特异性更强，可用于 LCH 的诊断与鉴别。

2009 年国际组织细胞协会发布的《朗格罕细胞组织细胞增生症评估与治疗指南》（以下简称“指南”）提出的标准为：（1）初诊：仅依据组织病理检查的光镜所见典型的 LCH 细胞。（2）诊断：在光镜检查的初诊基础上，以下 4 项中≥ 2 项指标阳性：① ATP 酶阳性；② CD31/S-100 蛋白阳性；③ α-D- 甘露糖酶阳性；④花生凝集素受体阳性。（3）确诊：在光镜检查的初诊基础上，以下 3 项中≥ 1 项指标阳性：①朗格素（langerin，CD207）阳性；② CD1a 抗原（T6）阳性；③电镜检查发现病变细胞内含 Birbeck 颗粒。因此在怀疑为 LCH 时需完善组织病理各项指标以及血液和其他器官的检查项目。

2009 年“指南”根据受累器官不同将 LCH 分为局限性 LCH（Single-system LCH，SS-LCH）和全身性 LCH（Multi-system LCH，MS-LCH）。局限性 LCH 一般预后较好，可自发缓解，或手术刮除、局部注射激素治疗；全身性 LCH 预后不佳，治疗以全身化疗为主，可采取多药联合强化治疗，用于 LCH 化疗的药物主要有糖皮质激素、长春新碱、依托泊苷、甲氨蝶呤、6- 巯基嘌呤等。

由于 LCH 临床表现多样，症状缺乏特异性，所以早期发现、早期确诊是临床医生面临的较大的挑战。因此当患者以口腔颌面部病损来诊，可疑为 LCH 时，需注意请口腔颌面外科或牙周科会诊，完善组织病理等各项指标以及血液和其他器官的检查项目以明确诊断，一旦发现全身性 LCH 表现，需及时请相应科室会诊并做到及时转诊治疗，以免延误病情、错过最佳治疗时机。

临床诊疗流程图

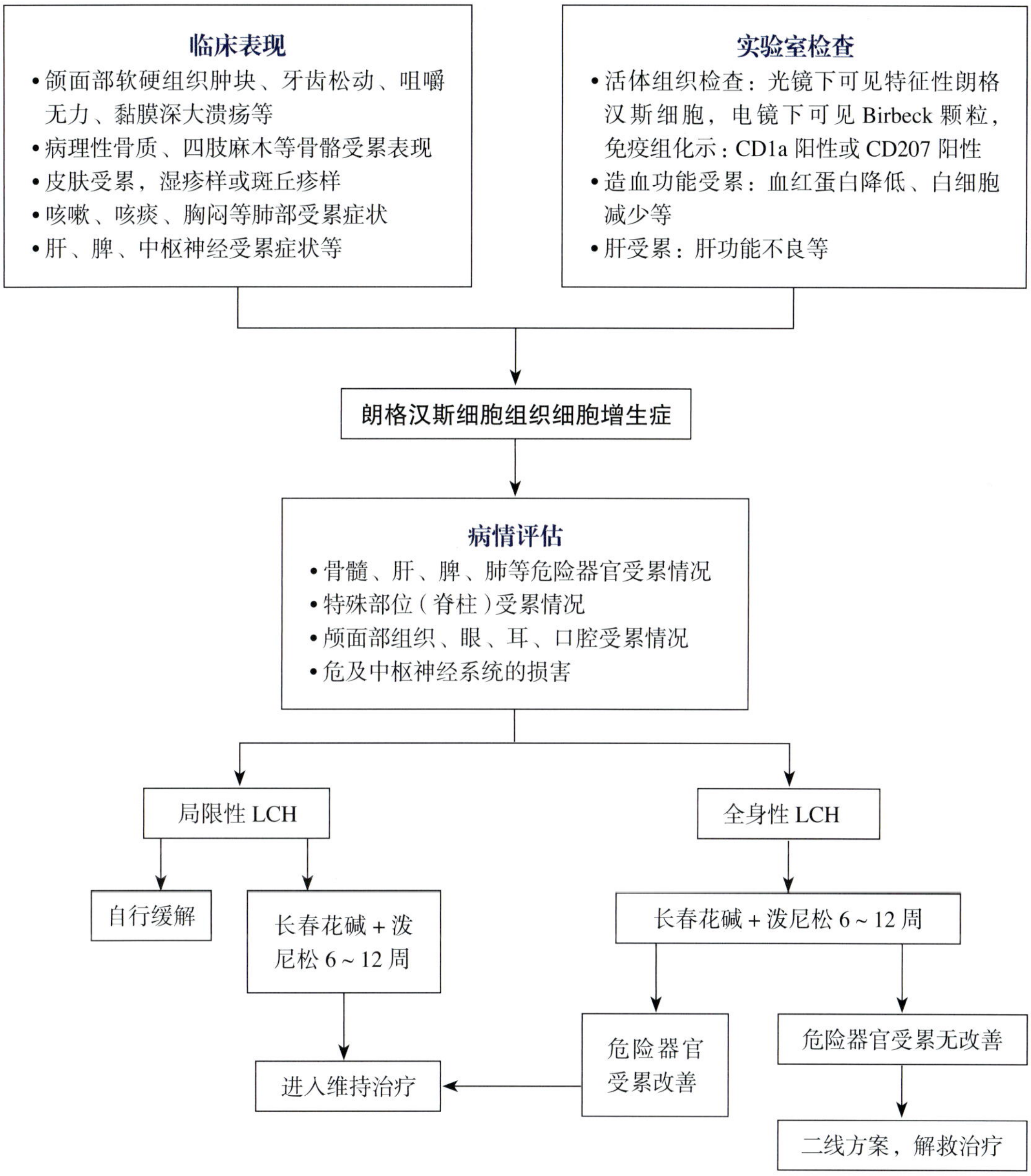

（李　丹　全　鑫　华　红）

参考文献

[1] HICKS J, FLAITZ C M. Langerhans cell histiocytosis: Current insights in a molecular age with emphasis on clinical oral and maxillofacial pathology practice. Oral Surgery, Oral Medicine, Oral Pathology, Oral Radiology, and Endodontology, 2005, 100(2): S42-S66.
[2] 褚岩,马琳,徐子刚,等.以溃疡为主要表现的朗格汉斯细胞组织细胞增多症一例.中华皮肤科杂志,2006(11): 670-671.
[3] 王兆元,钟鸣,张成文,等.舌溃疡性嗜酸性肉芽肿5例临床病理报告.中国实用口腔科杂志,2008(12): 734-735.
[4] 傅锦业,胡永杰,张陈平.口腔颌面部朗格汉斯细胞组织细胞增生症30例临床分析.中国口腔颌面外科杂志,2009(04): 361-365.
[5] 王贤福,钟鸣.腭部口腔黏膜嗜酸性粒细胞肉芽肿1例.中国实用口腔科杂志,2009(08): 502-503.
[6] 王海燕,侯梅.朗格汉斯细胞组织细胞增多症研究进展.现代预防医学,2011(09): 1771-1773.
[7] 吴升华.朗格汉斯细胞组织细胞增生症评估与治疗指南介绍.中华儿科杂志,2012,50(2): 155-158.
[8] 陈晶,杜雅菊.朗格汉斯组织细胞增多症的消化系表现、诊断及治疗.世界华人消化杂志,2010,18(6): 531-535.
[9] 张新荣,唐文伟,高修成,等.儿童骨朗格汉斯细胞组织细胞增多症的影像诊断.中国医学计算机成像杂志,2009(05): 473-480.
[10] BORTOLUZZI M C, PASSADOR-SANTOS F, CAPELLA D L, et al. Eosinophilic ulcer of oral mucosa: a case report. Ann Stomatol (Roma), 2012, 3(1): 11-13.
[11] 张彦舫,周阳泱,窦永充,等.影像学评价长骨朗格汉斯细胞组织细胞增多症.中国介入影像与治疗学,2013(08): 481-485.
[12] HAUPT R, MINKOV M, ASTIGARRAGA I, et al. Langerhans cell histiocytosis (LCH): Guidelines for diagnosis, clinical work-up, and treatment for patients till the age of 18 years. Pediatric Blood & Cancer, 2013, 60(2): 175-184.
[13] 韩晓丹,周健,喻凤宽,等.朗格汉斯细胞组织细胞增多症113例临床特征和疗效分析.中华临床医师杂志(电子版),2015(10): 1994-1997.
[14] 袁聪聪,陈渟桑,高景,等.朗格汉斯细胞组织细胞增生症诊疗进展.中国卫生标准管理,2015(32): 84-86.
[15] VARSHA D, KAUR M, CHAUDHARY N, et al. Solitary Langerhans cell histiocytosis of the hard palate: a diagnostic pitfall. Ger Med Sci, 2016, 14: c11.

病例 68　增殖性化脓性口炎

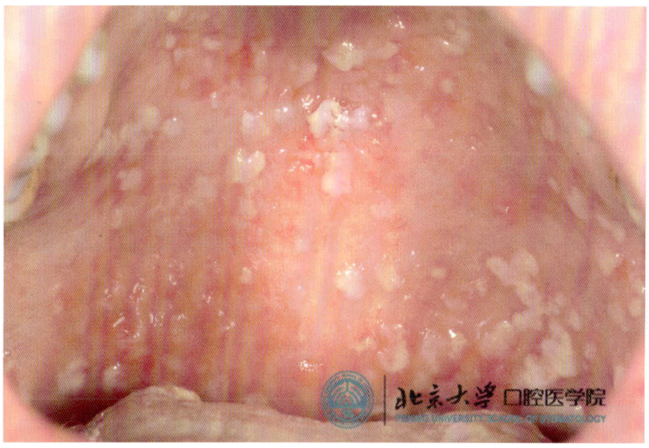

图 68-A　上腭广泛而散在的点、片状糜烂面

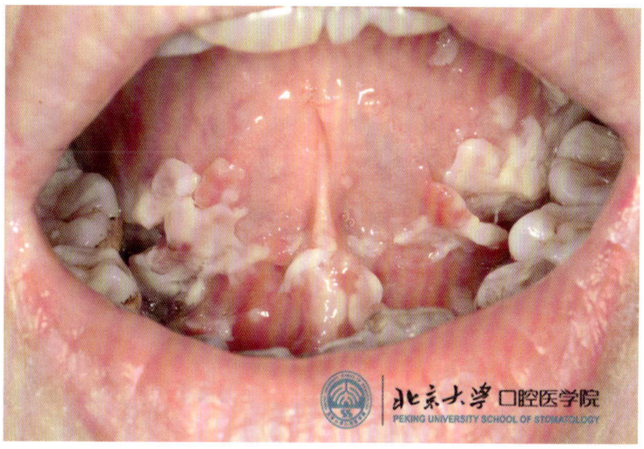

图 68-B　口底、舌腹广泛点、片状糜烂面

患者，女，46 岁。

[主诉] 口腔黏膜糜烂 2 个月。

[现病史] 2 个月前开始出现口腔黏膜糜烂，曾于外院诊断为“扁平苔藓”，口服醋酸泼尼松 7 天，15 mg/d，糜烂好转，停药后又复发。2 年前曾因腹痛、腹泻、便血病史，在外院经结肠活检确诊为“溃疡性结肠炎”，服美沙拉嗪治疗。就诊前因胸部皮肤局限性红色丘疹于外院病理检查示：真皮浅中层大量嗜中性粒细胞及嗜酸性粒细胞片状浸润，未见棘层松解。

[临床检查] 双颊、软腭、舌腹、口底及 16 ~ 18 颊侧牙龈等口内多处黏膜表面见广泛而散在的溃疡样表现，直径 2 ~ 3 mm，被覆黄白色假膜，高出黏膜面，基底充血。部分病损融合。尼氏征（-）。

[既往史] 无特殊情况。

[家族史] 无特殊情况。

[全身情况] 溃疡性结肠炎 2 年，有便血史。

[临床初步印象] 增殖性化脓性口炎?

[可能的诊断]

1. 增殖性化脓性口炎?
2. 增殖性天疱疮?
3. 复发性阿弗他溃疡?
4. 白塞病?

[辅助检查]

1. 全血细胞分析：嗜酸性粒细胞 $0.67 \times 10^9/L$ ↑［正常值：（0.04 ~ 0.54）$\times 10^9/L$］，嗜酸性粒细胞百分比 10.9% ↑（正常值：0.5% ~ 5.0%）。

2. 免疫学检查：血清 Dsg1、Dsg3 抗体均无异常，BP180 抗体无异常。

3. 活体组织检查:(右颊)上皮增生，上皮浅层见微小脓肿，上皮内见中性粒细胞浸润。结缔组织及毛细血管内见较多嗜酸性粒细胞。符合增殖性化脓性口炎。

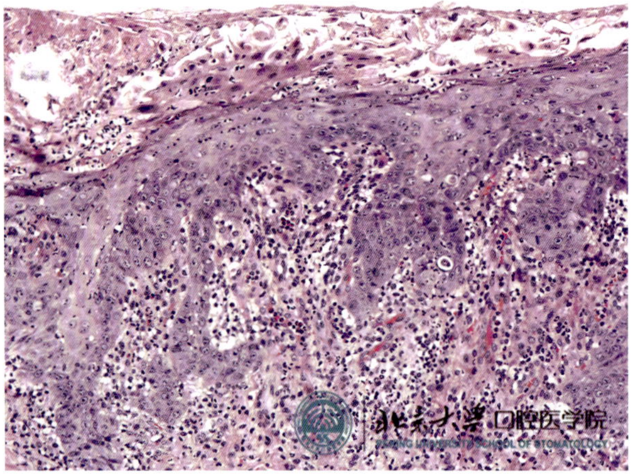

图 68-C 增殖性化脓性口炎的组织病理学表现(HE 染色)

[最终诊断] 增殖性化脓性口炎。

[诊断依据]

1. 口腔黏膜反复糜烂 2 个月。

2. 双颊、龈颊沟、舌腹舌缘、口底、软腭黏膜以及 16 ~ 18 颊侧牙龈见广泛点状、片状糜烂，表面覆黄白色假膜状物，尼氏征(-)。

3. 无复发性阿弗他溃疡及生殖器溃疡病史。

4. 患有溃疡性结肠炎。

5. 外周血嗜酸性粒细胞数量增加：嗜酸性粒细胞 0.67×10^9/L ↑，嗜酸性粒细胞百分比 10.9% ↑。

6. 疱性疾病相关免疫学检查：Dsg1、Dsg3、BP180 抗体均无异常。

7. 皮肤病损活体组织检查：真皮浅中层大量嗜中性粒细胞及嗜酸性粒细胞片状浸润，未见棘层松解。

8. 口腔病损活体组织检查：上皮内见大量嗜酸性粒细胞浸润及微脓肿形成。

[治疗原则及措施]

1. 积极治疗肠道疾病，如口服柳氮磺胺吡啶、美沙拉嗪，或者手术切除患病的结肠。

2. 口腔治疗首选局部应用糖皮质激素，无效者可以选择全身中到大剂量糖皮质激素治疗。

3. 单纯糖皮质激素疗效欠佳者，也可联合其他免疫抑制剂，如氨苯砜、硫唑嘌呤、环孢素等。治疗期间注意监测药物不良反应。

诊治难点与体会

增殖性化脓性口炎(pyostomatitis vegetans)是溃疡性结肠炎、克罗恩病等炎症性肠病的特异性口腔表现，临床较少见，口腔黏膜以充血黏膜表面多发易碎的小脓疱为典型特征。脓疱增殖、破溃形成表浅的“蜗牛迹”(snail-track)样溃疡或糜烂，主要累及唇侧附着龈、唇颊黏膜、软硬腭黏膜和扁桃体。极易与复发性阿弗他溃疡、白塞病以及增殖型天疱疮等以溃疡、糜烂为主要临床表现的口腔黏膜疾病混淆，尤其是当患者合并消化道异常时。

与复发性阿弗他溃疡和白塞病不同，增殖性化脓性口炎缺乏“孤立而散在分布的凹陷性溃疡”以及“溃疡反复发作、有自限性”等典型特征。腹痛、腹泻等消化道异常是该病患者的典型特征，口腔病损多于肠道症状出现数月至数年内发生，可以单独出现，或与皮肤病损同时或先后出现。皮肤损害累及约 58% 的患者，表现为在红斑基础上的脓疱和水疱，脓疱和水疱可融合成增生性斑块，有渗出，非对称，呈增殖性脓皮病表现。组织病理学表现为上皮内或上皮下大量嗜酸性粒细胞和中性粒细胞形成的微脓肿，微脓肿破裂形成溃疡。90% 的患者出现外周血嗜酸性粒细胞数量增加。

在临床和组织病理学上，增殖性化脓性口炎与增殖型天疱疮 Hallopeau 亚型极易混淆。因此，增殖型天疱疮的免疫病理学特征成为鉴别诊断的关键要点。增殖型天疱疮应符合以下特征：自身 IgG 抗体与桥粒芯蛋白（desmogleins，Dsg）结合导致棘层松解；直接免疫荧光检查见棘细胞间有 IgG 和 C3 沉积，血清存在 Dsg3 特异性抗体。此外，该类患者缺乏炎症性肠病相关病史。

增殖性化脓性口炎在临床和组织病理学上均缺乏特异性，诊断难度大。需要在临床表现的基础上，紧密结合消化道病史及病理学和实验室检查，排除自身免疫性疾病后方可确诊。

该病治疗效果取决于能否有效控制肠道疾病，控制良好者口腔和皮肤病损均可治愈。口腔治疗首选局部糖皮质激素，无效者可以选择全身应用糖皮质激素治疗，通常中到大剂量糖皮质激素可使病损短期内消退，当逐渐减量到小剂量时易复发，此时可联合其他免疫抑制剂，如氨苯砜、硫唑嘌呤、环孢素等。在使用糖皮质激素或其他免疫抑制剂治疗期间，应注意监测药物不良反应。

临床诊疗流程图

病史采集

- 口内长期糜烂史
- 主要累及唇侧附着龈、唇颊黏膜、软硬腭黏膜和扁桃体
- 消化道异常：腹痛、腹泻等
- 皮肤红疹起疱（与口内病损同时或先后出现）

临床表现

- 充血黏膜表面多发易碎的小脓疱
- 脓疱增殖、破溃形成表浅的“蜗牛迹”样溃疡或糜烂，尼氏征（-）
- 皮肤可表现红色丘疹脓疱，融合形成增殖性丘疹，好发于生殖器、腋窝、腹股沟及头皮等部位

↓

实验室检查

- 肠镜检查：炎症性肠病
- 全血细胞分析：嗜酸性粒细胞增多（90% 患者出现）
- 免疫学检查：Dsg1、Dsg3、BP180 抗体均无异常

↓

活体组织检查

- 上皮内或上皮下大量嗜酸性粒细胞和中性粒细胞形成的微脓肿，微脓肿破裂形成溃疡

↓

增殖性化脓性口炎

肠道疾病治疗

- 口服柳氮磺胺吡啶、美沙拉嗪
- 手术切除患病的结肠

口腔治疗

- 首选局部糖皮质激素治疗
- 无效者可以选择全身糖皮质激素治疗
- 单纯糖皮质激素疗效欠佳：可加用其他免疫抑制剂（硫唑嘌呤、环孢素、甲氨蝶呤等）

（周培茹 刘晓松）

参考文献

[1] 刘晓松, 高岩, 华红. 增殖性化脓性口炎2例. 中华口腔医学杂志, 2014, 49(3): 191-192.

[2] HEGARTY A M, BARRETT A W, SCULLY C. Pyostomatitis vegetans. Clin Exp Dermatol, 2004, 29(1):1-7.

[3] MATIAS FDE A, ROSA D J, CARVALHO M T, et al. Pyodermatitis-pyostomatitis vegetans: case report and review of medical literature. An Bras Dermatol, 2011, 86(4 Suppl 1): S137-140.

[4] FEMIANO F, LANZA A, BUONAIUTO C, et al. Pyostomatitis vegetans: a review of the literature. Med Oral Patol Oral Cir Bucal, 2009, 14(3): E114-117.

[5] SHAH S, COTLIAR J. Images in clinical medicine. Pyostomatitis vegetans. N Engl J Med, 2013, 368(20): 1918.

病例 69　干燥综合征伴口腔念珠菌病

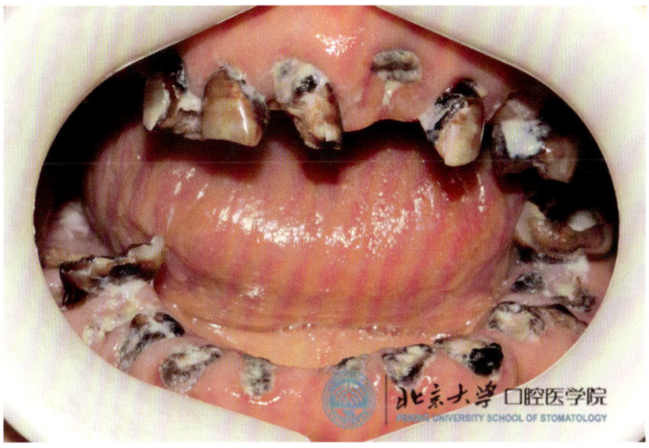

图 69-A　患者口内猖獗龋所致多颗残根、残冠

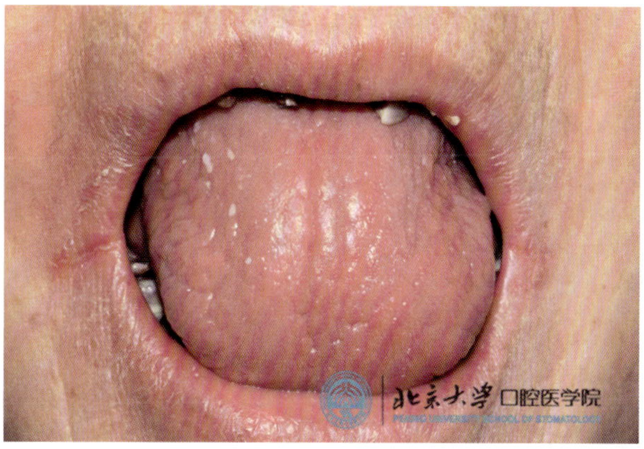

图 69-B　舌背舌乳头广泛萎缩，表面光滑，充血色红

患者，女，71 岁。

[主诉] 口干 8 年。

[现病史] 患者 8 年来口干症状明显，进食干性食物难以下咽。眼干 8 年，伴眼部沙砾感，尚有泪液分泌。未曾诊治。否认双腮腺反复肿胀史及小关节肿痛症状。否认糖尿病、肝炎等系统性疾病，无长期服用药物史。

[检查] 口腔黏膜干燥，唾液分泌呈泡沫状，挤压双侧腮腺、下颌下腺未见明显唾液分泌，口底唾液池浅。

舌背干燥，丝状乳头广泛萎缩伴舌裂形成。

口内多颗牙残根、残冠。

静态唾液流率检测：0 ml/10 min。

[既往史] 无特殊情况。

[家族史] 无特殊情况。

[全身情况] 健康。

[临床印象]

1. 干燥综合征？
2. 口腔念珠菌病？

[可能诊断]

1. 干燥综合征？
2. 口腔念珠菌病？

[辅助检查]

1. 含漱液培养：白念珠菌（+），菌落数 >300 cfu/ml。
2. 血清学免疫项目检查：SSA 抗体 (+)、SSB 抗体 (-)、ANA(-)、RF(-)。

3. 腮腺造影：末梢导管点球状扩张，排空迟缓，符合干燥综合征表现。

4. 眼科检查：施墨试验（左:2 mm；右:3 mm）（正常：> 5 mm/5 min）；角膜荧光染色双侧（+）；泪膜破裂试验（BUT）（左：3 s；右：4 s，< 10 s 为干眼症）。

5. 唇腺活体组织检查：见腺小叶内多个淋巴细胞浸润灶，符合干燥综合征表现。

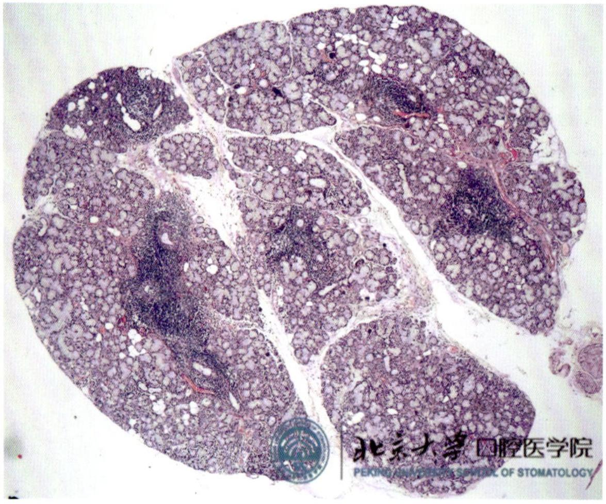

图 69-C 干燥综合征的组织病理学表现（HE 染色）

[最终诊断]

1. 干燥综合征。
2. 口腔念珠菌病。

[诊断依据]

1. 口干、眼干病史大于 3 个月。
2. 口腔黏膜干燥，静态唾液流率 <1 ml/10 min，伴有猖獗龋、萎缩性舌炎表现。
3. 眼科检查诊断为干眼症。
4. 腮腺造影末梢导管点球状扩张，排空功能迟缓。
5. 血清学检查免疫项目 SSA 抗体（+）。
6. 唇腺活体组织检查每 4 mm^2 腺小叶内≥ 1 个淋巴细胞浸润灶。

[治疗原则及措施]

1. 告知患者注意事项，如避免进食刺激性食物、避免饮茶及含咖啡因成分饮料、避免使用含酒精的漱口水等。

2. 对症治疗：局部对症治疗可使用口干凝胶、人工唾液等唾液替代品缓解患者口干症状。亦可给予毛果芸香碱以及西维美林等刺激唾液分泌的口服药物。

3. 抗真菌治疗：制霉菌素片 50 万 IU t.i.d 含化

碳酸氢钠片 3 g+100 ml 水，10 ml t.i.d 含漱

4. 中医中药治疗：中成药滋阴清热颗粒、活血生津颗粒、生津润燥养血颗粒等。

5. 免疫调节治疗：可采用白芍总苷胶囊 0.6 g t.i.d p.o 或羟氯喹 0.2 g b.i.d p.o 或泼尼松小剂量口服。对于出现系统性损害的 SS 患者可选择口服糖皮质激素加免疫抑制剂或生物制剂，如英夫利昔单抗（TNF-α 拮抗剂）、干扰素 α（IFN-α）及 CD20 单克隆抗体（美罗华）等治疗，以保护脏器功能。对于疗效差的可选择性进行免疫吸附加免疫抑制剂治疗。

6. 猖獗龋治疗及预防：每日使用含氟牙膏刷牙及使用牙线清理牙菌斑，避免甜食及含糖饮品，使

用不含酒精的漱口水并定期进行口腔检查及维护。定期牙科检查、涂氟等。

7. 眼科治疗：建议眼科对症治疗，如使用滴眼液等，避免干燥性角膜炎等并发症。

诊治难点及体会

口干是口腔黏膜科常见的主诉之一，口干症可由包括干燥综合征（Sjögren syndrome，SS）在内的多种原因引起，临床工作中应注意全面追问病史、逐项排查，最终确定诊断，给予患者恰当、精准的治疗。

常见的引起口干症的原因包括系统性疾病导致的口干、药物性口干和生理 / 心理性因素导致的口干三类。可导致口干的系统性疾病包括自身免疫性及炎症性疾病（如干燥综合征、原发性胆汁性肝硬化）、移植物抗宿主病、IgG4 相关性疾病、退行性疾病（如淀粉样变）、肉芽肿性疾病（如结节病）、感染性疾病（如 HIV/AIDS、丙型肝炎）、先天性唾液腺缺如或发育不全、淋巴瘤等。对于系统性疾病引起的口干，除局部对症治疗缓解口干症状外，应积极针对系统性疾病进行治疗。

多种药物或治疗手段也可导致口干等不良反应的发生。常可引起口干的药物包括抗胆碱药、抗组胺类药物、降压药（包括血管紧张素转换酶抑制剂、血管紧张素Ⅱ受体阻滞剂、α/β- 肾上腺素能阻断剂、利尿剂等）。此外，头颈部放疗过程中，唾液腺损伤是最常见的不良反应，患者在接受放疗的第一周内即可出现唾液流量的显著降低，随即可出现唾液腺实质纤维化及分泌功能永久性破坏。唾液腺破坏程度与放射剂量及照射区域相关。化疗患者在治疗过程中也可出现暂时口干症状。当临床遇到服用上述药物或接受头颈部放化疗的口干患者时，应重点排查上述原因，必要时在内科医师指导下换药以缓解口干症状。

此外，机体处于脱水状态、口呼吸以及神经 / 精神状况（如焦虑或抑郁）等均可引起口干症。精神因素可影响患者自主神经功能紊乱，从而出现口干症状。对于此类患者往往并不出现唾液分泌减少的体征。

干燥综合征是以口干、眼干为主要表现的一种系统性自身免疫疾病，该病人群患病率为 0.29% ~ 0.77%，好发于女性，男女比例约为 1∶9。根据是否伴有其他结缔组织病可分为原发性干燥综合征和继发性干燥综合征两型。就诊于口腔黏膜科的患者多为原发性干燥综合征，常伴有明显的口干症状。后期也可出现间质性肺炎、肾小管性酸中毒等全身其他脏器损害。目前本病尚无根治方法，但早诊断、早治疗对于控制病情发展、改善患者生活质量具有重要意义。对于伴有腮腺肿胀的结节型干燥综合征患者，因其发生淋巴瘤的概率是健康人的 4.7 ~ 16 倍，更应密切观察、早期干预。

干燥综合征患者唾液分泌显著减少，唾液机械冲刷、再矿化功能、维持口腔正常 pH 值及维持微生态平衡功能显著降低，因此除口干症状外常伴有猖獗龋、口腔念珠菌病等并发症，在治疗口干的同时，应重视相关并发症的诊断和治疗。

对于以口干为主诉的患者，在病史询问时应注意以下病史的收集，包括：①进食时是否有口干症状？②进食干性食物是否需水送？③是否伴有吞咽困难。在临床检查时应注意口内外情况的检查，包括口内黏膜是否湿润、口底唾液池情况、唾液是否黏口镜、唾液腺是否有肿胀、挤压腺体是否有清亮唾液溢出等。

常用的临床辅助检查包括静态唾液流量测定，正常值为≥ 0.1 ml/1 min，检测时间可设置为 10 min 或 15 min；刺激性唾液流量测定临床较少应用，可采取咀嚼石蜡等方法测定刺激性唾液流量，正常值为≥ 0.7 ml/min；血液检查项目包括全血细胞分析、红细胞沉降率、抗核抗体、类风湿因子、免疫球蛋白、ENA 抗体谱等；腮腺造影是常用的腮腺形态及功能状况的检查项目，近年来大量研究显示腮腺超声用于 SS 腮腺功能评估，其敏感性及特异性均超过 80%，认为腮腺超声能够准确反映 SS 功能状态。SS 最常用的诊断标准为 2002 年美国 - 欧洲标准，该标准中最重要的两项检查指标为血清学检查（SSA/SSB 至少一项为阳性）和唇腺活体组织检查（每 4 mm^2 腺小叶内≥ 1 个淋巴细胞浸润灶），上述两项指标中需至少一项为阳性，外加其他检查项目三项或以上阳性方可诊断 SS。其余检查项目包括口干症状（病史≥ 3 个月、唾液腺肿胀、进食需水送）、眼干症状（病史≥ 3 个月、沙砾感、每日使用 3 次以上眼药水）、眼干体征（施墨试验、角膜荧光染色）、唾液腺受累（静态唾液流量 <1.5 ml/15 min、腮腺造影、B 超或核素扫描）。此外对于合并念珠菌病的患者，可采用念珠菌涂片镜检或培养的方法进行确诊。

干燥综合征的治疗往往需要多学科协作进行综合治疗。其治疗措施包括：

（1）向患者交代注意事项及宣教。应告知患者避免辛辣刺激饮食、避免引用含咖啡因的饮料、避免含酒精的漱口水，并告知唾液分泌减少可能引起的严重并发症、宣教正确的口腔卫生措施、定期口腔检查的重要性，建议使用含氟牙膏、漱口水等。

（2）避免使用可能加重口干的药物，如抗抑郁药、阿托品等。

（3）对于伴有猖獗龋的患者应积极治疗龋病，因其龋易感性，除常规充填治疗外，可积极应用诊室及家庭含氟制剂，并常规定期牙科检查。

（4）对于伴有口腔念珠菌病的患者积极抗真菌治疗。局部用药可选用制霉菌素抗真菌治疗同时配合 2%～4% 碳酸氢钠溶液改善口内 pH 值，抑制念珠菌生长。对于口内含化制霉菌素困难的患者，也可选择氟康唑或伊曲康唑口服治疗。对于佩戴可摘义齿的患者，应交代注意事项，保持义齿表面清洁。

（5）促进唾液分泌：可选择性使用毛果芸香碱（匹鲁卡品）、西维美林等刺激唾液腺分泌唾液的 M 受体激动剂，可显著改善轻到中度患者的口干及眼干症状。

（6）对症治疗：可建议患者选用唾液替代品如人工唾液、口干凝胶等以改善口干症状；也可通过咀嚼无糖口香糖或使用口内电刺激装置等刺激唾液分泌。

（7）免疫治疗：根据患者病情严重程度及器官受累情况与风湿免疫科医师会诊，给予免疫抑制剂或调节剂及生物制剂等。

（8）眼科治疗：有眼干症状的患者，应去专业科室及时诊治。

总之，干燥综合征目前虽不能完全治愈，但对患者进行全面的评估、早期诊断、早期进行多学科综合治疗将有助于改善患者症状、减少并发症并提高患者生活质量。

临床诊疗流程图

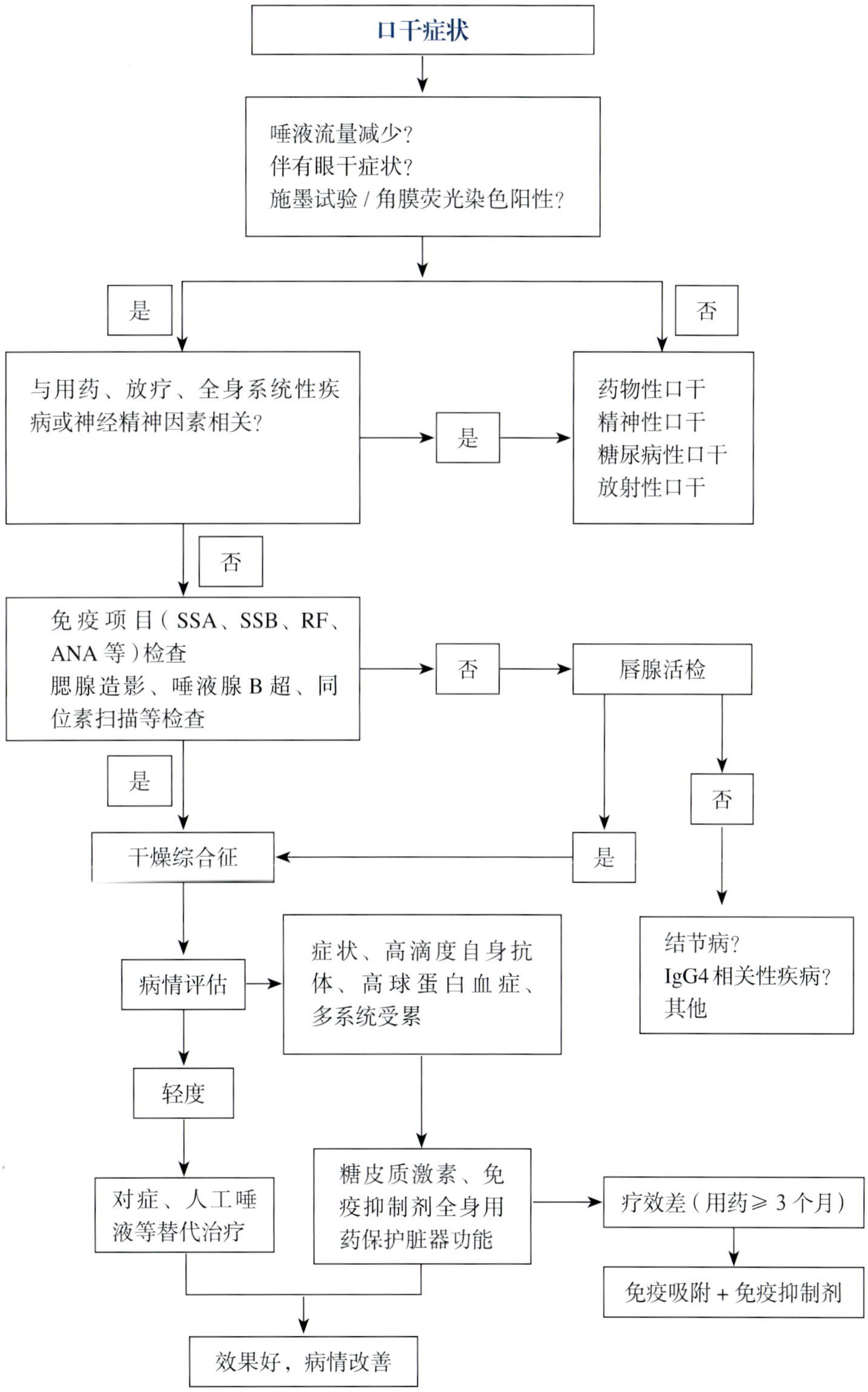

（魏 攀 华 红）

参考文献

[1] GREENBERG M S, GLICK MICHAEL, SHIP JONATHAN A. Burket's oral medicine, 11th ed. Hamilton: BC Decker, 2008.

[2] 华红, 刘宏伟. 口腔黏膜病学. 北京: 北京大学医学出版社, 2014.

[3] GUGGENHEIMER J, MOORE P A. Xerostomia: etiology, recognition and treatment. J Am Dent Assoc, 2003, 134: 61-69.

[4] JENSEN S B, PEDERSEN A M, VISSINK A, et al. Salivary Gland Hypofunction/Xerostomia Section; Oral Care Study Group; Multinational Association of Supportive Care in Cancer (MASCC)/International Society of Oral Oncology (ISOO). A systematic review of salivary gland hypofunction and xerostomia induced by cancer therapies: management strategies and economic impact. Support Care Cancer 2010 Aug; 18(8): 1061-1079.

[5] 徐治鸿. 中西医结合口腔黏膜病学. 北京: 人民卫生出版社, 2008.

[6] 魏克立. 口腔黏膜病学. 北京: 科学出版社, 2006.

[7] 华红, 郑立武. 系统病的口腔表征. 北京: 人民卫生出版社, 2012.

[8] 中华医学会风湿病学分会. 干燥综合征诊断及治疗指南. 中华风湿病学杂志, 2010, 14(11): 766-768.

病例 70　IgG4 相关性疾病

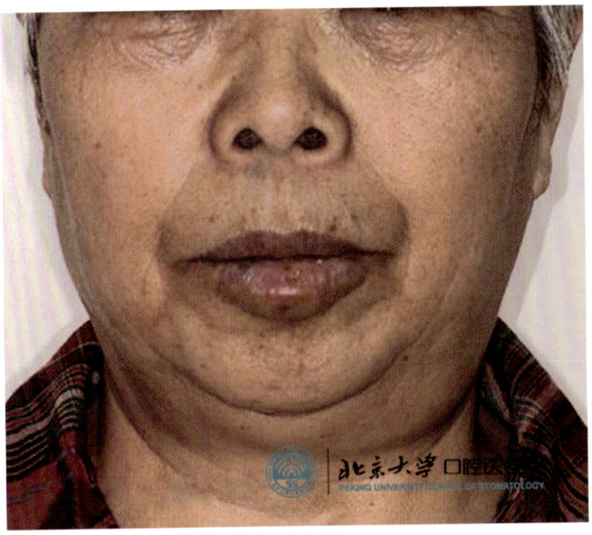

图 70-A　左侧下颌下区肿胀，触质韧，双侧泪腺肿胀，触质硬

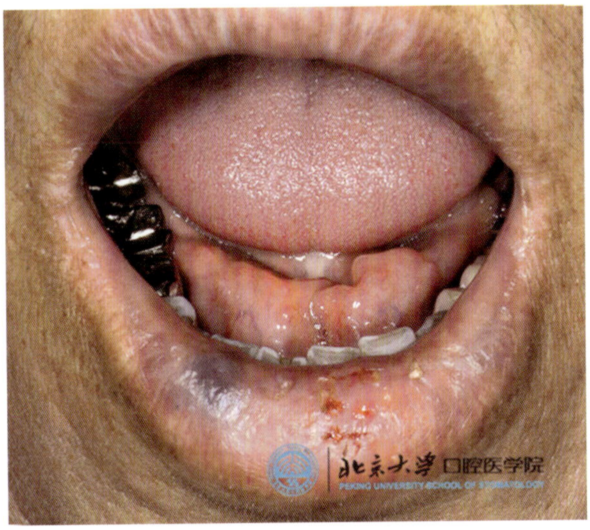

图 70-B　双侧舌下区肿胀，触质韧

患者，女，60 岁。

[主诉] 双侧舌下及左侧下颌下区肿胀 2 个月。

[现病史] 2 个月来，患者自觉双侧舌下及左侧下颌下区肿胀，进食加重，进食后 2 小时肿胀逐渐减轻，无疼痛；同时伴口干，进食干性食物需水送，眼干半年；否认手、足小关节肿痛史，否认腮腺肿胀史，无发热、疲乏、食欲不振及体重减轻。

[临床检查] 左侧下颌下区见 1.5 cm × 2.5 cm × 1.2 cm 范围肿胀区域，界尚清，活动度可，触质韧；口内双侧舌下区各见一 0.8 cm × 1.2 cm × 0.6 cm 大小的肿胀区域，界不清，触质韧；口腔黏膜尚湿润，挤压双侧腮腺和颌下腺见较多清亮唾液分泌，口底唾液池存，静态唾液流量测定 2.0 ml/10 min ；双侧腮腺区未触及明确异常，双侧泪腺区轻度肿胀，质软。头颈部未触及肿大淋巴结。

[既往史] 甲状腺因右叶结节、左叶滤泡性腺瘤（良性）而部分摘除（1 年前），右眼脂肪瘤。

[家族史] 无特殊情况。

[全身情况] 甲状腺部分摘除术后。

[临床初步印象] 双侧舌下及左侧下颌下区肿胀待查。

[可能的诊断]

1. 干燥综合征（结节型）？
2. IgG4 相关性疾病（IgG4 相关性唾液腺炎）？
3. 涎腺肿瘤？
4. 慢性阻塞性颌下腺炎？
5. 结节病？

[辅助检查]

1. 实验室检查：血生化（TBIL 23.07 μmol/L ↑、TG 2.02 mmol/L ↑、γ 球蛋白 22.6% ↑），免疫球蛋白[IgG 21.73 g/L ↑、IgG 分型检测示：IgG1 9440 mg/L（正常）、IgG2 6 460 mg/L ↑、IgG3 659 mg/L（正常）、IgG4 15 700 mg/L ↑、IgM 0.56 g/L ↓、总 IgE 322 kU/L ↑]，血生化其他指标、全血细胞分析、ANA 以及 ENA 谱、类风湿因子及血清血管紧张素转化酶均正常。

2. 眼科检查：施墨试验 <5 mm/5 min，泪膜破裂 2 ~ 3 s，角膜荧光染色（-）。

3. 左侧下颌下腺造影：主导管和部分分支导管扩张，末梢导管未见点球状扩张，腺泡充盈正常，排空稍延缓。

4. 头颈部螺旋 CT：左侧腮腺见一肿物，左侧下颌下腺肿胀，双侧泪腺肿胀。

5. 左侧腮腺超声：左侧腮腺可见一实性肿物。

6. 活体组织检查：（左侧腮腺及左侧下颌下腺）见腺泡萎缩，大量淋巴细胞、浆细胞浸润，间质纤维化，导管周围形成胶原鞘，免疫组化示 IgG4⁺ 浆细胞广泛浸润，IgG4⁺ 浆细胞 /IgG⁺ 浆细胞约为 80%。

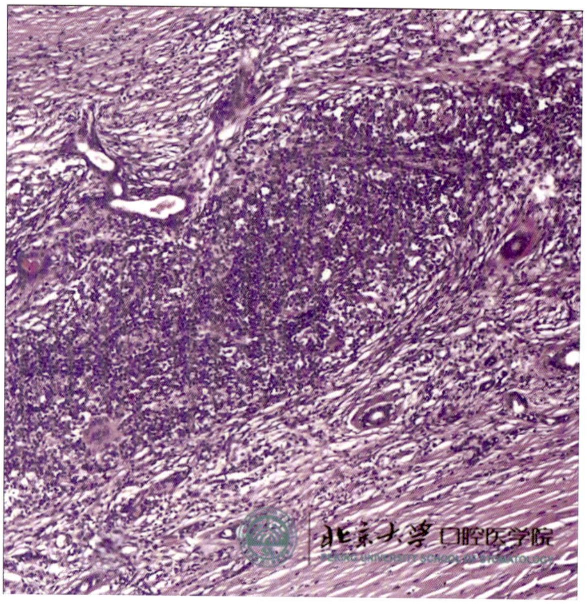

图 70-C 左侧下颌下腺组织内见见腺泡萎缩，大量淋巴细胞、浆细胞浸润，间质纤维化，导管周围形成胶原鞘（HE 染色）

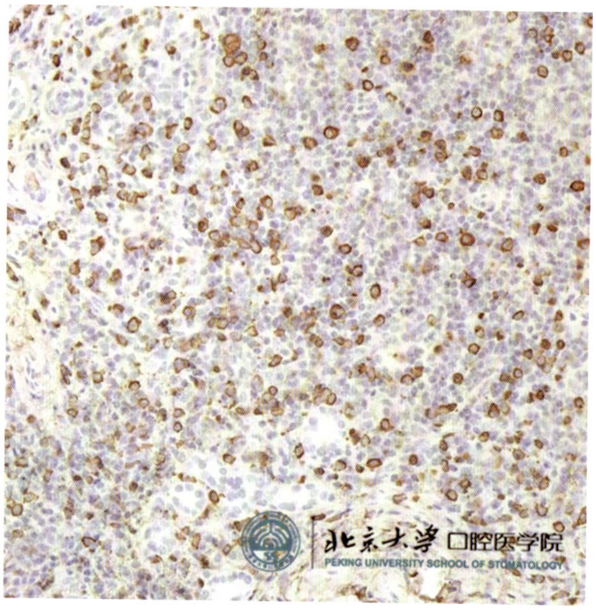

图 70-D 左侧下颌下腺组织内 IgG4⁺ 浆细胞广泛浸润，IgG4⁺ 浆细胞 /IgG⁺ 浆细胞约为 80%（免疫组化染色）

[最终诊断] IgG4 相关性疾病（IgG4 相关性唾液腺炎）。

[诊断依据]

1. 双侧舌下及左侧下颌下腺肿胀 2 个月。

2. 影像学检查：左侧腮腺见一实性肿物，左侧下颌下腺肿胀，双侧泪腺肿胀。

3. 免疫球蛋白检测：IgG 21.73 g/L ↑（8.00 ~ 18.00 g/L）、IgG2 6 460 mg/L ↑（1 500 ~ 6 400 mg/L）、IgG4 15 700 mg/L ↑（80 ~ 1 400 mg/L）、IgM 0.56 g/L ↓（0.6 ~ 2.5 g/L）、总 IgE 322 kU/L ↑（0 ~ 60 kU/L）。

4. 组织病理学表现：（下唇）上皮轻度过角化，上皮下纤维嗜碱性变明显；（左侧腮腺及左侧颌下腺）HE 染色均见腺泡萎缩，大量淋巴细胞、浆细胞浸润，间质纤维化，导管周围形成胶原鞘，免疫组化示 IgG4⁺ 浆细胞广泛浸润，IgG4⁺ 浆细胞 /IgG⁺ 浆细胞约为 80%。

[治疗原则及措施]

1. 糖皮质激素及其他免疫抑制剂：糖皮质激素为一线用药，泼尼松起始量 0.6 ~ 1.0 mg /(kg · d)，维持 2 ~ 4 周，3 ~ 6 个月后逐渐减量至 5 mg/d，维持 3 年；如常规激素治疗效果不佳，也可及时加用其他免疫抑制剂，如硫唑嘌呤、吗替麦考酚酯、甲氨蝶呤等。

2. 口腔局部以对症治疗为主。

诊治难点与体会

IgG4 相关性疾病（IgG4 related disease）是一种自身免疫性疾病，可累及多个器官与系统，包括胆管、眼周组织、肾、肺、淋巴结、脑膜、主动脉、结肠、乳腺、前列腺、甲状腺、心包和皮肤等，其中泪腺、唾液腺和胰腺是最常累及的脏器。其临床表现特点为：以单个或多个器官肿大起病，起病较隐匿；多个脏器受累往往不同时出现；中老年易患，男性稍多于女性；40% 伴随过敏体质样表现，如慢性鼻窦炎、湿疹、哮喘、外周血嗜酸性粒细胞升高。临床上累及单一或多个大唾液腺肿大时，被称为 IgG4 相关性唾液腺炎。

2011 年由日本厚生劳动省（即健康、劳工及福利部）组织 Umehara 团队指定了 IgG4 相关性疾病的综合诊断标准，包括：（1）一个或多个器官出现弥漫性 / 局限性肿胀或肿块的临床表现；（2）血清 IgG4 浓度≥ 135 mg/dl；（3）活体组织检查：①显著的淋巴细胞、浆细胞浸润和纤维化；② $IgG4^+$ 浆细胞浸润：$IgG4^+$ /IgG^+ 细胞 >40%，且 $IgG4^+$ 细胞 >10 个 / 高倍镜视野；若同时满足 3 条标准为“确定诊断”，若满足第 1 和第 3 条标准为“很可能诊断”，若满足第 1 和第 2 条标准为“可能诊断”。临床中发现有一定比例的患者虽然临床表现和组织病理学符合典型的 IgG4 相关性疾病，但血清 IgG4 的水平仍处于正常范围，而一些非 IgG4 相关的疾病患者也可出现血清 IgG4 水平增高，因此“血清 IgG4 浓度≥ 135 mg/dl”目前只作为诊断的重要参考依据之一。此外，若患者符合器官特异性的 IgG4 相关性疾病诊断标准，即使不满足综合诊断标准也可诊断。

IgG4 相关性唾液腺炎需与以下疾病进行鉴别，包括：干燥综合征（可有抗核抗体、类风湿因子、抗 SSA 抗体、抗 SSB 抗体的阳性，高免疫球蛋白血症以 IgG1 升高为主，组织病理特点为淋巴细胞浸润为主）；慢性阻塞性颌下腺炎（大多累及单侧下颌下腺，与唾液腺结石有关，可有阻塞性和炎症性临床表现）；唾液腺肿瘤（多累及单个腺体，腮腺最常见，良性肿瘤多界线清楚，恶性肿瘤常境界不清或呈浸润性生长，确诊需行活体组织检查）；结节病（累及唾液腺时常表现为腮腺无痛性持续性肿大，血清血管紧张素转化酶水平升高，可有肺部病变，组织病理特点为非干酪样肉芽肿）。

在治疗方面，应与风湿免疫科医师积极合作。糖皮质激素是目前治疗本病的一线药物，现有治疗方案为泼尼松起始量 0.6 ~ 1.0 mg /(kg · d)，维持 2 ~ 4 周，根据临床治疗效果每 1 ~ 2 周减量 5 mg，3 ~ 6 个月后逐渐减量至 5 mg/d，维持 3 年；多个器官组织受累，起始量 40 ~ 60 mg/d，应特别注意减量过早或维持治疗时间短病情易复发，受累器官和纤维化的程度决定了对治疗的反应。对糖皮质激素治疗效果不佳的患者也可应用硫唑嘌呤、吗替麦考酚酯、甲氨蝶呤等免疫抑制剂。另有研究报道利妥昔单抗也可用于 IgG4 相关性疾病的治疗。

临床诊疗流程图

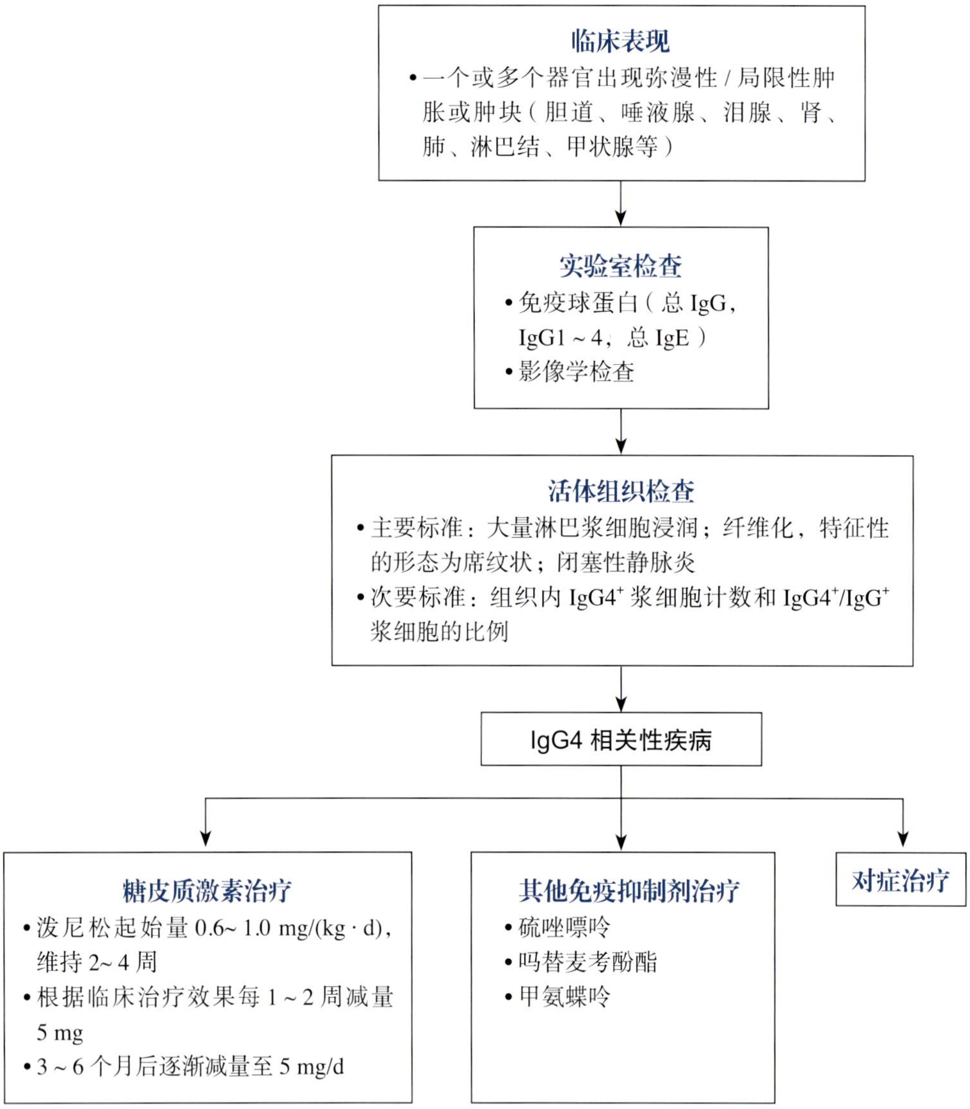

（吕 欣 华 红）

参考文献

[1] H U, K O, Y M, et al. Comprehensive diagnostic criteria for IgG4-related disease (IgG4-RD), 2011. Nihon Naika Gakkai Zasshi the Journal of the Japanese Society of Internal Medicine, 2012, 101(3): 21-30.

[2] STONE J H, CHAN J K C, VIKRAM D, et al. IgG4-Related Disease. International Journal of Rheumatology, 2013, 2013(6): 539-551.

[3] KAMISAWA T, ZEN Y, PILLAI S, et al. IgG4-related disease. Lancet, 2015, 385(9976): 1460-1471.

[4] CARRUTHERS M N, KHOSROSHAHI A, AUGUSTIN T, et al. The diagnostic utility of serum IgG4 concentrations in IgG4-related disease. Annals of the Rheumatic Diseases, 2014, 74(1): 14-18.

[5] UMEHARA H, OKAZAKI K, STONE J H, et al. IgG4-Related Disease. Jop Journal of the Pancreas, 2015, 16(2): 716-718(713).

[6] H U, K O, Y M, et al. A novel clinical entity, IgG4-related disease (IgG4RD): general concept and details. Modern Rheumatology, 2012, 22(1): 1-14.

病例 71　局限性硬皮病

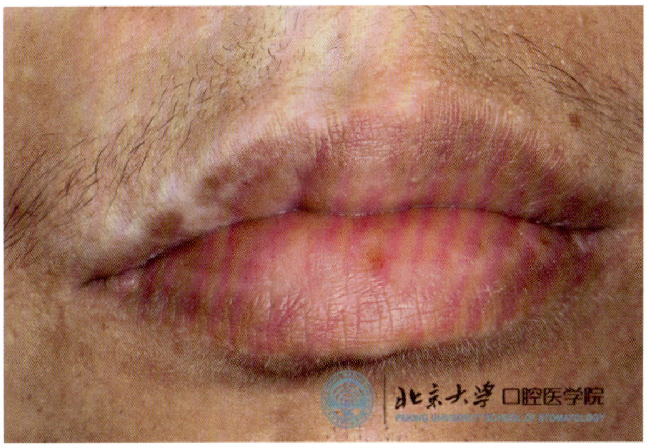

图 71-A　右上唇红见白色条索状斑纹，质韧

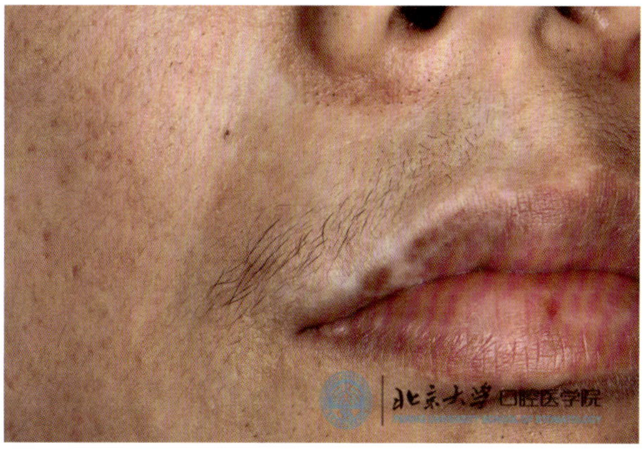

图 71-B　右上唇周围皮肤见色素脱失斑片，从右上唇周皮肤扩展至右上唇红黏膜，质韧

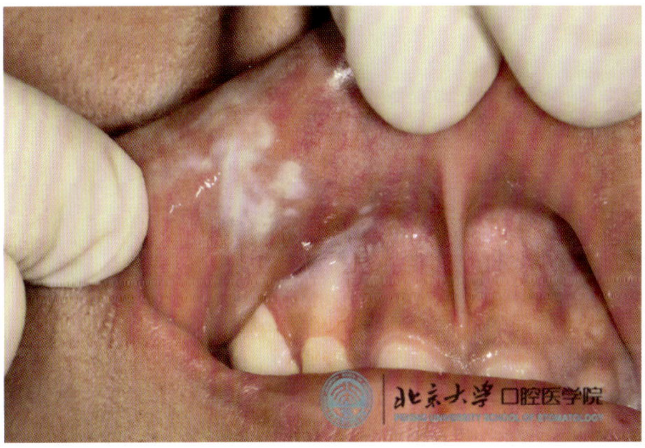

图 71-C　右上唇内侧黏膜白色斑片状病损

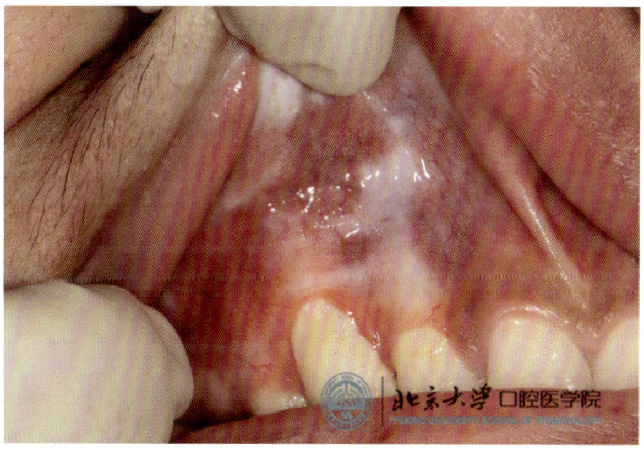

图 71-D　12、13 对应唇侧牙龈、牙槽黏膜白色斑片

患者，男，21 岁。

[主诉] 发现上唇右侧发白 4 年。

[现病史] 4 年前无意中发现上唇右侧黏膜及周围皮肤发白，局部质地稍硬，无疼痛、瘙痒等症状，不影响口唇活动，后病损面积逐渐增大。2 天前就诊于外院皮肤科，临床疑诊“硬化性萎缩性苔藓（白点病）？”。吸烟 3 年，2 支 / 天，戒烟 1 个月。

[临床检查] 上唇右侧周围皮肤见类似色素脱失样斑片，范围约 3 cm × 1 cm，呈条索状，触诊质地稍韧；病损从上唇右侧口周皮肤扩展至右上唇红黏膜，唇红皮肤黏膜界线不清，并累及右上唇内侧黏膜及 12、13 唇侧牙龈。

右上唇红见面积约 2 cm × 1 cm 白色条索状斑纹，病损表面粗糙，略高起于黏膜表面，触质地稍韧。

周围黏膜未见充血糜烂。

右上唇内侧黏膜见约 2 cm × 2 cm 白色斑片状病损，形状不规则，边界清，表面粗糙，未见充血溃烂，质稍韧。

12、13 对应唇侧牙龈、牙槽黏膜见约 2.5 cm × 2.5 cm 白色斑片，形状不规则，边界清，表面平整，未见充血糜烂。

12、13 牙冠完整，叩痛（-），不松，PD 1 ~ 2 mm，未及附着丧失。牙片示：牙周膜增宽。

[既往史] 无特殊情况。

[家族史] 无特殊情况。

[全身情况] 健康。

[临床初步印象] 局限性硬皮病？

[可能的诊断]

1. 局限性硬皮病？
2. 口腔白斑病？
3. 口腔扁平苔藓？
4. 口腔黏膜下纤维性变？
5. 萎缩硬化性苔藓？

[辅助检查]

1. 右上唇内侧病损处黏膜活体组织检查：黏膜上皮变薄，上皮钉突扁平，胶原纤维均质化，并见淋巴浆细胞浸润。组织病理学诊断：（右上唇内侧黏膜）符合局限性硬皮病。

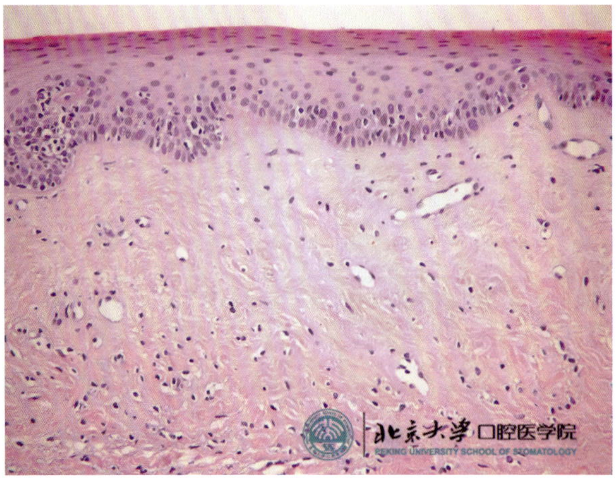

图 71-E 局限性硬皮病的组织病理学表现（HE 染色）

2. 12、13 根尖片显示：右上 2、3 牙冠完整，根周膜连续，根尖未见暗影，未见明显牙槽骨破坏。

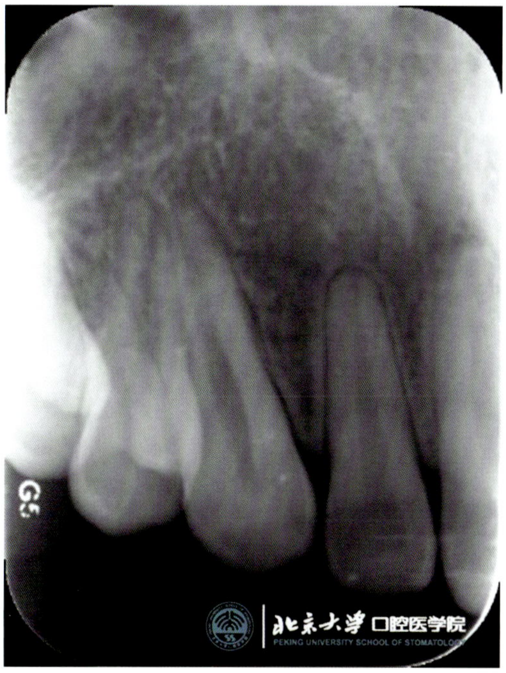

图 71-F　12、13 根尖片

3. 自身免疫抗体谱检测：阴性，抗 -SCL-70 抗体及 CENP 也均为阴性。

[最终诊断] 局限性硬皮病。

[诊断依据]

1. 右上唇黏膜及周围皮肤发白 4 年。临床表现：病损从右上唇周围皮肤开始，扩展至右上唇红黏膜，并累及右上唇内侧黏膜及 12、13 颊侧牙龈。特征性表现为皮肤、黏膜呈白色条索状或斑片状损害，质地韧等。

2. 组织病理学表现：黏膜上皮变薄，上皮钉突扁平，胶原纤维均质化，并见淋巴浆细胞的浸润。组织病理学诊断:（右上唇内侧黏膜）符合局限性硬皮病。

3. 12、13 根尖片显示：右上 2、3 牙冠完整，牙周膜增宽，根尖未见暗影，未见明显牙槽骨破坏。

4. 自身免疫抗体谱筛查：阴性，其中两个与硬皮病相关性较高的抗体，抗 -SCL-70 抗体及 CENP 均为阴性。

[治疗原则及措施]

1. 暂无统一的治疗方法。

2. 局部药物可选用糖皮质激素、他克莫司软膏、卡泊三醇、补骨脂素等。

3. 对于较重的局限性硬皮病可以考虑全身药物治疗；主要包括糖皮质激素、甲氨蝶呤、吗替麦考酚酯等。

4. 中成药积雪苷软膏（局部用药）、积雪苷片、复方丹参滴丸（全身用药）也可用于治疗局限性硬皮病。

诊治难点与体会

局限性硬皮病（localized scleroderma）是一种自身免疫性疾病，可造成皮肤的硬化，瘢痕样改变。病损部位通常局限在皮肤、黏膜，但也有可能累及深部的肌肉和骨。分为斑块型、线状型、广泛型、全硬化型、混合型。本病常在儿童和中年人中发病。局限性硬皮病的年发病率预计为2.7/100000，其中累及口腔颌面部者占局限性硬皮病的7%，在口腔是一种非常少见的疾病。

本病诊断主要基于临床和组织病理学表现，局限性硬皮病口腔主要表现为黏膜白色色素脱失斑片，质地稍韧，一般无自觉症状，偶可出现轻度瘙痒和刺痛感。特征性的组织病理学表现为黏膜上皮变薄，上皮钉突扁平，胶原束增厚，并可有淋巴浆细胞的浸润。此外，还需进行X线片等辅助检查以排除局部骨破坏。以及自身免疫抗体谱的筛查，以发现可能的免疫异常。其中抗SCL-70抗体（抗DNA拓扑异构酶-1抗体）和CENP（抗着丝粒抗体）与硬皮病的关联较大，抗SCL-70抗体主要与系统性硬皮病有关，在系统性硬皮病中阳性率为15%～20%，而CENP主要和局限性硬皮病有关，在局限性硬皮病中阳性率为20%～30%。在本例患者，这两种抗体均为阴性。

局限性硬皮病临床上应与白斑病、斑块型扁平苔藓、萎缩硬化性苔藓、口腔黏膜下纤维性变等鉴别。口腔白斑病表现为白色或灰白色斑块，边界清楚，高于黏膜，表面粗糙，病损不呈条索状，且不累及口周皮肤，组织病理表现为上皮过度正角化或过度不全角化，颗粒层明显，棘层增厚，上皮钉突较大，可伴有上皮异常增生。斑块型扁平苔藓易与局限性硬皮病相混淆，斑块型扁平苔藓触诊质软，无条索，其他部位可见白色网纹，或伴有充血糜烂，皮肤出现紫红色多角型扁平丘疹或Wickham纹，也可有指（趾）甲病损。组织病理学典型表现为上皮过角化或不全角化，基底层液化变性以及固有层有密集的带状淋巴细胞浸润。口腔黏膜下纤维性变主要与咀嚼槟榔有关，一般不累及皮肤，病损较弥散，黏膜呈淡白色，似云雾状，并可触及黏膜下纤维性条索，晚期患者可出现舌运动及张口受限、吞咽困难等。组织病理学表现为上皮增生或上皮萎缩，上皮下可见胶原纤维呈束状或片状增生，并有玻璃样变。萎缩硬化性苔藓也称为白色苔藓或白点病，好发于外阴部皮肤，口腔黏膜少见。皮损为散在白色斑点状，可伴有轻度硬化，口腔黏膜表现为局限性乳白色萎缩硬化的斑片状病损。组织病理学改变为上皮萎缩，黏膜下玻璃样均一改变，有炎症细胞浸润。

对于局限性硬皮病，目前尚无公认的治疗方法。局部用药包括糖皮质激素、他克莫司膏、卡泊三醇、补骨脂素等，对于较重的局限性硬皮病可以考虑全身药物治疗，主要包括糖皮质激素、甲氨蝶呤、吗替麦考酚酯等，中成药积雪苷软膏（局部用药）、积雪苷片、复方丹参滴丸等。发生于口腔的局限性硬皮病极少发展为系统性硬化症。成人局限性硬皮病患者可引起局部不适和外貌改变，罕见内脏病变。线状硬皮病可引起生长障碍，面部受累可导致一侧面部萎缩，临床应引起注意，做到早期诊断，早期干预，以免产生严重不良后果。

临床诊疗流程图

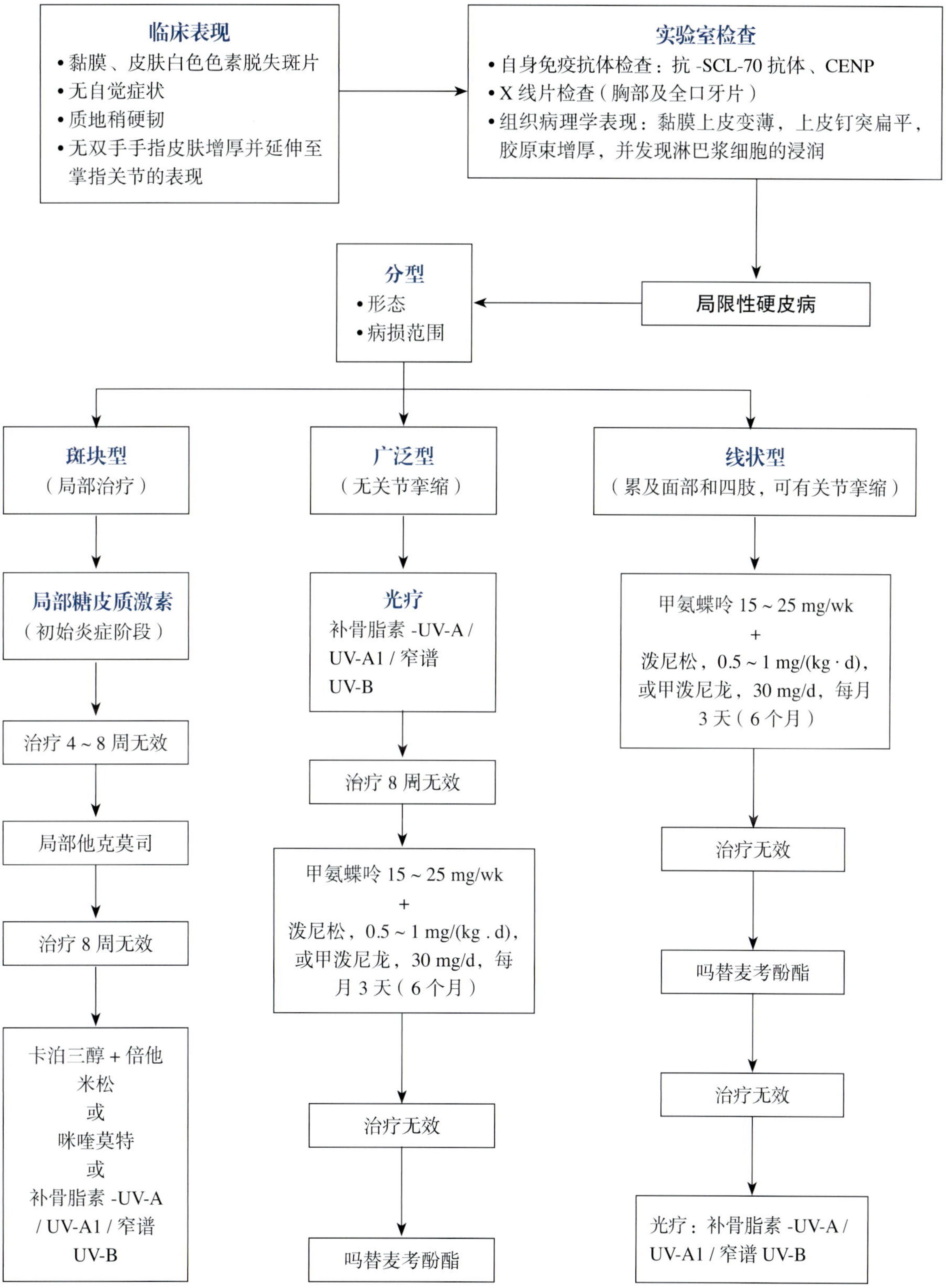

（周培茹　刘晓松）

参考文献

[1] FETT N M. Morphea (localized scleroderma). JAMA Dermatol, 2013, 149(9): 1124.

[2] MARZANO A V, MENNI S, PARODI A, et al. Localized scleroderma in adults and children. Clinical and laboratory investigations on 239 cases. European Journal of Dermatology, 2003, 13(2): 171-176.

[3] CARETA M F, ROMITI R. Localized scleroderma: clinical spectrum and therapeutic update. Anais Brasileiros De Dermatologia, 2015, 90(1): 62-73.

[4] MARSOL I B. Update on the classification and treatment of localized scleroderma. Actas Dermo-Sifiliográficas, 2013, 104(8): 654–666.

[5] KROFT E B, GROENEVELD T J, SEYGER M M, et al. Efficacy of topical tacrolimus 0.1% in active plaque morphea: randomized, double-blind, emollient-controlled pilot study. American Journal of Clinical Dermatology, 2009, 10(3): 181-187.

[6] SASAKI S, SHINKAI H, AKASHI Y, et al. Studies on the mechanism of action of asiaticoside (Madecassol) on experimental granulation tissue and cultured fibroblasts and its clinical application in systemic scleroderma. Acta Derm Venereol, 1972, 52(2): 141-150.

[7] LIU X S, GAO Y, ZHENG L W, et al. New alternative therapy for orofacial localized scleroderma. Oral Surg Oral Med Oral Pathol Oral Radiol Endod, 2010, 110: e15-e19.

病例 72　结节病

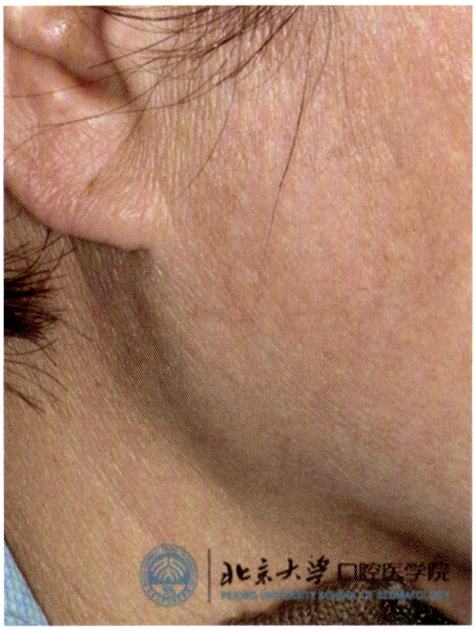

图 72-A　右侧腮腺轻度肿胀

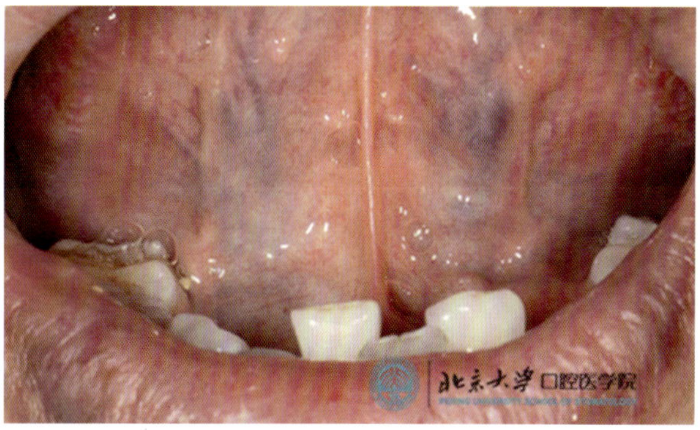

图 72-B　患者口内唾液情况，口底唾液池（＋）

患者，女，54 岁。

[主诉] 双侧腮腺肿胀 3 个月。

[现病史] 患者半年前出现眶周不适，3 个月前自觉双侧腮腺区持续性肿胀，无明显疼痛。否认口干、眼干及关节症状；否认糖尿病、高血压等系统性疾病；无结核病史；无低热、盗汗、干咳等症状。曾于我院口腔颌面外科就诊，行“双腮腺、颌下腺超声”及“右侧腮腺造影”检查，结合临床及影像学检查结果排除腮腺肿瘤可能，疑为干燥综合征（类肿瘤型），建议口腔黏膜科进一步就诊。

[检查] 双侧腮腺弥漫性肿大，质软，无压痛，未及明显肿物，无凹凸感，腮腺区皮肤正常；颈部未触及肿大淋巴结。口内湿润，口底唾液池存在；双侧腮腺导管口无红肿，挤压双侧大腺体可见大量清亮液体溢出。静态唾液流量 2.3 ml/10 min。

[既往史] 无特殊情况。

[家族史] 无特殊情况。

[全身情况] 健康。

[临床初步印象]

1. 干燥综合征？
2. 结节病？
3. IgG4 相关性疾病？

[可能的诊断]

1. 结节型干燥综合征？
2. 结节病？
3. IgG4 相关性疾病？

4. 结核病?

5. 腮腺良性肥大?

[辅助检查]

1. 腮腺及下颌下腺超声：双腮腺回声明显不均匀，呈多发低回声表现，未探及占位性病变；双颌下腺回声欠均匀，未探及占位性病变。

2. 右侧腮腺造影：主导管形态基本正常，未见明显扩张和狭窄。分支导管分布基本均匀。少量末梢导管点状扩张。排空功能稍迟缓。

3. 头颈部 CT：双侧腮腺及颌下区多发性软组织密度结节影，直径 <1 cm，甲状腺双侧叶密度不均匀性减低，左侧叶内砾状钙化。

4. 施墨试验（Schirmer's test）双侧 0 mm，角膜荧光染色（+），眼科诊断为干眼症。

5. 血清学免疫项目检查：

（1）SSA 抗体（-）、SSB 抗体（-）、RF（-）、ANA（-）。

（2）总 IgG、IgG4 均正常。

（3）血管紧张素转化酶（angiotensin converting enzyme, ACE）升高（131 IU/L，正常值 10 ~ 68 IU/L）。

6. 结核菌素试验（PPD）（-）、γ 干扰素释放试验（interferon-γ release assay，IGRA）（-）。

7. 肺部 CT：两肺多发粟粒结节影，纵隔多发增大淋巴结，肺膜增厚。

8. 活体组织检查：符合肉芽肿性炎症。

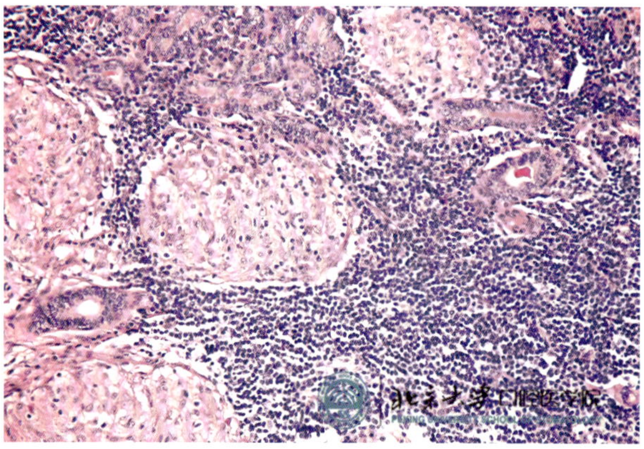

图 72-C 结节病的组织病理学表现（HE 染色）

[最终诊断] 结节病。

[诊断依据]

1. 双侧腮腺肿胀病史，无疼痛等急性炎症表现。

2. 临床检查双侧腮腺弥漫性肿胀，未发现占位性病变，腮腺导管口无红肿，唾液分泌量正常。

3. 血清学检查 ACE 显著升高，同时其他可疑疾病（如干燥综合征、IgG4 相关性疾病等）免疫学指标均为阴性。

4. 无结核病史，PPD 及 IGRA 均为阴性。

5. 肺部 CT：两肺多发粟粒结节影，纵隔多发增大淋巴结，肺膜增厚。

6. 病理检查，镜下可见典型上皮样细胞形成的结节，属典型肉芽肿性疾病表现，无干酪样坏死。

[治疗原则及措施]

结节病有自愈倾向，多数无肺部症状的肺外结节病患者无需治疗。对持续性腮腺肿胀不消退者可口服糖皮质激素治疗。结合本例患者病史、临床检查及肺部 CT 结果，给出如下建议：

1. 建议呼吸科就诊，结合肺部 CT 结果进行临床评估及决定进一步诊治方案。
2. 与患者充分沟通后，腮腺肿胀建议观察，如长期不消退，必要时口服糖皮质激素治疗。

诊治难点及体会

结节病（sarcoidosis）是一种可累及多系统的肉芽肿性疾病，以多器官出现非干酪样坏死性肉芽肿性结节为特征。最常累及的部位为肺、淋巴结、肝、脾等部位。发生于头颈部的结节病最常累及的部位为唾液腺，尤其是腮腺。文献报道，腮腺受累约见于 6% 的结节病患者。该病目前尚无诊断金标准，需结合临床检查、组织病理学检查、血液学检查及影像学检查结果，同时充分排除其他疾病后方可确诊。对于以腮腺无痛性肿胀为首发或唯一症状的患者，其诊治难点在于诊断与鉴别诊断，临床工作中应全面考虑各种可能的疾病，完善相关检查后明确诊断。需要鉴别的疾病包括腮腺肿瘤、结节型干燥综合征、IgG4 相关性疾病、腮腺结核、腮腺良性肥大、HIV 感染等。腮腺肿瘤往往单侧发生，腮腺肿胀无消长史及反复发作史。影像学检查查显示占位性病变，此外，腮腺恶性肿瘤生长迅速，部分患者可出现头颈部淋巴结肿大的症状。

干燥综合征又称舍格伦综合征（Sjogren's syndrome, SS），是一种慢性系统性自身免疫病，以外分泌腺淋巴细胞灶性浸润为主要特征。据报道，SS 患者中约有 1/3 的患者可能出现腮腺肿胀的症状。根据 SS 患者出现的口干、眼干等典型临床症状，结合血清抗 SSA/SSB 抗体阳性、唇腺组织病理学检查所见，可与结节病相鉴别（详见干燥综合征章节）。

IgG4 相关性疾病是由 2010 年日本劳动和福利健康部（MHLW）研究小组第二次会议上命名的一类疾病。关于该病的认识最早可追溯到自身免疫性胰腺炎（autoimmune pancreatitis, AIP）的研究。2003 年研究者发现 AIP 患者在胰腺外器官或组织（如胆道、腹膜后、唾液腺等）内亦可见相同的病理表现（有大量 IgG4 阳性淋巴细胞浸润），并提出 AIP 可能只是一系列系统性疾病表现中的一部分，于是引入了 IgG4 相关自身免疫性疾病概念。2010 年该病规范性名称提出后得到了国际社会的广泛认可，并且关于该类疾病的相关研究逐渐增多。IgG4 相关性疾病的特点包括：（1）一个或多个器官或组织肿胀增大，似肿瘤性；（2）血清 IgG4 水平升高（>135 mg/dl）；（3）组织病理学特征为淋巴细胞和 $IgG4^+$ 浆细胞浸润（$IgG4^+$ 浆细胞占 IgG^+ 浆细胞的 40% 以上），可伴有典型的组织纤维化或硬化；（4）对糖皮质激素治疗反应良好。该病诊断标准为同时出现血清 IgG4 升高及组织病理学表现符合该病病理特点。

腮腺结核分为两类，一类是原发性腮腺实质结核；另一类是腮腺淋巴结结核，病变突破淋巴结被膜后，继发性地侵犯唾液腺实质，后者在临床上更为常见。腮腺结核临床表现无特异性，常表现为腮腺区的炎症或发热、局部肿大、压痛等。继发于肺结核的患者可有相应肺部表现。诊断主要依靠结核病史、组织病理学检查（干酪样坏死）、PPD、γ 干扰素释放试验、X 线胸片、痰结核杆菌培养等。

唾液腺良性肥大又称唾液腺肿大症（sialosis），指唾液腺外形膨大，持续存在而不消退，常由全身系统病引起（如糖尿病、高血压、营养不良、酒精中毒、甲状腺疾病等）。诊断主要依靠：（1）多年无痛性持续存在的涎腺肿大；（2）有相关系统病史；（3）临床检查腺体弥散性肿大，质软；（4）腮腺造影腺体体积增大。

结节病虽无诊断"金标准"，但对于以腮腺肿胀为首发和主要表现的患者，其诊断可以依靠以下项目：（1）组织学检查：细针吸取细胞学检查（敏感度、特异度高，但其结果对术者的技术和经验依赖较高）；腮腺手术中或术后组织病理学检查（创伤大，伴有面神经损伤等风险）；唇腺活检（简单易行，敏感度只有 58%，特异度较高 >90%）。（2）实验室检查：血清血管紧张素转化酶（ACE）水平；结节病抗原皮内试验（Kveim test）（敏感度 80%）。（3）影像学检查：^{67}Ga 核素扫描［约 80% 的患者显像异常，呈现"熊猫脸"（panda sign）］，CT+ 唾液腺造影表现为实质性缺损（parenchymal defects）。

综合考虑上述疾病诊断中所需的辅助检查，对于本例患者给出以下辅助检查建议：（1）影像学检查（头颈部CT、B超及腮腺造影）；（2）血清学检查（包括抗核抗体谱、类风湿因子、SSA抗体、SSB抗体、ACE、IgG及其亚类）；（3）结核检查：X线胸片、PPD、γ干扰素释放试验；（4）唇腺活检组织病理学检查。

由于结节病有自愈倾向，多数诊断明确且不伴有肺部症状的腮腺结节病患者无需特殊治疗，对于腮腺持续性肿胀且不消退者，口服糖皮质激素仍然是首选治疗方法。

临床诊疗流程图

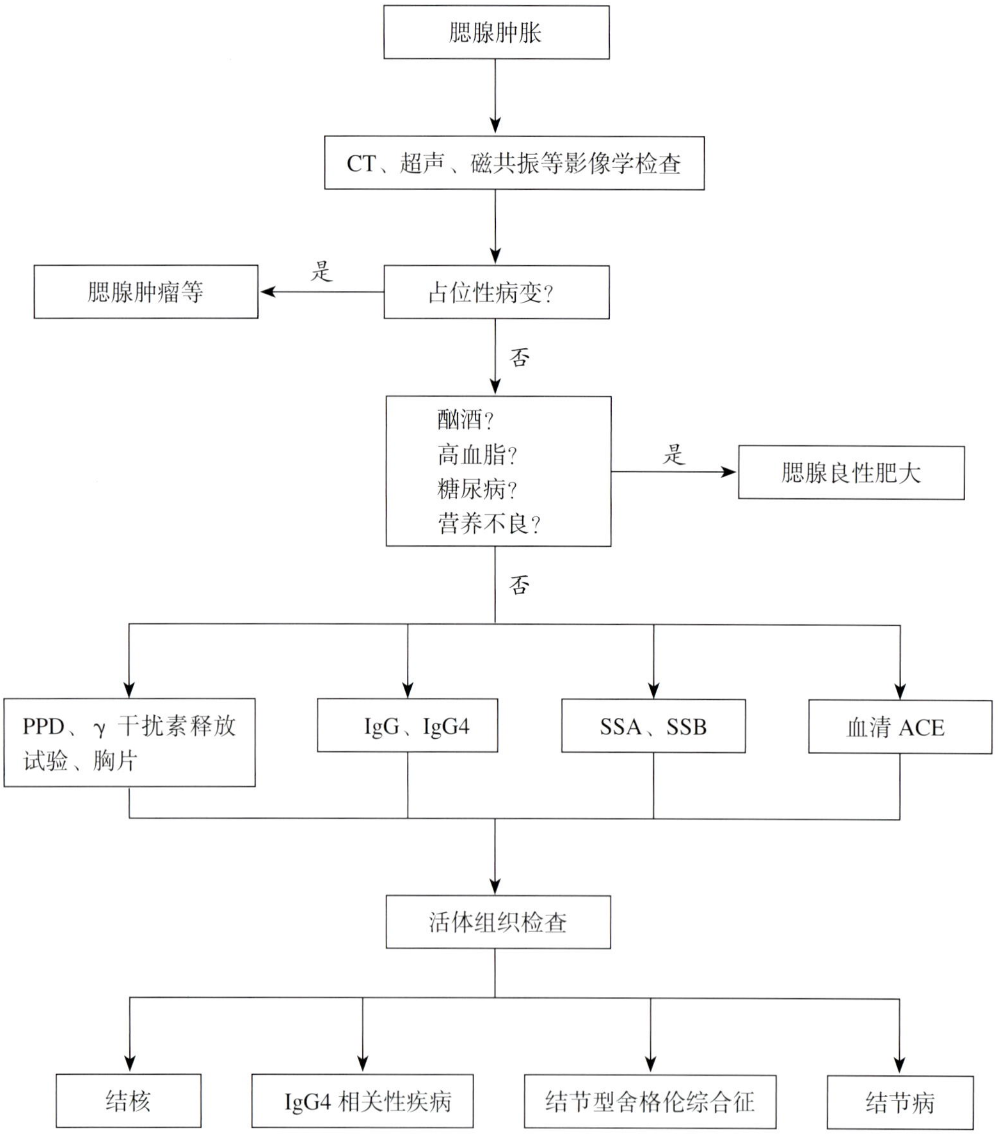

（魏 攀 华 红）

参考文献

[1] KASAMATSU A, KANAZAWA H, WATANABE T, Matsuzaki O. Oral sarcoidosis: report of a case and review of literature. J Oral Maxillofac Surg, 2007, 65(6): 1256-1259.

[2] HILDEBRAND J, PLEZIA R A, RAO S B. Sarcoidosis: Report of two cases with oral involvement. Oral Surg Oral Med Oral Pathol, 1990, 69(2): 217-222.

[3] MANDEL L, SURATTANONT F. Bilateral parotid swelling: A review. Oral Surg Oral Med Oral Pathol Oral Radiol Endod, 2002, 93(3): 221-237.

[4] HARRIS N L. Lymphoid proliferations of the salivary glands. Am J Clin Pathol, 1999, 111(1 suppl 1): S94-S103.

[5] Yasufumi Masaki, Nozomu Kurose, Hisanori Umehara. IgG4-related disease: a novel lymphoproliferative disorder discovered and established in Japan in the 21st century. J Clin Exp Hematop, 2011, 51(1): 13-20.

[6] JAMES D G, SHARMA O P. Parotid gland sarcoidosis. Sarcoidosis Vasc Diffuse Lung Dis, 2000, 17(1): 27-32.

[7] MANDEL L, SURATTANONT F. Bilateral parotid swelling: A review. Oral Surg Oral Med Oral Pathol Oral Radiol Endod, 2002, 93(3): 221-237.

病例 73　淀粉样变

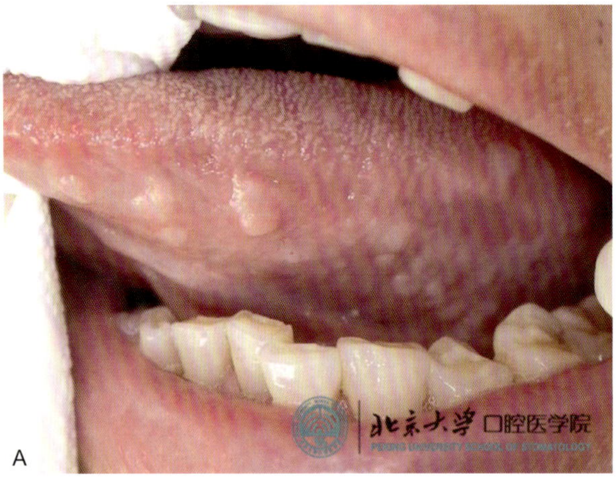

图 73-A　左舌腹多发性蜡样结节

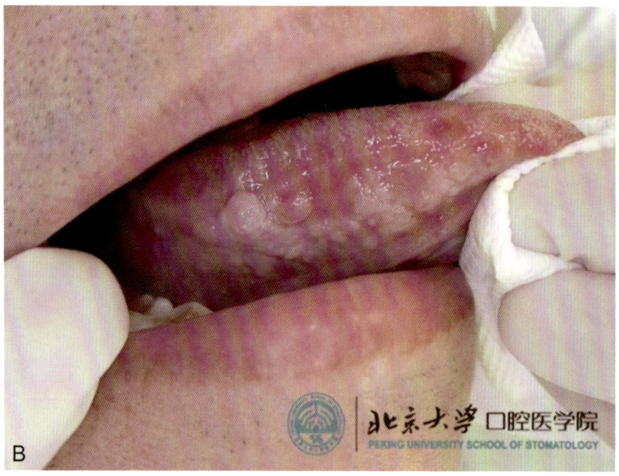

图 73-B　右舌腹多发性蜡样结节

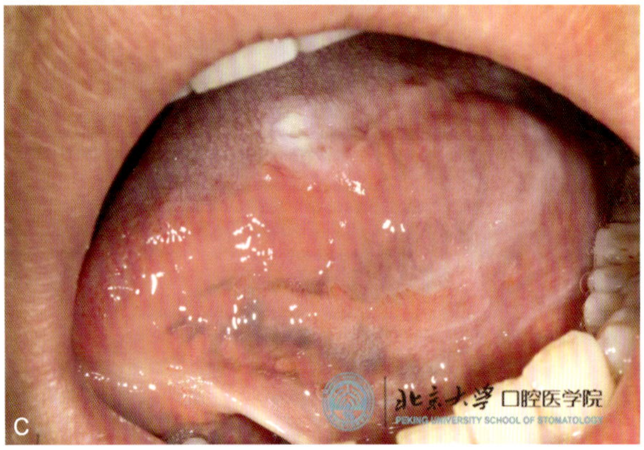

图 73-C　舌背右份多发性蜡样结节

患者，男，71 岁。

[主诉] 双侧舌缘肿物半年余。

[现病史] 患者半年前双侧舌缘出现肿物，无痛，无消长史，否认皮肤病损，否认唇肿、舌部裂纹、面瘫等，否认创伤史，否认食物、药物过敏史。3 年前因左侧胸壁疼痛、腰部酸痛于北医三院就诊，检查尿蛋白（++），骨扫描见多处溶骨样改变，免疫球蛋白检查：κ 链克隆异常，结合骨穿刺活检诊断为“多发性骨髓瘤 κ 轻链型”，“反应停 + 地塞米松 + 天晴衣泰（唑来膦酸注射液）”治疗中。否认其他系统性疾病及传染病。

[检查] 双舌缘舌腹、舌背右侧见多发的结节样突起，直径 2 ~ 5 mm 大小，边界清楚，色淡黄呈蜡样，触质硬，不能移动，无触痛，舌体活动尚可，无明显开口受限。

余黏膜未见明显异常。

[既往史] 无特殊情况。

[家族史] 无特殊情况。

[全身情况] 多发性骨髓瘤 κ 轻链型 3 年，用反应停 + 地塞米松 + 天晴衣泰（唑来膦酸注射液）治疗中。

[临床初步印象] 舌淀粉样变？

[可能的诊断]

1. 淀粉样变？
2. 局限性口面部肉芽肿病？
3. 舌部纤维瘤？
4. 脉管瘤？

[辅助检查]

1. 活体组织检查：固有层及黏膜下层结缔组织均质化淡粉色染色，刚果红染色（+）（舌）符合淀粉样变性。

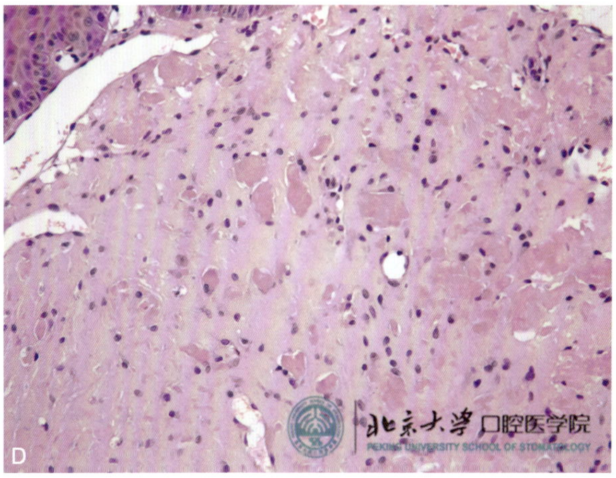

图 73-D 淀粉样变的组织病理学表现（HE 染色）

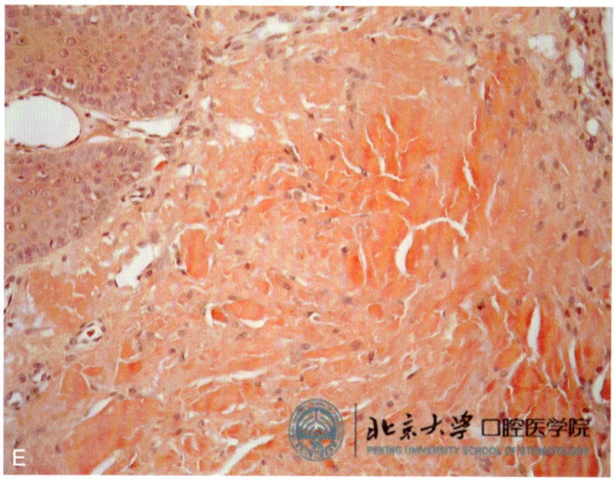

图 73-E 淀粉样变的组织病理学表现（刚果红染色）

2. 血细胞分析及出凝血时间检查未见异常。

3. 肝肾功能 白 / 球比：2.78 ↑（参考值：1.5 ~ 2.5）；肌酸激酶：236 U/L ↑（参考值：37 ~ 195 U/L）；尿素：7.55 mmol/L ↑（参考值：1.8 ~ 7.1 mmol/L）；肌酐：165 μmol/L ↑（参考值：70 ~ 133 μmol/L）；尿酸：463 μmol/L ↑（参考值：142 ~ 416 μmol/L）；血糖：5.70 mmol/L（参考值：3.61 ~ 6.11 mmol/L）；余均正常。

4. 免疫球蛋白 IgG：4.65 g/L ↓（参考值：8 ~ 18 g/L）；IgA：0.16 g/L ↓（参考值：0.9 ~ 4.5 g/L）；IgM：0.24 g/L ↓（参考值：0.6 ~ 2.5 g/L）。

5. 红细胞沉降率 4 mm/h（0 ~ 20 mm/h）。

[最终诊断] 淀粉样变。

[诊断依据]

1. 双侧舌部无痛性肿物半年余。

2. 病史：3 年前因左侧胸壁疼痛、伴腰部酸痛于外院就诊，检查尿蛋白（++），骨扫描见多处溶骨样改变，免疫球蛋白检查：κ 链克隆异常，结合骨穿刺活检诊断为“多发性骨髓瘤 κ 轻链型”。

3. 临床检查：双舌缘舌腹、舌背右侧见多发的结节样突起，直径 2 ~ 5 mm，边界清楚，呈淡黄蜡色样改变，触质硬，不能移动，无触痛，舌体活动尚可，无明显开口受限。

4. 组织病理学表现：固有层及黏膜下层结缔组织均质化淡粉色染色，刚果红染色（+）。

5. 实验室检查：白 / 球比 ：2.78 ↑；肌酸激酶：236 U/L ↑；尿素：7.55 mmol/L ↑；肌酐：165 μmol/L ↑；尿酸：463 μmol/L ↑；免疫球蛋白，IgG：4.65 g/L ↓；IgA：0.16 g/L ↓；IgM：0.24 g/L ↓。

[治疗原则及措施]

1. 口腔局部对症治疗。
2. 相关疾病检查，并针对其他脏器损害的情况转诊相关科室处置。

诊治难点及体会

淀粉样变（amyloidosis）是一种少见的蛋白质代谢紊乱引起的全身多脏器受累的综合征，其特征为淀粉样蛋白沉积于组织或器官引起的慢性代谢性疾病。侵犯全身多种器官。淀粉样变分型方法复杂而多样，有多种分型方法，最常见的是根据沉积的蛋白前体物质的不同生化成分、肽亚单位分类进行分类。根据淀粉样蛋白的不同，淀粉样变可分为 AL 型、AA 型、AH 型、ATTR 型、AFib 型、AApoA Ⅰ / Ⅱ / Ⅲ型等，其中最常见的是 AL 型和 AA 型。AL 型淀粉样变又称为原发性淀粉样变，淀粉样蛋白的沉积发生于某些与免疫细胞或浆细胞有关的疾病中，包括多发性骨髓瘤等，其淀粉样蛋白由免疫球蛋白轻链所组成。AA 型淀粉样变又称为继发性淀粉样变或反应性系统性淀粉样变，其淀粉样蛋白由 A 蛋白所组成。ATTR 型具有遗传倾向，因而又称为家族遗传性淀粉样变。

多发性骨髓瘤是一种进行性浆细胞异常增生的恶性肿瘤，多见于 40 岁以上男性。多发性骨髓瘤的特征是骨髓瘤浆细胞异常增殖，造成 IgG、IgM、IgA（IgD、IgE）以及 Bence-Jones 蛋白过度生成。有 6% ~ 20% 多发性骨髓瘤患者发生淀粉样变，反之，有 44% 头颈部淀粉样变患者和 59% 舌淀粉样变患者伴多发性骨髓瘤。

淀粉样变累及口腔可表现为舌体增大，舌体运动受限。口腔黏膜可有结节状突起，呈紫红色或蜡样，触诊质地韧或硬。通过活体组织检查可以确诊淀粉样变，HE 染色切片中可见固有层内粉红色均质状无定形物质；刚果红染色切片中，固有层内见均质的橘红色无定形物质，用偏振光显微镜观察时为苹果绿色，并带有花边状。

患者在确诊后，需要对潜在的疾病进行筛查，同时明确受累的组织器官。国际的诊疗指南中建议筛查淋巴结病、尿 / 血单克隆免疫球蛋白、尿 / 血游离轻链、骨 X 线检查，同时要询问患者家族史以及既往感染 / 炎症疾病史。在有条件的情况下，可通过免疫组化、电镜扫描、质谱分析对淀粉样蛋白进行分型，在怀疑遗传性淀粉样变时，也可进行基因检测。临床上口腔淀粉样变应与局限性口面部肉芽肿病、舌部纤维瘤、脉管瘤等鉴别。局限性口面部肉芽肿好发于唇、颊、牙龈、舌等部位，表现为唇弥漫性肿胀，组织致密，触有如褥垫感；颊黏膜也可出现肿胀增生样病损，表现为分叶状或黏膜的增厚，可呈鹅卵石状外观；舌和口底组织肿胀增生，呈现“双舌状”，该病的组织病理表现呈典型的非干酪样坏死性肉芽肿。舌部纤维瘤一般呈单发小结节状，色粉或发白，边界清，表面光滑，质韧，多有创伤因素，组织病理学表现有助于鉴别。脉管瘤又称海绵状血管瘤，多见于婴儿出生时或出生后不久，病损位置较深者皮肤或黏膜颜色正常，表浅者呈蓝色或紫色，边界不清，扪之柔软，可被压缩，穿刺可抽出血液样物质，组织病理表现为薄壁血管组成的海绵状异常血管团。

本病目前尚无特效疗法，口腔病损不严重时可仅采用局部对症治疗。但淀粉样病变可累及多脏器，并且可伴有其他系统性疾病，因而可通过口腔表现及时筛查潜在的系统性疾病，对出现其他脏器损害的患者，应及时转诊到其他相应的科室或联合处置，以防止严重并发症的发生。

临床诊疗流程图

临床表现

- 舌逐渐肿大，广泛而对称；舌体活动渐受限，影响咀嚼、语言等功能
- 口腔黏膜结节状突起，紫红色或蜡样，可伴有紫癜样病损
- 触诊质地韧或硬
- 可有疼痛等症状

→

活体组织检查

- HE 染色切片：固有层内可以看到粉红色均质状无定形物质
- 刚果红染色切片：固有层内见均质的橘红色无定形物质

↓

淀粉样变

↓

潜在进展疾病筛查

- 淋巴结病
- 尿 / 血单克隆免疫球蛋白
- 尿 / 血游离轻链
- 骨髓穿刺检查
- 骨 X 线检查
- 家族史
- 既往感染 / 炎症疾病

淀粉样蛋白分型

（有条件时）

- 免疫组化
- 电镜扫描
- 质谱分析
- 基因检测（怀疑遗传性淀粉样变时）

可能累及的器官功能评估

- 心脏［心电图、心脏磁共振成像、脑钠肽前体 (NT-ProBNP)］
- 肾（肌酐、24- 小时总蛋白）
- 肝（ALP、腹部超声）
- 皮肤和软组织（活检）
- 神经（临床表现、肌电图、自主神经功能检查）

↓

原发性淀粉样变

治疗

- 淀粉样变的治疗：
  - √长春新碱 + 阿霉素 + 地塞米松的化疗方案
  - √中间剂量的马法兰治疗
  - √马法兰 + 泼尼松治疗
  - √大剂量的地塞米松冲剂疗法
- 支持治疗
  - √衰竭器官进行移植
  - √出血问题
  - √直立性低血压

继发性淀粉样变

治疗

- 合并肿瘤：化疗或手术治疗
- 自身免疫性疾病：免疫抑制剂治疗
- 针对淀粉样变的药物：塔西单抗、二甲亚枫、伊罗地塞、肝素、他汀类药
- 支持治疗
  - √直立性低血压，用氢化可的松、甲氧安福林治疗
  - √吸收不良综合征和胃肠道自主神经异常：抗生素治疗，激素冲击治疗以及联合奥曲肽治疗

（周培茹　刘晓松）

参考文献

1. MERLINI G, BELLOTTI V. Molecular mechanisms of amyloidosis. N Engl J Med, 2003, 583–596.
2. PEPYS MB. Amyloidosis. Annu Rev Med, 2016, 57: 223–241.
3. GILLMORE JD, WECHALEKAR A, BIRD J, et al. Guidelines on the diagnosis and investigation of Al amyloidosis. Br J Haematol, 2015, 168: 207–218.
4. PICKEN MM. Modern approaches to the treatment of amyloidosis: The critical importance of early detection in surgical pathology. Adv Anat Pathol,2013, 20: 424–439.
5. MOLLEE P, RENAUT P, GOTTLIEB D, GOODMAN H. How to diagnose amyloidosis. Intern Med J, 2014, 44: 7–17.
6. Guidelines Working Group of UK Myeloma Forum, British Committee for Standards in Haematology. Guidelines on the diagnosis and management of Al amyloidosis. Br J Haematol, 2004, 125: 681–700.
7. PINNEY JH, SMITH CJ, TAUBE JB, et al. Systemic amyloidosis in England: An epidemiological study. Br J Haematol, 2013, 161: 525–532.
8. REAL DE ASÚA D, COSTA R, CONTRERAS MM, et al. Clinical characteristics of the patients with systemic amyloidosis in 2000-2010. Rev Clin Esp (Barc), 2013, 213: 186–193.

病例 74　疣状黄瘤

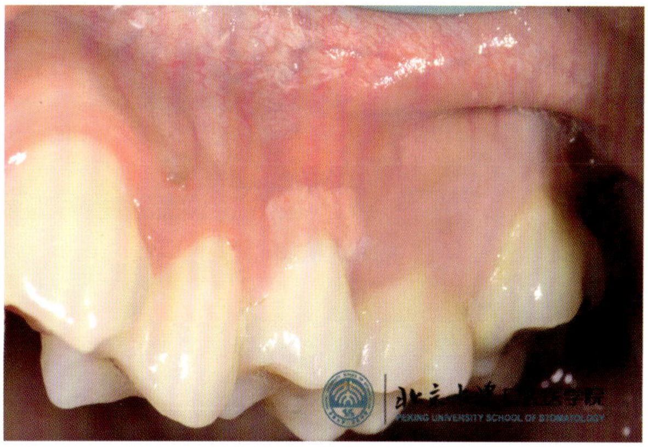

图 74-A　25 对应的颊侧龈缘可见淡黄色斑块状病损

患者，男，30 岁。

[主诉] 发现左上牙龈发白 5 天。

[现病史] 5 天前于外院补牙时发现左上牙龈“发白”，否认疼痛等任何不适，否认局部创伤史，否认皮肤及其他部位病损，否认全身系统疾病。睡眠可，饮食可，否认烟酒嗜好。

[临床检查] 25 对应的颊侧龈缘可见约 3 mm × 4 mm 淡黄色斑块状病损，边缘清晰，表面光滑，未明显突起于黏膜表面，无触痛，无红肿、糜烂。余黏膜未见明显异常。

口腔卫生状况一般，菌斑大量，牙石（+）。

[既往史] 无特殊情况。

[家族史] 无特殊情况。

[全身情况] 健康。

[临床初步印象] (25 牙龈) 疣状黄瘤?

[可能的诊断]

1. （25 牙龈）疣状黄瘤?

2. 异位皮脂腺?

[辅助检查]

活体组织学检查:（左上牙龈）上皮增生呈疣状，结缔组织乳头内可见大量泡沫细胞聚集，符合疣状黄瘤。

[最终诊断] 疣状黄瘤。

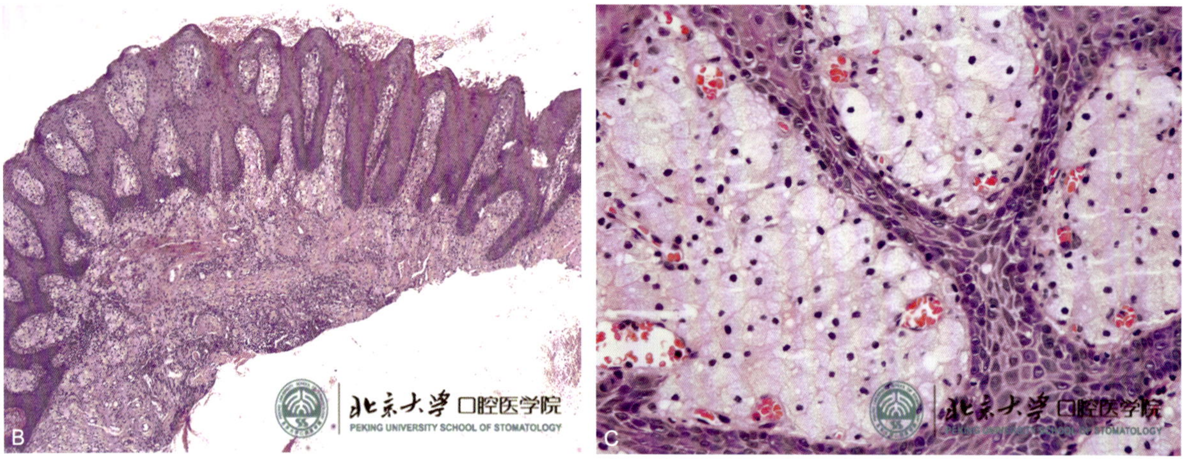

图 74- B、C 疣状黄瘤的组织病理学表现（HE 染色）

[诊断依据]

1. 口腔表现：25 对应的颊侧龈缘可见约 3 mm × 4 mm 淡黄色区域，边缘清晰，表面光滑，未突起于黏膜表面，无触痛，无红肿、糜烂。

2. 活体组织检查：（左上牙龈）结缔组织乳头内可见大量富含脂质的泡沫细胞聚集。

[治疗原则及措施]

切除活检并定期随访。

诊治难点与体会

疣状黄瘤（verruciform xanthoma，VX）是一种较罕见的病因不明的良性皮肤黏膜病变，主要发生在口腔黏膜。其病因及发病机制目前尚不清楚，局部创伤、炎症以及能影响上皮细胞转归的上皮病损如原位癌、念珠菌感染、局部的免疫紊乱、病毒感染被认为是本病可能的致病因素。疣状黄瘤常表现为孤立的无痛性肿物，表面呈疣状、乳头状或斑块状，颜色为白色、淡红色、黄色，或与正常黏膜颜色相近。其组织病理学具有特征性，结缔组织中可见大量的泡沫细胞或黄瘤细胞聚集。

疣状黄瘤在临床上易被误诊为异位皮脂腺、乳头状瘤、疣状癌、牙龈瘤、白斑等，伴有溃疡病变时易被误诊为鳞状细胞癌，临床应注意鉴别。异位皮脂腺多见于唇颊黏膜，表现为散在或成簇的、粟粒状或团块状的淡黄色斑丘疹，质地柔软，表面光滑。乳头状瘤大多数为稍带白色的质软带蒂的圆形病损，呈外生性向体表或腔面生长，表面呈毛刺状。疣状癌多见于老年男性患者，下唇多见，病损通常较大，质软，外形呈菜花状或乳头状，生长缓慢，有研究显示其发生多与吸烟（包括无烟烟草）、酗酒、咀嚼槟榔、感染人乳头状病毒密切相关。白斑为口腔黏膜的白色斑块状病损，质地紧密、界线清楚、高出黏膜，可见于双颊黏膜、舌部、牙龈等部位，主要分为均质型、疣状型、颗粒型、溃疡型白斑，病理表现可有上皮单纯增生及异常增生，白斑病患者临床需定期随访，以防癌变。鳞状细胞癌则表现为突起的外生性浸润性溃疡，也可表现为以质硬和固定不活动为特点的肿块或进展性溃疡，表面呈红色或白色。尽管几种疾病在临床表现中有所差别，但是最终均依据活体组织学检查明确诊断。

目前关于口腔疣状黄瘤的治疗仍以手术切除为主，但是对于病损范围广、手术切除创伤大或可致畸形的病损，也有采用局部涂擦咪喹莫特乳膏治疗成功的病例。该病复发率极低，不恶变，术后无需化学或放射治疗。尽管如此，仍有疣状黄瘤伴发鳞状细胞癌的病例报告，因而组织病理学检查及术后定期随访仍十分必要。

临床诊疗流程图

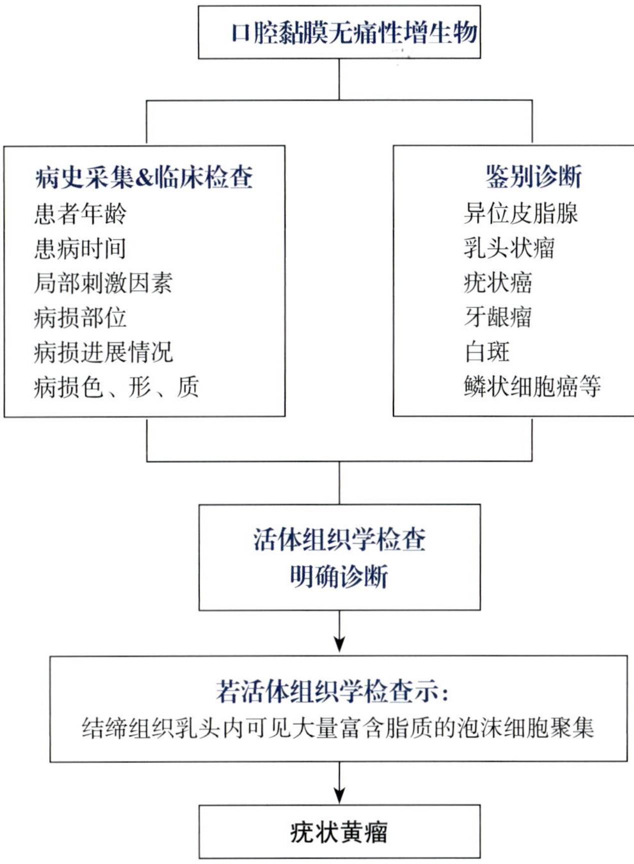

（毛清华　穆长青　闫志敏）

参考文献

[1] QI Y, SUN Q, YANG P, et al. A case of multiple verruciformxanthoma in gingiva. Br J Oral MaxillofacSurg, 2014, 52(1): 1-3.

[2] KIMURA M, OHTO H, SHIBATA A,et al.Clinicopathological and immunohistochemical characteristics of verruciform xanthoma of the lower gingiva: A case report. Journal of Clinical and Diagnostic Research, 2016, 10(6): ZD05-ZD06.

[3] DE ANDRADE B A, AGOSTINI M, PIRES F R, et al. Oral verruciformxanthoma: a clinicopathologic and immunohistochemical study of 20 cases. J CutanPathol, 2015, 42(7): 489-495.

[4] MARQUES Y M, DE ANDRADE C R, MACHADO D S S, et al. Oral verruciformxanthoma: a case report and literature review. Case Rep Pathol, 2014, 2014: 641015.

第十章

遗传性疾病

病例 75　遗传性出血性毛细血管扩张症

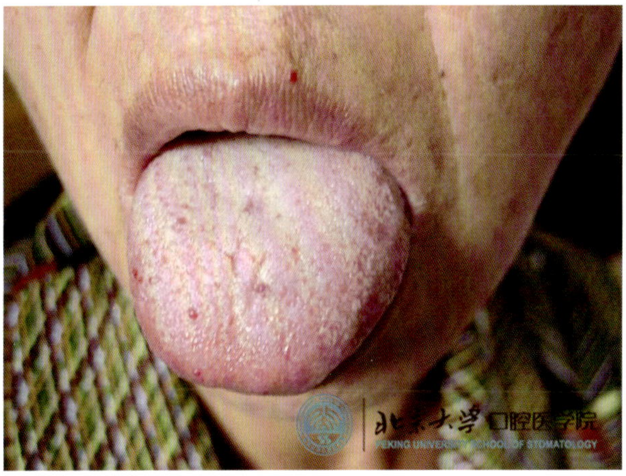

图 75-A　舌背黏膜见毛细血管扩张

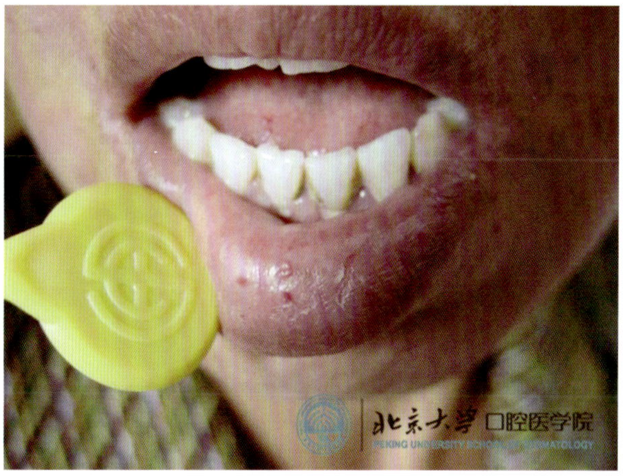

图 75-B　下唇内侧黏膜见较多的毛细血管扩张

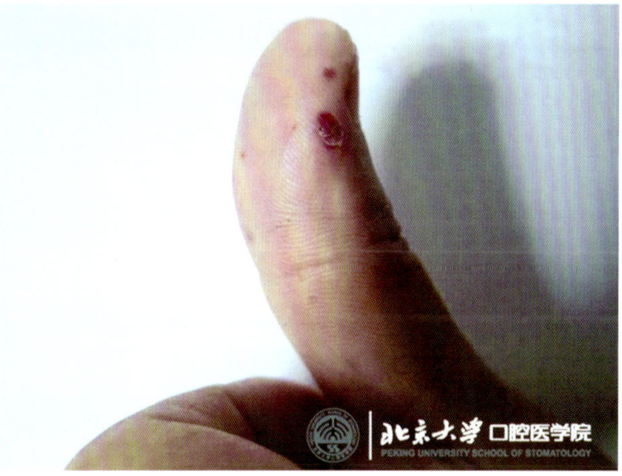

图 75-C　手指皮肤可见散在的毛细血管扩张点

患者，女，51 岁。

[主诉] 舌及下唇黏膜间断出血 3 年。

[现病史] 3 年来患者出现舌及下唇黏膜频繁出血，自诉出血量较大，较难止住，手指有多处“红点”，否认身体其他部位出血史。曾有黑便，但未行消化道相关检查，否认肺部及心脏疾患等。

[临床检查] 下唇内侧黏膜及舌背黏膜可见多个散在的毛细血管扩张点，小米粒至绿豆粒大小，界线清楚，略高出黏膜表面，未及活动性出血，玻片压之不褪色。

双手指末端可见散在的点状毛细血管扩张。

[既往史] 无特殊情况。

[家族史] 其父、姐、妹、女儿手指均有类似“红点”，均未曾诊治。

[全身情况] 健康。

[临床初步印象] 遗传性出血性毛细血管扩张症？

[可能的诊断]

1. 遗传性出血性毛细血管扩张症？
2. CREST 综合征？
3. 共济失调毛细血管扩张症？
4. 特发性血小板减少性紫癜？

[辅助检查]

1. 全血细胞分析：未见异常。
2. 凝血酶原时间及活动度、活化部分凝血活酶时间：未见异常。
3. 胸片、超声心动及消化道检查：未见明显异常。
4. 遗传学筛查：采集该家系成员外周血行遗传学分析显示本例患者及家系中发病者 *ALK-1* 基因外显子 10 存在替换突变 (1717C>T) 。

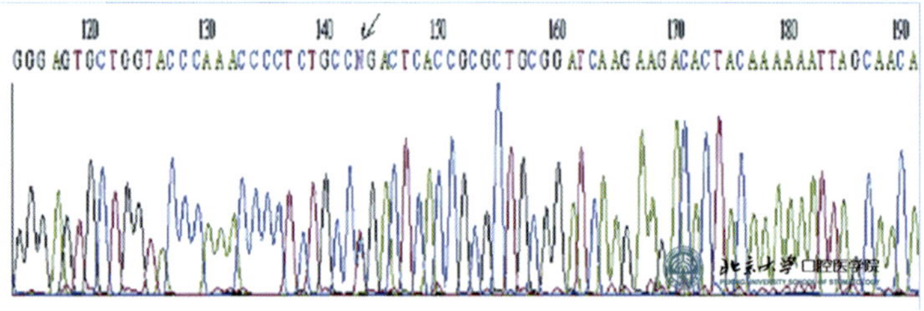

图 75-D 遗传学筛查图

[最终诊断] 遗传性出血性毛细血管扩张症。

[诊断依据]

1. 病史：下唇内侧及舌黏膜反复出血半年，手指及颈部皮肤见多处“红点”，既往出现过黑便。
2. 家族史：其父、姐、妹、女儿手指均有类似“红点”。
3. 口腔表现：下唇内侧黏膜及舌背黏膜见毛细血管扩张点，界线清楚，略高出黏膜表面，玻片压之不褪色（即黏膜毛细血管扩张）。
4. 皮肤表现：双手指端散在点状毛细血管扩张（即皮肤毛细血管扩张）。
5. 遗传学筛查：确认基因突变位点。

[治疗原则及措施]

遗传性毛细血管扩张症是一种常染色体显性遗传病，缺乏特效治疗方法，基因治疗为理想的治疗方法。目前，临床主要为对症治疗，具体可参照遗传性出血性毛细血管扩张症的国际诊疗指南。

针对本病例，我们嘱患者于本院激光科（诊治口腔黏膜出血点）、皮肤科（诊治皮肤出血点）就诊。

诊治难点与体会

遗传性出血性毛细血管扩张症（hereditary hemorrhagic telangiectasia，HHT），又称“Osler -Weber-Rendu”综合征，是一种常染色体显性遗传性血管壁结构异常所致的出血性疾病，研究发现与该病相关的致病基因主要是 *endoglin* 基因、*ACRVL1/ALK-1* 基因及少见的 *SMAD4* 基因。HHT 主要临床表现为皮肤、黏膜反复出血，多见于鼻腔、口唇、面部，若累及内脏器官也可出现相应症状，包括胃肠出血以及肺、肝、脑的动静脉畸形，反复出血常引起继发性贫血。其中鼻出血通常是最早出现的症状，在儿童期可发病，并且随年龄增长而明显，呈自发及反复发作，夜间明显。但因外力及天气干燥也可致鼻出血，常被患者忽视。此外，80% 的 HHT 患者在内镜检查或胶囊内镜检查时有胃或小肠的毛细血管扩张，但只有 25% ~ 30% 的患者直到五六十岁以后才出现胃肠道出血症状。由于随着年龄增长胃肠道出血的风险明显增加，HHT 专家组建议大于 35 岁的患者需每年检测 1 次血红蛋白或红细胞比容水平。对于出现与鼻出血不相称的贫血患者需接受直接内镜检查，患有 HHT 不伴有贫血的患者无需胃肠内镜检查。

此外，本病还需要与其他血管扩张疾病相鉴别，如 CREST 综合征、蜘蛛痣、全身弥漫性血管角化病、血管发育不良症、共济失调毛细血管扩张症以及血液病（例如：特发性血小板减少性紫癜）相鉴别。CREST 综合征，表现为雷诺现象、肢端硬化、多发性毛细血管扩张、食管运动失调和皮下钙质沉着，多见于女性，毛细血管扩张以手最为常见，极少出血，内脏少有毛细血管扩张，无家族史。蜘蛛痣，多见于肝病、妊娠和营养缺乏等，以腰部以上多见，黏膜和内脏极少见，数量较少，呈鲜红色、蜘蛛状，很少出血。针对临床怀疑为毛细血管扩张的患者，要从病史、家族史、临床检查及全血细胞分析等多方面综合判断，以明确诊断。HHT 诊断主要依据 2000 年国际 HHT 基金科学顾问委员会制定的临床诊断标准，即库拉索标准（Curaçao Criteria）（表 75-1）。根据这些准则，如果符合 3 条及其以上标准，则可明确诊断为 HHT；若是符合 2 条标准，可能或疑似 HHT；如果符合 0 或 1 条标准，则除外 HHT。

目前，HHT 治疗尚缺乏特效治疗方法，主要为对症治疗。鼻出血患者可采取鼻腔加湿，局部涂擦润滑油、生理盐水，鼻内激光、电凝或化学凝固，皮肤或口腔黏膜替代脆弱的鼻内黏膜（植皮）、鼻动脉栓塞术、鼻腔闭合术等；胃肠出血患者可采用雌激素（孕酮或达那唑）或抗纤维蛋白溶解剂疗法；对于轻度贫血及继发于 HHT 相关性毛细血管扩张的慢性出血，专家组建议口服和 / 或静脉用铁剂作为一线治疗；对肺动静脉瘘、肝动静脉瘘和脑血管动静脉瘘等严重血管畸形也可行预防性栓塞治疗；具体可参照遗传性出血性毛细血管扩张症的国际诊疗指南。

尽管遗传性出血性毛细血管扩张症在口腔门诊少见，但是掌握其基本的临床表征，给予此类患者必要的指导，利于疾病的早发现、早诊断以及基因筛查和遗传咨询，既能提高患者生存质量，也能最大程度上避免先证者及其家族成员出现严重的并发症。

表 75-1　遗传性出血性毛细血管扩张症诊断标准：库拉索标准（Curaçao Criteria）

诊断标准	描述
鼻出血	反复的自发鼻出血
毛细血管扩张	毛细血管扩张位于多个特征性部位：嘴唇，口腔，手指，鼻腔
内脏病变	胃肠道的毛细血管扩张，肺、肝、脑或脊髓的动静脉畸形
家族史	根据上述诊断，患者一级亲属中至少一位被诊断为 HHT

临床诊疗流程图

病史采集
- 口腔黏膜反复、自发性出血
- 有家族史
- 可有鼻腔、皮肤，甚至胃肠道出血病史
- 可有贫血病史

临床表现
- 口腔黏膜多发性散在的毛细血管扩张及出血
- 皮肤多发毛细血管扩张及出血

↓

完善检查
- 全血细胞分析
- 凝血酶原时间及活动度、活化部分凝血活酶时间
- 胸片、超声心动图
- 消化道检查
- 遗传学筛查

↓

评估病史及临床和实验室检查是否符合库拉索标准
（Curaçao Criteria）

↓

遗传性出血性毛细血管扩张症

↓

治疗
- 局部对症：润滑油、激光、电凝等
- 纠正贫血：补充铁剂
- 胃肠道出血：雌激素、抗纤维蛋白溶解剂等
- 肺、肝、脑等重要脏器动静脉瘘：预防性栓塞治疗

（毛清华 闫志敏 徐岩英）

参考文献

[1] SHOVLIN C L, GUTTMACHER A E, BUSCARINI E, et al. Diagnostic criteria for hereditary hemorrhagic telangiectasia (Rendu-Osler-Weber syndrome). Am J Med Genet, 2000, 91(1): 66-67.

[2] FAUGHNAN M E, PALDA V A, GARCIA-TSAO G, et al. International guidelines for the diagnosis and management of hereditary haemorrhagic telangiectasia. J Med Genet, 2011, 48(2): 73-87.

[3] 王向东, 范愈燕, 伯铭羽, 等. 遗传性毛细血管扩张症的诊断. 中国耳鼻咽喉头颈外科, 2013, 20(7): 360-362.

[4] BAILLY S, DUPUIS-GIROD S, PLAUCHU H. Rendu-Osler disease: clinical and molecular update. Med Sci(Paris), 2010, 26: 855-860.

[5] 范志朋, 闫志敏, 华红, 等. 一个中国汉族遗传性出血性毛细血管扩张症家系致病基因的定位研究. 现代口腔医学杂志, 2006, 19(3): 259-261.

[6] YAN Z M, FAN Z P, DU J, et al. A novel mutation in ALK-1 causes hereditary hemorrhagic telangiectasia type 2. J Dent Res, 2006, 85(8): 705-710.

病例 76　白色海绵状斑痣

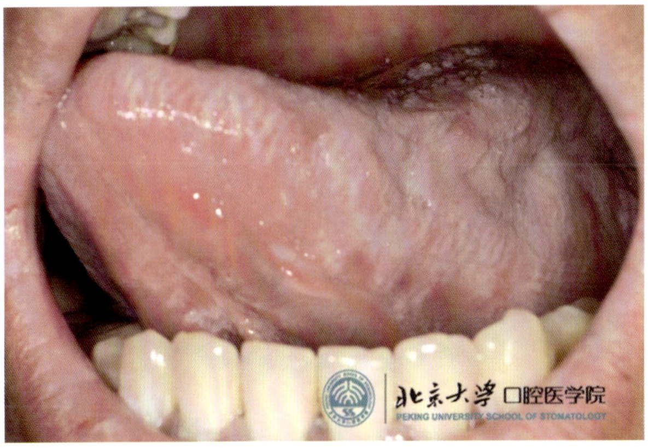

图 76-A　舌腹黏膜白色皱褶样病损

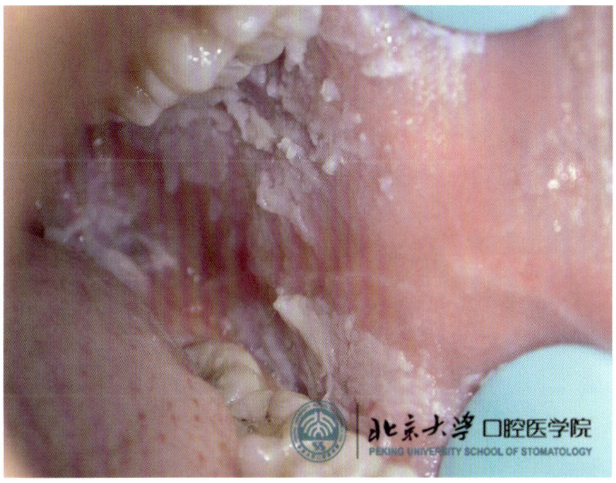

图 76-B　左颊黏膜灰白色皱褶样病损，部分上皮可剥去

患者，男，27 岁。

[主诉] 口腔黏膜发白 20 余年。

[现病史] 口腔黏膜发白 20 余年，偶有不适。否认咬颊、吸烟等不良习惯。否认皮肤异常。

[临床检查] 双颊、双舌腹、下颌前庭沟、双唇内侧黏膜见灰白色皱襞样病损，部分上皮可剥去，基底黏膜无充血糜烂等异常，扪之柔软。双唇红黏膜干燥脱屑。

[既往史] 无特殊情况。

[家族史] 5 岁儿子出生 3 个月时即出现同类病损，累及双颊、双舌腹等处口腔黏膜。

[全身情况] 健康。

[临床初步印象] 白色海绵状斑痣?

[可能的诊断]

1. 白色海绵状斑痣?
2. 白色水肿?
3. 白色角化症?
4. 口腔扁平苔藓?
5. 口腔白斑病?

[辅助检查]

1. 活体组织检查：符合白色海绵状斑痣。

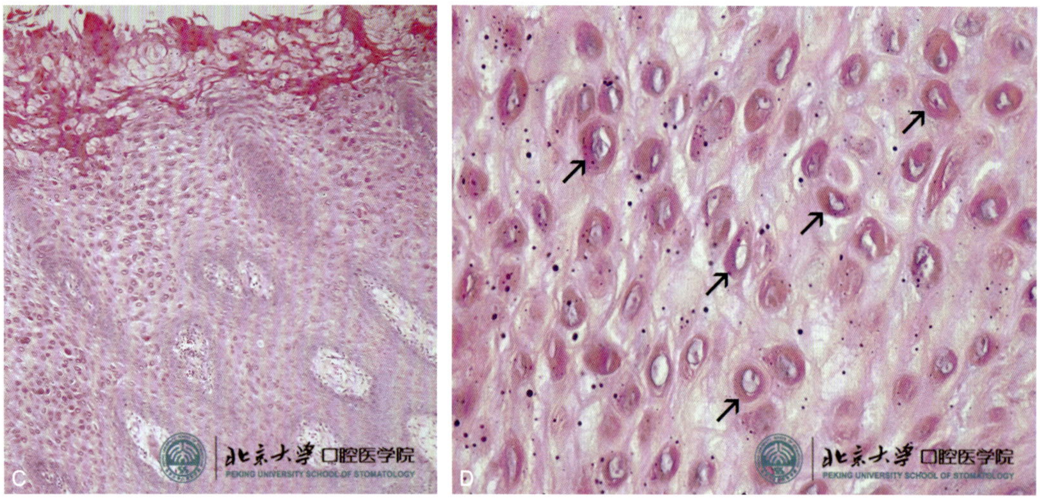

图 76-C、D 白色海绵状斑痣的组织病理学表现（HE 染色）

2. 家族史：儿子口腔黏膜有同类病损。

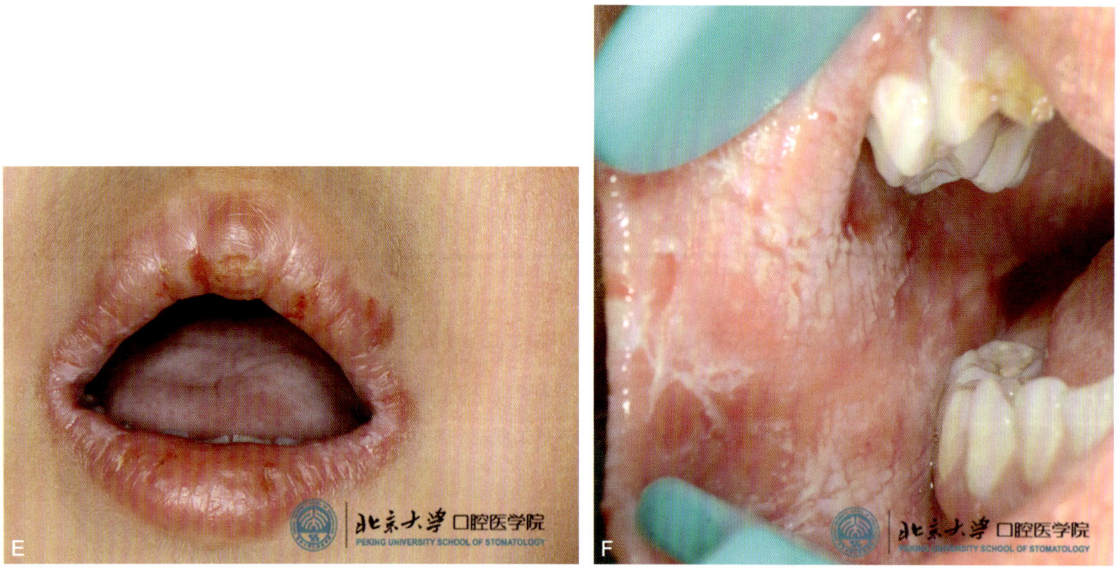

图 76-E、F 本例患者儿子双唇及颊黏膜白色皱褶样病损

3. 基因学检查：经 DNA 测序发现患者 *K13* 基因 344 核苷酸位点发生 T>C 替换突变。

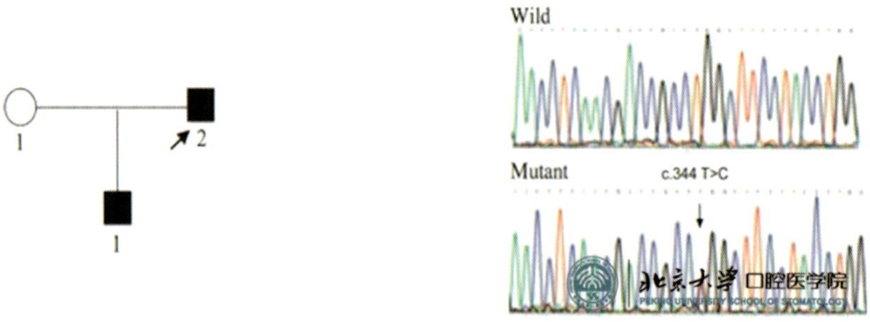

图 76-G 遗传及基因学图谱

[最终诊断] 白色海绵状斑痣。

[诊断依据]

1. 儿童时期发病：初始发病年龄为 7 岁。
2. 口腔黏膜表现：灰白色皱襞样病损，部分上皮可剥去，基底黏膜无充血糜烂等异常，扪之柔软。
3. 家族史：儿子口腔黏膜有同类病损。
4. 组织病理学表现：上皮明显增厚，角化不全，棘层增厚，棘细胞增大，上皮细胞呈不同程度的水肿和空泡性变，在基底层上区域并延伸至接近表层，以棘细胞浅层和角化层最明显。具有特征性表现：棘细胞胞质内可见细胞核周围聚集的嗜伊红染色物质。
5. 基因学检查：经 DNA 测序发现患者 *K13* 基因 344 核苷酸位点发生 T>C 替换突变。

[治疗原则及措施]

1. 无症状时无需治疗。
2. 治疗可采用四环素族药物局部含漱，或局部涂擦维 A 酸制剂。
3. 避免口腔局部刺激，去除残根、残冠，纠正咬唇颊等不良习惯。
4. 保持口腔卫生，避免继发感染。

诊治难点与体会

白色海绵状斑痣（white sponge nevus，WSN）又称为白皱褶病、家族性白色皱褶黏膜增生，是一种少见的由于良性上皮内角化不良所致的常染色体显性遗传病，口腔黏膜或皮肤表现为对称发生的、柔软的、乳白色海绵状斑块或痣样损害。斑块表面呈厚的皱纹纸样，可以无痛剥脱，露出正常组织。临床上需与白色水肿、白色角化症、口腔白斑病、口腔扁平苔藓等以白色病损为主要表现的黏膜疾病相鉴别，该病尤其容易与白色水肿相混淆。白色水肿多见于双颊咬合线处，表现为灰白或乳白色半透明的斑膜，柔软。有时可出现皱褶，牵拉后病损颜色变浅或消失。可发生于任何年龄，无家族遗传性。组织病理学表现为上皮增厚，上皮细胞内水肿，空泡性变，细胞核固缩或消失，基底层无变化。白色角化症是由于黏膜长期受明显的机械或化学因素刺激而引起的白色角化斑块。白色角化症的白色斑块呈淡白色或乳白色，表面较光滑无结节。基底柔软，黏膜弹性及张力无明显变化，如除去上述刺激，病损会逐渐变薄，最后完全消退。组织学主要表现为上皮表层过角化及棘层增厚，固有层有少量炎症细胞浸润，无上皮异常增生。口腔白斑可分为均质型和非均质型两种，常表现为口腔黏膜白色斑块，表面粗糙，不能被揭去，部分白斑可癌变。好发于成年人。组织病理学表现为上皮过度正角化或过度不全角化，可伴有异常增生。扁平苔藓好发于中年女性，典型病损为白色网纹或条纹等，病损不能被刮除，多呈对称分布。病理学特征性表现为基底细胞液化变性，固有层内淋巴细胞浸润带。

白色海绵状斑痣组织病理学表现为上皮明显增厚，出现不同程度的水肿或空泡性变，棘层增厚和不全角化。而异常的角蛋白丝在细胞质内聚集形成围绕核周的嗜伊红染色物质则是诊断的重要依据之一。

编码角蛋白 K4 或 K13 的基因变异是导致白色海绵状斑痣发生的主要原因。基因变异导致角蛋白丝的功能和稳定性受损，上皮细胞抵御创伤性损害的能力降低。

虽然白色海绵状斑痣被定义为常染色显性遗传性疾病，但是少数患者可为散发病例，无明显家族发病特点，这为诊断带来困难。该病例提示：白色海绵状斑痣虽然属于家族遗传性疾病，但是家族史不能作为诊断的必备依据，必须通过临床、病理，同时结合基因检测才能确立诊断。本病尚无特效的治疗方法，婚前及生育前遗传咨询有助于防止或减少该类疾病的发生。该病预后良好，无癌变风险。

临床诊疗流程图

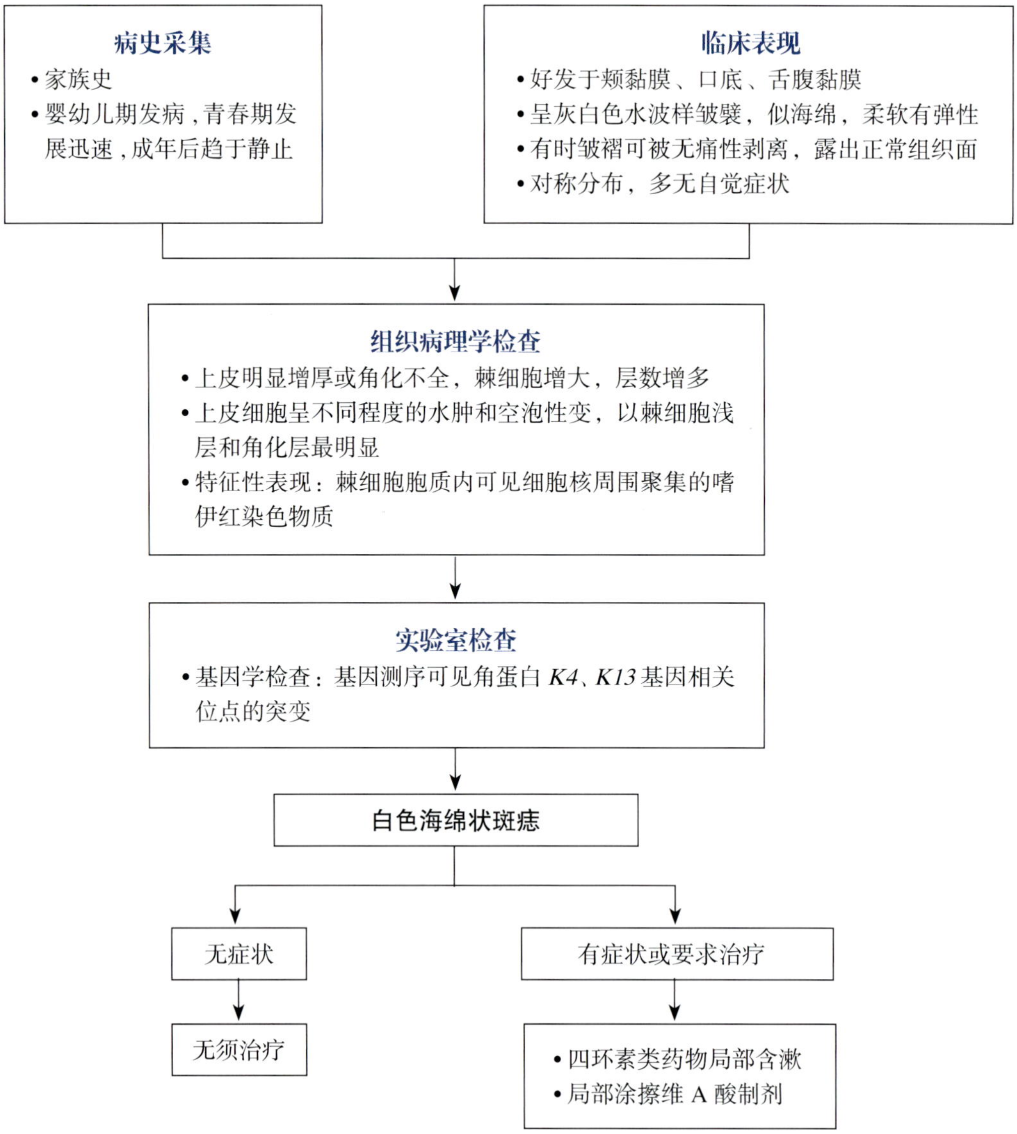

（周培茹　刘晓松）

参考文献

[1] LIU X, LI Q, GAO Y, et al. Mutational analysis in familial and sporadic patients with white sponge naevus. British Journal of Dermatology, 2011, 165(2): 448-451.

[2] RUGG E L, MCLEAN W H, ALLISON W E, et al. A mutation in the mucosal keratin K4 is associated with oral white sponge nevus. Nat Genet, 1995, 11: 450-452.

[3] RUGG E L, MAGEE G, WILSON N, et al. Identification of two novel mutations in keratin 13 as the cause of white sponge nevus. Oral Dis, 1999, 5: 321-324.

[4] JORGENSON R J, LEVIN L S. White sponge nevus. Arch Dermatol, 1981, 117: 73-76.

[5] RICHARD G, DE LAURENZI V, DIDONA B, et al. Keratin 13 point mutation underlies the hereditary mucosal epithelia disorder white sponge nevus. Nat Genet, 1995, 11: 453-455.

[6] ZHANG J M, YANG Z W, CHEN R Y, et al. Two new mutations in the keratin 4 gene causing oral white sponge nevus in Chinese family. Oral Dis, 2009, 15: 100-105.

病例 77　着色性干皮病

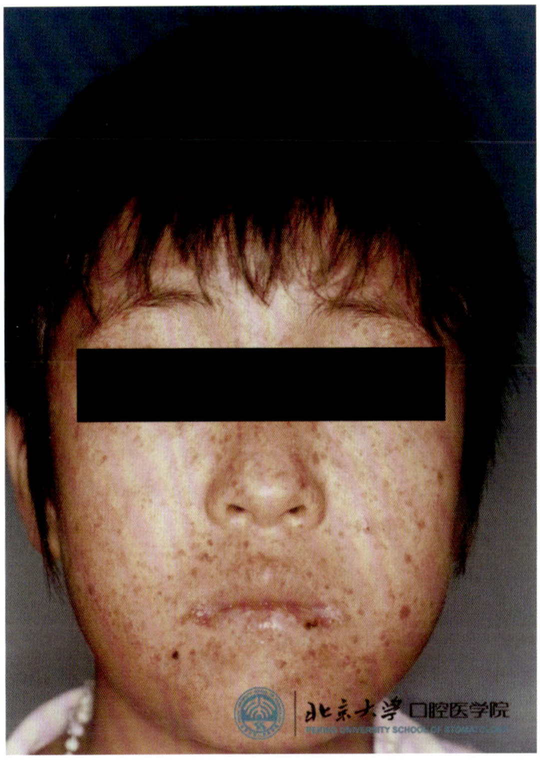

图 77-A　面部色素沉着斑点

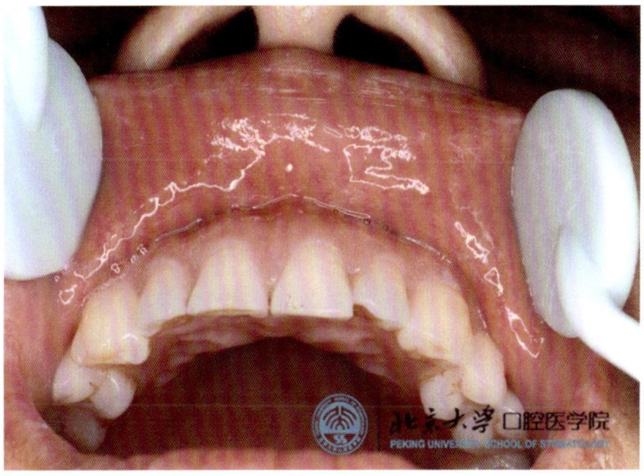

图 77-B　上唇糜烂伴有颗粒样增生病损

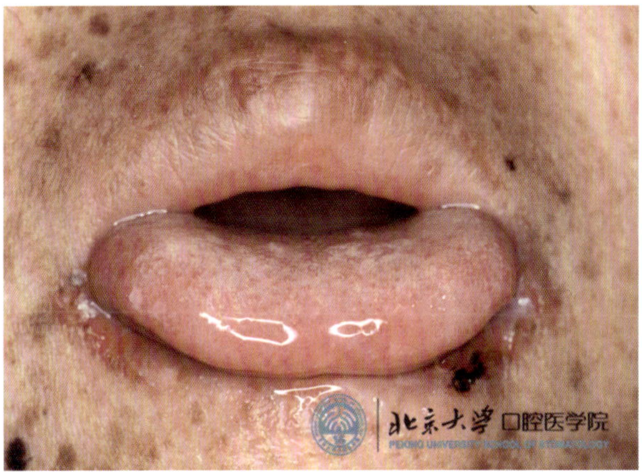

图 77-C　下唇糜烂，双侧口角皲裂，舌部散在糜烂

患者，女，11 岁。

[主诉] 面颈部皮肤色素沉着 11 年，伴下唇糜烂 9 年。

[现病史] 患儿出生后 3 个月即在双面颊部皮肤出现色素沉着斑，左右各一，面积约钱币大小。随后出现面部“流水结痂”，色素斑范围不断扩大，下唇出现糜烂结痂。每年夏季病情加重，至今色素斑扩展至面部、颈部、背部，下唇糜烂逐渐加重。曾用维生素 E、维生素 C 等治疗，未见明显疗效。

[临床检查] 面部皮肤遍布点状色素沉着斑，延及颈部、上胸部及背部，鼻翼两侧及面部皮肤毛细血管扩张。

上唇红部及唇周皮肤色素斑，下唇红湿白，中线偏左侧有一 0.5 cm × 0.5 cm 色素沉着斑，界线清楚，边缘凹陷，中央略有增生，触诊未及明确浸润感。下唇红缘与皮肤界线不清。

口腔内黏膜检查未见异常。

角膜充血，畏光。

[既往史] 曾患麻疹。

[家族史] 否认直系亲属类似病史，父母否认近亲婚配史。

[全身情况] 健康。

[临床初步印象] 着色性干皮病?

[可能的诊断]

1. 着色性干皮病?
2. 色素障碍性疾病（如艾迪森病）?
3. 重金属中毒?
4. 光化性唇炎及皮炎?
5. 盘状红斑狼疮?

[辅助检查]

1. 全血细胞分析及血凝：未见异常。
2. 活体组织检查:（下唇）符合着色性干皮病，黑色素细胞增生较多。

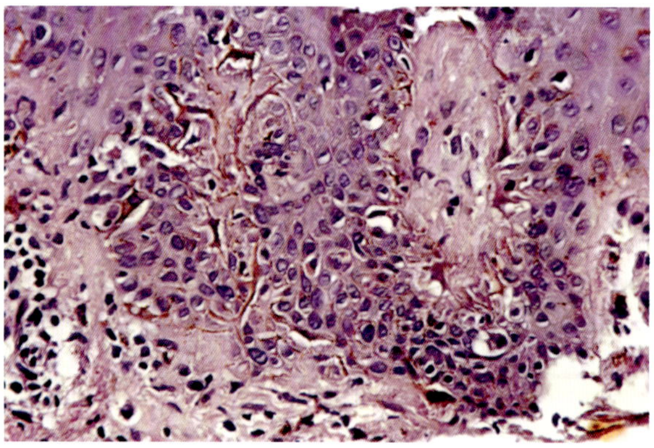

图 77-D 活体组织检查:（下唇）符合着色性干皮病，黑色素细胞增生较多

[最终诊断] 着色性干皮病。

[诊断依据]

1. 婴幼儿期即发生面部皮肤雀斑样色素沉着斑，伴有毛细血管扩张。
2. 皮肤病损进行性加重，光老化明显（每年夏季病情加重）。
3. 有畏光等眼部表现。
4. 口腔病损组织病理学表现：符合着色性干皮病。

[治疗原则及措施]

1. 一般治疗：避免日光照射，患者平时应该穿着防紫外线的服饰和戴眼镜，外出前暴露部位涂擦SPF大于15的遮光剂；避免接触外界致癌物质，适当使用润肤剂；专科医师定期进行皮肤黏膜及全身检查，以排除和及早发现恶变。

2. 药物治疗：对于不宜外科切除的肿瘤给予维A酸类药物如13-顺维A酸、异维A酸治疗，但据报道停止治疗后可复发。另有报道局部应用咪喹莫特治疗本病的皮肤癌前病变或皮肤癌有效。

3. 物理治疗：癌变病损如日光性角化可以采用液氮冷冻治疗。

4. 综合诊疗：对于已经癌变者，根据临床分期、病情、病理变化、癌细胞分化程度和患者个体差异，选择放疗、化疗、外科手术等相结合，皮肤病损较大者可以切取植皮。

[病程和预后]

着色性干皮病是一种遗传性疾病，一般病情严重，尚无有效治疗方法，预后不良。本病对日光敏感，皮肤肿瘤发生早，对患者健康及生活质量影响很大。如积极治疗可改善患者生活质量，延长生存时间。

诊治难点与体会

着色性干皮病（xeroderma pigmentosum，XP）是一种少见的常染色体隐性遗传性疾病，1870 年由 Kaposi 等首先报道，是首个被发现与 DNA 损伤修复缺陷有关的疾病。本病患者皮肤对 280 ~ 310 nm 的光线极为敏感，临床以光敏感、光暴露部位大量色素沉着斑、皮肤干燥、萎缩、角化，日久发生癌变为特征。该病较为罕见，发病率约为百万分之一到十万分之一，可累及各种族，以日本人和中东人发病率最高。多见于近亲结婚的后代，无明显性别差异。

着色性干皮病的临床症状较为复杂多变，伴发疾病较多，几乎 90% 的患者均会在 10 多岁时发生基底细胞癌、鳞状细胞癌、黑色素瘤等皮肤癌，并可伴有智力发育迟缓、神经系统功能紊乱等。着色性干皮病诊断标准包括如下几个方面：①皮肤病变：出生时皮肤正常，多在 0.5 ~ 3 岁时发病，早期表现为暴露部位的雀斑样皮损，逐渐加重，出现毛细血管扩张，不同程度的白色萎缩斑、角化性损害以及疾病后期可以形成各种类型的皮肤肿瘤；②光敏性加重的晒斑反应、延迟的红斑表现、过度持久的红斑；③眼部病变：日光诱发，主要位于眼睑、结膜和角膜，畏光可能是最早期表现，睑痉挛和非感染性结膜炎常见；④神经异常：神经病变是本病的重要并发症，可累及 20% 左右的患者，表现为小头、智力障碍、小脑性共济失调等；⑤组织病理：早期表现为角化过度，生长层变薄，部分表皮萎缩，部分表皮突伸长，基底层色素不规则聚集，有或无黑色素细胞数量增加；真皮上部炎症细胞浸润。以后出现表皮细胞排列紊乱，且不典型地向下生长，胶原纤维嗜碱性变性，类似日光性角化改变。发展至肿瘤则有相应改变。

目前已发现着色性干皮病共有 9 个互补致病基因和 1 个变异型，其中 7 个互补致病基因组编码蛋白与核苷酸切除修复缺陷有关，1 个变异型与损伤合成缺陷有关。目前在中国人群对该病基因诊断开展得还较少。近年有研究提出基于不同基因型的组织疗法，可以提高 DNA 修复能力，但仍需要更多研究证据。

由于本病是一种遗传性疾病，目前尚无有效治疗方法。因此，预防该病的发生更为重要。应避免近亲结婚，开展遗传咨询，检出 XP 杂合子，正确指导婚姻和生育，预防本病的发生。

临床诊疗流程图

病史采集

- 可有家族史和近期婚配史
- 0.5～3 岁婴幼儿期发病
- 轻度紫外线照射即可发生晒伤和晒黑
- 进行性皮肤色素沉着、皮肤角化等
- 皮损常局限于日光暴露部位，皮肤老化明显
- 早年可发生日光性角化等癌前病变
- 可伴眼部和神经系统病变

临床表现

- 日光暴露部位的皮肤黏膜雀斑样色素沉着，可伴毛细血管扩张，皮肤干燥、萎缩等
- 光敏性加重的晒斑反应、延迟的红斑表现、过度持久的红斑
- 疾病后期可形成各种类型的皮肤肿瘤
- 眼部病变：日光诱发，主要位于眼睑、结膜和角膜，畏光可能是最早期表现
- 神经异常：可累及 20% 左右的患者，表现为小头、智力障碍、小脑性共济失调等

↓

完善检查

- 皮肤黏膜活检
- 外周血检测：血常规、肝肾功能、肿瘤标志物、DNA 修复试验等
- 胸片、B 超等辅助检查

↓

病理检查

早期表现为角化过度，生长层变薄，部分表皮萎缩，部分表皮突伸长，基底层色素不规则聚集，有或无黑色素细胞数量增加；真皮上部炎症细胞浸润。以后出现表皮细胞排列紊乱，且不典型地向下生长，胶原纤维嗜碱性变性，类似日光性角化改变。发展至肿瘤则有相应改变。皮内或上皮下大量嗜酸性粒细胞和中性粒细胞形成的微脓肿，微脓肿破裂形成溃疡

↓

着色性干皮病

临床治疗流程图

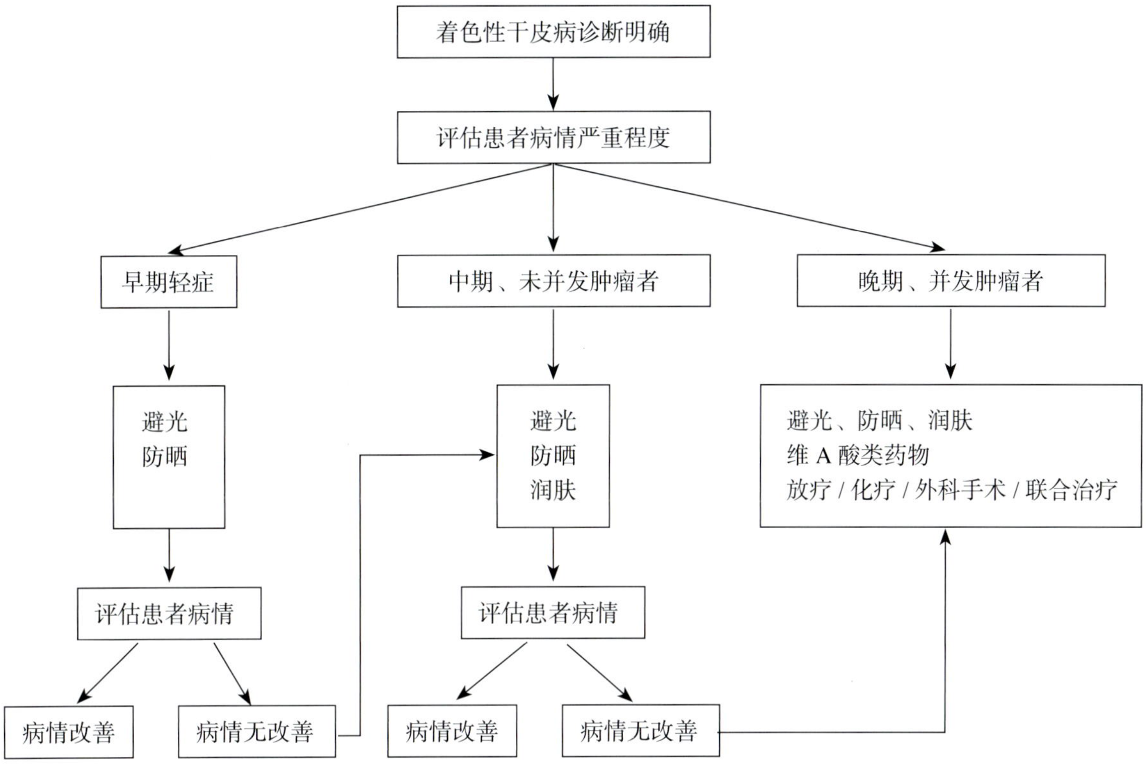

（闫志敏　华　红）

参考文献

[1] 孙忠辉, 郭韫懿, 张佳, 等. 着色性干皮病致病基因的研究进展和基因诊断策略. 中华医学遗传学杂志. 2016, 33(5): 708-712.

[2] DIGIOVANNA J J, KRAEMER K H. Shining a light on xeroderma pigmentosum. J Invest Dermatol, 2012, 132(3 Pt 2): 785-796.

[3] 侯艳霞, 张学军, 杨森. 着色性干皮病发病机制的研究进展. 国际皮肤性病学杂志, 2005, 31(4): 241-243.

[4] YANG Y, DING B, WANG K, et al. DNA-based prenatal diagnosis in a Chinese family with xeroderma pigmentosum group A. Br J Dermatol, 2004, 150(6): 1190-1193.

病例 78　先天性唾液腺缺如伴泪道畸形

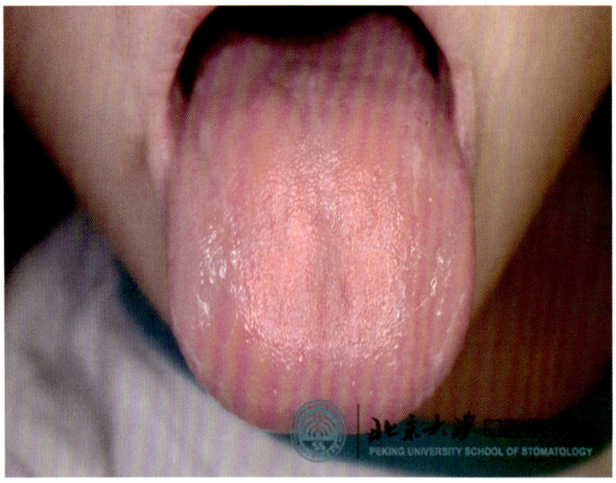

图 78-A　治疗前口腔黏膜干燥，舌背乳头萎缩

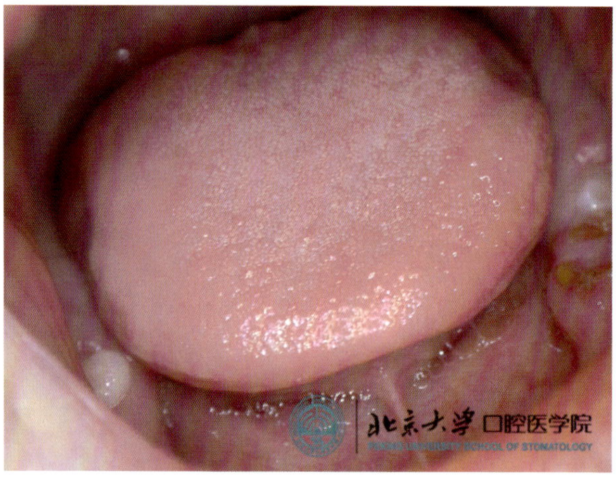

图 78-B　抗真菌治疗后舌背乳头恢复，口底唾液池浅，口内多个牙缺失

患者，男，5 岁。

[主诉] 口干 4 年半。

[现病史] 口干 4 年半，伴口内多发龋齿就诊于北京大学口腔医院口腔黏膜科。患儿自出生后 4 个月起即被家长发现进蛋黄等干性食物困难，在乳牙萌出后不久即多数牙齿接连患龋，后致使全口多个牙缺失。患儿否认眼干及关节痛等全身不适，否认双腮及颌下反复肿胀史。患儿属足月顺产，其母否认孕期疾病及感染史。患儿有一兄，未诉口干等类似病史。

[临床检查] 患儿体型瘦小，唇部干燥，口腔黏膜干燥，粘口镜。挤压双腮及颌下未见明显唾液分泌，口底唾液池浅。口腔黏膜广泛充血发红，舌背广泛乳头萎缩伴充血。全口多个牙齿因龋缺失或遗留残根。右侧眼部可见泪溢。

[既往史] 无特殊情况。

[家族史] 无特殊情况。

[全身情况] 体型瘦弱。

[临床初步印象]

1. 口干待查。
2. 真菌感染？
3. 口内多发性龋？

[可能的诊断]

1. 先天性唾液腺发育异常？
2. 结缔组织病？
3. 放射性唾液腺损伤？

[辅助检查]

1. 静态唾液流率 0 ml/10 min。

2. 唾液含漱浓缩培养：白念珠菌 >300 cfu/ml。

3. 眼科检查：施墨试验、泪膜破裂试验及角膜荧光染色均正常；但同时发现右侧鼻泪管先天缺失。

4. 99mTcO4 核素检查示：双侧腮腺、颌下腺始终未见显影。注药后 30 分钟维生素 C 刺激，唾液腺排泌功能未检测到。

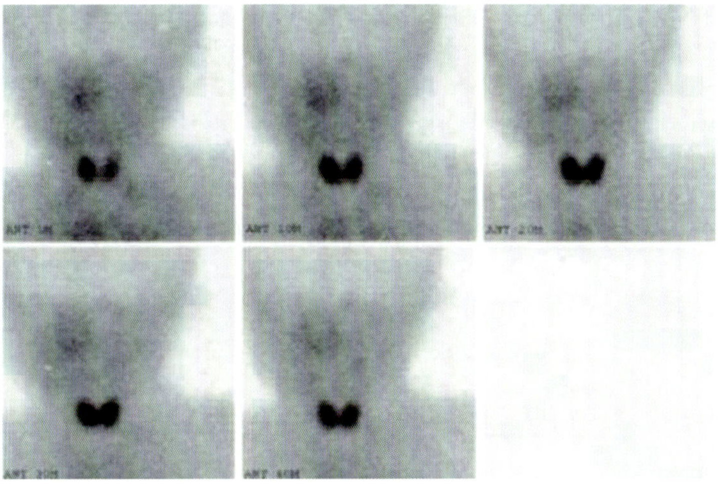

图 78-C　99 mTcO4 核素检查示：双侧腮腺、颌下腺始终未见显影。注药后 30 分钟维生素 C 刺激后，唾液腺排泌功能未检测到

[最终诊断]

1. 先天性大唾液腺缺如伴泪道畸形。

2. 口腔念珠菌病。

[诊断依据]

1. 口腔表现（低龄，不明原因口干、多发性龋）。

2. 眼科检查（施墨试验、泪膜破裂试验及角膜荧光染色均正常，右侧鼻泪管先天缺失）。

3. 核素检查（双侧腮腺、颌下腺始终未见显影）为唾液腺缺如重要辅助诊断依据。

4. 此外，唾液含漱浓缩培养为真菌感染的诊断依据。

诊治难点与体会

先天性大唾液腺缺如是一种极其罕见的疾病，该病可为单侧或全部大唾液腺缺如，迄今世界范围内的报道仅 30 余例。该病例所报道的全部大唾液腺缺如伴泪道畸形的病例极为罕见，仅有 14 例报道，因少见而给临床诊断带来困难。该病例表现为口干、多龋，应注意与干燥综合征、服用药物或放疗后引起的口干症状相鉴别。对患儿父母及一弟行临床检查并询问相关家族史，经筛查患儿家族成员无类似疾患。给予制霉菌素和碳酸氢钠等抗真菌治疗，同时给予我院院内中成药制剂活血生津颗粒以缓解口干症状。医嘱积极治疗口内病灶及预防恒牙患龋。4 周后复诊，患儿口干症状改善，口内多发龋积极治疗。该病例患儿尚属乳牙牙殆期，除常规治疗真菌感染、多发性龋等，还应做好患儿和家长的心理疏导，同时与儿童牙科联合行义齿修复恢复功能，并积极预防恒牙龋的发生。

（闫志敏）

参考文献

[1] PHAM DANG N, PICARD M, MONDIÉ J M, et al. Complete congenital agenesis of all major salivary glands: a case report and review of the literature. Oral Surg Oral Med Oral Pathol Oral Radiol Endod, 2010, 110: e23-27.
[2] GOMEZ R S, AGUIAR M J, FERREIRA A P, et al. Congenital absence of parotid glands and lacrimal puncta. J Clin Pediatr Dent, 1998, 22: 247-248.
[3] GOK F, MUTLU F M, SARI E, et al. Congenital absence of salivary and lacrimal glands accompanied by growth and development retardation. J Pediatr Ophthalmol Strabismus, 2010, 47: e1-3.
[4] TUCKER A S. Salivary gland development. Semin Cell Dev Biol, 2007, 18: 237-244.
[5] YAN Z, DING N, LIU X, et al. Congenital agenesis of all major salivary glands and absence of unilateral lacrimal puncta: A case report and review of the literature. Acta Otolaryngol, 2012, 132(6): 671-675.

病例 79　先天性角化不良

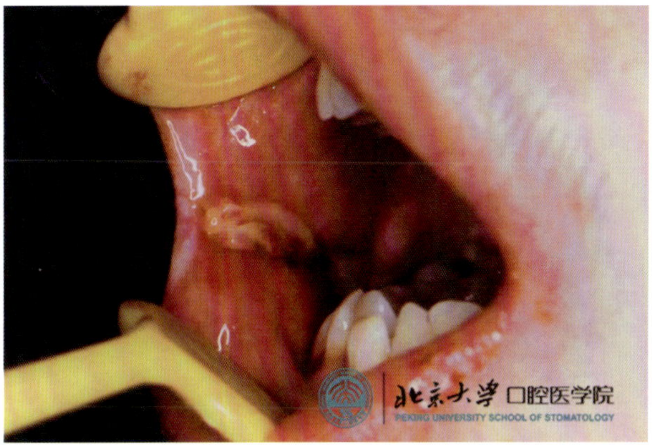

图 79-A　右颊大面积糜烂面，表面渗出形成黄白假膜，基底充血发红

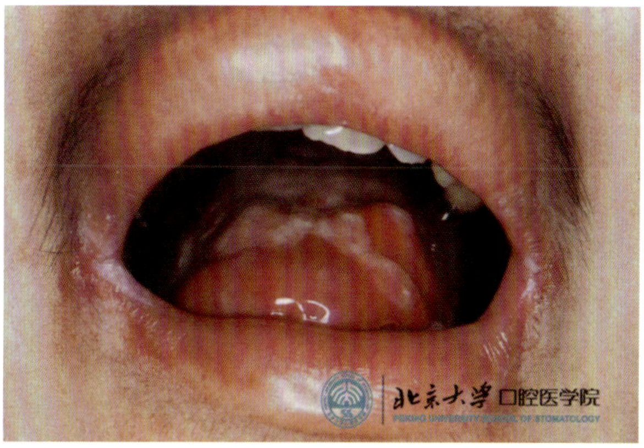

图 79-B　舌背不规则糜烂面，表面覆黄白假膜，舌乳头萎缩，周围可见白色斑纹状病损

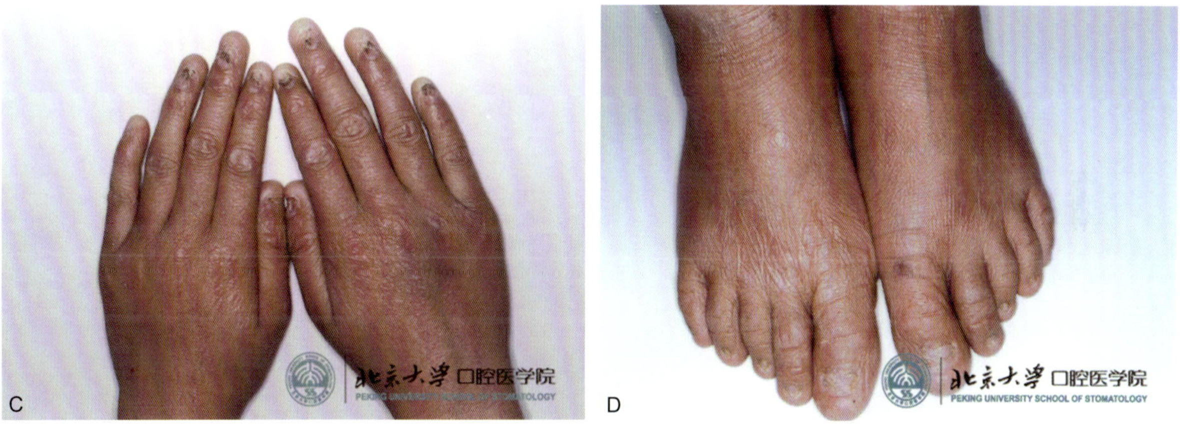

图 79-C、D　手、足指（趾）甲萎缩

患者，男，19 岁。

[主诉] 口腔黏膜反复破溃 13 年。

[现病史] 患者于 13 年前开始口腔黏膜反复破溃，时轻时重，从未完全愈合。在口腔发生破溃之前，曾有过头皮起疱、结痂、脱发等症状。1996 年曾于武汉某医院就诊，未明确诊断，曾行糖皮质激素治疗（药物、剂量、疗程不详），治疗后头部症状消失。既往曾有吞咽困难的症状，2 年前缓解。10 年来自觉眼睛畏光、溢泪，且有黏性分泌物。双手指甲逐渐萎缩消失。

[临床检查] 舌背舌乳头萎缩，呈光滑舌。舌背中央不规则糜烂面，基底红，表面被覆黄色假膜，周围隐约可见有白色花纹状病损。双颊也可见大面积糜烂面，有黄白色假膜，周围有白色放射状条纹围绕，基底红。双唇轻度脱屑，口角糜烂，渗出形成假膜。牙齿排列不齐，46 未萌。口裂小，舌运动

受限。

面颈部皮肤粗糙，大量色素沉着，皮肤质地较硬。手、足指（趾）甲萎缩。

[既往史] 无特殊情况。

[家族史] 患者父母为5代以内近亲结婚,姐弟三人,姐姐身体正常,无任何症状。弟弟有相同症状,程度较轻。家族其他成员无类似症状。

[全身情况] 健康。

[临床初步印象] 先天性角化不良?

[可能的诊断]

1. 先天性角化不良?
2. 大疱性表皮松解症?
3. 糜烂型扁平苔藓?
4. 副肿瘤型天疱疮?

[辅助检查]

1. 全口曲面断层片：46无牙胚，15、25、37、47根尖孔未发育完全。
2. 实验室检查：全血细胞分析及出凝血时间无异常。
3. 活体组织检查：上皮萎缩，基底细胞及副基底层见角化不良细胞，固有层见少许慢性炎症细胞浸润，上皮基底层见空泡形成。

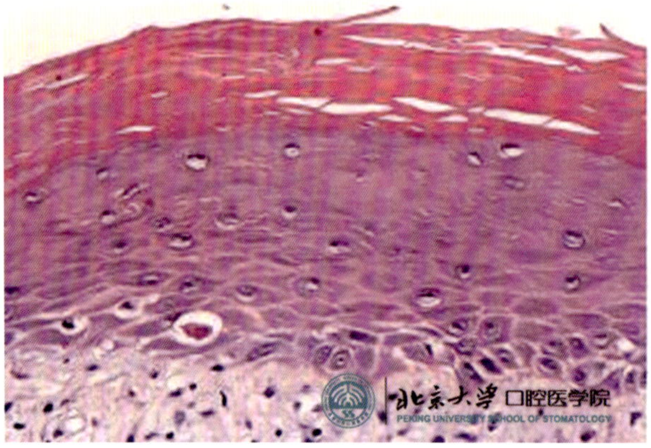

图79-E 先天性角化不良的组织病理学表现（HE染色）

[最终诊断] 先天性角化不良。

[诊断依据]

1. 口腔表现：双颊、舌背大面积不规则糜烂面，表面覆黄色假膜，周围隐约可见白色花纹状病损。双颊白色放射状短条纹，双唇轻度脱屑，双侧口角糜烂，口裂小。牙齿排列不齐，46未萌，全口曲面断层片示46无牙胚，15、25、37、47根尖孔未发育完全。

2. 皮肤表现：面颈部皮肤粗糙，大量色素沉着，皮肤质地较硬。

3. 指/趾甲表现：手、足指（趾）甲萎缩。

4. 组织病理学表现：上皮萎缩，固有层见少许慢性炎症细胞浸润，上皮基底层见角化不良细胞及较多空泡形成。

5. 家族史患者父母为5代以内近亲结婚，弟弟有相同症状。

[治疗原则及措施]

1. 目前尚无特异性治疗措施，主要以对症治疗为主。

2. 口腔糜烂病损可使用糖皮质激素漱口水或凝胶、乳膏等。

3. 定期做血液、肺部、口腔等相关检查，早期发现骨髓衰竭、骨髓增生异常综合征、肺纤维化、恶性肿瘤等并发症，以达到早发现、早诊断、早治疗的目的。

诊治难点与体会

先天性角化不良（dyskeratosis congenita，DC）是一种由端粒维持相关基因缺陷导致的遗传性多系统骨髓衰竭综合征，其遗传方式有三种：X 性联隐性遗传、常染色体显性遗传及常染色体隐性遗传。典型三联征表现包括皮肤网状色素沉着、指（趾）甲营养不良、口腔黏膜白色斑块样病损。DC 患者并非全部出现三联征，也可表现其中一种或两种，此外 DC 患者还会出现牙齿和眼部异常，如溢泪等泪道系统阻塞症状，DC 患者患精神疾病的概率高于一般人群，如多动症、智力低下、学习障碍和普遍的发育障碍等。DC 患者有非常高的罹患骨髓衰竭、骨髓增生异常综合征、急性髓系白血病、肺纤维化、头颈部鳞癌或者肛门与生殖器恶性肿瘤的概率。因此对于 DC 患者的早期诊断与治疗非常重要。

除临床表现外，该病的明确诊断还需进行遗传学检测，包括 *DKC1*、*TERC*、*TERT*、*NOP10*、*NHP2*、*TINF2*、*TCAB1* 等热点基因突变的检测及端粒长度的测定。其中 *DKC1* 基因突变，可造成的 X 连锁先天性角化不良（XDC），是最常见的 DC 亚型。本病例家系经基因检测确认为 X 染色体上 *DKC1* 基因突变。本家系中先证者母亲是突变基因的杂合子，父亲是正常人，先证者及其弟弟都是患者，携带的突变基因由母亲遗传而来，姐姐是杂合子，表型正常，符合 X 性联隐性遗传型 DC 的诊断。此外，此病患者还需进行全血细胞分析、胸部 X 线或 CT 检查、肺功能试验、免疫功能检查以及活体组织检查等，以期早期正确诊断治疗。

以口腔病变就诊的患者，需注意与大疱性表皮松解症（epidermolysis bullosa，EB）、糜烂型扁平苔藓、副肿瘤型天疱疮等鉴别。糜烂型扁平苔藓多双侧受累，往往在糜烂面周围可见白色花纹状病损或黏膜充血，亦可伴有皮肤、指甲病损，但发病无家族史，组织病理学及免疫病理检查有助于鉴别。副肿瘤型天疱疮口腔表现以多发糜烂为特征，似扁平苔藓或多形红斑，亦可伴皮肤及其他体腔黏膜病变，体内肿瘤筛查及免疫检查有助于鉴断。移植物抗宿主病患者有明确移植史，均容易鉴别。EB 与 DC 致病基因不同，主要有 *K14*、*K5*、*PKP1*、*DSP*、*ITGA6*、*ITGB4*、*LAMA3*、*LAMB3*、*COL7A1*、*KIND1* 等基因突变引起，临床不易鉴别时，可通过基因检测加以鉴别。

目前仍无理想的 DC 患者治疗方法，现阶段主要采取个体化治疗方案，口内病损以局部对症治疗为主，若出现血液系统疾病或肿瘤等全身表现需及时就诊于相应专科。有报道采用雄激素治疗或采用异基因造血干细胞移植等手段可缓解症状。

临床诊疗流程图

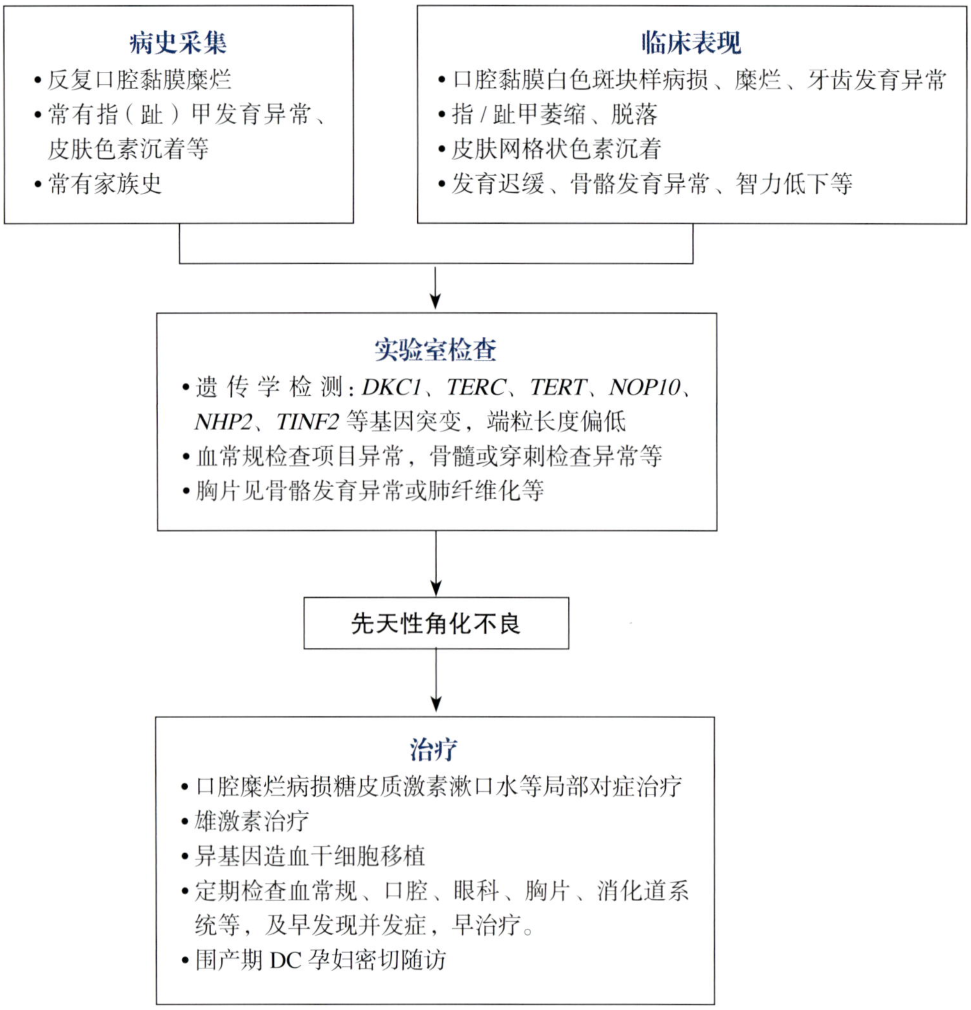

（李 丹 刘晓松 华 红）

参考文献

[1] 蔡丙杰, 尹光文, 李冬芹, 等. 先天性角化不良. 临床皮肤科杂志, 2008(06): 379-380.

[2] ELMAHADI S, MURAMATSU H, KOJIMA S. Allogeneic hematopoietic stem cell transplantation for dyskeratosis congenita. Current Opinion in Hematology, 2016, 23(6): 501-507.

[3] 邓伟平, 莫友, 王建琴. 先天性角化不良研究进展. 国际皮肤性病学杂志, 2007, 33(5): 299-301.

[4] 张燕丽. 常见伴随指/趾甲异常的口腔遗传性疾病. 实用口腔医学杂志, 2011, 27(4): 553-558.

[5] 乌云. 基因检测确诊1例先天性角化不良. 中国麻风皮肤病杂志, 2013(02): 99-100.

[6] FERNANDEZ G M, TERUYA-FELDSTEIN J. The diagnosis and treatment of dyskeratosis congenita: a review. J Blood Med, 2014, 5: 157-167.

[7] 王昱璐, 左亚刚, 朱铁山. 先天性角化不良的遗传学进展. 国际皮肤性病学杂志, 2015, 41(4): 237-239.

[8] 张家源, 安文彬, 张丽, 等. 先天性角化不良患儿基因分析及端粒长度测定. 中国实验血液学杂志, 2015, 23(1): 212-216.

[9]周丽娜, 安云飞, 赵晓东. 先天性角化不良遗传背景及临床特点. 中国实用儿科杂志, 2016(05): 386-390.

[10] 姜薇, 朱学骏. 先天性角化不良一家系. 中国麻风皮肤病杂志, 2003, 19(5): 487-488.

[11] 丁颖果, 姜薇, 杨勇, 等. 一个先天性角化不良家系中DKC1基因突变的检测. 中华皮肤科杂志, 2004, 37(6): 332-334.

病例 80　类脂质蛋白沉积症

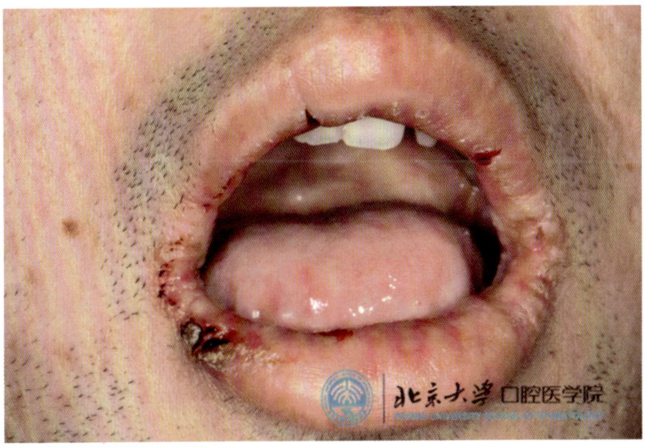

图 80-A　开口受限，双唇及口角干燥皲裂，表面结痂；舌不能外伸，舌尖白色斑片

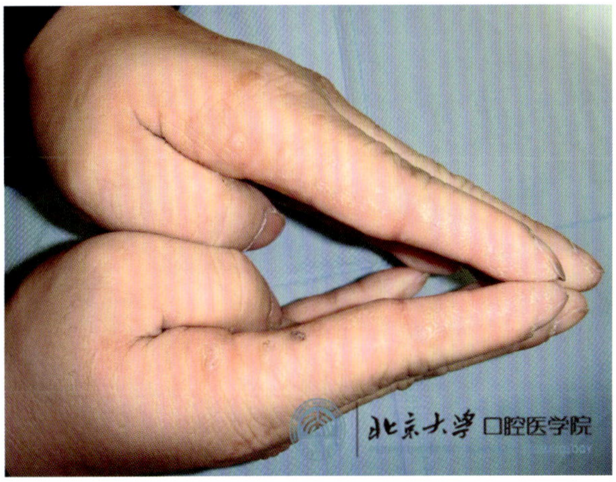

图 80-B　双手十指及右侧大拇指可见角化结节

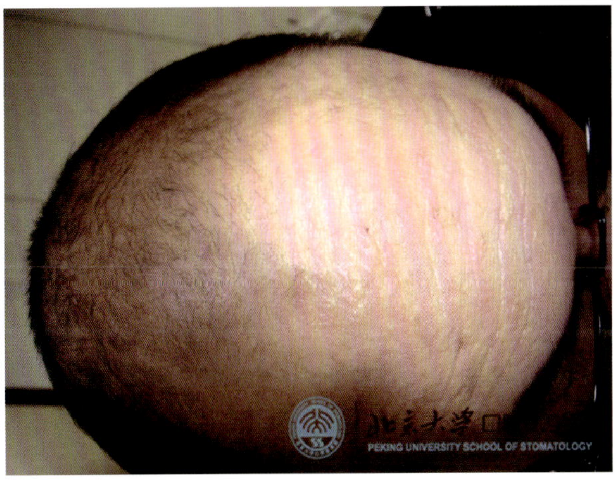

图 80-C　脱发，额头皮肤瘢痕样改变

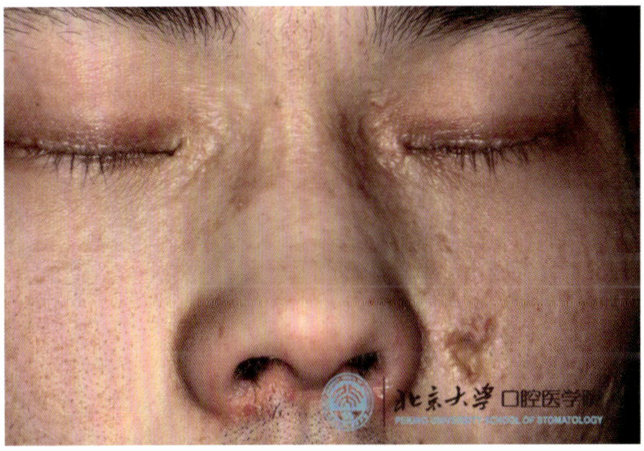

图 80-D　眼睑串珠样改变，面部皮肤瘢痕样改变

患者，男，22 岁。

[主诉] 口内黏膜反复破溃疼痛伴开口受限 20 余年。

[现病史] 患者自出生 7 个月时口内广泛反复发生“脓疱疮”样损害，伴破溃疼痛及张口受限。患者出生时无明显异常，7 个月时突发全身皮肤及口腔黏膜起疱溃烂，于当地医院诊断为“脓疱疮”，具体治疗不详，后全身皮肤愈合，留有少量瘢痕，唯有口腔仍反复破溃，张口受限，舌头运动受限，不能外伸；同时，出现声音嘶哑。双手十指及右侧大拇指可见角化结节。头顶部毛发稀疏。

[临床检查] 双唇、舌体、及双颊黏膜质硬，舌体活动度差，不能伸出口外。全口黏膜色淡白，表面无明显角化。下唇皲裂，干燥，少许糜烂。口内未见明确溃疡病损。张口度 2 指。

[既往史] 无特殊情况。

[家族史] 其父母是姨表兄妹，近亲结婚。父母及同胞姐姐均无类似病史。

[全身情况] 尚可。

[临床初步印象] 类脂蛋白沉积症？

[可能的诊断]

1. 类脂蛋白沉积症？
2. 淀粉样变？
3. 先天性角化不良？
4. 卟啉症？

[辅助检查]

1. 全血细胞分析正常。
2. 肝肾功能正常，总蛋白 81 g/L（60 ~ 80 g/L），肌酸激酶 270 U/L（157 ~ 170 U/L），尿酸 418 μmol/L（150 ~ 380 μmol/L）。
3. 基因检测发现患者染色体 1q21.2 上含有一段包含 5141bp 的纯合缺失，其父母为杂合子。这段基因包括了外显子 6-10、侧翼序列的内含子、*ECM1* 基因 3' 末端的非转录区以及 *ECM1* 基因下游的一段非编码基因的前 157 bp 部分。
4. 活体组织检查:（左颊、左舌尖）黏膜下层大量嗜酸性均质无定形物质沉积，PAS（+），刚果红（-）。符合类脂蛋白沉积症。

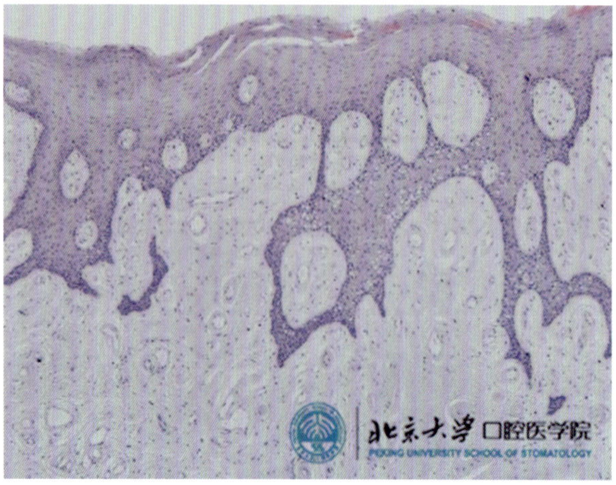

图 80-E　类脂蛋白沉积症（HE 染色）

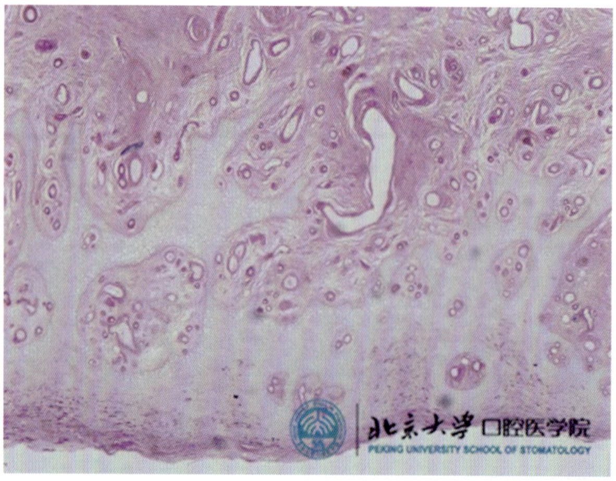

图 80-F　类脂蛋白沉积症 PAS 染色（+）

[最终诊断] 类脂蛋白沉积症。

[诊断依据]

1. 病史：自出生不久就开始发病，首先出现皮肤及口腔黏膜泛发的水疱，之后出现声音嘶哑、口腔黏膜逐渐变硬。
2. 临床表现：口腔黏膜质硬，舌体不能运动，声音嘶哑，眼睑串珠样改变。
3. 病理表现：黏膜下层大量嗜酸性均质无定形物质沉积，PAS 染色（+）；刚果红染色（-）。
4. 基因筛查：基因突变位点位于 1q21.2 上一段 5141bp 的纯合缺失。

[治疗原则及措施]

临床、病理及基因筛查均符合类脂蛋白沉积症。因该病为遗传病，所以没有有效治疗方法，仅给予局部对症药物，缓解溃疡疼痛。

诊治难点与体会

本病为常染色体显性遗传病。基因突变位点位于 1q21.2 上的负责编码细胞外基质蛋白(extracellular matrix protein 1, ECM1 ）的一段基因。ECM1 蛋白包含 3 种异构体 ECM1a、ECM1b、ECM1c，其具体生物学功能尚不完全明确。目前已知 ECM1 能够刺激血管内皮细胞增生，促进血管生成。参与真皮细胞分化、真表皮连接、血管内皮细胞增生及骨生成等生理病理过程。近期一项研究表明 ECM1 与基底膜蛋白聚糖相连接，而基底膜蛋白聚糖又与纤连蛋白、层黏蛋白、Ⅳ型胶原、血小板生长因子 7 及成纤维细胞生长等真皮中重要的蛋白连接，因此推测 ECM1 的减少或缺失将导致这种蛋白网络的紊乱，从而影响上述蛋白的功能。

本病在临床应注意与以下疾病鉴别：

（1）系统性淀粉样变：病因不详，表现为淀粉样物质沉积于组织或器官。巨舌是系统性淀粉样变的临床特点之一，舌体增大，舌质变硬，运动受限，可伴大小不等的结节。可伴尿蛋白（+），病理可见刚果红染色（+）。

（2）先天性角化不良：是一种罕见的 X 连锁隐性遗传疾病，主要表现为外胚叶发育不良，以皮肤网状色素沉着、黏膜白色斑块样病损、指（趾）甲营养不良为典型特征。

（3）卟啉症：又名红细胞生成性原卟啉症及继发性类脂蛋白沉积症，是一种常染色体显性遗传病，典型表现为皮肤暴露部位的光敏性，春夏加重。患者血红素合成酶活性降低，机体产生过量原卟啉所致。病理见真皮乳头层血管壁及周围有大量无定形物质透明蛋白沉积，耐淀粉酶 PAS 染色强阳性。

因该病为遗传病，所以尚无有效治疗方法，临床以局部对症治疗为主，缓解溃疡疼痛。

临床诊疗流程图

病史采集
- 出生不久即开始发病
- 口腔反复水疱、溃疡伴出血
- 口腔黏膜逐渐变硬、舌体发硬、张口受限
- 可出现声音嘶哑
- 可出现皮肤大疱、脓疱
- 家族史及父母近亲婚配史

临床表现
- 舌体僵硬、运动障碍
- 口腔黏膜增厚伴黄白色斑片
- 口腔黏膜反复溃疡
- 声音嘶哑、张口受限
- 皮肤痤疮样瘢痕及脱发
- 眼睑皮肤串珠样丘疹
- 可有牙齿缺失、神经系统异常、气道阻塞等

活体组织学检查
- 上皮基底膜、血管周围及真皮细胞间见广泛的无定形嗜酸性透明样物质沉积
- PAS 染色阳性
- 沉淀物主体为多糖蛋白

辅助检查
- 全血细胞分析
- 肝肾功检查
- 基因筛查：*ECM1* 基因缺失突变

类脂蛋白沉积症

治疗
- 相对有限，以对症治疗为主
- 产前基因筛查

（韩 莹 刘宏伟）

参考文献

[1] URBACH E, WIETHE C. Lipoidosis cutis et mucosae. Virchows Arch A Pathol Pathol Anat, 1929, 273: 285-319.

[2] CHAN I, LIU L, HAMADA T, et al. The molecular basis of lipoid proteinosis: mutations in extracellular matrix protein 1. Exp Dermatol, 2007, 16: 881-890.

[3] SMITS P, NI J, FENG P, et al. The human extracellular matrix gene 1 (ECM1): genomic structure, cDNA cloning, expression pattern, and chromosomal localization. Genomics, 1997, 45: 487-495.

[4] SERCU S, ZHANG M, OYAMA N, et al. Interaction of extracellular matrix protein 1 with extracellular matrix components: ECM1 is a basement membrane protein of the skin. J Invest Dermatol, 2008, 128: 1397-1408.

[5] SMITS P, POUMAY Y, KARPERIEN M, et al. Differentiation-dependent alternative splicing and expression of the extracellular matrix protein 1 gene in human keratinocytes. J Invest Dermatol, 2000, 114: 718-724.
[6] HOMBACH S, KRETZ M. The non-coding skin: exploring the roles of long non-coding RNAs in epidermal homeostasis and disease. Bioessays, 2013, 35: 1093-1100.
[7] ØROM UA, DERRIEN T, BERINGER M, et al. Long noncoding RNAs with enhancer-like function in human cells. Cell, 2010, 143: 46-58.